ATLAS
LIVRO INTERATIVO®
MULTIMÍDIA DE
CIRURGIA TORÁCICA
HCFMUSP

EDITOR CHEFE
PAULO M. PÊGO-FERNANDES

EDITORES ASSOCIADOS
ALESSANDRO WASUM MARIANI
BENOIT JACQUES BIBAS
HÉLIO MINAMOTO
JOSÉ RIBAS MILANEZ DE CAMPOS
PAULO FRANCISCO GUERREIRO CARDOSO
PEDRO HENRIQUE XAVIER NABUCO DE ARAUJO
RICARDO MINGARINI TERRA

ATLAS
LIVRO INTERATIVO®
MULTIMÍDIA DE
CIRURGIA TORÁCICA
HCFMUSP

São Paulo
2023

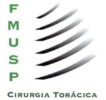
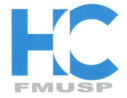

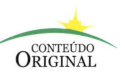

©TODOS OS DIREITOS RESERVADOS À EDITORA DOS EDITORES LTDA.
©2023 - São Paulo
Produção editorial: *Villa*
Capa: *Villa*
Imagem de capa: *Shutterstock*

Dados Internacionais de Catalogação na Publicação (CIP)
(Câmara Brasileira do Livro, SP, Brasil)

Atlas multimídia de cirurgia torácica : HCFMUSP / editores Paulo M. Pêgo-Fernandes...[et al]. , . -- São Paulo : Editora dos Editores, 2023.

Outros editores: Alessandro Wasum Mariani, Benoit Jacques Bibas, Hélio Minamoto, José Ribas Milanez de Campos, Paulo Francisco Guerreiro Cardoso, Pedro Henrique Xavier Nabuco de Araujo, Ricardo Mingarini Terra.
Vários autores.
Bibliografia.
ISBN 978-85-85162-68-9

1. Cirurgia 2. Medicina e saúde 3. Tórax -Cirurgia I. Pêgo-Fernandes, Paulo M. II. Mariani,Alessandro Wasum. III. Bibas, Benoit Jacques. IV. Minamoto, Hélio. V. Campos, José Ribas Milanez de. VI. Cardoso, Paulo Francisco Guerreiro. VII. Araujo, Pedro Henrique Xavier Nabuco de. VIII. Terra, Ricardo Mingarini.

CDD-617.54
23-152690   NLM-WF-970

Índices para catálogo sistemático:

1. Tórax : Cirurgia : Ciências médicas 617.54

Eliane de Freitas Leite - Bibliotecária - CRB 8/8415

RESERVADOS TODOS OS DIREITOS DE CONTEÚDO DESTA PRODUÇÃO.
NENHUMA PARTE DESTA OBRA PODERÁ SER REPRODUZIDA ATRAVÉS DE QUALQUER MÉTODO, NEM SER DISTRIBUÍDA E/OU ARMAZENADA EM SEU TODO OU EM PARTES POR MEIOS ELETRÔNICOS SEM PERMISSÃO EXPRESSA DA EDITORA DOS EDITORES LTDA, DE ACORDO COM A LEI Nº 9610, DE 19/02/1998.

Este livro foi criteriosamente selecionado e aprovado por um Editor científico da área em que se inclui. A *Editora dos Editores* assume o compromisso de delegar a decisão da publicação de seus livros a professores e formadores de opinião com notório saber em suas respectivas áreas de atuação profissional e acadêmica, sem a interferência de seus controladores e gestores, cujo objetivo é lhe entregar o melhor conteúdo para sua formação e atualização profissional.

Desejamos-lhe uma boa leitura!

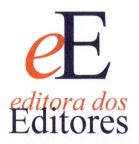

EDITORA DOS EDITORES
Rua Marquês de Itu, 408 — sala 104 — São Paulo/SP
CEP 01223-000
Rua Visconde de Pirajá, 547 — sala 1.121 — Rio de Janeiro/RJ
CEP 22410-900

+55 11 2538-3117
contato@editoradoseditores.com.br
www.editoradoseditores.com.br

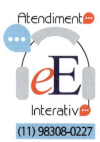

(11) 98308-0227

SOBRE O EDITOR-CHEFE

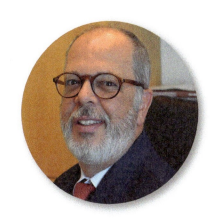

PAULO M. PÊGO-FERNANDES

Professor Titular da Disciplina de Cirurgia Torácica da Faculdade de Medicina da Universidade de São Paulo (FMUSP). Vice-Diretor da Faculdade de Medicina da Universidade de São Paulo (USP). Presidente da Comissão Cientifica do Instituto do Coração do Hospital das Clínicas da Faculdade de Medicina da Universidade de São Paulo (InCor-HCFMUSP). Diretor Científico da Associação Paulista de Medicina (APM). Presidente do Conselho Deliberativo da Associação Brasileira de Transplante de Orgãos (ABTO). Membro da Diretoria da Academia de Medicina de São Paulo (AMSP).

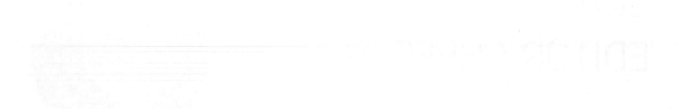

SOBRE OS
EDITORES ASSOCIADOS

ALESSANDRO WASUM MARIANI
Professor Colaborador da Disciplina de Cirurgia Torácica da Faculdade de Medicina da Universidade de São Paulo (FMUSP). Pós-Doutorado pelo Departamento de Cardiopneumologia da FMUSP.

PAULO FRANCISCO GUERREIRO CARDOSO
Graduação em Medicina pela Universidade Gama Filho. Mestrado em Cirurgia Torácica pela Universidade Federal do Rio de Janeiro (UFRJ). Fellowship Clínico e de Pesquisa (Divisão de Cirurgia Torácica, Universidade de Toronto, Canadá. Doutorado em Pneumologia pela Universidade Federal do Rio Grande do Sul (UFRGS). Atualmente é Médico Assistente Doutor. Médico Pesquisador e Professor Colaborador da Disciplina de Cirurgia Torácica do Departamento de Cardiopneumologia da Faculdade de Medicina da Universidade de São Paulo (FMUSP). Cirurgião do Grupo de Traqueia e Vias Aéreas no Instituto do Coração do Hospital das Clínicas da Faculdade de Medicina da Universidade de São Paulo (InCor-HCFMUSP).

BENOIT JACQUES BIBAS
Médico Assistente do Serviço de Cirurgia Torácica do Instituto do Coração do Hospital das Clínicas da Faculdade de Medicina da Universidade de São Paulo (InCor-HCFMUSP). Membro titular da Sociedade Brasileira de Cirurgia Torácica (SBCT).

HÉLIO MINAMOTO
Médico Assistente do Serviço de Cirurgia Torácica do Instituto do Coração do Hospital das Clínicas da Faculdade de Medicina da Universidade de São Paulo (InCor-HCFMUSP). Professor Colaborador da Disciplina de Cirurgia Torácica do HCFMUSP. Cirurgião do Grupo de traqueia do InCor-HCFMUSP.

JOSÉ RIBAS MILANEZ DE CAMPOS
Professor Livre Docente da Disciplina de Cirurgia Torácica da Faculdade de Medicina da Universidade de São Paulo (FMUSP). Vice-Coordenador do Grupo de Parede Torácica e Mediastino. Médico do Serviço de Cirurgia Torácica do Instituto do Coração do Hospital das Clínicas da Faculdade de Medicina da Universidade de São Paulo (InCor-HCFMUSP).

PEDRO HENRIQUE XAVIER NABUCO DE ARAÚJO
Professor-Colaborador da Disciplina de Cirurgia Torácica da Faculdade de Medicina da Universidade de São Paulo (FMUSP). Vice-Coordenador do Grupo (ou Programa de Complementação Especializada) de Cirurgia Torácica Oncológica. Médico Assistente do Serviço de Cirurgia Torácica Oncológica do Instituto do Câncer do Estado de São Paulo (ICESP).

RICARDO MINGARINI TERRA
Professor Associado da Disciplina de Cirurgia Torácica da Faculdade de Medicina da Universidade de São Paulo (FMUSP). Coordenador do Serviço de Cirurgia Torácica do Instituto do Câncer do Estado de São Paulo (ICESP).

SOBRE OS AUTORES

ALBERTO JORGE MONTEIRO DELA VEGA
Cirurgião Torácico Formado pela Universidade de São Paulo (USP). Cirurgião Assistente do Instituto do Câncer do Estado de São Paulo (ICESP).

ALDO PARODI
Especialista em Parede Torácica pela Universidade de São Paulo (USP). Cirurgião Torácico pela Santa Casa de São Paulo. Professor Assistente do Hospital e Faculdade de Medicina Santa Marcelina (FASM).

ALESSANDRO WASUM MARIANI
Professor Colaborador da Disciplina de Cirurgia Torácica da Faculdade de Medicina da Universidade de São Paulo (FMUSP). Pós-Doutorado pelo Departamento de Cardiopneumologia da FMUSP.

ANA MARIA THOMAZ
Médica Assistente da Unidade Clínica de Cardiologia Pediátrica e Cardiopatias Congênitas do Instituto do Coração do Hospital das Clínicas da Faculdade de Medicina da Universidade de São Paulo (InCor-HCFMUSP). Médica Assistente do Núcleo de Transplante Pulmonar Pediátrico do InCor-HCFMUSP. Doutora em Ciências pela Faculdade de Medicina da Universidade de São Paulo (FMUSP). Membro do Núcleo de Estudos e Pesquisa em Hipertensão Pulmonar Pediátrica e Associada a Cardiopatias Congênitas (NEPHPCON) do InCor.

AURELINO FERNANDES SCHMIDT JR
Professor Assistente do Serviço de Cirurgia Torácica do Instituto do Coração do Hospital das Clínicas da Faculdade de Medicina da Universidade de São Paulo (InCor-HCFMUSP). Coordenador do Serviço de Cirurgia Torácica do Hospital das Clínicas Luzia Pinho Melo (Mogi das Cruzes). Professor de Cirurgia Torácica da Disciplina de Cirurgia Geral do Curso de Medicina da Universidade de Mogi das Cruzes (UMC).

BENOIT JACQUES BIBAS
Médico Assistente do Serviço de Cirurgia Torácica do Instituto do Coração do Hospital das Clínicas da Faculdade de Medicina da Universidade de São Paulo (InCor-HCFMUSP). Membro titular da Sociedade Brasileira de Cirurgia Torácica (SBCT).

BRUNO FERNANDO BINOTTO
Graduação em Medicina na Universidade de Ribeirão Preto (UNAERP). Residência Médica em Cirurgia Geral pela Santa Casa de Misericórdia de Limeira. Residência Médica em Cirurgia Torácica pelo Instituto Prevent Senior (IPS). *Fellow* em Cirurgia de Traqueia e Endoscopia Respiratória terapêutica pelo Instituto do Coração do Hospital das Clínicas da Faculdade de Medicina da Universidade de São Paulo (InCor-HCFMUSP).

CAIO BARBOSA CURY
Médico Cirurgião Torácico pelo Instituto do Coração do Hospital das Clínicas da Faculdade de Medicina da Universidade de São Paulo (InCor-HCFMUSP). Especialista em Transplante de Pulmão pelo InCor-HCFMUSP.

CAIO CÉSAR BIANCHI DE CASTRO
Cirurgião Torácico da Rede D'Or. Cirurgião Torácico do Instituto Nacional de Cardiologia (INC). Formação Complementar em Transplante Pulmonar e Suporte de vida extracorpóreo pela Universidade de São Paulo (USP). Membro da Equipe de Transplante Pulmonar e Suporte Extracorpóreo do Hospital Copa D'Or e INC.

CARLOS HENRIQUE CHIRNEV FELICIO
Graduação pela Faculdade de Medicina da Universidade de São Paulo (FMUSP). Especialização em Cirurgia Plástica no Hospital das Clínicas da Faculdade de Medicina da Universidade de São Paulo (HC-FMUSP). Membro da Sociedade Brasileira de Cirurgia Plástica (SBCP). Especialização em Microcirurgia reconstrutora pela Faculdade de Medicina da Universidade de São Paulo (FMUSP). Médico Cirurgião Plástico Assistente do Grupo de Reconstrução de Tumores do Instituto do Câncer do Estado de São Paulo da Faculdade de Medicina da Universidade de São Paulo (ICESP/FMUSP).

DOUGLAS KENJI NARAZAKI
Médico Assistente do Grupo de Coluna do Instituto do Câncer do Estado de São Paulo (ICESP).

EDUARDO DOS SANTOS R. SADEK
Médico Otorrinolaringologista do Instituto do Câncer do Estado de São Paulo (ICESP).

EDUARDO MONTAG
Médico Assistente do Instituto do Câncer do Estado de São Paulo (ICESP). Doutorado pelo Departamento de Cirurgia da Faculdade de Medicina da Universidade de São Paulo (USP).

ESERVAL ROCHA JUNIOR
Médico Assistente do Serviço de Cirurgia Torácica Oncológica do Instituto do Câncer do Estado de São Paulo (ICESP). *Fellowship* em Cirurgia Torácica Oncológica por Vídeotoracoscopia Instituto do Câncer do Estado de São Paulo da Faculdade de Medicina da Universidade de São Paulo (ICESP/FMUSP).

FÁBIO B. JATENE
Professor Titular da Disciplina de Cirurgia Cardiovascular da Faculdade de Medicina da Universidade de São Paulo (FMUSP). Diretor da Divisão de Cirurgia Cardiovascular do Instituto do Coração do Hospital das Clínicas da Faculdade de Medicina da Universidade de São Paulo (InCor-HCFMUSP). Membro Titular da Academia Nacional de Medicina (ANM).

FABIO EITI NISHIBE MINAMOTO
Médico Formado na Escola Paulista de Medicina da Universidade Federal de São Paulo (EPM/UNIFESP). Cirurgião Geral pela EPM/UNIFESP. Cirurgião Torácico pelo Instituto do Coração do Hospital das Clínicas da Faculdade de Medicina da Universidade de São Paulo (InCor-HCFMUSP). Médico Preceptor da Disciplina de Cirurgia Torácica do HCFMUSP.

FILIPPE MOURA DE GOUVÊA
Formado pela Universidade Federal de Pernambuco (UFPE). Residência médica em Cirurgia Geral e Cirurgia Torácica pelo Hospital das Clínicas da Faculdade de Medicina da Universidade de São Paulo (HCFMUSP). *Fellow* em Cirurgia de traqueia e vias aéreas pelo pelo Instituto do Coração do Hospital das Clínicas da Faculdade de Medicina da Universidade de São Paulo (InCor-HCFMUSP). Foi preceptor da residência de Cirurgia Torácica do HCFMUSP e atualmente atua como cirurgião torácico no Hospital Geral Otávio de Freitas (HGOF), Hospital Santa Joana e Real Hospital Português de Beneficência em Pernambuco (RHP).

FLAVIO HENRIQUE SAVAZZI
Graduação em Medicina pela Faculdade de Medicina de Ribeirão Preto da Universidade de São Paulo (FMRP/USP). Residência médica em Cirurgia Geral pela Faculdade de Medicina da Universidade de São Paulo (FMUSP). Residência médica em Cirurgia Torácica pela FMUSP. Especialização em Medicina Legal

pela FMUSP. Master Business Administration em Gestão de Saúde pelo Insper/Albert Einstein. Mestrado em Ciências Policiais de Segurança e Ordem Pública pela Polícia Militar do Estado de São Paulo. Doutorando junto ao Departamento de Cirurgia Torácica da FMUSP.

FLÁVIO POLA DOS REIS
Médico Cirurgião Torácico pelo Instituto do Coração do Hospital das Clínicas da Faculdade de Medicina da Universidade de São Paulo (InCor-HCFMUSP). Especialista em Transplante de Pulmão pelo InCor-HCFMUSP.

GUILHERME VIEIRA SOARES DE CARVALHO
Especialista em Cirurgia Torácia pela Santa Casa de São Paulo. *Fellowship* em Transplante de Pulmão da Disciplina de Cirurgia Torácica do Instituto do Coração do Hospital das Clínicas da Faculdade de Medicina da Universidade de São Paulo (InCor/FMUSP). Cirurgião do Grupo de Transplante de Pulmão do Hospital Israelita Albert Eisntein (HIAE).

GUSTAVO FALAVIGNA GUILHERME
Cirurgião Torácico do Hospital Universitário Estadual de Maringá (HUM). Cirurgião Torácico do Hospital Unimed Maringá. Professor da Disciplina de Cirurgia Torácica do Centro Universitário Ingá (UNINGÁ). Professor da Disciplina de Cirurgia Torácica da Universidade Cesumar (UniCesumar). Cirurgião Torácico pela Faculdade de Medicina da Universidade de São Paulo (FMUSP). Pós-Graduação em Cirurgia Torácica Robótica pelo Hospital Israelita Albert Einstein (HIAE). Especialista em Cirurgia Minimamente Invasiva e Robótica. Doutorando em Cirurgia Torácica pela FMUSP. *Observership* em Cirurgia Torácica Robótica pela NYU.

HÉLIO MINAMOTO
Médico Assistente do Serviço de Cirurgia torácica do Instituto do Coração do Hospital das Clínicas da Faculdade de Medicina da Universidade de São Paulo (InCor-HCFMUSP). Professor Colaborador da Disciplina de Cirurgia Torácica do HCFMUSP. Cirurgião do Grupo de traqueia do InCor-HCFMUSP.

HERBERT FELIX COSTA
Cirurgião Torácico do Instituto Dr. José Frota (IJF). Cirurgião Torácico do Hospital Geral do Exército de Fortaleza. Cirurgião Torácico do Hospital Unimed de Fortaleza. Cirurgião Torácico no Hospital de Messejana (HM). *Fellowship* em Cirurgia Torácica Oncológica por Vídeotoracoscopia do Instituto do Câncer do Estado de São Paulo (ICESP-FMUSP). *Fellowship* em Transplante Pulmonar do Instituto do Coração do Hospital das Clínicas da Faculdade de Medicina da Universidade de São Paulo (InCor-HCFMUSP). Mestre em Transplante Pulmonar pela Universidade Estadual do Ceará (UECE). Doutorando pelo Programa de Cirurgia Torácica e Cardiovascular (FMUSP).

HUGO STERMAN NETO
Médico formado pela da Faculdade de Medicina da Universidade de São Paulo (FMUSP). Residência de Neurocirurgia pelo Hospital das Clínicas da Faculdade de Medicina da Universidade de São Paulo (HCFMUSP). Ex-preceptor da graduação do Departamento de Neurocirurgia do HCFMUSP. Assistente do Grupo de Cirurgia de Nervos Periféricos da Neurocirurgia do HCFMUSP. Assistente da Neurocirurgia do Instituto do Câncer do Estado de São Paulo da Faculdade de Medicina da Universidade de São Paulo (ICESP/FMUSP).

IGOR BARBOSA RIBEIRO
Residente em Cirurgia Torácica pelo Hospital das Clínicas da Faculdade de Medicina da Universidade de São Paulo (HCFMUSP).

JOÃO MARCELO LOPES TOSCANO BRITO
Médico Formado pela Universidade Federal de Mato Grosso do Sul (UFMS). Cirurgião Geral formado pela Associação Beneficente Santa Casa de Campo Grande (ABCG). Atual Residente em Cirurgia Torácica no Hospital das Clínicas da Faculdade de Medicina da Universidade de São Paulo (HCFMUSP).

JOÃO PAULO C. DE MACEDO

Medicina pela Universidade de Alfenas (Unifal). Cirurgia Geral do Hospital Heliópolis. Cirurgia Torácica pelo Hospital das Clínicas da Faculdade de Medicina da Universidade de São Paulo (HCFMUSP). FELLOW de parede torácica pelo HCFMUSP. Doutorando pelo Programa de Cirurgia Torácica da Faculdade de Medicina da Universidade de São Paulo (FMUSP).

JOÃO PAULO SIMÕES DUTRA

Residente de Cirurgia Torácica do Hospital das Clínicas da Faculdade de Medicina da Universidade de São Paulo (HCFMUSP).

JOSÉ RIBAS MILANEZ CAMPOS

Professor Livre Docente da Disciplina de Cirurgia Torácica da Faculdade de Medicina da Universidade de São Paulo (FMUSP). Vice-Coordenador do Grupo de Parede Torácica e Mediastino. Médico do Serviço de Cirurgia Torácica do Instituto do Coração do Hospital das Clínicas da Faculdade de Medicina da Universidade de São Paulo (InCor-HCFMUSP).

JULIANA ROCHA MOL TRINDADE

Médica Assistente do Serviço de Cirurgia Torácica Oncológica do Instituto do Câncer do Estado de São Paulo (ICESP).

KATHERINE ASTUDILLO BRAVO

Cirurgiã Torácica do Hospital Vicente Corral Moscoso. Professora da Universidade Católica da Cuenca (Equador).

LEONARDO PONTUAL LIMA

Graduação em Medicina pela Faculdade Pernambucana de Saúde (FPS/IMIP). Residência em Cirurgia Geral pelo Hospital dos Servidores do Estado de Pernambuco (HSE). Residência em Cirurgia Torácica pelo Hospital das Clínicas da Faculdade de Medicina da Universidade de São Paulo (HCFMUSP). Pós--graduação lato senso em Cirurgia Torácica Oncológica pelo Instituto do Câncer do Estado de São Paulo da Faculdade de Medicina da Universidade de São Paulo (ICESP/FMUSP). Pós-graduação lato senso em Cirurgia Torácica Robótica pela Rede D'Or.

LETICIA LEONE LAURICELLA

Médica Doutora Assistente da Disciplina de Cirurgia Torácica da Faculdade de Medicina da Universidade de São Paulo (FMUSP) e do Serviço de Cirurgia Torácica Oncológica do Instituto do Câncer do Estado de São Paulo (ICESP).

LUCAS MATOS FERNANDES

Doutor em Cirurgia Torácica e Cardiovascular da Faculdade de Medicina da Universidade de São Paulo (FMUSP). Médico Assistente e Especialista em Transplante de Pulmão do Instituto do Coração do Hospital das Clínicas da Faculdade de Medicina da Universidade de São Paulo (InCor-HCFMUSP).

LUIS GUSTAVO ABDALLA

Médico Assistente do Grupo de Transplante de Pulmão do Instituto do Coração do Hospital das Clínicas da Faculdade de Medicina da Universidade de São Paulo (InCor-HCFMUSP).

LUIS MIGUEL MELERO SANCHO

Médico assistente da Disciplina de Cirurgia Torácica e Cardiovascular. Doutor em Clínica Cirúrgica pela Faculdade de Medicina da Universidade de São Paulo (FMUSP).

MARIANA RODRIGUES CREMONESE

Graduada pela Universidade do Vale do Itajaí (Univali). Residência em Cirurgia Geral do Hospital Israelita Albert Einstein (HIAE). Residência em Cirurgia Torácica do Hospital das Clínicas da Faculdade de

Medicina da Universidade de São Paulo (HCFMUSP). *Fellow* em Cirurgia de Traqueia e Endoscopia Respiratória Terapêutica do HCFMUSP.

MARIANA SCHETTINI SOARES

Possui Graduação em Medicina pela Universidade Federal do Rio de Janeiro (UFRJ). Especialização e Residência Médica em Cirurgia Geral no Hospital Central da Polícia Militar (HCPM). Especialização e Residência Médica em Cirurgia Torácica na Universidade de São Paulo (USP). Especialização em Transplante Pulmonar Cirúrgico.

MIGUEL LIA TEDDE

Médico Assistente do Serviço de Cirurgia Torácica do Instituto do Coração do Hospital das Clínicas da Faculdade de Medicina da Universidade de São Paulo (InCor-HCFMUSP). Cirurgião do Grupo de traqueia do InCor-HCFMUSP.

NELSON WOLOSKER

Professor Livre-Docente e Associado da Faculdade de Medicina da Universidade de São Paulo (FMUSP). Vice-Presidente de Pesquisa e Inovação do Hospital Israelita Albert Einstein (HIAE). Full Professor da Faculdade Israelita de Ciências da Saúde Albert Einstein (FICSAE).

NIURA NORO HAMILTON

Graduação em Medicina pela Universidade Comunitária da Região de Chapecó (UNOCHAPECÓ). Residência Médica em Cirurgia Geral pela Universidade Federal da Fronteira Sul (UFFS). Hospital de Clínicas de Passo Fundo. Residência Médica em Cirurgia Torácica pela Hospital das Clínicas da Faculdade de Medicina da Universidade de São Paulo (HCFMUSP). Doutoranda do Programa de Pós-Graduação em Cirurgia Torácica e Cardiovascular do Instituto do Coração do Hospital das Clínicas da Faculdade de Medicina da Universidade de São Paulo (InCor-HCFMUSP).

ORIVAL DE FREITAS FILHO

Médico Assistente do Serviço de Cirurgia Torácica do Instituto do Coração do Hospital das Clínicas da Faculdade de Medicina da Universidade de São Paulo (InCor-HCFMUSP).Cirurgião do Grupo de Tromboendarterectomia Pulmonar do InCor-HCFMUSP. Vice-Diretor Clinico do InCor-HCFMUSP.

PAULO FRANCISCO GUERREIRO CARDOSO

Graduação em Medicina pela Universidade Gama Filho. Mestrado em Cirurgia Torácica pela Universidade Federal do Rio de Janeiro (UFRJ). *Fellowship* Clínico e de Pesquisa (Divisão de Cirurgia Torácica, Universidade de Toronto, Canadá. Doutorado em Pneumologia pela Universidade Federal do Rio Grande do Sul (UFRGS). Atualmente é Médico Assistente Doutor. Médico Pesquisador e Professor Colaborador da Disciplina de Cirurgia Torácica do Departamento de Cardiopneumologia da Faculdade de Medicina da Universidade de São Paulo (FMUSP). Cirurgião do Grupo de Traqueia e Vias Aéreas no Instituto do Coração do Hospital das Clínicas da Faculdade de Medicina da Universidade de São Paulo (InCor-HCFMUSP).

PAULO HENRIQUE PEITL GREGÓRIO

Graduação na Faculdade de Medicina de Botucatu (FMB-UNESP). Residência de Cirurgia Geral do Hospital Israelita Albert Einstein (HIAE). Atual Residente de Cirurgia Torácica do Hospital das Clínicas da Faculdade de Medicina da Universidade de São Paulo (HCFMUSP).

PAULO KAUFFMAN

Professor-Assistente-Doutor da Disciplina de Cirurgia vascular do Departamento de Cirurgia da Faculdade de Medicina da Universidade de São Paulo (FMUSP) (aposentado). Membro-Emérito do Colégio Brasileiro de Cirurgiões (CBC). Membro do Conselho Editorial do Jornal Vascular Brasileiro (JVB). Órgão Oficial da Sociedade Brasileira de Angiologia e Cirurgia Vascular (SBACV).

PAULO M. PÊGO-FERNANDES

Professor Titular da Disciplina de Cirurgia Torácica da Faculdade de Medicina da Universidade de São Paulo (FMUSP). Vice-Diretor da Faculdade de Medicina da Universidade de São Paulo (USP). Presidente da Comissão Cientifica do Instituto do Coração do Hospital das Clínicas da Faculdade de Medicina da Universidade de São Paulo (InCor-HCFMUSP). Diretor Científico da Associação Paulista de Medicina (APM). Presidente do Conselho Deliberativo da Associação Brasileira de Transplante de Orgãos (ABTO). Membro da Diretoria da Academia de Medicina de São Paulo (AMSP).

PEDRO HENRIQUE CUNHA LEITE

Cirurgião Torácico pelo Hospital das Clínicas da Faculdade de Medicina da Universidade de São Paulo (HC-FMUSP). *Fellowship* em Cirurgia Torácica Oncológica e Minimamente Invasiva pelo Instituto do Câncer do Estado de São Paulo da Faculdade de Medicina da Universidade de São Paulo (ICESP/FMUSP). *Fellowship* em Cirurgia Torácica Robótica pelo IDOR. Especialista em Cirurgia Robótica – Certificate of Da Vinci Robotic Surgery - Intuitive/Ircad - Strasbourg - France. Diretor do Núcleo de Cirurgia Torácica do Instituto Baiano de Cirurgia Robótica (IBCR).

PEDRO HENRIQUE XAVIER NABUCO DE ARAÚJO

Professor-Colaborador da Disciplina de Cirurgia Torácica da Faculdade de Medicina da Universidade de São Paulo (FMUSP). Vice-Coordenador do Grupo (ou Programa de Complementação Especializada) de Cirurgia Torácica Oncológica. Médico Assistente do Serviço de *Cirurgia* Torácica Oncológica do Instituto do Câncer do Estado de São Paulo (ICESP).

PEDRO PROSPERI DESENZI CIARALO

Graduação em Medicina pela Universidade de Alfenas (Unifal). Residência Médica em Cirurgia Geral pela Universidade Federal de São Paulo (Unifesp). Residência Médica em Cirurgia Torácica pelo Hospital das Clínicas da Faculdade de Medicina da Universidade de São Paulo (HCFMUSP). *Observership* em Cirurgia Torácica no Hospital Universitário da Universidade de Viena (AKH, Vienna General Hospital). *Fellowship* em Cirurgia da Traqueia e Endoscopia Respiratória Intervencionista pelo Instituto do Coração do Hospital das Clínicas da Faculdade de Medicina da Universidade de São Paulo (InCor-HCFMUSP).

PRISCILA LORIA DA SILVA

Médica especialista em Cirurgia Torácica pela Faculdade de Medicina da Universidade de São Paulo (FMUSP).

RAFAEL LUCAS COSTA DE CARVALHO

Cirurgião Torácico do Hospital Metropolitano Dom José Maria Pires e Hospital Unimed João Pessoa. Professor do Centro Universitário de João Pessoa (UNIPÊ). Pós Graduação em Cirurgia Torácica Robótica Pelo Instituto Israelita Albert Einstein. Especialista em Cirurgia Torácica Minimamente Invasiva. Vídeo Cirurgia e Cirurgia Oncologica pela Universidade de São Paulo. Doutorando pelo Programa de Cirurgia Torácica da Faculdade de Medicina da Universidade de São Paulo (FMUSP).

RAFAEL RIBEIRO BARCELOS

Médico formado na Faculdade de Medicina de Campos da Fundação Benedito Pereira Nunes. Cirurgião Geral pelo Hospital Universitário Pedro Ernesto da Universidade Estadual do Rio de Janeiro (HUPE-UERJ). Cirurgião Torácico pelo Instituto do Coração do Hospital das Clínicas da Faculdade de Medicina da Universidade de São Paulo (InCor-HCFMUSP). Especialização em Cirurgia de Traqueia e Endoscopia Respiratória Terapêutica.

RICARDO BEYRUTI

Médico Supervisor do Serviço de Cirurgia Torácica do Instituto do Coração do Hospital das Clínicas da Faculdade de Medicina da Universidade de São Paulo (InCor-HCFMUSP). Médico Assistente do Serviço de Cirurgia Torácica do InCor-HCFMUSP. Membro Titular da Sociedade Brasileira de Cirurgia Torácica (SBCT).

RICARDO MINGARINI TERRA

Professor Associado da Disciplina de Cirurgia Torácica da Faculdade de Medicina da Universidade de São Paulo (FMUSP). Coordenador do Serviço de Cirurgia Torácica do Instituto do Câncer do Estado de São Paulo (ICESP).

ROGÉRIO BORGHI BÜHLER

Médico Otorrinolaringologista e Cirurgião de Cabeça e Pescoço. Especialista pela Sociedade Brasileira de Cirurgia de Cabeça e Pescoço (SBCCP). Especialista pela Associação Brasileira de Otorrinolaringologia e Cirurgia Cérvico Facial (ABORLCCF). Doutorado pelo Hospital das Clínicas da Faculdade de Medicina da Universidade de São Paulo (HCFMUSP). MBA pela Fundação Getúlio Vargas (FGV). Médico Coordenador de Equipe do Instituto do Câncer do Estado de São Paulo da Faculdade de Medicina da Universidade de São Paulo (ICESP/FMUSP).

SAMUEL LUCAS DOS SANTOS

Cirurgião Torácico formado pelo Instituto do Coração do Hospital das Clínicas da Faculdade de Medicina da Universidade de São Paulo (InCor-HCFMUSP). *Fellowship* de Transplante Pulmonar pelo InCor-HCF-MUSP.

THAMARA KAZANTZIS

Doutora em Cirurgia Torácica pela Universidade de São Paulo (USP). Cirurgia torácica pela Escola Paulista de Medicina (EPM).

VANESSA MOREIRA SOUSA

Cirurgiã Torácica pela Universidade Estadual de Campinas (UNICAMP). *Fellow* em Cirurgia da Parede Torácica e Mediastino do Instituto do Coração do Hospital das Clínicas da Faculdade de Medicina da Universidade de São Paulo (InCor-HCFMUSP). Doutoranda pelo Programa de Cirurgia Torácica da Faculdade de Medicina da Universidade de São Paulo (FMUSP).

WILLIAM GEMIO JACOBSEN TEIXEIRA

Médico Coordenador do Grupo de Coluna do Instituto do Câncer do Estado de São Paulo (ICESP). Doutor em medicina pela Faculdade de Medicina da Universidade de São Paulo (FMUSP).

DEDICATÓRIA

Dedico esta obra à memoria
dos meus pais Alzira e Osvaldo,
a minha esposa Fátima
e aos meus filhos Flavio, Gustavo e Tiago.

AGRADECIMENTOS

Este Atlas de técnica das rotinas cirúrgicas da nossa Disciplina é resultado da colaboração e ideias de inúmeras pessoas que sem as quais este projeto jamais se realizaria. Os editores gostariam de registrar nosso profundo reconhecimento aos médicos assistentes da Disciplina de Cirurgia Torácica, que contribuíram para a sedimentação dos conceitos e desenvolvimento das técnicas aqui descritas, todos autores de capítulos, portanto, citados na respectiva sessão.

Merece destaque os Drs Fabio Eiti Minamoto e Eserval Rocha Junior (preceptor e Fellow da Cirurgia Torácica Oncológica, respectivamente) que com dedicação, deram total apoio e suporte aos demais médicos e residentes na elaboração deste árduo trabalho.

Agradecemos também os colaboradores da Disciplina de Cirurgia Torácica da FMUSP, Deborah Nascimento Marques, Fernanda Marçal, Liliane Saraiva de Melo, Marcia Cristina Augusto Cottet, Marcelo da Conceição Barroso, Tereza Maria dos Santos, Sônia Sposito, pelo apoio e dedicação na manutenção da nossa rotina. Aos pesquisadores do Laboratório de Investigação Médica (LIM 61), Aristides Tadeu Correa, Karina Andrighetti de Oliveira Braga, Liliane Moreira Ruiz, Nathalia Aparecida Nepomuceno, Rogério Pazzetti e Tatiana Machado que conduzem nossas pesquisas experimentais.

Retribuímos a atenção e o apoio do Prof. Tarcísio Eloy Pessoa de Barros Filho, diretor da FMUSP e do Prof. Roger Chammas como vice-diretor; a diretora Clínica do Hospital das Clinicas Profa. Dra. Eloisa Silva Dutra de Oliveira Bonfá; ao Conselho Diretor do Instituto do Coração os Profs. Drs. Roberto Kalil Filho, Fabio Biscegli Jatene, Carlos Roberto Ribeiro de Carvalho, Rogerio de Souza, José Eduardo Krieger, Wilson Jacob Filho, José Otávio Costa Auler Júnior e Clarice Tanaka. Reconhecemos á diretora executiva Drª Marisa Riscalla Madi, o diretor de corpo clínico, Prof. Dr. Alfredo José Mansur, a Fundação Zerbini, o Prof. Dr. Paulo Eduardo Moreira Rodrigues da Silva, Prof. Dr. Carlos Alberto Pastore e o Engº André Giordano pelo excelente ambiente de trabalho e incentivo a pesquisa que caracterizam nosso meio acadêmico.

Finalizando, agradecemos de maneira especial a Gabriela Favaro Faria e a Priscila Berenice da Costa, que com atenção, dedicação e competência contribuíram de forma decisiva pra elaboração deste Atlas.

APRESENTAÇÃO

A Disciplina de Cirurgia Torácica da Faculdade de Medicina da Universidade de São Paulo e do Hospital das Clínicas inicia-se com a criação da primeira Clínica Cirúrgica, sobre o comando do Dr. Alípio Correa Netto em meados de 1935. Entre seus assistentes o Professor Euryclides de Jesus Zerbini foi o Primeiro Professor Titular da Cirurgia Torácica, sucedido pelos Professores: Adib Jatene, Sergio Almeida de Oliveira, Noedir Stolf e Fabio Biscegli Jatene. Todos estes com visão pioneira e inovadora levaram a Disciplina de Cirurgia Torácica da FMUSP à liderança nacional e reconhecimento internacional pelo alto nível de ensino, pesquisa e assistência.

Nos últimos 20 anos a medicina evoluiu substancialmente e a Disciplina de Cirurgia Torácica da FMUSP está trabalhando incessantemente para que nossa especialidade médica venha propor, estudar, absorver e dominar novas técnicas e desenvolvendo tratamentos, dessa forma, conquistando e mantendo o protagonismo dentro da especialidade.

Dentro do nosso credo, tem lugar de destaque a transmissão do conhecimento adquirido. Esta é a grande motivação que nos levou a empreender essa obra, onde tentamos passar para o leitor o conhecimento adquirido, a nossa prática que se mostrou eficaz, no tocante as questões técnicas das operações que realizamos em nossa instituição. Sempre trabalhamos e acreditamos nas equipes, é assim que aprendemos a fazer...

A decisão por escrever em formato de Atlas ocorreu por sabermos que livros apresentando técnicas operatórias de forma detalhada, sejam de procedimentos corriqueiros ou operações complexas e raras, não são amplamente disponíveis na literatura mundial. Nós preocupamos então, em compor a obra não somente para transmitir o que temos de mais atual em cada área da nossa especialidade, mas também, para referir dicas, rotinas e alertas que somente a experiência pode ensinar.

Objetivamos como público alvo os Cirurgiões Torácicos em qualquer nível de formação, incluindo desde o aluno de medicina, que demonstra interesse por técnica operatória até o profissional experiente, que deseja entrar em contato com outras maneiras de abordar e ou de se fazer as cirurgias da especialidade.

Nesta obra, o texto encontra-se dividido em 6 Blocos que representam as grandes áreas técnicas da especialidade como: pulmão, pleura, mediastino, etc.; subdivididas em 21 secções, para facilitar o encontro de cada tema, e no total de 72 capítulos, demonstrando a grande abrangência do Atlas. Importante ressaltar, que acreditamos na qualidade que o formato multimídia pode trazer à transmissão do conhecimento, por isso, utilizamos amplamente vídeos e áudios, que podem ser acessados através de *QR codes* inseridos em cada capítulo.

Todos os 60 colaboradores são membros atuantes ou egressos da Disciplina de Cirurgia Torácica da Faculdade de Medicina da Universidade de São Paulo, que participam ou participaram de forma ativa do dia a dia das operações nesta instituição.

Queremos agradecer imensamente a todos que tornaram essa obra uma realidade e desejamos que todo leitor encontre nesta um meio de aprender, aprimorar e desenvolver sua própria técnica, e que em última análise, todo o esforço resulte na melhoria a atenção da saúde para todos os nossos pacientes.

PREFÁCIO

A Cirurgia Torácica vem apresentando expressiva evolução nos últimos anos. Vários fatores têm contribuído para isto, mas, principalmente, a incorporação de novas tecnologias para diagnóstico e tratamento e a grande interação com especialidades próximas, como a Pneumologia e a Oncologia Clínica. A Disciplina de Cirurgia Torácica do Hospital das Clínicas da Faculdade de Medicina da Universidade de São Paulo se beneficiou muito deste processo, com grande crescimento na assistência aos pacientes, incremento no ensino da especialidade, tanto a nível de graduação como de pós-graduação, e forte avanço em pesquisa de alto nível científico. Portanto, a realização desde livro está totalmente inserida no contexto desta marcante evolução, tanto da especialidade Cirurgia Torácica, quanto da Disciplina do HCFMUSP.

Entretanto, quando pude avaliar o livro, em maior detalhe, fiquei muito motivado e, agradavelmente, surpreso com a proposta da obra, bem diferente das publicações habituais. Trata-se de uma abordagem abrangente, nas várias áreas da Cirurgia Torácica, idealizada de uma maneira muito inovadora e atraente ao leitor. Em todos os capítulos ou diferentes seções do livro, além de informações preciosas e práticas sobre as afecções, há detalhes técnicos das operações propostas, com imagens cirúrgicas muito didáticas e bem editadas e trechos dos procedimentos realizados, facilmente acessíveis por *QR code*. Isto, para o especialista, tem particular interesse, pois há uma grande interação entre o leitor e a operação realizada e não apenas a descrição do procedimento, mas as imagens dinâmicas, relativas ao mesmo.

Além disso, trata-se de uma obra muito bem cuidada e que incorpora elementos inovadores, certamente uma tendência que deverá se sedimentar entre as publicações relacionadas à área cirúrgica. Estou certo que será muito útil para aqueles que se dedicam à especialidade, tanto cirurgiões em formação quanto aos mais experientes. Tive muita satisfação em conhecer e colaborar com este trabalho de alto nível, que acompanha perfeitamente a notável evolução da Cirurgia Torácica em nosso meio.

SUMÁRIO

Parte I: Pulmão 1
COORDENADORES: RICARDO MINGARINI TERRA | PEDRO HENRIQUE XAVIER NABUCO DE ARAÚJO

Seção 1: Posicionamento e Vias de Acesso para Ressecções Pulmonares 3

Capítulo 1: Videocirurgia 5
ESERVAL ROCHA JUNIOR | PEDRO HENRIQUE XAVIER NABUCO DE ARAÚJO

Capítulo 2: Posicionamento e Vias de Acesso Para Ressecções Pulmonares – Cirurgia Robótica (Si E Xi) 15
PEDRO HENRIQUE CUNHA LEITE | RICARDO MINGARINI TERRA

Seção 2: Padronização Técnica das Ressecões Lobares 25

Capítulo 3: Lobectomia Superior Direita 27
RICARDO MINGARINI TERRA | ESERVAL ROCHA JUNIOR | PEDRO HENRIQUE XAVIER NABUCO DE ARAÚJO

Capítulo 4: Lobectomia Média 39
RICARDO MINGARINI TERRA | LETICIA LEONE LAURICELLA

Capítulo 5: Lobectomia Inferior Direita 51
PEDRO HENRIQUE XAVIER NABUCO DE ARAÚJO | ALBERTO JORGE MONTEIRO DELA VEGA | PAULO M. PÊGO-FERNANDES

Capítulo 6: Lobectomia Superior Esquerda 63
RICARDO MINGARINI TERRA | LEONARDO PONTUAL LIMA | PAULO M. PÊGO-FERNANDES

Capítulo 7: Lobectomia Inferior Esquerda 69
PEDRO HENRIQUE XAVIER NABUCO DE ARAÚJO | JULIANA ROCHA MOL TRINDADE | MARIANA SCHETTINI SOARES

Seção 3: Padronização Técnica das Ressecções Sublobares 77

Capítulo 8: Segmentectomia S6 79
ALBERTO JORGE MONTEIRO DELA VEGA | RICARDO MINGARINI TERRA | PRISCILA LORIA DA SILVA

Capítulo 9: Basilectomia 91
PEDRO HENRIQUE CUNHA LEITE | PEDRO HENRIQUE XAVIER NABUCO DE ARAÚJO | JOÃO PAULO SIMÕES DUTRA

Capítulo 10: Lingulectomia 97
JULIANA ROCHA MOL TRINDADE | PEDRO HENRIQUE XAVIER NABUCO DE ARAÚJO | MARIANA SCHETTINI SOARES

Capítulo 11: Trissegmentectomia superior esquerda (S1+2 + S3) 107
LEONARDO PONTUAL LIMA | RICARDO MINGARINI TERRA | JOÃO MARCELO LOPES TOSCANO BRITO

Capítulo 12: Segmentectomia Apical (S1) 113
LETICIA LEONE LAURICELLA | RICARDO MINGARINI TERRA | RAFAEL LUCAS COSTA DE CARVALHO

Capítulo 13: Segmentectomia Posterior Lobo Superior Direito (S2).. 119

ESERVAL ROCHA JUNIOR | PEDRO HENRIQUE XAVIER NABUCO DE ARAÚJO | KATHERINE ASTUDILLO BRAVO

Capítulo 14: Segmentectomia Anterior do Lobo Superior Direito (S3).................................... 129

LETICIA LEONE LAURICELLA | RICARDO MINGARINI TERRA | THAMARA KAZANTZIS

Seção 4: Padronização Técnica nas Pneumonectomias..139

Capítulo 15: Pneumonectomia Direita 141

ESERVAL ROCHA JUNIOR | PEDRO HENRIQUE XAVIER NABUCO DE ARAÚJO

Capítulo 16: Pneumonectomia Esquerda 149

JULIANA ROCHA MOL TRINDADE | RICARDO MINGARINI TERRA

Seção 5: Detalhes Técnicos em Ressecções Complexas 157

Capítulo 17: Linfadenectomia em Ressecção Pulmonar Oncológica (Direita e Esquerda)........... 159

LEONARDO PONTUAL LIMA | RICARDO MINGARINI TERRA | PEDRO HENRIQUE XAVIER NABUCO DE ARAÚJO

Capítulo 18: Broncoplastias.. 167

RICARDO MINGARINI TERRA | MARIANA SCHETTINI SOARES

Capítulo 19: Doença Inflamatória/Supurativa 173

ALESSANDRO WASUM MARIANI | ESERVAL ROCHA JUNIOR

Capítulo 20: Fissura Pulmonar Incompleta.. 185

PEDRO HENRIQUE CUNHA LEITE | RICARDO MINGARINI TERRA

Capítulo 21: Controle de Acidentes Vasculares 191

PEDRO HENRIQUE XAVIER NABUCO DE ARAÚJO | JULIANA ROCHA MOL TRINDADE | LEONARDO PONTUAL

Parte II: Pleura..197

COORDENADOR: ALESSANDRO WASUM MARIANI

Seção 6: Procedimentos Pleurais 199

Capítulo 22: Drenagem Pleural 201

AURELINO FERNANDES SCHMIDT JR. | FILIPPE MOURA DE GOUVÊA

Capítulo 23: Drenagem Pleural de Longa Permanência 211

LETICIA LEONE LAURICELLA | PEDRO HENRIQUE CUNHA LEITE

Seção 7: Tratamento Cirúrgico do Empiema 219

Capítulo 24: Decorticação Pulmonar Videoassistida 221

LUCAS MATOS FERNANDES | FABIO EITI NISHIBE MINAMOTO

Capítulo 25: Toracostomia Convencional, Prótese de Filomeno e Minipleurostomia
com Curativo a Vácuo 229

JOSÉ RIBAS MILANEZ CAMPOS | ALBERTO JORGE MONTEIRO DELA VEGA | ORIVAL FREITAS FILHO | ALESSANDRO WASUM MARIANI

SUMÁRIO

Capítulo 26: Fechamento de Fístulas de Coto Brônquico 243

RAFAEL LUCAS COSTA DE CARVALHO | LUIS MIGUEL MELERO SANCHO | ALESSANDRO WASUM MARIANI

Capítulo 27: Toracoplastia e Mioplastia para Tratamento da Cavidade 249

ESERVAL ROCHA JUNIOR | IGOR BARBOSA RIBEIRO | ALESSANDRO WASUN MARIANI

Seção 8: Outros Procedimentos Cirúrgicos na Cavidade Pleural 261

Capítulo 28: Cirurgia do Pneumotórax (Pleurectomia Parietal) 263

AURELINO FERNANDES SCHMIDT JR. | JOSÉ RIBAS MILANEZ CAMPOS | PAULO HENRIQUE PEITL GREGÓRIO

Capítulo 29: Pleurectomia/Decorticação Radical no Mesotelioma 271

RICARDO MINGARINI TERRA | LETICIA LEONE LAURICELLA | LEONARDO PONTUAL LIMA

Parte III: Mediastino e Diafragma 277

COORDENADORES: RICARDO MINGARINI TERRA | PEDRO HENRIQUE XAVIER NABUCO DE ARAÚJO

Seção 9: Procedimentos Mediastinais em Oncologia 279

Capítulo 30: Timectomia Videoassistida e Robótica 281

PEDRO HENRIQUE CUNHA LEITE | RICARDO MINGARINI TERRA | ALESSANDRO WASUM MARIANI

Capítulo 31: Ressecções de Tumores Invasivos de Mediastino 293

CAIO BARBOSA CURY | LUIS GUSTAVO ABDALLA | PAULO M. PÊGO-FERNANDES | PEDRO HENRIQUE XAVIER NABUCO DE ARAÚJO

Capítulo 32: Ressecções de Tumores Neurogênicos 299

MARIANA SCHETTINI SOARES | ALBERTO JORGE MONTEIRO DELA VEGA

Capítulo 33: Mediastinoscopia (Vamla) 303

PEDRO HENRIQUE XAVIER NABUCO DE ARAÚJO | ALBERTO J. M. DELA VEJA | PRISCILA LORIA DA SILVA

Capítulo 34: Pericardiectomia Subxifoídea e por Pleuroscopia 309

PAULO M. PÊGO-FERNANDES | THAMARA KAZANTZIS

Seção 10: Procedimentos Mediastinais em Doença Benigna 315

Capítulo 35: Tratamento da Mediastinite Descendente 317

ORIVAL DE FREITAS FILHO | HÉLIO MINAMOTO | LUIS MIGUEL MELERO SANCHO

Capítulo 36: Ligadura do Ducto Torácico 337

PAULO M. PÊGO-FERNANDES | FABIO EITI NISHIBE MINAMOTO | RICARDO BEYRUTI

Seção 11: Diafragma 347

Capítulo 37: Plicatura e Correção de Hérnia Diafragmática Minimamente Invasiva 349

JOÃO PAULO C. DE MACEDO | ESERVAL ROCHA JUNIOR | ALESSANDRO WASUM MARIANI

Capítulo 38: Implante de Marca-passo Diafragmático 357

MIGUEL LIA TEDDE | ANA MARIA THOMAZ | VANESSA MOREIRA SOUSA

Parte IV: **Parede Torácica** **365**
COORDENADOR: JOSÉ RIBAS MILANEZ CAMPOS

Seção 12: Ressecção e Reconstrução da Parede Torácica.......................................367

Capítulo 39: Esternectomia e Toracectomia: Reconstruções da Parede 369
JOÃO PAULO C. DE MACEDO | EDUARDO MONTAG | CARLOS HENRIQUE CHIRNEV FELICIO
PEDRO HENRIQUE XAVIER NABUCO DE ARAÚJO

Capítulo 40: Acessos à Coluna (Vídeo e Aberta) e Vertebrectomia Posterior........................... 379
JOÃO PAULO C. DE MACEDO | PEDRO HENRIQUE XAVIER NABUCO DE ARAÚJO
DOUGLAS KENJI NARAZAKI | WILLIAM GEMIO JACOBSEN TEIXEIRA

Capítulo 41: Fixação dos Arcos Costais e do Esterno no Trauma Torácico 387
JOSÉ RIBAS MILANEZ CAMPOS | ALESSANDRO WASUM MARIANI | MIGUEL LIA TEDDE | LETICIA LEONE LEURICELLA

Capítulo 42: Ressecção do Primeiro Arco Costal Videotoracoscópica e Robótica 407
JOÃO PAULO C. DE MACEDO | JOSÉ RIBAS MILANEZ CAMPOS | ALESSANDRO WASUM MARIANI

Capítulo 43: Ressecção de Tumores do Estreito Superior.. 415
ALBERTO JORGE MONTEIRO DELA VEGA | HUGO STERMAN NETO | PEDRO HENRIQUE XAVIER NABUCO DE ARAÚJO

Seção 13: Deformidades Congênitas da Parede Torácica.......................................425

Capítulo 44: *Pectus Excavatum*: Novas Técnicas no Preparo e no Tratamento Minimamente Invasivo.. 427
JOSÉ RIBAS MILANEZ CAMPOS | MIGUEL LIA TEDDE | GUSTAVO FALAVIGNA GUILHERME

Capítulo 45: *Pectus Carinatum*: Tratamento Cirúrgico e/ou Tratamento Não Invasivo?.............. 437
MIGUEL LIA TEDDE | JOSÉ RIBAS MILANEZ CAMPOS | FLAVIO HENRIQUE SAVAZZI | VANESSA MOREIRA SOUSA

Capítulo 46: Fenda Esternal: Reconstrução do Esterno com Materiais Biológicos...................... 449
JOSÉ RIBAS MILANEZ CAMPOS | MIGUEL LIA TEDDE | JOÃO PAULO C. DE MACEDO

Seção 14: Simpatectomia Torácica 457

Capítulo 47: Simpatectomia Torácica Unilateral ou Bilateral Simultânea 459
JOSÉ RIBAS MILANEZ CAMPOS | MIGUEL LIA TEDDE | NIURA NORO HAMILTON | NELSON WOLOSKER | PAULO KAUFFMAN

Capítulo 48: Simpatectomia para Tratamento de Doenças Cardiológicas................................... 467
PAULO M. PÊGO-FERNANDES | LUIS GUSTAVO ABDALLA | SAMUEL LUCAS DOS SANTOS

Parte V: **Transplante Pulmonar, ECMO e Pneumopatias Avançadas** **475**
COORDENADORES: PAULO M. PÊGO FERNANDES | LUCAS MATOS FERNANDES | LUIS GUSTAVO ABDALLA

Seção 15: Acesso Cirúrgico em Transplante Pulmonar...477

Capítulo 49: Toracotomia Bilateral Transesternal (Clamshell)... 479
ALDO PARODI | GUILHERME VIEIRA SOARES DE CARVALHO | PAULO M. PÊGO-FERNANDES

Capítulo 50: Toracotomia Póstero-Lateral.. 487
CAIO BARBOSA CURY | FLÁVIO POLA DOS REIS | LUIS GUSTAVO ABDALLA

Seção 16: Transplante Pulmonar e Cardiopulmonar 493

Capítulo 51: Captação de Pulmões para Transplante 495
CAIO BARBOSA CURY | CAIO CÉSAR BIANCHI DE CASTRO | LUIS GUSTAVO ABDALLA | LUCAS MATOS FERNANDES

Capítulo 52: Transplante Pulmonar Unilateral 507
FLÁVIO POLA DOS REIS | HERBERT FELIX COSTA | LUIS GUSTAVO ABDALLA
LUCAS MATOS FERNANDES | PAULO M. PÊGO-FERNANDES

Capítulo 53: Transplante Pulmonar Bilateral 517
CAIO BARBOSA CURY | CAIO CÉSAR BIANCHI DE CASTRO | LUIS GUSTAVO ABDALLA | PAULO M. PÊGO-FERNANDES

Capítulo 54: Transplante Lobar 527
ALDO PARODI | LUCAS MATOS FERNANDES | FLÁVIO POLA DOS REIS

Capítulo 55: Transplante Cardiopulmonar 533
FLÁVIO POLA DOS REIS | LUIS GUSTAVO ABDALLA | PAULO M. PÊGO-FERNANDES

Capítulo 56: Circulação Extra-Corpórea em Transplante Pulmonar 543
GUILHERME VIEIRA SOARES DE CARVALHO | CAIO CÉSAR BIANCHI DE CASTRO
LUIS GUSTAVO ABDALLA | PAULO M. PÊGO-FERNANDES

Seção 17: Técnica de Aplicação de Oxigenação por Membrana Extracorpórea (ECMO) 549

Capítulo 57: Considerações Gerais ao Uso de Ecmo 551
CAIO BARBOSA CURY | CAIO CÉSAR BIANCHI DE CASTRO | HERBERT FELIX COSTA | LUIS GUSTAVO ABDALLA

Capítulo 58: Ecmo Veno-Venoso 559
GUILHERME VIEIRA SOARES DE CARVALHO | LUCAS MATOS FERNANDES | LUIS GUSTAVO ABDALLA | FLÁVIO POLA DOS REIS

Capítulo 59: Ecmo Veno-Arterial (Periférico e Central) 567
FLÁVIO POLA DOS REIS | CAIO CÉSAR BIANCHI DE CASTRO | LUIS GUSTAVO ABDALLA

Seção 18: Pneumopatias Avançadas 579

Capítulo 60: Tromboendarterectomia Pulmonar 581
ORIVAL DE FREITAS FILHO | PAULO M. PÊGO FERNANDES | FÁBIO B. JATENE

Capítulo 61: Cirurgia Redutora de Volume Pulmonar 593
LUIS GUSTAVO ABDALLA | JOÃO PAULO SIMÕES DUTRA | PAULO FRANCISCO GUERREIRO CARDOSO
RICARDO BEYRUTI | PAULO MANUEL PÊGO-FERNANDES

Parte VI: Traqueia 605
COORDENADORES: PAULO F. G. CARDOSO | BENOIT JACQUES BIBAS | HÉLIO MINAMOTO

Seção 19: Traqueostomia 607

Capítulo 62.1: Traqueostomia no Adulto 609
HÉLIO MINAMOTO | BRUNO FERNANDO BINOTTO | PEDRO PROSPERI DESENZI CIARALO

Capítulo 62.2: Traqueostomia na Criança 617
HÉLIO MINAMOTO | BRUNO FERNANDO BINOTTO | PEDRO PROSPERI DESENZI CIARALO

Capítulo 62.3: Traqueostomia Mediastinal Anterior 627

BENOIT JACQUES BIBAS │ EDUARDO DOS SANTOS R. SADECK │ ROGÉRIO BORGHI BÜHLER

Seção 20: Ressecções Traqueais e Laringo-Traqueais 635

Capítulo 63: Acessos Cirúrgicos para Traqueia Cervical e Torácica 637

PAULO F. G. CARDOSO │ BENOIT JACQUES BIBAS │ MARIANA RODRIGUES CREMONESE

Capítulo 64: Ressecção Traqueal com Anastomose Traqueo-Traqueal 645

PAULO F. G. CARDOSO │ BENOIT JACQUES BIBAS │ HÉLIO MINAMOTO │ RAFAEL RIBEIRO BARCELOS

Capítulo 65: Ressecção Subglótica com Anastomose Tireo-Traqueal 653

BENOIT JACQUES BIBAS │ HÉLIO MINAMOTO │ PAULO F. G. CARDOSO │ MARIANA RODRIGUES CREMONESE

Capítulo 66: Laringofissura Anterior e Posterior com Enxerto de Cartilagem Costal 659

PAULO F. G. CARDOSO │ BENOIT JACQUES BIBAS │ HÉLIO MINAMOTO

Capítulo 67: Procedimentos para Liberação da Laringe 665

PAULO F. G.CARDOSO │ RAFAEL RIBEIRO BARCELOS │ BRUNO FERNANDO BINOTTO

Capítulo 68: Ressecção de Carina Traqueal 669

HÉLIO MINAMOTO │ FABIO EITI NISHIBE MINAMOTO │ MARIANA RODRIGUES CREMONESE

Capítulo 69: Correção de Fístula Traqueo-Esofágica 677

BENOIT JACQUES BIBAS │ HÉLIO MINAMOTO │ PAULO F. G. CARDOSO │ BRUNO FERNANDO BINOTTO

Capítulo 70: Traqueoplastia em Estenose Congênita 687

HÉLIO MINAMOTO │ FABIO EITI NISHIBE MINAMOTO │ PEDRO PROSPERI DESENZI CIARALO

Seção 21: Procedimentos de Endoscopia Respiratória Cirúrgica 697

Capítulo 71: Colocação de Prótese Traqueal de Silicone (Endoprótese e Tubo T) 699

BENOIT JACQUES BIBAS │ HÉLIO MINAMOTO │ PAULO F. G. CARDOSO │ PEDRO PROSPERI DESENZI CIARALO

Capítulo 72: Desobstrução de Estenose em Fundo Cego 707

PAULO F. G. CARDOSO │ HÉLIO MINAMOTO │ BENOIT JACQUES BIBAS │ RAFAEL RIBEIRO BARCELOS

Parte I | Pulmão

Seção 1

Posicionamento e Vias de Acesso para Ressecções Pulmonares

Videocirurgia

1

ESERVAL ROCHA JUNIOR | PEDRO HENRIQUE XAVIER NABUCO DE ARAÚJO

Resumo

A cirurgia minimamente invasiva veio para revolucionar a cirurgia torácica. O acesso à cavidade torácica antes da disseminação da videotoracoscopia sempre foi um empecilho para a indicação mais permissiva de alguns procedimentos. A dor pós-operatória gerada pelo afastamento das costelas, a secção de músculos da parede torácica e a cicatriz muitas vezes inestética eram uns dos problemas que o cirurgião e o paciente enfrentavam para todos os procedimentos.[1-3]

Apesar da primeira videotoracoscopia ter sido descrita em 1920 por Jacobeus, os procedimentos vídeoassistidos do tórax eram limitados a procedimentos pleurais rápidos para tratamento de afecções pleurais, dadas as técnicas anestésicas precárias.[1,2] Com o desenvolvimento da anestesia como ciência moderna e invenção de técnicas ventilatórias de seletivação pulmonar, a cirurgia torácica minimamente invasiva pode florescer com segurança. Os benefícios da magnificação de imagem, maior precisão na identificação de estruturas e na dissecção delicada foram alguns dos pontos que cativaram os cirurgiões. Com o desenvolvimento da habilidade técnica em realizar o procedimento através da imagem de um monitor, os procedimentos puderam ser realizados por incisões cada vez menores, beneficiando o paciente com um melhor resultado estético.[3,4] Os afastadores de costela foram abolidos e a cirurgia minimamente invasiva passou a ter uma definição específica: uso da videotoracoscopia por uma incisão menor que 8 cm e sem a utilização de afastadores de costela.

A evolução continua até os dias atuais. Cada vez mais procedimentos maiores vem sendo realizados por incisões cada vez menores mantendo a segurança da cirurgia convencional. O benefício para os pacientes é inequívoco e vai desde estético até uma recuperação mais rápida e menos dolorosa.

Palavras-chave
VATS, videocirurgia, cirurgia minimamente invasiva, posicionamento, acesso.

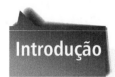

Introdução

As técnicas minimamente invasivas para realização de procedimentos torácicos possuem inúmeros benefícios para os pacientes. Menor dor pós-operatória, resultado estético melhor, menor perda sanguínea intraoperatória e recuperação precoce. A realização de procedimentos complexos por incisões cada vez menores deve sempre objetivar o benefício do paciente mantendo a segurança do procedimento, não representando apenas um desafio para o cirurgião.

Na nossa instituição os procedimentos minimamente invasivos do tórax são presentes desde a década de 1980 com a realização da primeira pleuroscopia em 1983 e a primeira ressecção pulmonar maior ocorrendo em 2008 por videotoracoscopia. Atualmente o serviço dispõe de protocolos padronizados para o ensino da técnica minimamente invasiva realizando cerca de 70% das ressecções pulmonares maiores por neoplasia de forma minimamente invasiva.[5,6]

Procedimentos pulmonares e pleurais

Esse grupo compreende a maioria dos procedimentos realizados por videotoracoscopia. Incluem as ressecções pulmonares maiores e menores, decorticações e biópsias de pleura. O acesso e posicionamento devem prover uma manipulação adequada do hilo pulmonar e de toda a cavidade torácica evitando que o cirurgião tenha que trabalhar com imagem em espelho.

Após a intubação seletiva e a checagem com fibroscopia do correto posicionamento do tubo o paciente deve ser lateralizado de forma sincronizada com o comando do profissional responsável pela segurança da cabeça. Os membros inferiores devem ser posicionados com a perna ipsilateral ao decúbito fletida e a contralateral estendida. Um travesseiro deve ser colocado no sentido longitudinal, entre as pernas, afim de proteger pontos de pressão como parte interna dos joelhos e tornozelos.

Cuidado deve ser tomado com os acessos e eletrodos, para que os mesmos não se soltem de forma inadvertida. Recomendamos também que o tubo orotraqueal seja desacoplado do ventilador para evitar que o mesmo desloque. Atentar para que o paciente não fique deitado por sobre fios dos eletrodos ou dobras dos lençóis o que pode gerar lesões cutâneas por pressão. A sonda vesical merece atenção especial uma vez que as trações inadvertidas ocorrem com frequência e lesões graves de uretra podem acontecer.

Com o paciente em decúbito lateral os coxins devem ser colocados. Damos preferência aos coxins fabricados com polímero, porém na indisponibilidade do mesmo pode ser realizado com lençol. Ao utilizar lençol, seja para confeccionar o coxim ou para proteger o polímero, atenção especial deve ser dada a formação de dobras, que em contato direto com a pele, em cirurgias prolongadas, podem ocasionar lesões cutâneas por pressão.

O coxim principal deve ser locado logo abaixo do sulco axilar e visa proteger o plexo durante o decúbito prolongado da cirurgia. Um segundo coxim, paralelo ao primeiro, pode ser utilizado e tem a função de estender o tórax, ampliando os espaços intercostais erguendo-o em relação ao plano do quadril e tem utilizada especial em pacientes do sexo feminino. Na videotoracoscopia é importante que o quadril fique em um plano mais baixo que o tórax de forma a não impossibilitar a movimentação da câmera. Para otimizar essa movimentação a mesa cirúrgica deve ser flexionada e para isso é importante que no momento da lateralização ocorra a confirmação de que o quadril do paciente encontra-se abaixo da quebra (Figura 1.1).

O paciente em decúbito lateral deve ser preso à mesa com utilização de esparadrapo largo que deve ser posto na altura da crista ilíaca superior e fixado à mesa. Na maioria das vezes o esparadrapo fica em contato direto com a pele. A colocação de compressa ou lençol entre a pele e o esparadrapo não é recomendado uma

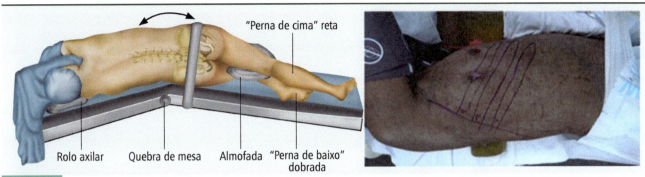

Figura 1.1 Decúbito lateral. Coxim escapular, quebra da mesa cirúrgica para retificação do plano de trabalho entre a face lateral do tórax e o quadril.

Fonte: Acervo do autor do capítulo.

vez que reduz o atrito e facilita que o paciente escorregue durante a cirurgia. Para pacientes com alergia a esparadrapo pode-se utilizar uma película de adesivo filme como proteção. Pacientes muito magros tendem a descolar o decúbito mesmo quando bem fixados com o esparadrapo, nesses casos um coxim adicional pode ser colocado paralelo ao dorso em posição anterior, posterior ou ambos (Figura 1.2).

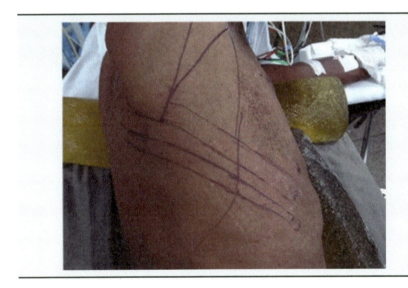

Figura 1.2 Coxim escapular para proteção de plexo e coxim colocado em região anterior para manutenção do posicionamento, evitando que o paciente caia para frente.

Fonte: Acervo do autor do capítulo.

Para manipulação do pulmão e da cavidade pleural a técnica utilizada posiciona o cirurgião na frente do paciente permitindo que o mesmo atue de frente para o hilo pulmonar, sendo capaz de manipular o parênquima e a cavidade sem dificuldades. Esse posicionamento pode dificultar a manipulação do mediastino anterior, principalmente em cirurgias de decorticação pulmonar onde há a necessidade de liberar aderências ou desfazer coleções mediastinais. Nessa situação a imagem do cirurgião acaba espelhada, porém o período é breve e a adaptação ocorre ao longo do tempo. O primeiro auxiliar que manuseia a câmera deve se posicionar ao lado do cirurgião enquanto o segundo auxiliar e o instrumentador ficam do lado oposto junto ao rack de vídeo (Figura 1.3).

A utilização de materiais apropriados para a cirurgia videotoracoscopia é um facilitador para a realização da maioria dos procedimentos. Instrumentos biarticulados permitem uma movimentação com menor restrição no espaço intercostal assim como a utilização de múltiplos instrumentais pelo portal de trabalho (Figura 1.3). Outro facilitador são os afastadores de incisão circulares que podem ser aplicados na incisão principal de trabalho aumentando o diâmetro da mesma sendo especialmente útil em pacientes obesos.

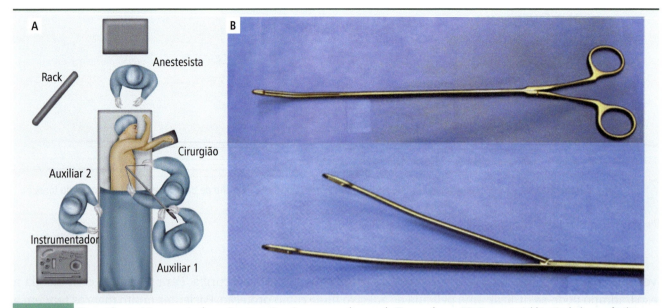

Figura 1.3 — Esquerda: posicionamento da equipe para cirurgias que envolvem pulmão e a pleura. Direita: material biarticulado que facilita a realização de cirurgias minimamente invasivas.

Fonte: Acervo do autor do capítulo.

A técnica preconizada no nosso serviço para ensino das ressecções pulmonares maiores é com a utilização de 3 portais de acesso à cavidade torácica. Acreditamos que essa técnica requer uma curva de aprendizado menor, propicia uma maior segurança ao procedimento e não traz prejuízo quando comparada as demais. Procedimentos menores como biópsia de pleura ou decorticação podem ser realizados com 1 ou 2 portais e a seleção deve ser feita caso a caso.

Nas ressecções pulmonares, o portal de trabalho é realizado entre a linha axilar média e anterior, na altura do 4º espaço intercostal para ressecções pulmonares nos lobos superiores e na altura do 5º espaço intercostal para ressecções à serem realizadas nos lobos médio e inferiores. Após a realização do acesso, sob visualização videotoracoscópica, confeccionamos os portais adicionais. A óptica é passada no 7º ou 8º espaço intercostal na linha axilar anterior e o portal acessório para auxílio à exposição passado no 9º espaço na linha axilar posterior (Figura 1.4). Ao final da cirurgia o portal utilizado para óptica serve para introdução do dreno torácico.

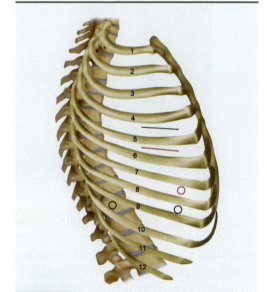

Figura 1.4 — Portais padronizados para treinamento nas ressecções pulmonares por videotoracoscopia. Em vermelho, variação da posição para ressecções em lobos inferiores.

Fonte: Acervo do autor do capítulo.

Acesso para o mediastino anterior

O treinamento em videotoracoscopia para acesso ao mediastino anterior é fundamental para a formação do residente em cirurgia torácica. A maioria das timectomias no nosso serviço são atualmente realizadas por videotoracoscopia, poupando os pacientes de uma abertura esternal.[7,8]

O paciente é posicionado em semidecúbito contralateral ao hemitórax a ser acessado. Um coxim é colocado no sentido longitudinal, paralelo à coluna, estendendo-se da escápula até a crista ilíaca. A colocação do coxim favorece uma angulação aproximada de 30° entre o plano da mesa, o que possibilita o ganho de espaço para movimentação inferior dos instrumentais e da óptica quando a área de trabalho está próxima ao esterno. O posicionamento deve ser assegurado com a passagem de um esparadrapo na altura da cintura pélvica e com uma faixa de proteção, isso se faz necessário para que seja possível a rotação lateral da mesa.

O membro ipsilateral ao acesso é posto semifletido ao longo do corpo deixando o antebraço um nível abaixo dorso permitindo acesso à face lateral do tórax. Nós preferimos manter o membro nessa posição, em detrimento do membro elevado em um arco, uma vez que nessa posição ele não atrapalha a movimentação do instrumento localizado no portal superior, próximo a clavícula (Figura 1.5).

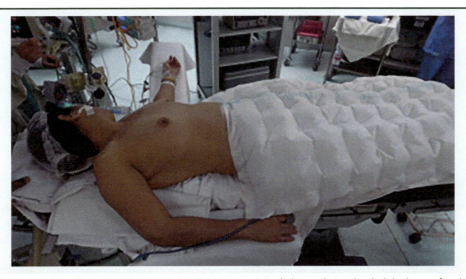

Figura 1.5 Posicionamento do paciente para timectomia VATS. Notem posição do braço abaixo do nível do dorso e face lateral do tórax completamente exposta para o cirurgião.

Fonte: Acervo do autor do capítulo.

Utilizamos 3 portais com trocateres valvulados para a utilização de gás que facilita a dissecção. O primeiro portal a ser realizado é para a passagem da óptica e é locado na entre a linha axilar anterior e média na altura do 5º espaço intercostal. Esse portal não deve ser passado mais baixo, próximo a mesa, pois impedirá a movimentação da óptica. Também não deve ser posicionado mais alto, em direção ao esterno, uma vez que irá colidir com os demais instrumentos.

Após a passagem da óptica realizamos os dois portais acessórios sendo um na altura do 2º espaço, próximo a linha médio clavicular e o terceiro na altura do 7º espaço entre a linha axilar anterior e a linha médio clavicular (Figura 1.6).

A equipe deve ser posicionar de maneira que o cirurgião e auxiliar fiquem do lado a ser operado. A instrumentador e o rack de vídeo permanecem no lado contralateral (Figura 1.7).

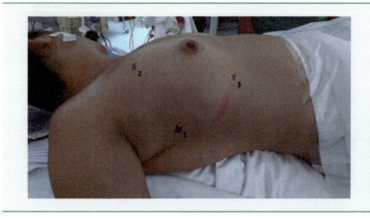

Figura 1.6 Portais de acesso para o mediastino anterior por videotoracoscopia. (1) Portal para passagem da óptica 10 mm 30 graus. (2) Mão esquerda do cirurgião. (3) Mão direita do cirurgião.

Fonte: Acervo do autor do capítulo.

Lesões do mediastino posterior
Diafragma e recesso diafragmático

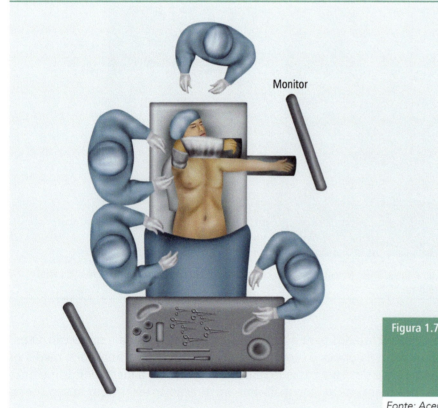

Figura 1.7 Posicionamento da equipe. Cirurgião e auxiliar no lado do hemitórax a ser abordado. Instrumentador e rack no lado contralateral. Rack de vídeo posicionado em posição cranial.

Fonte: Acervo do autor do capítulo.

Acesso ao mediastino posterior

A maioria das lesões do mediastino posterior podem ser acessadas pelo decúbito lateral com leve inclinação para anterior (Figura 1.8). Os princípios são os mesmos utilizados no decúbito lateral passa acesso ao pulmão e a cavidade pleural. O coxim escapular, a quebra da mesa e a proteção nos membros inferiores deve ser realizada de maneira similar.[9] A fixação do paciente à mesa cirúrgica com o esparadrapo deve ser feita com atenção redobrada uma vez que essa nesse posicionamento o paciente tende a cair com maior facilidade para posição anterior.

A posição dos portais irá depender da localização do tumor. Para lesões em posição superior dentro da cavidade torácica podemos utilizar os mesmos portais instituídos para manipulação do pulmão, sendo o portal de trabalho no 4º ou 5º espaço entre a linha axilar média e anterior, a óptica no 7º ou 8º espaço na linha axilar anterior e um terceiro (caso necessário) na linha axilar posterior. O acesso uniportal também pode ser utilizado com facilidade em lesões de menor diâmetro onde a mobilização da lesão não é tão trabalhosa. (Figura 1.9). Para lesões localizadas em posição inferior, podemos utilizar os mesmos portais utilizados para manipulação do diafragma.

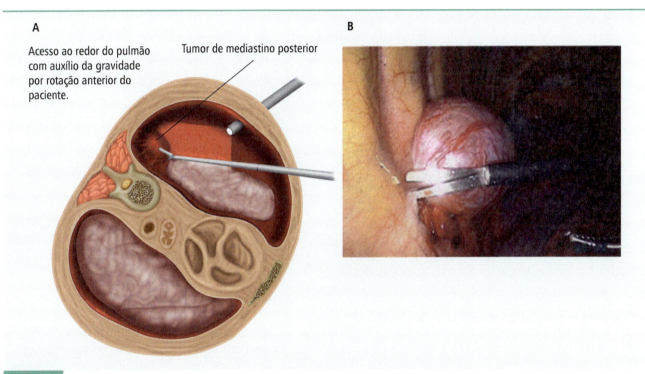

Figura 1.8 — Esquerda: evidenciar a inclinação anterior do paciente em decúbito lateral. Direita: ressecção de tumor neurogênico em mediastino posterior.

Fonte: Desenvolvido pela autoria.

Outro posicionamento utilizado para acesso ao mediastino posterior é com o paciente sentado. Esse posicionamento é utilizado para as simpatectomias torácicas com suas diferentes indicações. Ele permite o acesso aos dois hemitóraces sem necessidade de reposicionamento do paciente. Facilita o acesso ao mediastino posterior principalmente no terço superior da cavidade torácica uma vez que a gravidade auxilia na tração inferior do pulmão.

O paciente deve ser posicionado em decúbito dorsal com ambos os braços abertos. Um coxim deve ser colocado logo acima da fossa poplítea. Após isso as penas devem ser fletidas no sentido inferior e a cabeceira levantada para que o paciente assuma a posição sentada. (Figura 1.10).

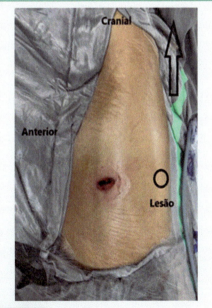

Figura 1.9 — Acesso uniportal para lesões do mediastino posterior.

Fonte: Acervo do autor do capítulo.

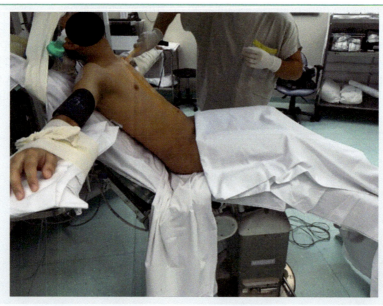

Figura 1.10 Paciente em posição sentada para realização de simpatectomia torácica.
Fonte: Acervo do autor do capítulo.

Cuidado especial deve ser tomado para estabilização da cabeça. Coxins laterais podem ser utilizados para que a mesma fique centrada e o pescoço não fique fletido para nenhum dos lados o que poderia resultar em dor e limitação de movimento no pós-operatório.

Para as simpatectomias utilizamos tanto a técnica uniportal com introdução de toracoport de 11 mm na linha axilar anterior na altura do 2º espaço intercostal, quanto a técnica por 2 portais de 5 mm sendo um passado na altura do 2º espaço e o outra na altura do 5º. Para realização da técnica uniportal necessita-se de uma óptica de 5 mm. O procedimento é realizado na maioria das vezes com intubação simples e apneia, sendo a intubação seletiva reservada para casos de simpatectomia para controle de arritmia, que acabam necessitando de uma dissecção mais trabalhosa e demorada, não sendo possível a realização em apneia.

Acesso ao diafragma e ao pericárdio

Para acessos ao diafragma durante a realização de plicaturas ou correções de hérnia por via videotoracoscópica costumamos posicionar o paciente em decúbito lateral com os mesmos cuidados citados anteriormente com esse tipo de posicionamento.[10-12]

O cirurgião deve se posicionar nas costas do paciente com o rack de vídeo localizado do outro lado e em região caudal. Utilizamos 3 portais de acesso sendo 2 na altura do 5º ao 6º espaço intercostal e um terceiro na altura do 9º espaço. Os portais localizados 5º espaço são posicionados na linha axilar anterior e na linha axilar posterior. O portal posterior é utilizado para passagem da óptica de 10 mm 30 graus enquanto o portal anterior e o localizado no 9ª espaço servem para instrumentação e apresentação do diafragma. Nesse tipo de cirurgia o uso do gás auxilia na apresentação, rebaixo o diafragma e reduzindo o conteúdo herniário.

O posicionamento do cirurgião e da óptica em região posterior favorece a visualização e o manejo de lesões na porção anterior do tórax como o saco pericárdico e o recesso diafragmático anterior. Essa distribuição da equipe pode ser utilizada para manejo dos cistos pericárdicos que a depender do tamanho podem ser realizados por técnica uniportal uma vez que são facilmente manejados após o esvaziamento (Figura 1.11).

A depender do tamanho e localização do cisto o portal de acesso pode ser realizado no 6ª ou 7ª espaço intercostal na linha axilar posterior. Acessos muito posteriores devem ser evitados uma vez que o pulmão pode atrapalhar ficando entre o portal de entrada a óptica e a lesão a ser abordada.

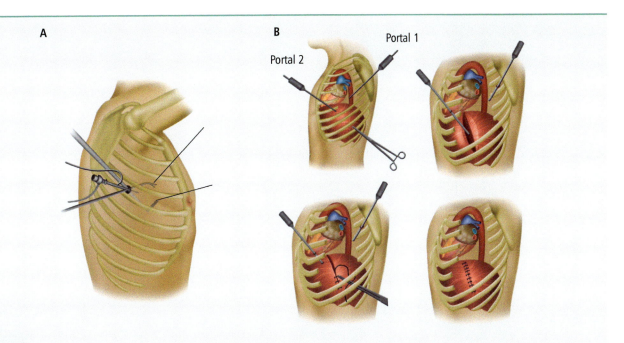

Figura 1.11 Esquerda: Acesso uniportal para lesões pericárdicas e do recesso diafragmático anterior. Direita: acesso clássico utilizado para correção de hérnia diafragmática por videotoracoscopia.

Fonte: Acervo do autor do capítulo.

REFERÊNCIAS

1. Sihoe AD. The evolution of minimally invasive thoracic surgery: implications for the practice of uniportal thoracoscopic surgery. J Thorac Dis. 2014;6(6):S604-S617. doi:10.3978/j.issn.2072-1439.2014.08.52.

2. Marchetti GP, Pinelli V, Tassi G, F: 100 Years of Thoracoscopy: Historical Notes. Respiration 2011;82:187-192. doi: 10.1159/000326066.

3. Sugiura H, Morikawa T, Kaji M, Sasamura Y, Kondo S, Katoh H. Long-term benefits for the quality of life after video-assisted thoracoscopic lobectomy in patients with lung cancer. Surg Laparosc Endosc Percutan Tech. 1999;9(6):403-408.

4. Flores RM, Alam N. Video-assisted thoracic surgery lobectomy (VATS), open thoracotomy, and the robot for lung cancer. Ann Thorac Surg. 2008;85(2):S710-S715. doi:10.1016/j.athoracsur.2007.09.055.

5. Terra RM et al. Ressecção pulmonar anatômica por videotoracoscopia: experiência brasileira (VATS Brasil). J. bras. pneumol. [Internet]. 2016 June [cited 2020 Sep 07] ; 42(3): 215-221. Diponível em: http://www.scielo.br/scielo.php?script=sci_arttext&pid=S1806-37132016000300215&lng=en. https://doi.org/10.1590/S1806-37562015000000337. (Acesso set. 2020).

6. Wright GM, Barnett S, Clarke CP. Video-assisted thoracoscopic thymectomy for myasthenia gravis. Intern Med J. 2002;32(8):367-371. doi:10.1046/j.1445-5994.2002 Terra RM et al. Robotic pulmonary lobectomy for lung cancer treatment: program implementation and initial experience. Jornal Brasileiro de Pneumologia, 2016;42(3):185-190. Disponível em: https://doi.org/10.1590/S1806-37562015000000212. (Acesso em jul. 2021).

7. Infante M, Benato C, Giovannetti R, et al. VATS thymectomy for early stage thymoma and myasthenia gravis: combined right-sided uniportal and left-sided three-portal approach. J Vis Surg. 2017;3:144. Published 2017 Oct 18. doi:10.21037/jovs.2017.09.01.

8. Demmy TL, Krasna MJ, Detterbeck FC, et al. Multicenter VATS experience with mediastinal tumors. Ann Thorac Surg. 1998;66(1):187-192. doi:10.1016/s0003-4975(98)00378-6.

9. Roviaro G, Rebuffat C, Varoli F, Vergani C, Maciocco M, Scalambra SM. Videothoracoscopic excision of mediastinal masses: indications and technique. Ann Thorac Surg. 1994;58(6):1679-1684. doi:10.1016/0003-4975(94)91658-6.

10. Kara HV, Roach MJ, Balderson SS, D'Amico TA. Thoracoscopic diaphragm plication. Ann Cardiothorac Surg. 2015;4(6):573-575. doi:10.3978/j.issn.2225-319X.2015.08.11.

11. Demos DS, Berry MF, Backhus LM, Shrager JB. Video-assisted thoracoscopic diaphragm plication using a running suture technique is durable and effective. J Thorac Cardiovasc Surg. 2017;153(5):1182-1188. doi:10.1016/j.jtcvs.2016.11.062.

2

Posicionamento e Vias de Acesso Para Ressecções Pulmonares

Cirurgia Robótica (Plataforma Si e Xi)

RICARDO MINGARINI TERRA | PEDRO HENRIQUE CUNHA LEITE

Resumo

A cirurgia robótica foi responsável por um grande avanço na cirurgia torácica minimamente invasiva. Ela fornece uma visão ampliada e em 3D, movimentos mais precisos com as pinças simulando a mão humana, além de maior conforto a equipe cirúrgica promovendo uma maior liberdade e segurança aos procedimentos.

Atualmente, a robótica se consolida como principal método minimamente invasivo. Estudos demonstram sua viabilidade e eficácia na ressecção de tumores do mediastino e ressecção pulmonar anatômica.

No Brasil dispomos de duas plataformas robóticas (sistema daVinci Si e Xi). O conhecimento de suas peculiaridades, posicionamento do paciente, docking e acesso para ressecções pulmonares são parte fundamental da curva de aprendizado, possuindo grande influência na qualidade do procedimento e na performance do cirurgião.

Palavras-chave

Cirurgia robótica torácica; ressecção pulmonar robótica; docking; plataforma robótica daVinci Si; plataforma robótica daVinci Xi

Introdução

A cirurgia torácica minimamente invasiva iniciou-se no início da década de 90, com o advento da videotoracoscopia. No entanto, a adoção do método foi prejudicada por algumas dificuldades técnicas como pinças com movimentos limitados, falta de noção de profundidade do campo cirúrgico, além da inadequada ergonomia à equipe cirúrgica.[1]

Nesse contexto de limitação técnica, houve o desenvolvimento da cirurgia robótica, responsável por um grande avanço na cirurgia torácica minimamente invasiva. Ela promoveu uma maior liberdade e segurança aos procedimentos, através da sua imagem ampliada com visão 3D do campo operatório, movimentos mais precisos com as pinças simulando a mão humana, além de maior conforto à equipe cirúrgica.[2]

A cirurgia robótica se consolida como principal método minimamente invasivo. Estudos demonstram sua viabilidade e eficácia na ressecção de tumores do mediastino e ressecção pulmonar anatômica, com resultados oncológicos e morbimortalidade semelhantes a videotoracoscopia.[3,4]

Atualmente, dispomos no Brasil duas plataformas robóticas. O sistema daVinci Si é a terceira geração, ilustrada na Figura 2.1. O robô Xi (Figura 2.2) é quarta geração do Sistema da Vinci e traz diversas melhorias como:

- Visão 3D ampliada, promovendo ao cirurgião a melhor percepção de profundidade e imagem cristalina.
- Braços mais finos e de longo alcance.
- Alvo anatômico: Após a inserção dos portais, o laser será direcionado para portal da câmera, após a inserção dela, a nova geração da Vinci® Xi irá configurar os braços de forma otimizada para o procedimento.

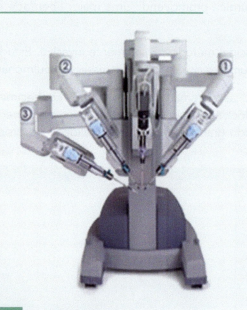

Figura 2.1 Plataforma robótica daVinci Si.
Fonte: Acervo do autor do capítulo.

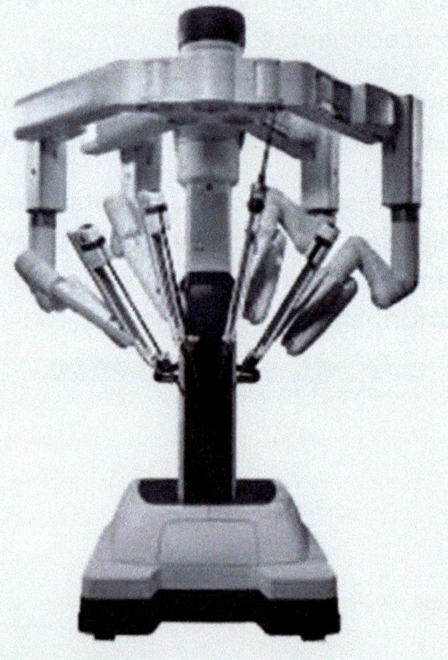

Figura 2.2 Plataforma robótica daVinci Xi.
Fonte: Acervo do autor do capítulo.

Neste capítulo, abordamos os principais aspectos e peculiaridades do posicionamento e acesso para ressecção pulmonar entre os principais sistemas robóticos disponíveis atualmente.

Plataforma Si

Posicionamento

Para a ressecção pulmonar o paciente deve ser posicionado em decúbito lateral, com adoção de medidas específicas para prevenção de úlcera de pressão, lesões nervosas, dor no pós operatório e adequado acesso do cirurgião assistente à área de trabalho.

Ao deitar o paciente sobre a mesa cirúrgica, devemos posicionar sua crista ilíaca logo abaixo da articulação da mesa. Vale lembrar que sob o paciente usamos um colchão e dois coxins de poliuretano. O paciente é fixado à mesa com esparadrapo largo posicionado entre a crista ilíaca e trocanter maior, sendo necessário atenção com o grau de compressão da faixa para evitar lesão do nervo cutâneo lateral da coxa. Como medida adicional para prevenção de úlcera de decúbito, colocamos dois curativos retangulares compostos de espuma e silicone protegendo a lateral do tórax, crista ilíaca e o trocanter maior, como demonstrado na Figura 2.3.

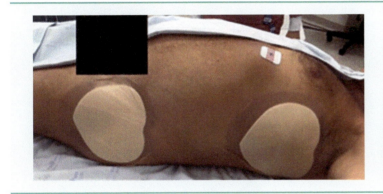

Figura 2.3 Proteção lateral para prevenção de úlcera de decúbito.

Fonte: Acervo do autor do capítulo.

O ângulo formado entre o pescoço e ombros deve ser de 90° e o braço de cima fica fletido, apoiado sobre uma pilha de colchão de caixa de ovo para evitar lesão no plexo braquial. Posicionamos o braço de baixo em uma braçadeira comum, reta, com a braçadeira protegida por colchão de caixa de ovo. Para promover maior estabilidade ao posicionamento dos membros superiores, fixamos os braços com atadura larga. Ao final do posicionamento do paciente, a parte superior da mesa cirúrgica deve ser flexionada para baixo associado a uma elevação à trendelenburg. A Figura 2.4 ilustra o posicionamento do paciente.

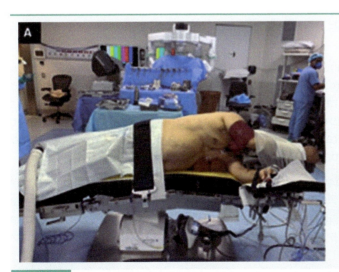
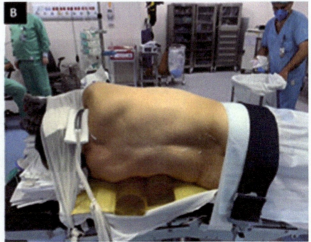

Figura 2.4 Paciente posicionado em decúbito lateral esquerdo para lobectomia superior direita. Em (A) visão frontal e em (B) visão posterior.

Fonte: Acervo do autor do capítulo.

Em relação aos membros inferiores, a perna de baixo deve ficar fletida e a de cima semi fletida. Usamos dois travesseiros entre as pernas. Deve-se evitar deixar os pés pendentes, sempre protegendo o maléolo lateral do pé com um dispositivo de poliuretano. Além disso, utilizamos meia elástica e massageador intermitente para prevenção de TEV e manta térmica de membros inferiores para prevenção de hipotermia, conforme demonstrado na Figura 2.5.

Os olhos do paciente devem permanecer fechados e lubrificados para evitar úlcera de córnea. Importante atentar para a orelha apoiada sobre mesa para evitar que ela se dobre. Os equipos de solução anestésica, fios do sistema de monitorização e eletrodos não devem ficar sob o paciente, a não ser que estejam protegidos com compressa ou suntara, para evitar lesões na pele (Figura 2.6).

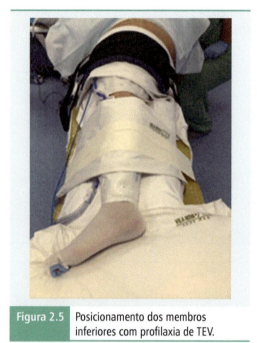

Figura 2.5 Posicionamento dos membros inferiores com profilaxia de TEV.

Fonte: Acervo do autor do capítulo.

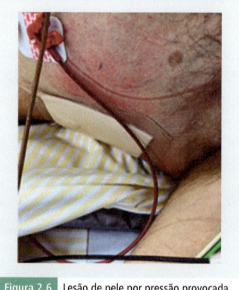

Figura 2.6 Lesão de pele por pressão provocada pelos fios do equipamento de monitorização.

Fonte: Acervo do autor do capítulo.

Acesso

Na ressecção pulmonar utilizamos 04 portais 03 para os braços robóticos e 1 para o cirurgião auxiliar (Figura 2.7).

Para as lobectomias superiores e média, a primeira incisão realizada é da óptica ao nível do 7° EIC na linha axilar média. Após a introdução do trocater de 12 mm e inspeção da cavidade torácica, a insuflação de CO_2 é iniciada. Em seguida, posicionamos o trocater de 15 mm para o cirurgião auxiliar ao nível do 10°EIC, sítio de inserção do diafragma na parede torácica, triangulando com o portal da óptica e o portal localizado em posição mais anterior. Este trocater é usado pelo assistente para ajudar o cirurgião na exposição do campo operatório, aspiração, grampeamento e introdução e retirada de materiais como gaze e o espécime cirúrgico.

A partir desse momento, conectamos o insuflador de CO_2 e introduzimos a óptica através do portal do assistente, em seguida realizamos os outros dois portais (trocateres de 8 mm) no 6° e 7° EIC ao nível da linha axilar anterior e posterior respectivamente. Para o início da cirurgia a óptica é posicionada no portal da linha axilar média, a Maryland bipolar (pinça de dissecção) posicionada no portal da mão direita e a Cadiere (pinça de tração) no portal da mão esquerda.

Para as lobectomias inferiores, os portais dos braços robóticos devem ser posicionados um EIC abaixo em relação as lobectomias superiores. O portal do assistente permanece no mesmo local.

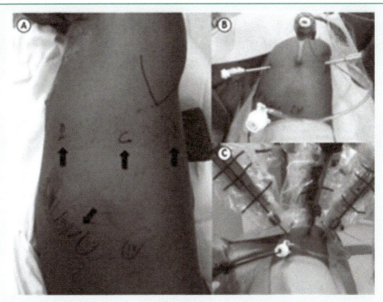

Figura 2.7 Port Placement. Em (A), paciente em decúbito lateral direito com a marcação dos pontos de referência anatômica e do local de inserção dos portais. As setais indicam os locais para a inserção dos portais dos braços robóticas 2 e 3, assim como da câmera e o do auxiliar. Em (B), trocateres inseridos em suas respectivas posições. Em (C), nota-se a aparência intra-operatória.

Fonte: Acervo do autor do capítulo.

DICA 1 Antes da primeira incisão na pele, realizamos uma anestesia local com solução anestésica composta por 01 ampola de Ropivacaína 7,5 mg/ml + 20 ml de Sulfato de Magnésio 10% + 2,5 ml de Decadron 4 mg/ml + 1 ml de Clonidina 150 mcg + 0,2 ml de Adrenalina 200 mcg. Após a introdução da óptica e inspeção da cavidade, realizamos sob visualização direta um bloqueio intercostal amplo. Essa estratégia de analgesia preemptiva tem promovido um controle álgico adequado. O racional para a adição das medicações adjuvantes ao anestésico local é o prolongamento do efeito analgésico durantes as primeiras horas após o procedimento.

DICA 2 A insuflação de CO_2 possui um papel importante na cirurgia robótica, pois além de promover o aumento do espaço na cavidade intratorácica, reduz sangramento e ajuda na dissecção dos tecidos. Costumamos utilizar uma pressão entre 6 e 8 mmHg com fluxo de 8 ml/s.

DICA 3 É de extrema importância que os portais das pinças robóticas estejam localizados em posição caudal à fissura oblíqua.

Docking e Disposição da Sala Cirúrgica

O docking consiste na aproximação do carro do paciente e acoplamento dos braços robóticos aos trocateres.

Nas ressecções pulmonares o paciente fica com a cabeça voltada para o da Vinci Si (dVSi) e os pés para o anestesista, o console do cirurgião deve estar na lateral do paciente em linha reta e desobstruída ao assistente em campo. O rack deve estar próximo o suficiente para adaptar cabos de energia e câmera ao campo cirúrgico e com o monitor posicionado de forma que o assistente possa assistir aos seus movimentos.

O docking do dVSi é realizado traçando uma linha reta imaginária do braço da câmera com seu respectivo trocater, acessando o campo formando um ângulo de aproximadamente 15° graus com a cabeça do paciente. O anestesista fica posicionado aos pés do paciente predominantemente do mesmo lado do assistente. Conforme segue a Figura 2.8 e Figura 2.9.

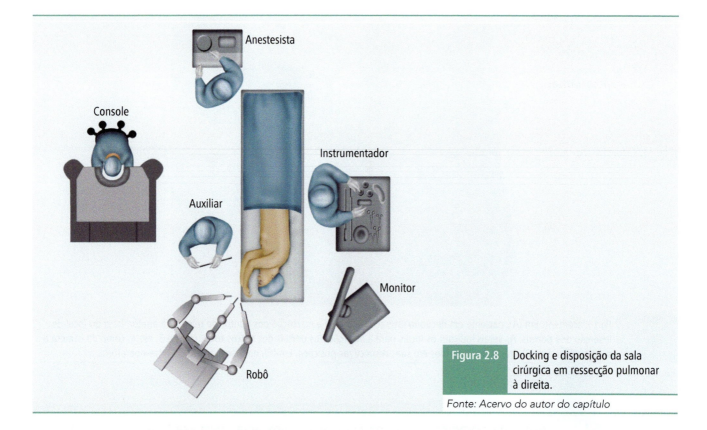

Figura 2.8 Docking e disposição da sala cirúrgica em ressecção pulmonar à direita.

Fonte: Acervo do autor do capítulo

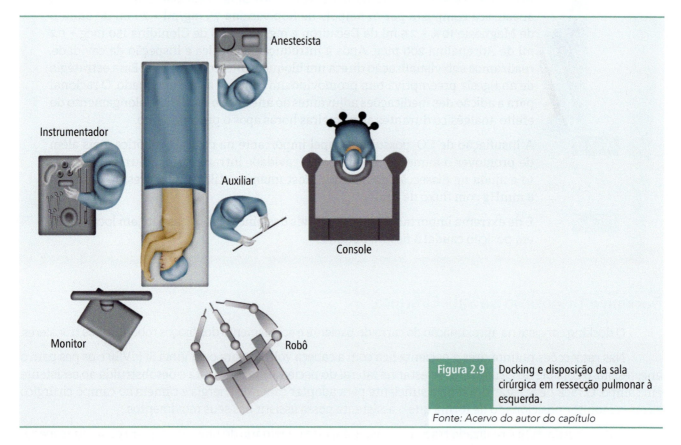

Figura 2.9 Docking e disposição da sala cirúrgica em ressecção pulmonar à esquerda.

Fonte: Acervo do autor do capítulo

Plataforma Xi

Posicionamento

O posicionamento do paciente na plataforma Xi segue os mesmos princípios do sistema Si.

Acesso

Consideramos uma vantagem da plataforma Xi, a possibilidade de usar 4 braços robóticos com menor incidência de colisões, proporcionando maior independência ao cirurgião do console e uma menor variabilidade da técnica cirúrgica.

A disposição dos trocateres é parecida entre os sistemas, com algumas peculiaridades:

1. Os portais são deslocados posteriormente para dar espaço a colocação de um portal adicional mais anterior, distando cerca de 6 cm entre si;
2. Todos os portais são realizados no 8° EIC independemente do lobo pulmonar a ser ressecado;

A Figura 2.10 ilustra a posição dos portais em uma ressecção pulmonar a direita com a plataforma Xi.

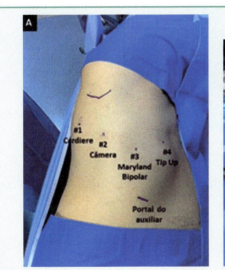
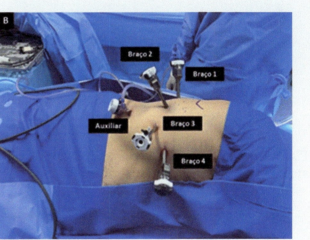

Figura 2.10 Em (A) paciente em decúbito lateral esquerdo com a marcação dos locais de inserção dos portais e as respectivas pinças. Em (B), trocateres inseridos em suas respectivas posições.

Fonte: Acervo do autor do capítulo.

A pinça Tip Up fenestrated é muito útil para a apresentação pulmonar devido a seu formato mais alongado e curvo, sendo também utilizada na dissecção vascular (Figura 2.11).

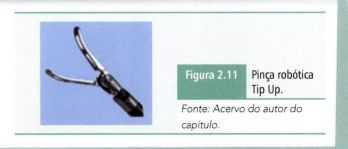

Figura 2.11 Pinça robótica Tip Up.

Fonte: Acervo do autor do capítulo.

Docking e Disposição da Sala Cirúrgica

O menor calibre e diferente disposição dos braços robóticos na plataforma Xi, tornam o docking do robô mais fácil e prático.

Nesse caso, o anestesista posiciona-se no seu local original, próximo a cabeça do paciente. O sistema daVinci Xi (dVXi) faz o docking pelo dorso do paciente traçando uma linha reta imaginaria do braço da câmera, com a anatomia alvo (Fissura) e o trocater da câmera. A Figura 2.12 mostra o dVXi com docking devidamente realizado.

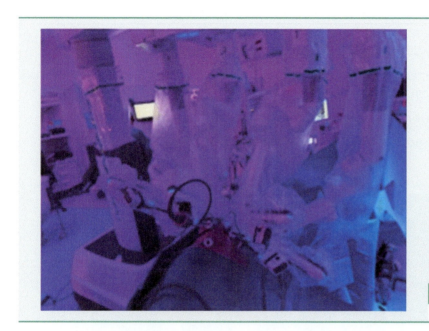

Figura 2.12 Docking do Sistema da Vinci.
Fonte: Acervo do autor do capítulo.

Na Figura 2.13, mostramos a disposição da sala cirúrgica em uma ressecção pulmonar à direita, utilizando-se a plataforma da Vinci Xi.

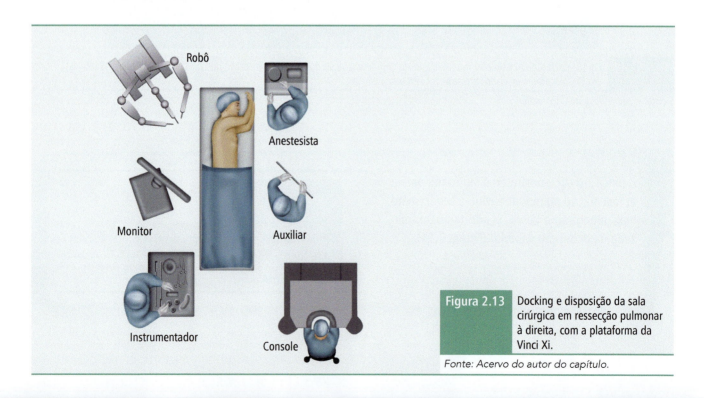

Figura 2.13 Docking e disposição da sala cirúrgica em ressecção pulmonar à direita, com a plataforma da Vinci Xi.
Fonte: Acervo do autor do capítulo.

Conclusão

Os avanços promovidos com a cirurgia robótica são inegáveis. As características das novas plataformas proporcionam uma cirurgia mais segura e precisa, além de maior conforto a equipe cirúrgica.

O conhecimento das plataformas robóticas bem como as peculiaridades do posicionamento do paciente, docking e acesso para ressecções pulmonares são parte fundamental da curva de aprendizado, possuindo grande influência na qualidade do procedimento e na performance do cirurgião.

REFERÊNCIAS

1. Tsukazan MTR, Terra RM, Vigo Á, et al. Video-assisted thoracoscopic surgery yields better outcomes than thoracotomy for anatomical lung resection in Brazil: A propensity score-matching analysis using the Brazilian Society of Thoracic Surgery database. Eur J Cardio-thoracic Surg. 2018;53(5):993–8.

2. Wei B, Cerfolio RJ. Robotic Lobectomy and Segmentectomy: Technical Details and Results. Surg Clin North Am [Internet]. 2017;97(4):771–82 .

3. Kent M, Wang T, Whyte R, et al. Open, video-assisted thoracic surgery, and robotic lobectomy: Review of a national database. Ann Thorac Surg [Internet]. 2014;97(1):236–44 .

4. Liang H, Liang W, Zhao L, et al. Robotic Versus Video-assisted Lobectomy/Segmentectomy for Lung Cancer: A Meta-analysis. Ann Surg [Internet]. 2018;268(2):254–9 .

5. Manual do Utilizador Sistema Cirúrgico IS3000 da Vinci® Si™. PN 550664-07 Rev. A 2014.10 (Portuguese). © 2014 Intuitive Surgical, Inc.

6. Terra RM, Araujo PHXN, Lauricella LL, et al. Robotic pulmonary lobectomy for lung cancer treatment: program implementation and initial experience. J Bras Pneumol. 2016;42(3):185-190. Disponível em: http://dx.doi.org/10.1590/S1806-37562015000000212. (Acesso jul. 2021).

7. Dylewski MR, Ohaeto AC and Pereira JF. Pulmonary Resection Using a Total Endoscopic Robotic Video-Assisted Approach. Semin Thoracic Surg 2011;23:36-42.

8. Cerfolio RJ. Total Port Approach for Robotic Lobectomy. Thorac Surg Clin 24 2014:151–156. Diponível em: http://dx.doi.org/10.1016/j.thorsurg.2014.02.006. (Acesso jul. 2021).

9. Cerfolio RJ, Bryant AS, Skylizard L, et al. Initial consecutive experience of completely portal robotic pulmonary resection with 4 arms. J Thorac Cardiovasc Surg 2011;142:740-6.

Seção 2

Padronização Técnica das Resseções Lobares

3

Lobectomia Superior Direita

RICARDO MINGARINI TERRA | ESERVAL ROCHA JUNIOR | PEDRO HENRIQUE XAVIER NABUCO DE ARAÚJO

Resumo

As lobectomias superiores são as realizadas com maior frequência na nossa casuística de lobectomias para neoplasia primária de pulmão.[1,2] A realização de ressecção minimamente invasiva é realizada desde 1996 por técnica videotoracoscópica com introdução da plataforma robótica em 2015 aumentando o aparato terapêutico disponível.[2-4] Trata-se de uma resseção mais trabalhosa que as lobectomias inferiores devido o tratamento mais complexo dos ramos arteriais e brônquicos. A posição cranial do tronco anterior da artéria pulmonar pede atenção especial quanto o posicionamento dos portais para adequada visualização e dissecção.[5,6] Variações anatômicas arteriais e venosas dos ramos para o segmento posterior (S2) devem estar no planejamento cirúrgico afim de evitar complicações durante e após a cirurgia e cuidado especial deve ser dado a preservação dos vasos para o lobo médio e com a possibilidade de rotação do mesmo durante o pós-operatório.[7]

Palavras-chave

Lobectomia, neoplasia de pulmão, lobectomia robótica, lobectomia VATS, lobectomia superior direita

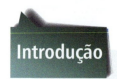

Introdução

A lobectomia superior direita foi a ressecção pulmonar anatômica mais frequente em nossa casuística de lobectomias robóticas para tratamento do câncer de pulmão, representando 39% dos casos. Em uma casuística nacional que analisou resultados de ressecções pulmonares anatômicas por videotoracoscopia, as lobectomias superiores direitas compuseram 28% das lobectomias realizadas.[2] Trata-se de uma ressecção com menor dificuldade técnica quando comparada a lobectomia superior esquerda pois apresenta menor incidência de variações anatômicas. Implica, geralmente, na ligadura de 2 artérias, uma veia e um brônquio. No planejamento cirúrgico é sempre importante avaliar na tomografia a presença da artéria ascendente posterior, presente em 90.3% dos casos, podendo ser única (60%) dupla (28.7%) ou tripla (1.3%).[5,6] Atenção especial deve ser dada a veia do lobo médio e sua emergência a partir da veia pulmonar superior, em alguns raros casos a veia para o segmento medial do lobo médio pode ser originária da veia lobar superior e a sua ligadura pode resultar em retorno venoso insuficiente ocasionando congestão lobar pós-operatória. A seguir descrevemos nossa técnica padronizada para lobectomia superior direita videoassistida e robótica. A organização da sala, posicionamento do paciente e realização dos portais são descritas em capítulos anteriores.

Descrição Técnica Videoassistida (VATS)

Tempo 1 (00:00) Utilizando o portal acessório posterior realizar tração cranial do lobo inferior para identificação e tração do ligamento pulmonar inferior.

Tempo 2 (00:10) Secção do ligamento pulmonar inferior com abertura da reflexão pleural, seguida de dissecção da gordura com identificação do linfonodo cadeia 9 que marca a veia pulmonar inferior. Não há necessidade de dissecção completa da veia inferior.

Tempo 3 (00:15) Tração anterior do pulmão para exposição do mediastino posterior. Nesse ponto pode-se transferir a óptica para o portal posterior e realizar a tração anterior do pulmão com pinça coração introduzida em portal acessório anterior.

Tempo 4 (00:23) Abertura da pleura mediastinal posterior em direção cranial até a V. ázigos com retirada de linfonodos cadeia 8. Atentar para preservação de N. vago (Figura 3.1).

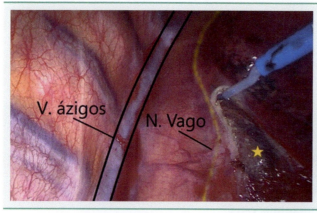

Figura 3.1 Abertura da pleura mediastinal posterior. Veia ázigos; Nervo vago; Linfonodo paraesofágico (estrela amarela).

Fonte: Acervo do autor do capítulo

Tempo 5 (00:53) Identificação do brônquio principal direito do brônquio intermédio com dissecção da sua borda inferior e retirada dos linfonodos cadeia 7. Atentar para artéria brônquica durante a dissecção do linfonodo cadeia 7 que se não controlada adequadamente pode sangrar e comprometer o andamento eficiente da cirurgia (Figura 3.2).

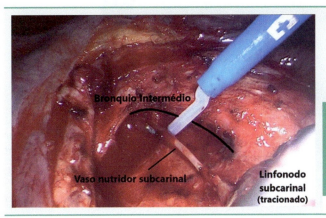

Figura 3.2 Dissecção do linfonodo subcarinal. Atenção para vaso nutridor que pode levar a sangramento e dificultar a realização do procedimento.

Fonte: Acervo do autor do capítulo.

Tempo 6 (01:00) Ao garantir sempre uma abertura ampla da pleura posterior, dissecção do tecido gorduroso e tração do parênquima pulmonar no sentido anterior o campo de trabalho estará amplo e a visualização da carina secundária para dissecção do brônquio lobar superior será possível (Figura 3.3).

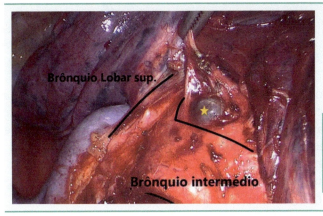

Figura 3.3 Dissecção posterior do hilo com liberação do brônquio e da carina secundária com retirada do linfonodo cadeia 11 (estrela amarela).

Fonte: Acervo do autor do capítulo.

Tempo 7 Nesse ponto pode-se realizar tração caudal do pulmão com retração do ápice e exposição da v. ázigos. Abertura da pleura com exposição da parede cranial do brônquio principal e dissecção do hilo em direção anterior chegando até o tronco anterior da artéria pulmonar direita. Retirada dos linfonodos cadeia 10. Esse tempo também pode ser feito por via anterior, mais a diante na dissecção.

Tempo 8 Passagem de óptica para portal acessório anterior e tração do parênquima pulmonar em direção posterior com pinça longa presa ao ápice pulmonar capaz de manter o lobo médio e inferior rebatidos em direção posterior com uso do corpo da pinça.

Tempo 9 (01:15) Abertura da pleura mediastinal com exposição do hilo pulmonar. Nesse ponto deve-se atentar para o nervo frênico evitando utilização de energia monopolar nas suas proximidades (Figura 3.4).

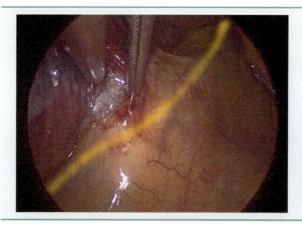

Figura 3.4 — Abertura da pleura mediastinal anterior. Atenção para o nervo frênico, marcado em amarelo. .

Fonte: Acervo do autor do capítulo.

Tempo 10 (01:35) Dissecção da veia lobar superior com identificação e preservação da veia para o lobo médio. Nesse ponto é muito importante a identificação da emergência da veia para o lobo médio afim de evitar ligaduras inadvertidas. A dissecção da margem cranial da veia lobar superior deve ser realizada com retirada de todo tecido linfonodal da região o que permitirá uma passagem adequada do grampeador e possibilitará a exposição da artéria interlobar e do tronco anterior (Figura 3.5).

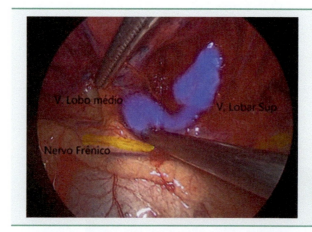

Figura 3.5 — Identificação da veia para o lobo médio.

Fonte: Acervo do autor do capítulo.

Tempo 11 (01:38) Nesse ponto será possível identificar o tronco anterior da artéria pulmonar e terminar a sua dissecção com segurança uma vez que muito já se fez nos tempos 6 e 11. Deve-se completar a liberação da sua parede posterior do brônquio e terminar a dissecção da sua parede cranial próxima a veia ázigos o que possibilitará a passagem segura do grampeador. Deve-se tomar cuidado para não realizar dissecção muito distal à origem do vaso o que pode acarretar em dissecção apenas de ramos segmentares ou até lesão dos mesmos (Figura 3.6).

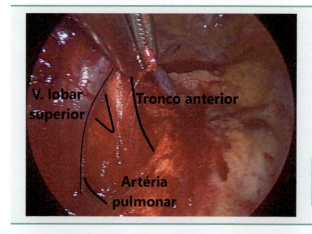

Figura 3.6 — Dissecção do tronco anterior antes da ligadura da veia pulmonar.

Fonte: Acervo do autor do capítulo.

Tempo 12 (01:52) A ligadura do tronco anterior da artéria pulmonar deve ser realizada primeiro sempre que possível uma vez que facilita o grampeamento da veia e reduz o ingurgitamento do lobo, porém caso a dissecção arterial já esteja avançada pode-se seguir com a ligadura da veia como demonstrado no vídeo. O grampeador pode ser introduzido através do portal acessório posterior para permitir um ângulo melhor de passagem pelas estruturas hilares. A veia não deve ser grampeada muito na sua base para evitar que em caso de falha no grampeamento o coto aberto seja invaginado pelo pericárdio dificultando o controle vascular.

Tempo 13 (02:42) Segue-se com o grampeamento do tronco anterior, ainda com o grampeador pelo portal acessório posterior. Nesse momento uma leve tração do parênquima no sentido superior permite retificação da artéria o que facilita a passagem do grampeador tirando a v. ázigos do seu caminho e permitindo uma linha de grampo perpendicular ao vaso.

Tempo 14 (03:12) Nesse momento prosseguimos com a dissecção da artéria interlobar, separando o coto distal da veia da face anterior da mesma. Essa dissecção permite a identificação da artéria ascendente posterior à qual deve-se ter cautela uma vez que lesões nesse ramo são frequentes devido seu fino calibre. Após identificação do ramo ascendente completa-se a dissecção do brônquio lobar, já bastante adiantada devido a dissecção realizada pela via posterior com retirada dos linfonodos cadeia 11. As artérias brônquicas são tratadas com eletrocautério, evitando-se desvascularização desnecessária e utilização de clips metálicos que dificultarão o grampeamento do brônquio. O grampeamento pode ser feito com passagem do grampeador pela incisão auxiliar posterior tendo cuidado para realizar uma linha de grampo perpendicular ao brônquio.

DICA

Tempo 15 (03:43) Nesse momento resta apenas o tratamento da fissura horizontal e da artéria ascendente posterior. Esse ramo arterial pode ser grampeado juntamente com a fissura pulmonar quando a sua dissecção é difícil, porém em caso de boa exposição pode-se proceder com grampeamento do mesmo passando-se o grampeador pela incisão acessória anterior com a óptica na incisão de trabalho (Figura 3.7).

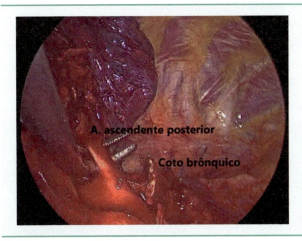

Figura 3.7 Dissecção da artéria ascendente posterior (A2).

Fonte: Acervo do autor do capítulo.

Tempo 16 (04:08) O grampeamento correto da fissura só é possível com uma boa exposição. Deve-se segurar a extremidade medial do lobo médio com a pinça introduzida pelo portal acessório posterior e a extremidade inferior do lobo superior com uma pinça pela incisão de trabalho. Deve-se realizar tração de maneira a afastar os lobos e direcioná-los em direção ao mediastino. O grampeador deve ser introduzido pela incisão de trabalho, locando sua pá inferior acima da artéria interlobar de maneira que a veia para o lobo médio fique à sua esquerda fora da linha de grampo e o coto da veia lobar superior fique a sua direita também fora da linha de grampo. Os auxiliares devem direcionar seus instrumentos em direção ao mediastino passado o parênquima pulmonar por entre as pás do grampeador mantendo a pá superior visível seguindo a fissura horizontal. Geralmente são necessárias 3 cargas para o total grampeamento da fissura.

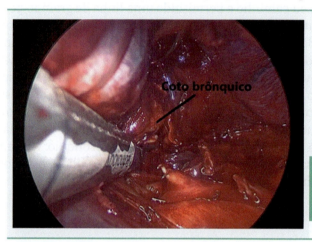

Figura 3.8 Marcação do sentido de grampeamento da fissura utilizando como base os cotos das estruturas já grampeadas.

Fonte: Acervo do autor do capítulo.

Tempo 17
Tempo 18 (04:29) A retirada da peça deve ser realizada pela incisão de trabalho com auxílio de bolsa apropriada. Movimentos rotacionais facilitam a saída do mesmo pelo espaço intercostal. Nesse momento avalia-se o lobo médio e em caso de fissura completa com o lobo inferior deve-se proceder com fixação do mesmo. A fixação pode ser realizada com grampeamento ou sutura e é importante garantir o posicionamento correto lobo.

Descrição Técnica por via robótica (RATS)

Tempo 1 (00:00) Utilizamos o terceiro braço para realizar tração cranial do lobo inferior para identificação e retificação do ligamento pulmonar inferior. Quando usamos a técnica com três braços este tempo é executado pelo auxiliar que entra pelo portal inferior.

Tempo 2 (00:05) Secção do ligamento pulmonar inferior com abertura da reflexão pleural, seguida de dissecção da gordura com identificação do linfonodo cadeia 9 que marca a veia pulmonar inferior. Não há necessidade de dissecção completa da veia inferior.

Tempo 3 Tração anterior do pulmão para exposição do mediastino posterior. Este movimento é realizado com o terceiro braço que mantém o pulmão estático. Quando usamos apenas três braços, este movimento é realizado pelo auxiliar com o grasper que entra pelo portal inferior.

Tempo 4 (00:10) Abertura da pleura mediastinal posterior paralelamente ao esôfago em direção cranial até a V. ázigos com retirada de linfonodos cadeia 8. Atentar para preservação de N. vago. Para acesso dos linfonodos subcarinais é necessária a secção de ramos para o pulmão (Figura 3.9).

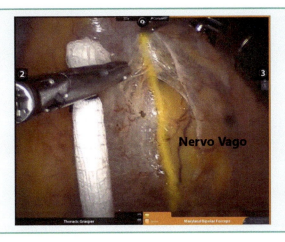

Figura 3.9 Abertura da pleura mediastinal posterior. Atentar para o nervo vago que deve ser preservado.

Fonte: Acervo do autor do capítulo.

Tempo 5 (00:36) Dissecção dos linfonodos subcarinais, liberando-os do esôfago até a visualização do brônquio principal esquerdo. Identificação do brônquio principal direito do brônquio intermédio com dissecção da sua borda inferior finalizando a remoção dos linfonodos subcarinais (cadeia 7). Atentar para artéria brônquica durante a dissecção do linfonodo cadeia 7 que se não controlada adequadamente pode sangrar e comprometer o andamento eficiente da cirurgia. Geralmente, a artéria brônquica entra no espaço subcarinal próximo ao ângulo carinal, na profundidade (Figura 3.10).

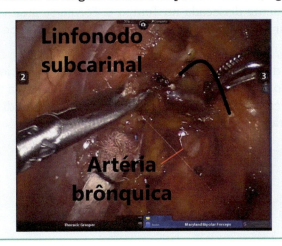

Figura 3.10 Artéria brônquica na ponta da linha vermelha. Linhas pretas marcam a carina e os brônquios principais esquerdo e direito.

Fonte: Acervo do autor do capítulo.

Tempo 6 (01:00) Mantendo a exposição, o próximo passo consiste em dissecar o parênquima pulmonar da parede posterior do brônquio intermédio e do brônquio do lobo superior, expondo a carina secundária. Dissecção e remoção do linfonodo da cadeia 11 (Figura 3.11).

DICA

Estratégias para remoção do linfonodo da cadeia 11 e cuidados com as estruturas vasculares.

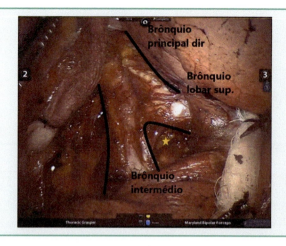

Figura 3.11 — Aspecto final após a ressecção do linfonodo interlobar (Cadeia 11).
Fonte: Acervo do autor do capítulo.

Tempo 07 (01:30) Tração do lobo inferior caudalmente para exposição da fissura. A exposição é mantida estática pelo terceiro braço ou pela pinça grasper do auxiliar no caso uso da técnica de 3 braços.

Tempo 08 (01:34) Neste momento a artéria interlobar deve ser identificada. Na maioria das vezes é possível identificá-la na intersecção da fissura horizontal com a fissura oblíqua.

Tempo 09 (01:37) Dissecção da artéria interlobar posteriormente em direção ao brônquio até encontrar a região previamente dissecada no Tempo 6. Forma-se assim um túnel sob a fissura oblíqua posterior que permite a passagem de um grampeador e divisão desta porção da fissura.

Tempo 10 (01:40) Com a abertura da porção posterior da fissura, a artéria interlobar fica exposta permitindo a dissecção completa do ramo ascendente posterior e a separação da artéria interlobar da veia central do lobo. Esse movimento facilitará a dissecção anterior do hilo pulmonar (Figura 3.12).

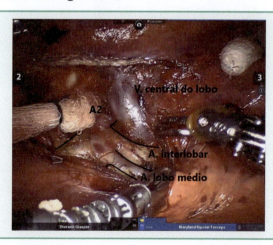

Figura 3.12 — Dissecção completa da artéria interlobar com exposição dos ramos para o lobo médio, ascendente posterior e ramos para lobo inferior.
Fonte: Acervo do autor do capítulo.

Tempo 11 (02:07) Tração caudal do pulmão com retração do ápice e exposição da v. ázigos. Este movimento é realizado com o terceiro braço ou pelo grasper do auxiliar.

Tempo 12 (02:10) Abertura da pleura com exposição da parede cranial do brônquio principal e dissecção do hilo em direção anterior chegando até o tronco anterior da artéria pulmonar direita. Nesse ponto são retirados linfonodos cadeia 10. A dissecção dos linfonodos se inicia separando-os do tronco anterior e, na sequência da veia ázigos. Finalmente, é realizada tração e liberação de sua porção profunda.

Tempo 13 (02:17) Abertura da pleura mediastinal paralelamente à veia cava superior e ao nervo vago em sua porção cranial a veia ázigos. Dissecção e remoção dos linfonodos das cadeias 4R e 2R (Figura 3.13).

DICA

É importante o uso de clips na porção profunda da dissecção anteriormente à traqueia logo acima da veia ázigos para evitar sangramentos e reduzir a incidência de quilotórax.

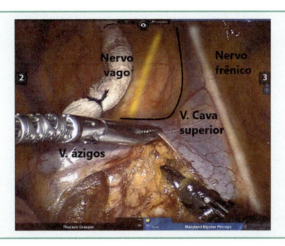

Figura 3.13 Dissecção dos linfonodos da cadeia paratraqueal. Região limitada pelo nervo vago, veia ázigos e veia cava superior.

Fonte: Acervo do autor do capítulo.

Tempo 14 (02:38) Mantendo a exposição, devemos prosseguir com a dissecção do tronco anterior liberando-o primeiramente do brônquio e depois ressecando o linfonodo que se localizam entre o tronco anterior e a artéria interlobar (Figura 3.14).

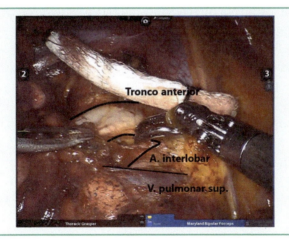

Figura 3.14 Aspecto final após a dissecção do tronco anterior.

Fonte: Acervo do autor do capítulo.

Tempo 15 (02:41) Tração posterior e inferior do pulmão expondo o hilo pulmonar, em especial as estruturas para o lobo superior direito. O terceiro braço ou o grasper do auxiliar devem manter a exposição estática.

Tempo 16 (02:52) Dissecção da parede superior da veia pulmonar superior separando-a da artéria interlobar que passa posteriormente à veia.

Tempo 17 (03:00) Tração posterior do pulmão e exposição da veia pulmonar superior. O terceiro braço ou o grasper do auxiliar devem manter a exposição estática.

Tempo 18 (03:06) Identificação da veia superior e da veia para o lobo médio, remoção do linfonodo que se localiza entre as duas estruturas. Na profundidade estará a artéria interlobar.

Tempo 19 (03:10) Dissecção de um túnel entre a veia do lobo superior e a artéria intelobar finalizando a total dissecção da veia (Figura 3.15).

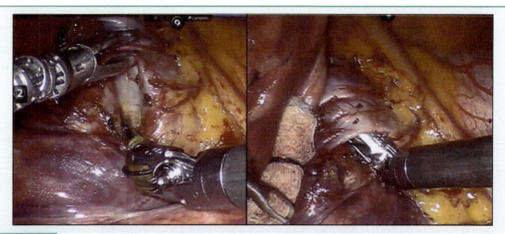

Figura 3.15 — Tração da veia superior direita, identificação da artéria interlobar e criação de túnel entre as duas estruturas.

Fonte: Acervo do autor do capítulo.

Tempo 20 (03:30)	Grampeamento da artéria ascendente posterior (já dissecada) com carga vascular.
Tempo 21 (03:40)	Término da dissecção do brônquio do lobo superior direito e grampeamento com carga roxa ou verde. Para acesso ao brônquio é necessário dissecar o linfonodo lobar que se posiciona anteriormente ao brônquio e o separa do tronco anterior da artéria pulmonar.
Tempo 22 (03:45)	Grampeamento do tronco anterior com carga vascular.
Tempo 23 (03:50)	Tração posterior do lobo superior e grampeamento da veia pulmonar superior direita previamente dissecada no Tempo 19 com carga vascular.
Tempo 24 (03:55)	Secção da fissura horizontal com grampeador e carga roxa ou azul. Para este tempo, rode o lobo superior e médio em direção anti-horária e articule o grampeador para a direita. Aplique o grampeador sobre a fissura e assegure-se que as estruturas grampeadas pertencentes ao pulmão estão na porção que vai ser removida.
Tempo 25 (03:59)	Nesse momento avalia-se o lobo médio e em caso de fissura completa com o lobo inferior deve-se proceder com fixação do mesmo. A fixação pode ser realizada com grampeamento ou sutura e é importante garantir o posicionamento correto lobo.
Tempo 26	Revisão de hemostasia com colocação de hemostático em leito de dissecção linfonodal se necessário
Tempo 27	A retirada da peça deve ser realizada pela incisão inferior com auxílio de bolsa apropriada. Movimentos rotacionais facilitam a saída do mesmo pelo espaço intercostal. No fechamento pode ser necessário um ponto para fixação do diafragma.

Conclusão

A drenagem da cavidade pleural é realizada com um único dreno tubular de 28Fr introduzido pelo portal acessório anterior e posicionado anteriormente dentro do tórax. Nesse tipo de ressecção é esperada cavidade pleural residual que pode prolongar o escape aéreo até que a dinâmica pleural seja restituída e cavidade ocupada pelo parênquima remanescente. Isso acontece principalmente em pacientes com DPOC que apresentem hiperinsuflação do lobo superior.

REFERÊNCIAS

1. Mitchell JD. Techniques of VATS lobectomy. J Thorac Dis. 2013;5(3):S177-S181. doi:10.3978/j.issn.2072-1439.2013.07.29

2. Terra RM et al. Ressecção pulmonar anatômica por videotoracoscopia: experiência brasileira (VATS Brasil). J. bras. pneumol. [Internet]. 2016;42(3):215-221. Diponível em: http://www.scielo.br/scielo.php?script=sci_arttext-t&pid=S1806-37132016000300215&lng=en. https://doi.org/10.1590/S1806-37562015000000337. (Acesso set. 2020)

3. Terra RM et al. Robotic pulmonary lobectomy for lung cancer treatment: program implementation and initial experience. Jornal Brasileiro de Pneumologia, 2016;42(3):185-190. https://doi.org/10.1590/S1806-37562015000000212. (Acesso jul. 2021).

4. Terra RM, Bibas BJ, et al. Cirurgia torácica robótica no tratamento do câncer de pulmão de células não pequenas: experiência inicial no Brasil. J Bras Pneumol. 2020;46(1):e20190003

5. Warren, William H. et al. Pulmonary Vascular System and Pulmonary Hilum. Thoracic Surgery Clinics, 2007;17(4):601–617

6. Kandathil A, Chamarthy M. Pulmonary vascular anatomy & anatomical variants. Cardiovasc Diagn Ther. 2018;8(3):201-207. doi:10.21037/cdt.2018.01.04

7. Cable DG, Deschamps C, et al. Lobar torsion after pulmonary resection: presentation and outcome. J Thorac Cardiovasc Surg. 2001;122(6):1091-1093. doi:10.1067/mtc.2001.117839

8. Cerfolio RJ, Bryant AS. Robotic-assisted pulmonary resection - Right upper lobectomy. Ann Cardiothorac Surg. 2012;1(1):77-85. doi:10.3978/j.issn.2225-319X.2012.04.12

4

Lobectomia Média

RICARDO MINGARINI TERRA | LETÍCIA L LAURICELLA

Resumo

As lobectomias médias são realizadas com menor frequência, representando 5,14% de nossa casuística de ressecções pulmonares para neoplasia primária de pulmão.

Outras indicações comuns para lobectomia média são tratamento de metástases pulmonares, bronquiectasias e síndrome do lobo médio.

Neste capítulo descreveremos detalhadamente a técnica cirúrgica da lobectomia média por videotoracoscopia e por via robótica.

Palavras-chave

Lobectomia, neoplasia de pulmão, lobectomia robótica, lobectomia VATS, lobectomia média.

Introdução

As lobectomias médias são realizadas com menor frequência, representando 5,14% de nossa casuística (Registro Paulista de Câncer de Pulmão) de ressecções pulmonares para neoplasia primária de pulmão. Em uma casuística nacional que analisou resultados de ressecções pulmonares anatômicas por videotoracoscopia (VATS Brazil), as lobectomias superiores médias compuseram 8,7% das lobectomias realizadas.[1] Outras indicações comuns para lobectomia média são tratamento de metástases pulmonares, bronquiectasias e síndrome do lobo médio.

Os ramos arteriais para o lobo médio direito são abordados através da fissura. Em 48,5% dos casos, existem dois ramos, mas em 45,0% dos casos, há apenas um. Em 2,6% dos casos surgem três ramos do tronco da artéria pulmonar (às vezes, no entanto, um ramo surge de um segmento basal). Ocasionalmente um ramo ascendente anterior pode ser encontrado surgindo de um ramo arterial do lobo médio, cruzando a fissura horizontal para o segmento anterior do lobo superior direito. Deve-se ter cuidado para não ferir este ramo ao completar a fissura horizontal. Em geral, existem duas veias segmentares para o lobo médio, que quase sempre formam um tronco confluente que se une à veia do lobo superior direito, formando o a veia pulmonar superior direita. Em alguns raros casos a veia para o segmento medial do lobo médio pode ser originária da veia lobar superior.[2]

A seguir descrevemos nossa técnica padronizada para lobectomia média videoassistida e robótica. A organização da sala, posicionamento do paciente e realização dos portais são descritas em capítulos anteriores.

Descrição da técnica por videotoracoscopia (VATS)

Tempo 1 (00:00) Iniciamos a dissecção com a abertura da pleura mediastinal, paralelamente ao nervo frênico, com o objetivo de identificar e isolar a veia do lobo médio (Figura 4.1). Neste tempo o lobo médio está sendo tracionado verticalmente e em direção ligeiramente posterior com o uso de uma pinça coração introduzida pelo portal acessório localizado na linha axilar posterior, permitindo que o cirurgião realize uma dissecção bimanual pela incisão de trabalho.

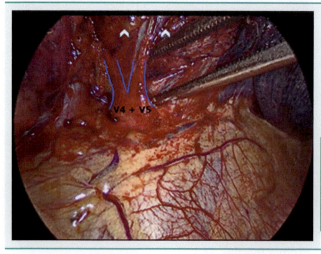

Figura 4.1 Dissecção dos dois ramos da veia do lobo médio (V4 + V5). Setas brancas mostrando a direção da tração do parênquima pulmonar.

Fonte: Acervo do autor do capítulo.

> **DICA**
>
> Neste tempo é importante também identificar as veias do LID e LSD. A retirada dos linfonodos entre a veia do LID e do LM já neste momento facilitará a passagem do grampeador e abrirá caminho para abertura do porção anterior da fissura oblíqua quando esta for incompleta.

Tempo 2 (00:27) A passagem do grampeador é feita pelo trocater da ótica, sendo a mesma transferida para a incisão de trabalho (Figura 4.2).

> **DICA**
>
> A tração do pulmão deve ser feita em direção vertical, deixando a veia em um ângulo reto em relação ao mediastino, facilitando assim a passagem do grampeador. Pode ser usado um Vesseloop para apresentar a veia.

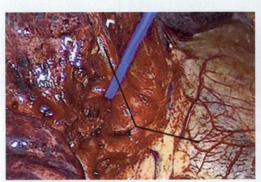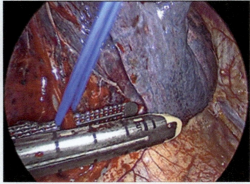

Figura 4.2 (A) Apresentação da veia do lobo médio e passagem do grampeador. Setas brancas mostrando a direção da tração do parênquima pulmonar. (B) Linhas pretas mostrando o ângulo reto entre a veia do lobo médio e o mediastino.

Fonte: Acervo do autor do capítulo.

Tempo 3 (00:39) Inicia-se a dissecção da artéria interlobar na intersecção das fissuras oblíqua e horizontal (Figura 4.3). Após a identificação da artéria, a abertura da fissura pode ser feita com cautério (para casos com fissuras mais completas) ou com grampeador (para casos com fissuras incompletas). O uso do grampeador na fissura reduz o risco de fístula aérea no pós-operatório.

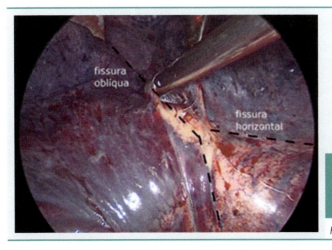

Figura 4.3 Dissecção da artéria interlobar na interssecção das fissuras oblíqua e horizontal.

Fonte: Acervo do autor do capítulo.

Tempo 4 (01:35) Terminada a abertura da fissura, passamos para Isolamento do ramo medial da artéria do lobo médio (A5) (Figura 4.4). Neste tempo o lobo inferior está sendo tracionado no sentido caudal com o uso de uma pinça coração introduzida pelo portal acessório localizado na linha axilar posterior. A passagem do grampeador é feita pelo trocater da ótica, sendo a mesma transferida para a incisão de trabalho.

> **DICA**
>
> É importante deixar a linha de grampo perpendicular à estrutura afim evitar sangramentos pós grampeamento. Após o fechamento do grampeador, é importante reduzir a tração das estruturas que estão sendo apresentadas pelo auxiliar, com isso reduzindo a tensão sobre a linha de grampo na artéria.

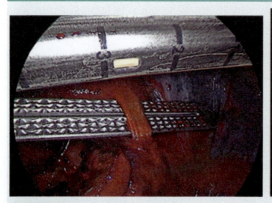 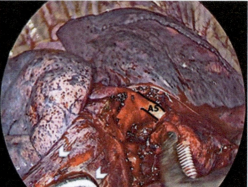

Figura 4.4 (A) Isolamento e grampeamento do ramo medial da artéria do obo médio (A5). (B) Setas brancas mostrando a direção da tração do parênquima pulmonar.

Fonte: Acervo do autor do capítulo.

Tempo 5 (02:06) Inicia-se a exposição e dissecção do brônquio do lobo médio, com o lobo sendo tracionado verticalmente com o uso de uma pinça coração introduzida pelo portal acessório localizado na linha axilar posterior (Figura 4.5 A).

Tempo 6 (02:19) A passagem do grampeador nesse caso foi feita através do portal acessório localizado na linha axilar posterior, permitindo assim um ângulo mais paralelo ao brônquio do lobo médio e evitando a colisão com a veia do lobo superior direito (Figura 4.5 B).

Neste momento a tração do pulmão na direção vertical é feita por uma pinça coração através da incisão de trabalho.

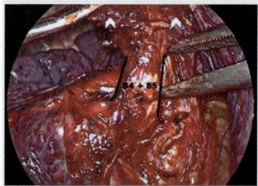 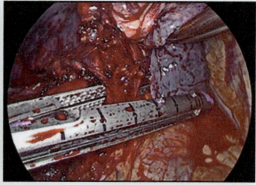

Figura 4.5 (A) Dissecção e grampeamento do brônquio do lobo médio (B4 + B5). (B) Setas brancas mostrando a direção da tração do parênquima pulmonar. O grampeador entra pelo portal acessório localizado na linha axilar posterior, de forma a ficar paralelo ao brônquio.

Fonte: Acervo do autor do capítulo.

Tempo 7 (02:40) Após a secção do brônquio do lobo médio, visualizamos o ramo lateral da artéria do lobo médio (A4) (Figura 4.6).

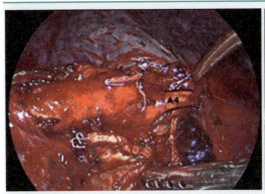
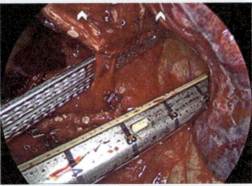

Figura 4.6 (A) Dissecção e grampeamento do ramo lateral da artéria do lobo médio (A4). (B) Setas brancas mostrando a direção da tração do parênquima pulmonar. O grampeador entra pelo portal acessório localizado na linha axilar posterior, de forma a ficar paralelo à artéria.

Fonte: Acervo do autor do capítulo.

Neste momento a tração do pulmão na direção vertical é feita por uma pinça coração através da incisão de trabalho.

> **DICA**
> A anatomia do lobo médio pode variar bastante. Em alguns casos os dois ramos da artéria saem juntos ou bem próximos, podendo ser grampeados de uma única vez.

Tempo 8 (03:00) A passagem do grampeador nesse caso foi feita através do portal acessório localizado na linha axilar posterior, permitindo assim um ângulo mais paralelo à artéria e evitando a colisão com a veia do lobo superior direito. O lobo médio é tracionado verticalmente por uma pinça coração através da incisão de trabalho (Figura 4.10).

Tempo 9 (03:13) Por fim, prosseguimos com o grampeamento da fissura horizontal. A passagem do grampeador é feita através da incisão de trabalho, no sentido de anterior para posterior. A pá inferior do grampeador é locada acima da artéria interlobar de maneira que a veia para o lobo superior fique à sua direita fora da linha de grampo e os cotos da veia e do brônquio do lobo médio fiquem à sua esquerda também fora da linha de grampo (Figura 4.7).

Geralmente são necessárias duas cargas para o grampeamento total da fissura.

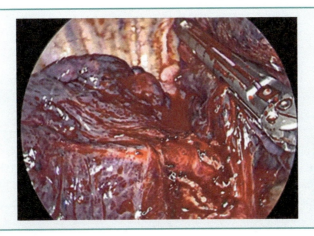

Figura 4.7 Grampeamento da fissura horizontal. O grampeador entra pela incisão de trabalho no sentido de anterior para posterior.

Fonte: Acervo do autor do capítulo.

Tempo 10 (03:54) A retirada da peça deve ser realizada pela incisão de trabalho com auxílio de bolsa apropriada. Movimentos rotacionais facilitam a saída do mesmo pelo espaço intercostal.

Descrição da técnica por via robótica (RATS)

Tempo 1 (00:04) Iniciamos a dissecção na intersecção das fissuras oblíqua e horizontal, onde encontraremos a artéria interlobar (Figura 4.8 e Figura 4.9). Utilizamos no braço 2 uma pinça Cadiere ou Thoracic Grasper e no braço 3 uma pinça Maryland Bipolar.

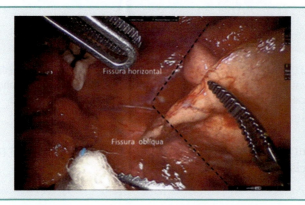

Figura 4.10 Intersecção das fissuras oblíqua e horizontal. Início da dissecção para identificação da artéria interlobar.

Fonte: Acervo do autor do capítulo.

DICA Após a identificação da artéria interlobar, podemos utilizar o grampeador para abrir parte da fissura oblíqua na direção posterior, facilitando assim a visualização da artéria e seus ramos.

OBSERVAÇÃO: Em casos de doença benigna, como mostrado no vídeo descrito neste capítulo, não há necessidade de secção do ligamento pulmonar e dissecção linfonodal sistemática para lobectomia média. A linfadenectomia é feita apenas ao redor das estruturas que serão dissecadas, pois facilita bastante a passagem do grampeador.

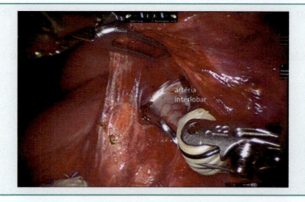

Figura 4.11 Dissecção da artéria interlobar.

Fonte: Acervo do autor do capítulo.

Tempo 2 (00:37) Mudamos a apresentação para visualização da pleura mediastinal e dissecção da veia do lobo médio. O cirurgião utiliza uma turunda para tracionar o lobo médio em direção posterior, e essa apresentação é mantida pelo auxiliar com o grasper que entra pelo portal inferior (Figura 4.10). Quando utilizamos os 4 braços este movimento é realizado com o terceiro braço que mantém o pulmão estático.

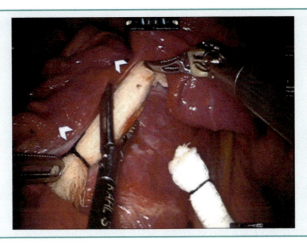

Figura 4.10 (A) Apresentação do lobo médio para dissecção da veia. (B) O lobo médio é tracionado na direção posterior (setas brancas) e a apresentação é mantida pelo auxiliar.

Fonte: Acervo do autor do capítulo.

Prosseguimos com a abertura da pleura mediastinal sobre a veia pulmonar, paralelamente ao nervo frênico, identificando as veias do lobo médio e lobo superior direito que habitualmente originam-se num tronco único (Figura 4.11).

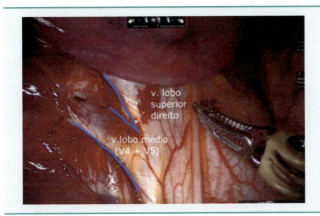

Figura 4.11 Identificação das veias do lobo médio e do lobo superior direito.

Fonte: Acervo do autor do capítulo.

DICA

Neste momento é muito importante identificar a anatomia da veia, conferindo com a fissura horizontal, os ramos para o lobo superior e para o lobo médio.

A dissecção da veia do lobo médio é conduzida em todo seu entorno, liberando os linfonodos ao redor.

Tempo 3 (00:59) Voltamos para artéria interlobar, com o lobo médio novamente posicionado anteriormente. Os linfonodos entre os ramos basilares e os ramos do lobo médio são retirados, a fim de abrir espaço para confecção de um túnel em direção ao mediastino anterior para abertura da fissura obliqua com grampeador.

Na sequência o lobo médio é posicionado posteriormente e prossegue-se com a confecção do túnel abrindo o espaço entre as veias do lobo médio e do lobo inferior direito (Figuras 4.12 A e B).

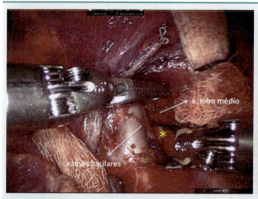 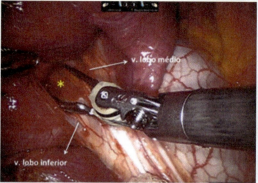

Figura 4.12 (A) Abertura do espaço entre os ramos arteriais basilares e lobo médio e do espaço entre as veias lobo médio e lobo inferior direito. (B) O asterisco amarelo indica os locais de entrada e saída do túnel.

Fonte: Acervo do autor do capítulo.

Tempo 4 (01:57) Prosseguimos com a abertura da fissura obliqua entre os lobo médio e lobo inferior direito. No caso do vídeo apresentado, a fissura era bastante incompleta. Utilizamos primeiro uma carga do grampeador para abri-la parcialmente e na sequência passamos o guia do grampeador pelo túnel para deixar o grampeamento mais seguro. Neste passo o grampeador é introduzido pelo trocater do auxiliar (Figuras 4.12 A e B).

DICA: Se o guia não estiver disponível pode-se usar um vessel loop.

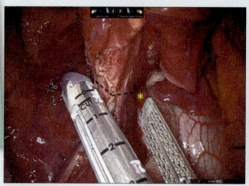 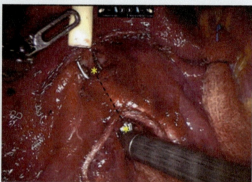

Figura 4.13 (A) Abertura da fissura obliqua entre os lobo médio e lobo inferior direito. (B) A linha preta pontilhada indica a direção de fissura. O asterisco amarelo indica o local de entrada e saída do túnel.

Fonte: Acervo do autor do capítulo.

DICA: em casos com fissura completa neste local, o tempo 3 não é necessário e a fissura pode ser aberta diretamente com energia do Maryland bipolar.

A abertura da fissura permite a melhor visualização da artéria e do brônquio do lobo médio (Figura 4.13). O lobo inferior direito é tracionado na direção póstero-inferior com uma turunda.

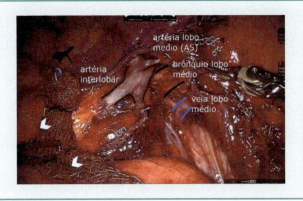

Figura 4.14 (A) Exposição das estruturas hilares após a abertura da fissura obliqua. (B) As setas brancas mostram a direção da tração sobre o lobo inferior direito.

Fonte: Acervo do autor do capítulo.

Tempo 5 (02:33) Seguimos com o grampeamento da veia do lobo médio. O cirurgião posiciona o lobo médio em direção posterior, expondo a veia, e o grampeador entra pelo trocater auxiliar (Figura 4.14).

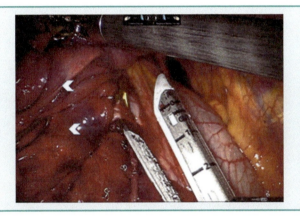

Figura 4.15 Grampeamento da veia do lobo médio. As setas brancas mostram a direção da apresentação do lobo médio.

Fonte: Acervo do autor do capítulo.

Tempo 6 (02:47) Na sequência, com o lobo inferior apresentado inferiormente e o lobo médio superiormente, realizamos a dissecção e grampeamento do ramo medial da artéria do lobo médio (A5) (Figura 4.15). O grampeador entra pelo trocater auxiliar.

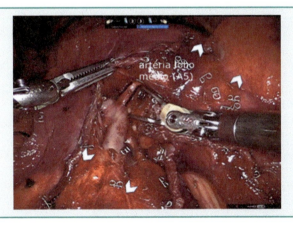

Figura 4.16 Dissecção do ramo medial da a. Lobo médio (A5). As setas brancas mostram a direção da apresentação dos lobos médio e inferior.

Fonte: Acervo do autor do capítulo.

Tempo 7 (03:00) Mantendo a mesma apresentação a próxima estrutura dissecada é o brônquio do lobo médio. Utilizamos também o guia para facilitar a passagem do grampeador.

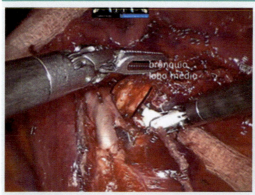 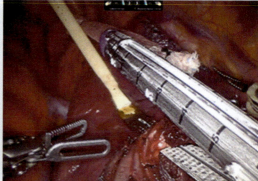

Figura 4.17 (A) Dissecção e grampeamento do brônquio do lobo médio, (B) Utilizamos o guia para facilitar a passagem do grampeador.

Fonte: Acervo do autor do capítulo.

Tempo 8 — Após o grampeamento do brônquio visualizamos o ramo lateral da artéria do lobo médio (A4). Mantendo a mesma apresentação, prosseguimos com a dissecção e o grampeamento da artéria, também com auxílio do guia (Figuras 4.17 A e B).

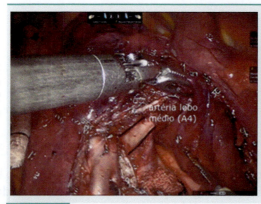 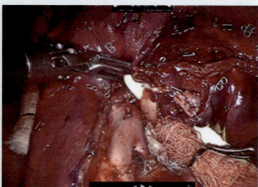

Figura 4.18 (A) Dissecção e grampeamento do ramo lateral da artéria do lobo médio (A4) (B) Utilizamos o guia para facilitar a passagem do grampeador.

Fonte: Acervo do autor do capítulo.

Tempo 9 (04:07) — Seguimos o grampeamento da fissura horizontal. Nesse momento, retiramos o braço 2 e entramos com o grampeador pela incisão posterior, seccionando o parênquima pulmonar no sentido posteroanterior. Em geral utilizamos 2 cargas para o grampeamento da fissura horizontal.

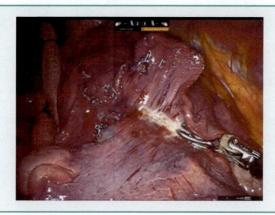

Figura 4.19 Demarcação da fissura horizontal com eletrocautério.

Fonte: Acervo do autor do capítulo.

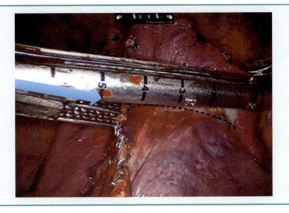

Figura 4.20 Grampeamento da fissura horizontal. A seta azul mostra o sentido da entrada grampeador que é passado através da incisão posterior do braço 2. A linha pontilhada mostra a fissura horizontal.

Fonte: Acervo do autor do capítulo.

DICA

É importante visualizar a veia do lobo superior direito durante a passagem do grampeador para evitar o grampeamento inadvertido da mesma.

A fissura pode ser "desenhada" com o eletrocautério para facilitar o posicionamento do grampeador.

Tempo 10 A retirada da peça deve ser realizada pela incisão inferior com auxílio de bolsa apropriada. Movimentos rotacionais facilitam a saída do mesmo pelo espaço intercostal. No fechamento pode ser necessário um ponto para fixação do diafragma.

Conclusão

A drenagem da cavidade pode ser feita com dreno 24 ou 28 posicionado lateralmente na cavidade pleural. Nesse tipo de ressecção, a cavidade residual costuma ser pequena ou inexistente pois os lobos superior e inferior direito facilmente ocupam o espaço do lobo médio. Com isso, eventuais fístulas aéreas costumam se resolver mais rapidamente.

REFERÊNCIAS

1. Terra RM, Kazantzis T, Pinto-Filho DR, Camargo SM, Martins-Neto F, Guimarães AN et al. Ressecção pulmonar anatômica por videotoracoscopia: experiência brasileira (VATS Brasil). J. bras. pneumol. [Internet]. 2016;42(3):215-221. Disponível em: http://www.scielo.br/scielo.php?script=sci_arttext&pid=S1806 37132016000300215&lng=en. http://dx.doi.org/10.1590/S1806-37562015000000337. (Acesso jul. 2021).
2. Pulmonary Vascular System and Pulmonary Hilum Warren, William H. et al. Thoracic Surgery Clinics, 2007;17(4)601–617.

5

Lobectomia Inferior Direita

PEDRO HENRIQUE XAVIER NABUCO DE ARAÚJO | ALBERTO JORGE MONTEIRO DELA VEGA | PAULO M. PÊGO-FERNANDES

Resumo

A lobectomia pulmonar permanece como tratamento padrão ouro para o câncer de pulmão em estádios Iniciais.[1,2] Ressecções sublobares podem ser realizadas para o tratamento do câncer de pulmão mas de modo geral são restritas a casos de tumores menores de 2cm e casos selecionados.[3,4] Lobectomias também são alternativas terapêuticas para casos selecionados de metástases pulmonares, doenças infecciosas, e malformações. Neste capítulo, descreveremos passo a passo a técnica da Lobectomia Pulmonar Inferior Direita por técnicas minimamente invasivas.

Palavras-chave

Lobectomia pulmonar, ressecção pulmonar, VATS, RATS

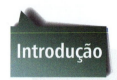

Introdução

A Lobectomia pulmonar é o tratamento de escolha para o câncer de pulmão em estágios iniciais e é também realizada para o tratamento de casos selecionados de doenças infecciosas, metástases pulmonares e malformações. No caso do acesso por vídeo, atenção especial para o posicionamento dos portais devendo o portal de trabalho estar o mais alinhado possível com a fissura obliqua para não dificultar o grampeamento das estruturas do hilo pulmonar.[5] Podem ser usados 1, 2 ou 3 acessos. Na cirurgia por vídeo, a ordem em que são realizadas a dissecções e as ligaduras vasculares podem variar a depender da preferência do cirurgião ou das peculiaridades de cada caso. Os que advogam a ligadura dos ramos arteriais primeiro, alegam que esse passo evita o acúmulo de sangue e congestão do lobo. Os cirurgiões que realizam a ligadura da veia pulmonar inferior antes da ligadura arterial, alegam maior compatibilidade com princípios oncológicos de não disseminação tumoral durante a dissecção. Quando utilizado o acesso por via robótica, a localização dos portais segue o padrão utilizado nas demais lobectomias com a ótica no 8º espaço intercostal, mesmo espaço usado para o acesso posterior. O acesso anterior fica no 7º espaço intercostal e o por auxiliar no 10º espaço, por onde são introduzidos os grampeadores, clipadores e pinças para auxiliar no posicionamento do pulmão. Nesse capítulo descreveremos a lobectomia inferior direita realizada por vídeo (VATS) e com auxílio do robô (RATS).

Descrição da técnica por videotoracoscopia (VATS)

Tempo 1 (00:18) — Iniciamos pela liberação do ligamento pulmonar inferior (Figura 5.1) e liberação da pleural mediastinal posterior. Nessa etapa o pulmão é tracionado primeiro em sentido cranial e em seguida, anterior. Nessa etapa são realizadas as linfadenectomias das cadeias 9 e 8. A tração do pulmão pode ser feita tanto pela incisão de trabalho anterior como por uma incisão acessória posterior. Nessa cirurgia foi usado bisturi harmônico para dissecção.

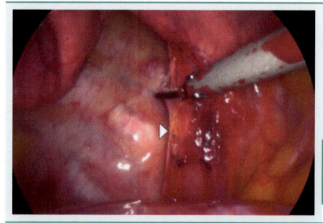

Figura 5.1 Liberação do Ligamento pulmonar inferior. Seta mostra o ligamento pulmonar inferior.

Fonte: Acervo do autor do capítulo.

Tempo 2 (00:48) — O próximo passo é a dissecção da veia pulmonar inferior. No vídeo o cirurgião utiliza aspirador de vídeo como instrumento para dissecção romba da parte anterossuperior da veia pulmonar inferior. Tenta-se dissecar o máximo possível a parte posterior, abrindo a pleura posterior, e em seguida, disseca-se pela região anterior e cranial da veia (Figura 5.2).

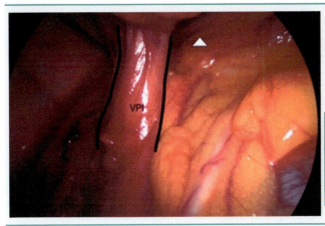

Figura 5.2 Dissecção da veia pulmonar inferior. VPI: veia Pulmonar inferior. Seta: aspirador de vídeo sendo usado para dissecção romba.

Fonte: Acervo do autor do capítulo.

DICA

Atenção especial deve ser dada a veia para o segmento 6 que pode ter sua desembocadura proximal ao átrio ou até mesmo separada veia pulmonar inferior. A dissecção deve ser feita próxima ao brônquio lobar inferior a fim de evitar que a veia para o segmento 6 fique fora do reparo.

Tempo 3 (01:07) Após boa dissecção da veia pulmonar inferior, inicia-se a dissecção da fissura. Em muitos casos a parte anterior da fissura oblíqua é completa, facilitando acesso à artéria pulmonar. Em alguns casos é possível cortar a fissura com eletrocautério ou outra forma de energia (Figura 5.3). Em caso de fissura totalmente incompleta, é necessário dissecar primeiramente a artéria para posteriormente utilizar um grampeador para tratar a parte anterior da fissura oblíqua. Nesse caso foi usado um bisturi harmônico. A Figura 5.4 mostra a visualização das artérias dos segmentos basilares após a abertura da fissura. Para expor bem a fissura, o lobo inferior deve ser tracionado em direção caudal e posterior.

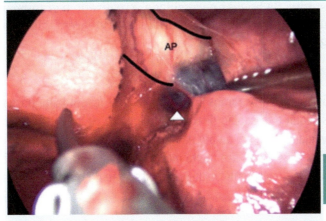

Figura 5.3 AP: Artéria pulmonar (ramos basilares). Seta: linfonodo interlobar.

Fonte: Acervo do autor do capítulo.

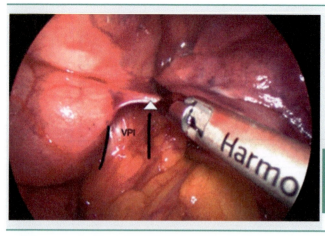

Figura 5.4 Dissecção da fissura.
Seta: Parte anterior da fissura oblíqua.
VPI: veia pulmonar inferior.
Fonte: Acervo do autor do capítulo.

> **DICA**
>
> Quando a porção anterior da fissura oblíqua for muito incompleta pode ser difícil encontrar a artéria interlobar. Nessa situação podemos dissecar a fissura de baixo para cima iniciando entre as veias dos lobos inferior e médio. Progredimos a dissecção até sentir a carina entre os brônquios dos segmentos basilares e do lobo médio. Com essa referência podemos grampear boa parte da fissura oblíqua entre os lobos médio e inferior, facilitando a posterior identificação da artéria interlobar.

Tempo 4 (01:25) Dissecção da Artéria Pulmonar na fissura. Nessa etapa se a artéria pulmonar já estiver visível após a abertura da parte anterior da fissura, é possível seguir o mesmo plano em direção posterior. Caso não seja possível, disseca-se a artéria na fissura tendo como referência a confluência das fissuras. Muitas vezes a pulsação da artéria é um importante sinal para sua localização. É fundamental encontrar o plano correto da artéria, que permitirá a dissecção posterior, para completar a fissura. A Figura 5.5 mostra a dissecção da artéria separando a mesma do tecido conectivo que a envolve. A dissecção segue em sentido posterior. Se houver necessidade, é realizado o grampeamento da parte posterior da fissura. A separação dos linfonodos interlobares facilita a identificação do plano arterial (Figura 5.6).

> **DICA**
>
> Após identificar os ramos arteriais para o S2 (ascendente posterior) e o A6, devemos seguir a dissecção direcionando a pinça cirúrgica em sentido ao mediastino, "cavalgando" o final da artéria interlobar e a carina brônquica secundária até passarmos. Esse passo fica muito mais fácil se a pleura mediastinal posterior for bem dissecada previamente, incluindo a dissecção da carina secundária posteriormente

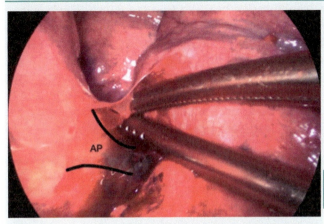

Figura 5.5 — Dissecção da artéria.
AP: artéria pulmonar.
Fonte: Acervo do autor do capítulo.

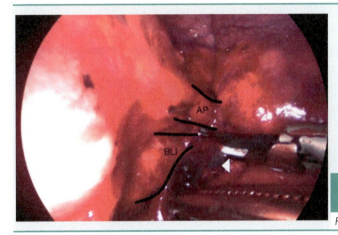

Figura 5.6 — Dissecção da artéria.
AP: artéria pulmonar.
Fonte: Acervo do autor do capítulo.

Tempo 5 (02:00) Dissecção do espaço entre a artéria e o brônquio do lobo inferior direito. Aqui nota-se também a importância de se ter liberado previamente a pleura do hilo pulmonar na região posterior. Isso facilitará a passagem do instrumento cirúrgico (nesse vídeo foi usado um Crawford). Essa dissecção deve seguir em direção ao final da artéria interlobar entre os ramos arteriais para o S2 (ascendente posterior) e o A6. Em seguida é realizado o grampeamento da artéria. Importante na passagem do grampeador é dissecar bem o trajeto para que a entrada do dispositivo não tenha nenhuma resistência. Nesta etapa pode ser necessária a passagem de vessel loop, ou o uso do guia do próprio grampeador. Grampeadores com ponta curva facilitam de forma importante o a passagem do dispositivo. Sempre utilizar cargas próprias para vasos, de acordo com cada fabricante. Retirar toda a tensão antes do grampeamento (Figura 5.7).

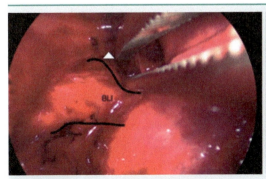 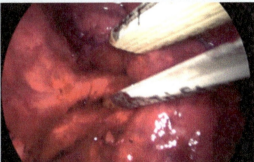

Figura 5.7 — Dissecção entre a artéria e o Brônquio e passagem do Grampeador.
BLI: Brônquio do lobo inferior. Seta: artéria pulmonar.

Fonte: Acervo do autor do capítulo.

Tempo 6 (03:02) Dissecção do brônquio do lobo inferior. Após a ligadura da artéria pulmonar na fissura, disseca-se o brônquio do lobo inferior na sua porção posterior. Sequencialmente também é realizada a passagem da pinça de dissecção e posterior grampeamento. Nesta etapa de grampeamento do brônquio, é crítico que se tenha grande atenção ao brônquio do lobo médio, de forma a garantir que esse não seja comprometido no grampeamento. Em alguns casos é válido pedir ao anestesista que faça a ventilação do pulmão após o fechamento do grampeador para testar a expansão do lobo médio. Também é importante não realizar o grampeamento sob tensão.

> **DICA**
> Para facilitar o adequado posicionamento do grampeador evitando um afilamento do brônquio do lobo médio é importante uma boa dissecção do brônquio lobar inferior, separando o coto arterial grampeado e os linfonodos peribrônquicos. Adequada angulação do grampeador e rotação em sentido anti-horário do mesmo também são importantes.

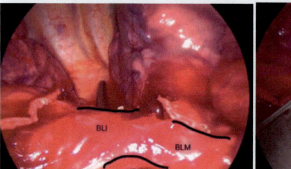 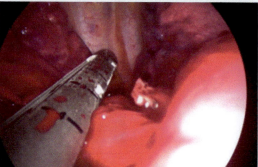

Figura 5.8 *Passagem da pinça de dissecção* (crafoord) e grampeador sob o Brônquio do Lobo inferior. BLI: brônquio lobar inferior. BML: brônquio do lobo médio.

Fonte: Acervo do autor do capítulo.

Tempo 7 (03:20) Ligadura da Veia Pulmonar Inferior. Nessa etapa o grampeador é passado de anterior para posterior. Após posicionar o grampeador na borda superior da veia pulmonar inferior (Figura 5.9), o pulmão é tracionado anteriormente e então continua-se a introdução do grampeador até posição final de grampeamento (Figura 5.10). Pode ser usado o acesso anterior (incisão de trabalho) ou pode-se trocar a posição para a introdução do grampeador pelo acesso da câmera ou posterior. Normalmente na lobectomia inferior, é possível usar a incisão de trabalho para grampear todas as estruturas.

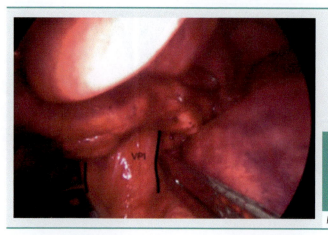

Figura 5.9 Grampeador posicionado anteriormente na borda superior da veia pulmonar inferior. VPI: veia pulmonar inferior.

Fonte: Acervo do autor do capítulo.

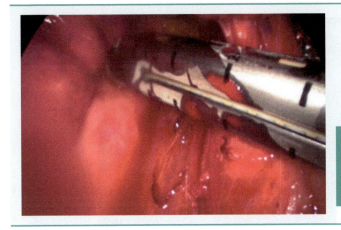

Figura 5.10 — Grampeador posicionado para o grampeamento da veia pulmonar inferior após pulmão ser tracionado anteriormente.

Fonte: Acervo do autor do capítulo.

Descrição da técnica Robótica (RATS)

Na lobectomia RATS normalmente se utilizam 3 braços robóticos, sendo o da câmera e os braços 2 e 3 do sistema SI. Já o sistema XI por ser mais preparado para evitar colisões externas, permite o uso do 4º braço. Neste capítulo, descreveremos a técnica de um procedimento com 3 braços do robô da Vinci SI da *Intuitive Surgical*.

Tempo 1 (00:02) O Primeiro passo é a liberação do ligamento pulmonar inferior (Figura 5.11). Para isso o pulmão é tracionado em direção cranial e levemente anterior. O cirurgião posiciona o pulmão e mantém a posição com o braço 2 ou a posição é mantida pelo assistente que, através do trocater na incisão auxiliar, afasta o pulmão com uma pinça de vídeo (normalmente um *grasper*) segurando uma gaze. Importante que o assistente use uma gaze para afastar o pulmão uma vez que a pinça ficará fora do campo visual e tração excessiva sem a gaze poderia lesar o parênquima pulmonar. Ainda nesse tempo é realizada a dissecção dos linfonodos da cadeia 9 quando há indicação. Nessa exposição é possível já realizar a dissecção da porção inferior da veia pulmonar inferior (Figura 5.12).

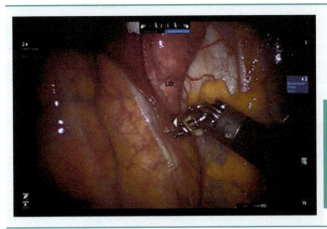

Figura 5.11 — Liberação do ligamento pulmonar inferior com tração cranial do lobo inferior.
LID: Lobo inferior direito.
Seta: Ligamento pulmonar inferior.

Fonte: Acervo do autor do capítulo.

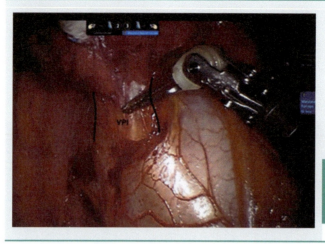

| Figura 5.12 | Dissecção da parte inferior da veia Pulmonar inferior. VPI: Veia Pulmonar Inferior. |

Fonte: Acervo do autor do capítulo.

Tempo 2 (00:09) Em seguida é feita a abertura da pleura mediastinal posterior. Para isso o pulmão é tracionado anteriormente. Nesse tempo também é realizada a linfadenectomia da cadeia 8 quando necessário. A parte posterior da veia pulmonar inferior também é dissecada nessa etapa (Figura 5.13). Conforme a abertura da pleural se direciona para a região cranial, atinge-se a região subcarinal e realiza-se a linfadenectomia da cadeia 7. É importante também nessa etapa liberar bem a parte posterior do brônquio do lobo inferior.

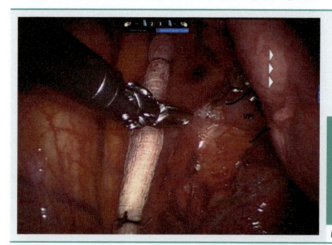

| Figura 5.13 | Abertura da pleura mediastinal posterior. Setas mostram pulmão tracionado em direção anterior. VPI: veia pulmonar inferior. |

Fonte: Acervo do autor do capítulo.

Tempo 3 (00:21) Linfadenectomia cadeia 7 retirada (Figura 5.14). A atenção para a dissecção nessa área deve ser especial com artérias brônquicas. Pode ser necessária a utilização de clipes metálicos se a artéria brônquica for calibrosa. Atentar também para a extensão da linfadenectmia. Com o uso do CO_2, a exposição do espaço subpleural é ampla e em alguns casos é possível visualizar a cadeia 8 do lado esquerdo.

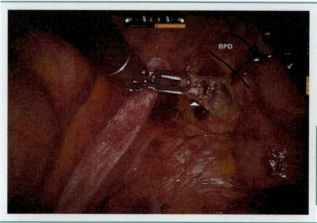

| Figura 5.14 | Retirada do linfonodo cadeia 7. Seta: linfonodo cadeia 7. BPD: Brônquio principal direito. |

Fonte: Acervo do autor do capítulo.

Tempo 4 (00:29) Nesse tempo o pulmão permanece tracionado anteriormente, mas com uma direção um pouco mais superior com o objetivo de expor região da carina secundária (Figura 5.15). Essa região é então dissecada e a borda superior do brônquio intermédio liberada do parênquima. Essa manobra permite a exposição do linfonodo interlobar (cadeia 11) e após a sua retirada é possível muitas vezes já identificar a artéria interlobar e parte da artéria do segmento 6 (A6). Essa dissecção é muito importante, especialmente em pacientes com fissura incompleta pois facilita a posterior realização do túnel para o grampeamento da parte posterior da fissura. Em casos de fissura completa é possível avançar bem na a exposição e dissecção da artéria interlobar.

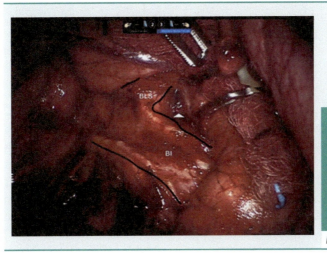

Figura 5.15 Pulmão tracionado anteriormente com exposição da Carina secundária.
BI: brônquio Intermédio.
BLS: Brônquio do lobo superior.
Seta: linfonodo cadeia 11.
Fonte: Acervo do autor do capítulo.

Tempo 5 (01:10) Nesse momento o pulmão é tracionado em direção caudal. Para a Linfadenectomia das cadeias 2, 4 e 10 (Figura 5.16). Essa dissecção será detalhada em capítulo específico.

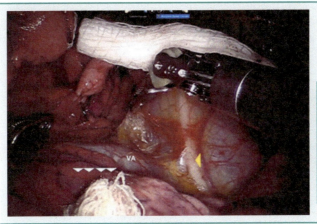

Figura 5.16 Posicionamento para dissecção dos linfonodos cadeias 2 e 4.
Setas Brancas mostram o sentido em que o pulmão foi tracionado.
Seta amarela: nervo frênico. VA: veia ázigos.
Fonte: Acervo do autor do capítulo.

Tempo 6 (01:33) Exposição da fissura e dissecção da artéria interlobar. Nessa etapa os lobos são tracionados em sentidos opostos de modo a expor a fissura. A dissecção segue na direção da fissura e sentido posterior. Objetivo é formar um "túnel" em direção à carina secundária previamente dissecada no tempo 4 (Figura 5.17). Cria-se um espaço entre o parênquima pulmonar da fissura e a artéria pulmonar por onde será introduzido o grampeador endoscópico. No vídeo exposto neste capítulo, a fissura é quase completa a quantidade de parênquima a ser grampeada é pequena e parece conter um ramo venoso com trajeto interlobar. Em casos de fissura completa o tecido conectivo pode ser aberto com o bipolar.

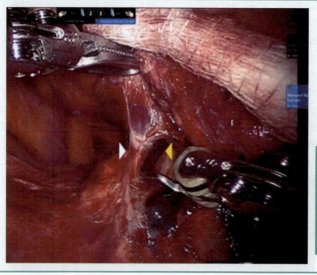

Figura 5.17 — Confecção de túnel sobre artéria interlobar para passagem do grampeador (seta amarela).
Seta Branca: parênquima pulmonar a ser grampeado.
Fonte: Acervo do autor do capítulo.

Tempo 7 (02:12) Continuação da dissecção da artéria interlobar na fissura. Essa parte delicada da cirurgia deve incluir a ligadura da parte anterior da fissura oblíqua. Em alguns casos é necessário realizar o grampeamento da parte anterior da fissura, enquanto em outros pacientes há pouco tecido e é possível abrir a fissura com o eletrocautério. Há que se destacar nessa fase do procedimento que a delicadeza do instrumental robótico confere importante benefício na dissecção dos linfonodos hilares e por conseguinte na divulgação do plano correto de dissecção da artéria. Linfonodos das cadeias 11 e 12, quando retirados, facilitam a passagem do grampeador (Figura 5.18). Na sequência passa-se para a dissecção do espaço entre a artéria e o brônquio do lobo inferior. Para dissecar o plano posterior da artéria de modo seguro o cirurgião pode usar a pinça da mão esquerda (*thoracic grasper ou cadiere fórceps*) fechada e levantar a artéria levemente, permitindo assim a dissecção com a pinça *maryland bipolar* (Figura 5.19). Com plano entre artéria e brônquio bem dissecados, o grampeador é passado pelo assistente, diretamente ou usando o guia das cargas vasculares (Figura 5.19).

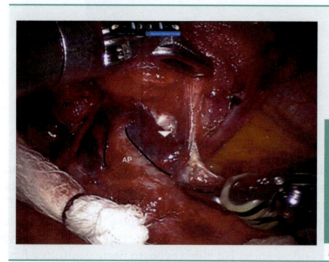

Figura 5.18 — Dissecção da artéria na fissura.
Seta: linfonodo interlobar junto à parte anterior da fissura oblíqua.
AP: artéria pulmonar tronco dos segmentos basilares.
Fonte: Acervo do autor do capítulo.

Figura 5.19 Esquerda: Dissecção entre a artéria e o brônquio. Direita: passagem do grampeador utilizando o guia da carga vascular de ponta curva.

Fonte: Acervo do autor do capítulo.

Tempo 8 (03:45) Após o grampeamento da artéria, é chegado momento de terminar a dissecção do brônquio e da veia pulmonar inferior. Ambas as estruturas já tiveram a sua dissecção iniciada, e na maioria das vezes se a dissecção posterior for bem realizada, essa etapa é feita sem muitas dificuldades. Resta concluir a dissecção da parte superior da veia pulmonar que normalmente é realizada antes da ligadura do brônquio. O objetivo é criar um trajeto para a passagem do grampeador como mostrado na Figura 5.20. A passagem do grampeador é feita da região anterior para posterior, usado a articulação do grampeador para encontrar o melhor ângulo de grampeamento. Para isso, a parte mais fina do dispositivo ou o guia é introduzida no trajeto dissecado superior à veia, e em seguida, o pulmão é tracionado em sentido anterior para exposição da parte posterior da veia e conclusão da introdução do grampeador (Figura 5.21).

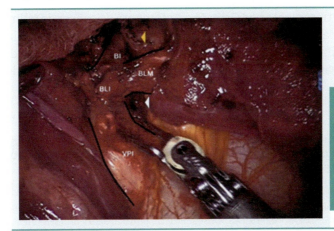

Figura 5.20 Dissecção da parte superior da veia. Seta: espaço onde será passado o grampeador. BLI: brônquio do Lobo inferior. BLM: brônquio do lobo médio.

Fonte: Acervo do autor do capítulo.

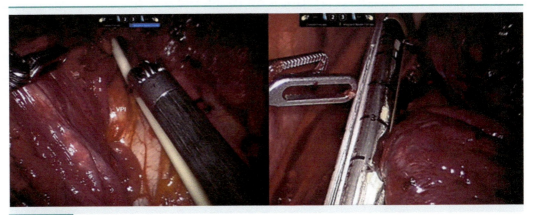

Figura 5.21 Esquerda: passagem do guia. Direita: grampeador totalmente introduzido, com pulmão tracionado anteriormente. VPI: veia pulmonar inferior.

Fonte: Acervo do autor do capítulo.

Tempo 9 (01:04) Ligadura do brônquio lobar inferior. Com o pulmão tracionado para a parte posterior do tórax, conseguimos expor o brônquio do lobo inferior direito. Importante garantir a existência de um coto adequado para o grampeamento. Deve-se atentar nessa etapa ao brônquio do lobo médio para que ele não seja afetado marginalmente pelo grampeamento do brônquio lobar inferior (Figura 5.22).

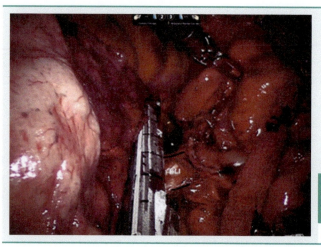

Figura 5.22 Grampeador na posição de grampeamento do brônquio lobar inferior.

Fonte: Acervo do autor do capítulo.

Tempo 10 A peça deve ser retirada com auxílio de saco protetor apropriado e a linfadenectomia deve ser completada conforme descrita no capítulo dedicado a este tema.

Conclusão

A lobectomia pulmonar é o tratamento padrão para o tratamento do câncer de pulmão em estágios iniciais e tem ampla gama de outras aplicações em cirurgia torácica. Sua realização por via minimamente invasiva tem sido amplamente adotada. Especificamente na realização da lobectomia inferior direita deve-se ter especial cuidado na dissecção de estruturas vasculares e no ângulo de grampeamento do brônquio do lobo inferior.

REFERÊNCIAS

1. Ginsberg RJ, Rubinstein L V. Randomized trial of lobectomy versus limited resection for T1 N0 non-small cell lung cancer. Ann Thorac Surg. 1995;60(3):615–23.
2. Howington JA, Blum MG, Chang AC, Balekian AA, Murthy SC. Treatment of stage I and II non-small cell lung cancer: Diagnosis and management of lung cancer, 3rd ed: American college of chest physicians evidence-based clinical practice guidelines. Chest [Internet]. 2013;143(5):e278S-e313S. Disponível em: http://dx.doi.org/10.1378/chest.12-2359. (Acesso jul. 2021).
3. Paul S, Altorki NK, Sheng S, Lee PC, Harpole DH, Onaitis MW, et al. Thoracoscopic lobectomy is associated with lower morbidity than open lobectomy: A propensity-matched analysis from the STS database. J Thorac Cardiovasc Surg [Internet]. 2010;139(2):366–78. Diponível em: http://dx.doi.org/10.1016/j.jtcvs.2009.08.026. (Acesso jul. 2021).
4. Villamizar N, Swanson SJ. Lobectomy vs. segmentectomy for NSCLC (T<2 cm). Ann Cardiothorac Surg. 2014;3(2):160–6.
5. Demmy TL, James TA, Swanson SJ, McKenna RJ, D'Amico TA. Troubleshooting video-assisted thoracic surgery lobectomy. Ann Thorac Surg. 2005;79(5):1744–52.

6

Lobectomia Superior Esquerda

RICARDO MINGARINI TERRA | LEONARDO PONTUAL LIMA | PAULO M. PÊGO-FERNANDES

Resumo

A lobectomia superior esquerda é a ressecção pulmonar mais complexa dentre todas lobectomias devido à grande variação da anatomia vascular para este lobo, especialmente dos ramos arteriais. O número de artérias para o lobo superior esquerdo pode variar de dois a sete e requer bastante atenção na análise da anatomia no pré-operatório através da tomografia de tórax, assim como no intraoperatório.[1,2]

Ao dissecar a veia pulmonar superior posteriormente deve-se ter cuidado pois em 20% dos casos um ramo arterial do tronco anterior que segue abaixo da veia pulmonar superior em direção à língula (ramos lingular mediastinal) está presente. Se durante a dissecção da fissura anterior, apenas diminutos ramos arteriais forem visualizados em direção à língula, pode ser um indicativo da presença do ramo lingular mediastinal posterior a veia pulmonar.[1]

Na experiência brasileira a lobectomia superior esquerda corresponde a 22,7% de todas lobectomias, atrás apenas da lobectomia superior direita, este número é compatível com a literatura internacional.[3] A realização da ressecção minimamente invasiva é realizada desde 1996 por técnica videotoracoscópica, já a primeira lobectomia robótica é datada de 2003.[3,5] com grande evolução da técnica e da plataforma desde então e tem se tornado cada vez mais acessível, esta plataforma já está presente em mais de 50 centros brasileiros.

Palavras-chave

Lobectomia pulmonar, neoplasia de pulmão, lobectomia robótica, lobectomia VATS.

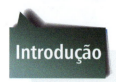
Introdução

A lobectomia superior esquerda é o procedimento mais desafiador dentre todas lobectomias devido sua grande variação da anatomia arterial. Mais comumente, o os segmentos apicoposterior e anterior recebem suprimento de sangue do tronco anterior. Em alguns casos, as artérias para os segmentos apical, anterior e posterior originam-se separadamente. Em 80% dos casos, a língula é suprida por um ou dois ramos da artéria interlobar.[1,2]

A veia pulmonar superior tem dois ramos tributários principais um superior que drena os segmentos apicoposterior e anterior e um inferior que drena a língula, esta conformação está presente em 89% dos casos, deve-se atentar durante a dissecção pois em 10% dos casos quando a veia da língula drena diretamente para o átrio esquerdo, e muito raramente pode drenar para a veia pulmonar inferior. O brônquio lobar superior geralmente divide-se em dois: B^{1-3} e B^{4+5}, podendo, ocasionalmente, dividir-se em três: B^{1+2}, B^3 e B^{4+5}.[6]

Abaixo descrevemos nossa técnica padronizada para lobectomia superior esquerda videoassistida e robótica. A organização da sala, posicionamento do paciente e realização dos portais são descritas em capítulos anteriores.

Descrição Técnica Videoassistida (VATS)

Tempo 1 (00:00) Utilizamos o portal acessório para tracionar o pulmão posteriormente, iniciamos a dissecção da pleura mediastinal anterior, paralelo ao feixe pericardiofrênico com identificação da veia pulmonar superior esquerda (previamente já havíamos liberado o ligamento pulmonar inferior).

Tempo 2 (00:10) Dissecção do linfonodo mediastinal cadeia 10 no plano inferior a veia pulmonar superior esquerda, essa dissecção além de oncológica irá facilitar a passagem do grampeador para ligadura da veia.

Tempo 3 (00:35) Dissecção da fissura oblíqua cuidadosamente, com identificação da porção distal da artéria interlobar e visualização de um ramo lingular e o ramo dos basilares.

Tempo 4 (01:01) Dissecção do linfonodo mediastinal cadeia 11 L que ajudará na posterior passagem do grampeador na artéria lingular, além de ser um importante tempo oncológico.

Tempo 5 (1:33) Após a ressecção do linfonodo mediastinal cadeia 11 L consegue-se visualizar a carina secundária e iniciar a dissecção do brônquio lobar superior.

Tempo 6 (1:45) Dissecado mais um linfonodo mediastinal cadeia 10 L. Como se pode observar na técnica VATS utilizamos bastante a dissecção romba.

Tempo 7 (2:06) Realizado dissecção do plano entre a veia pulmonar superior e o primeiro ramo arterial para o lobo superior.

Tempo 8 (2:33) Passagem de mixter posteriormente a veia pulmonar superior em plano previamente dissecado, nesse tempo deve-se ter cuidado com os ramos arteriais para o lobo superior que são posterosuperiores a veia pulmonar superior, além que em 20% das vezes existe um ramo arterial lingular mediastinal que passa nesta topografia.

Tempo 9 (2:51) Passagem de vessel loop na veia pulmonar superior que facilita na posterior passagem do grampeador, nesta imagem conseguimos visualizar bem a veia pulmonar superior esquerda e os ramos arteriais para os segmentos superiores $A^{1+2}+A^3$ (Figura 6.1).

Tempo 10 (3:05) Grampeamento da veia pulmonar superior com carga vascular, em espaço previamente dissecado. Nesse tempo traciona-se o pulmão posteriormente e passa o grampeador no portal acessório.

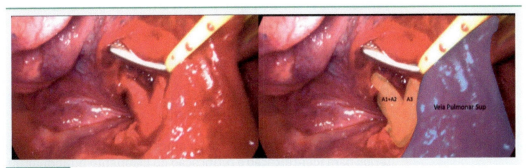

Figura 6.1 Veia pulmonar superior esquerda reparada e artérias para os segmentos superiores.
Fonte: Acervo do autor do capítulo.

Tempo 11 (3:21) Após o grampeamento da veia pulmonar superior é possível visualizar o brônquio lobar superior e os ramos arteriais para os segmentos superiores (Figura 6.2).

Tempo 12 (3:23) Dissecção do plano entre o brônquio lobar superior e o tronco anterior da artéria pulmonar, nesta topografia iremos encontrar mais um linfonodo mediastinal da cadeia 12.

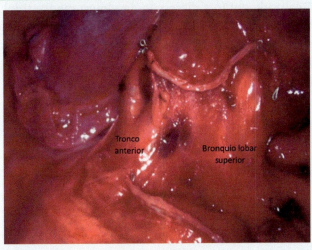

Figura 6.2 Com o pulmão tracionado posteriormente observamos a veia pulmonar superior grampeada, tronco anterior da artéria pulmonar e brônquio lobar superior.
Fonte: Acervo do autor do capítulo.

Tempo 13 (3:32) Dissecção do linfonodo mediastinal da cadeia 12 que irá facilitar a passagem do grampeador no brônquio lobar superior e nos ramos arteriais superiores.

Tempo 14 (3:49) Realizado passagem do mixter no brônquio lobar superior, pode-se observar como a dissecção linfonodal prévia facilita a dissecção do brônquio e passagem do mixter. Após a dissecção realizamos o reparo com vessel loop que mais uma vez facilita na passagem do grampeador.

Tempo 15 (4:08) Grampeamento do brônquio lobar superior com auxílio do vessel loop. Nesse tempo traciona-se o pulmão posteriormente e passa-se o grampeador pelo portal acessório. Na passagem do grampeador é preciso um cuidado especial com os ramos arteriais como pode-se observar no vídeo.

Tempo 16 (4:20)	Realizado então abertura da porção posterior da fissura oblíqua com exposição de todos os ramos arteriais para o lobo superior.
Tempo 17 (4:45)	Realizado dissecção dos ramos arteriais lingulares.
Tempo 18 (4:56)	Realizado grampeamento dos ramos arteriais em dois tempos, primeiramente dos ramos lingulares (A^4+A^5).
Tempo 19 (5:10)	E posteriormente dos ramos do tronco anterior ($A^{1+2}+A^3$).
Tempo 20	Revisão da hemostasia.
Tempo 21	Retirada da peça ensacada
Tempo 22	Toracostomia com drenagem fechada através de portal da ótica com dreno tubular 28 fr.

Descrição Técnica Robótica (RATS)

Tempo 1 (00:00)	Utilizamos o terceiro braço com a pinça Tip-up para realizar tração cranial do lobo inferior, para identificação e retificação do ligamento pulmonar inferior. Quando usamos a técnica com três braços este tempo é executado pelo auxiliar que entra pelo portal inferior. A seguir realizado secção do ligamento pulmonar inferior com abertura da reflexão pleural, nesse tempo disseca-se o linfonodo cadeia 9 (a dissecção do linfonodo 9 é demonstrada na seção 18).
Tempo 2 (00:11)	Tração anterior do pulmão para exposição do mediastino posterior. Este movimento é realizado com o terceiro braço que mantém o pulmão estático. Quando usamos apenas três braços, este movimento é realizado pelo auxiliar com o grasper que entra pelo portal inferior. Realizado então a dissecção da pleura mediastinal posterior sobre a veia pulmonar inferior, sem necessidade da dissecção da veia. (Figura 6.3).

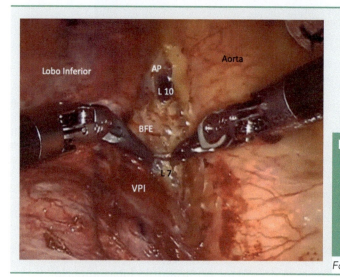

Figura 6.3 — Visão do mediastino posterior.
AP: Artéria pulmonar.
L10: linfonodo cadeia 10.
BFE: brônquio fonte esquerdo.
L7: linfonodo cadeia 7.
VPI: veia pulmonar inferior.

Fonte: Acervo do autor do capítulo.

Tempo 3 (00:30)	Dissecção do linfonodo cadeia 7 no espaço entre a veia pulmonar inferior e o brônquio do lobo inferior.
Tempo 4 (00:44)	Realizamos a continuação da dissecção do plano mediastinal posterior sobre a borda superior da artéria pulmonar esquerda.
Tempo 5 (1:11)	Dissecção do linfonodo mediastinal cadeia 10 L na borda superior da artéria pulmonar esquerda.

Tempo 6 (1:26) — Realização de dissecção do linfonodo mediastinal cadeia 11 L. A dissecção deste linfonodo irá facilitar a posterior abertura da porção posterior da fissura oblíqua e identificação dos ramos arteriais para o lobo superior esquerdo.

Tempo 7 (1:33) — Tracionando o pulmão inferiormente com a pinça tip-up ou com ajuda do auxiliar a dissecção continua anteriormente sobre o hilo e o linfonodo mediastinal cadeia 5 torna-se visível e é ressecado.

Tempo 8 (1:41) — Ainda tracionando o pulmão inferiormente realiza-se a dissecção do linfonodo mediastinal cadeia 6 (os detalhes da dissecção linfonodal mediastinal estão descritas na seção 18).

Tempo 9 (2:03) — Agora com o pulmão tracionado posteriormente pelo quarto braço (pinça tip-up) ou pelo auxiliar iniciamos a dissecção da pleura mediastinal anterior, paralelo ao feixe pericardiofrênico, após a dissecção conseguimos ter uma boa visualização da veia pulmonar superior.

Tempo 10 (2:16) — Com o lobo superior esquerdo tracionado superiormente realiza-se a dissecção da veia pulmonar superior esquerda. Nesta dissecção deve-se ter cuidado com os ramos arteriais para o lobo superior que são posterosuperiores a veia pulmonar superior, além que em 20% das vezes existe um ramo arterial lingular mediastinal que passa nesta topografia. Sempre que possível optamos por ligar a veia após a ligadura da artéria para evitar o ingurgitamento pulmonar.

Tempo 11 (2:37) — Realizado dissecção cuidadosa da porção anterior a fissura oblíqua para identificação da artéria interlobar e dos seus ramos.

Tempo 12 (2:41) — Com a identificação da artéria interlobar dissecamos a fissura anteriormente e posteriormente neste plano para identificação de toda artéria.

Tempo 13 (2:48) — Dissecção de um ramo arterial lingular e dissecção de um linfonodo cadeia 12 L.

Tempo 14 (3:11) — Realizado grampeamento da porção incompleta da fissura em túnel realizado entre o mediastino anterior e a porção dissecada da fissura.

Tempo 15 (3:23) — Grampeamento do ramo arterial ascendente posterior e lingular (Figura 6.4) com carga vascular.

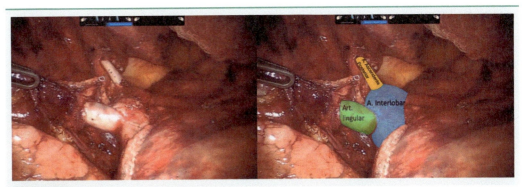

Figura 6.4 — Fissura já trabalhada com exposição da artéria interlobar e do ramo lingular e ascendente posterior.

Fonte: Acervo do autor do capítulo.

Tempo 17 (3:31) Após o grampeamento das artérias lingular e ascendente posterior o pulmão é tracionado posteroinferiormente e é realizado neste tempo o grampeamento da veia pulmonar superior esquerda já previamente dissecada, esse grampeamento irá permitir a visualização dos ramos arteriais do tronco anterior.

Tempo 18 (3:40) Após grampeamento da veia visualizamos o tronco anterior e é realizado dissecção do mesmo.

Tempo 19 (3:48) Voltamos a colocar o pulmão na posição anatômica e com a fissura aberta realizamos o grampeamento do brônquio do lobo superior esquerdo, nesse grampeamento deve-se ter cuidado com o tronco anterior e com outros ramos arteriais que podem estar posteriores ao brônquio.

Tempo 20 (3:52) Ainda com o pulmão em posição anatômica realizamos o grampeamento do tronco anterior com carga vascular.

Tempo 21 Sempre retiramos a peça ensacada e realizamos revisão de hemostasia.

Tempo 22 Posteriormente realizar-se toracostomia com drenagem fechada com dreno número 24 fr e realiza-se expansão pulmonar em posição anatômica.

Conclusão

A lobectomia pulmonar superior esquerda é a segunda lobectomia mais comum ela também é considerada a mais complexa especialmente devido a grande variação da anatomia arterial para este lobo, sendo assim o conhecimento anatômico detalhado dessa região é essencial. Esses pacientes podem ter escape aéreo prolongado até que o pulmão remanescente ocupe toda a cavidade, isso é mais comum nas lobectomias superiores que nas inferiores, por esse motivo orientamos a liberação o ligamento pulmonar nesse procedimento.

REFERÊNCIAS

1. Warren WH, Milloy FJ. Pulmonary Vascular System and Pulmonary Hilum. Thorac Surg Clin. 2007;17(4):601–17.
2. Kandathil A, Chamarthy M. Pulmonary vascular anatomy & anatomical variants. Cardiovasc Diagn Ther. 2018;8(3):201–7.
3. Terra RM, Kazantzis T, Pinto-Filho DR, Camargo SM, Martins-Neto F, Guimarães AN, et al. Ressecção pulmonar anatômica por videotoracoscopia: Experiência brasileira (VATS Brasil). J Bras Pneumol. 2016;42(3):215–21.
4. Morgan JA, Ginsburg ME, Sonett JR, Morales DLS, Kohmoto T, Gorenstein LA, et al. Advanced thoracoscopic procedures are facilitated by computer-aided robotic technology. Eur J Cardio-thoracic Surg. 2003;23(6):883–7.
5. Ashton RC, Connery CP, Swistel DG, DeRose JJ. Robot-assisted lobectomy. J Thorac Cardiovasc Surg. 2003;126(1):292–3.
6. Bedetti B, Schnorr P, Patrini D, Scarci M, Schmidt J. Left sided lobectomies. Shanghai Chest. 2017;1:6–6.

Lobectomia Inferior Esquerda

PEDRO HENRIQUE XAVIER NABUCO DE ARAÚJO | JULIANA ROCHA MOL TRINDADE | MARIANA SCHETTINI SOARES

Resumo

A lobectomia inferior esquerda corresponde a aproximadamente 20% das lobectomias pulmonares realizadas, conforme nossos dados publicados em cirurgia torácica minimamente invasiva videoassistida e robótica. É considerado um tipo de ressecção menos desafiador tecnicamente em comparação as outras ressecções lobares, devido a menor frequência de variações anatômicas que, entretanto, não devem ser subestimadas.

Palavras-chave

VATS, lobectomia pulmonar, doenças pulmonares, neoplasias pulmonares, procedimentos cirúrgicos minimamente invasivos.

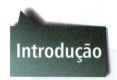

Introdução

A lobectomia inferior esquerda corresponde em nossos dados a 20,9% das lobectomias pulmonares videoassistidas (VATS)[1] e, na estatística robótica (RATS), apresenta frequência semelhante.[2] Além do câncer de pulmão e outras doenças malignas, nesta localização encontramos também com frequência doenças benignas, como as bronquiectasias, que acometem mais frequentemente este lobo em relação aos demais.[3,4] Tecnicamente, a lobectomia inferior esquerda é uma cirurgia considerada mais fácil em relação às outras ressecções lobares.[5] Os ramos arteriais para o lobo inferior, à semelhança da anatomia do lado direito, se originam da artéria pulmonar interlobar, sendo, portanto, acessados através da fissura. A veia pulmonar inferior esquerda é formada pela confluência das veias dos segmentos superior e basilares, devendo-se atentar a possibilidade de as mesmas entrarem separadamente no pericárdio.[6] A seguir descrevemos nossa técnica padronizada para lobectomia inferior esquerda videoassistida e robótica. A organização da sala, posicionamento do paciente e realização dos portais são descritas em capítulos anteriores.

Técnica Videoassistida (VATS)

Tempo 1 (00:00) — Dissecção do ligamento pulmonar inferior. Durante esta dissecção encontramos os linfonodos do ligamento pulmonar (ou cadeia 9 no câncer de pulmão). Eles estão próximos à veia pulmonar inferior, sendo um marcador de que ela está próxima.

Tempo 2 (00:14) — Liberação da veia pulmonar inferior. Na figura 7.1 (00:18) vemos a dissecção posterior.

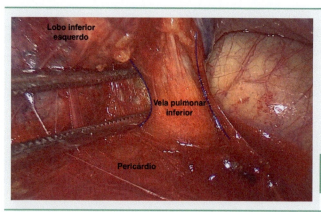

Figura 7.1 Dissecção da veia pulmonar inferior.

Fonte: Acervo do autor do capítulo.

Tempo 3 (00:49) — Jogamos o pulmão para anterior, e abrimos a pleura mediastinal posterior seguindo a aorta. Neste local devemos nos atentar a preservação do nervo vago. Seguimos com dissecção dos linfonodos 5 e 6 (não mostrado, será mais detalhado em capítulo específico).

Tempo 4 (01:01) Abrindo a fissura procuramos a artéria pulmonar interlobar, dissecando-a a partir do plano da adventícia.

Tempo 5 (01:23) Novamente deslocando o pulmão para anterior, aqui temos a visão posterior de artéria pulmonar, brônquio principal e veia pulmonar inferior (01:25 Figura 7.2).

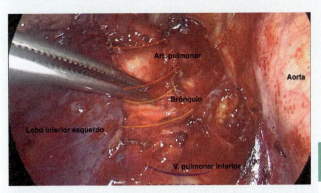

Figura 7.2 Visão posterior dos vasos pulmonares e brônquio.

Fonte: Acervo do autor do capítulo.

Tempo 6 (01:43) Após individualizar a artéria pulmonar na fissura, podemos completar com segurança a parte anterior e/ou posterior incompleta da fissura, com energia ou grampeamento a depender da espessura do tecido.

Tempo 7 (01:58) Grampeamento com posterior abertura da fissura, atentando-se a integridade de estruturas vasculares (02:00 Figura 7.3).

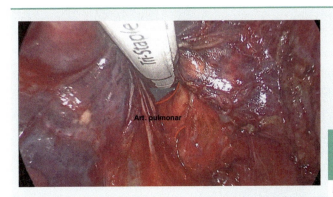

Figura 7.3 Grampeamento da fissura pelo túnel (área cinza) acima da artéria pulmonar.

Fonte: Acervo do autor do capítulo.

DICA

Tempo 8 (02:25) Término do tratamento da fissura.

Tempo 9 (02:46) Após abertura total da fissura a artéria pulmonar interlobar fica totalmente exposta, assim como seus ramos. Na Figura 7.4 vemos dois ramos para o segmento superior e a artéria continuando seu trajeto distalmente para posterior subdivisão nos ramos basilares (não visualizados).

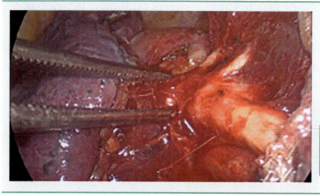

| Figura 7.4 | Visualização da artéria interlobar após liberação de toda fissura. |

Fonte: Acervo do autor do capítulo.

Tempo 10 (03:04) Dissecção separando artéria pulmonar e brônquio.

Tempo 11 (03:19) Liberação da artéria pulmonar com posterior grampeamento da artéria (03:29). Idealmente devemos grampear a artéria antes da veia pulmonar para evitar ingurgitamento do lobo.

Tempo 12 (03:46) Grampeamento da veia pulmonar inferior, sempre checando a linha de grampeamento em toda sua extensão (04:01).

Tempo 13 (04:03) Grampeamento do brônquio do lobo inferior esquerdo (única estrutura remanescente ligando o lobo inferior ao restante da anatomia).

Tempo 14 (04:23) Retirada da peça com auxílio de bolsa apropriada.

Tempo 15 (04:36) Revisão da hemostasia e aspecto final.

Técnica Robótica (RATS)

Tempo 1 (00:00) Liberação do ligamento pulmonar inferior (00:03 Figura 7.5).

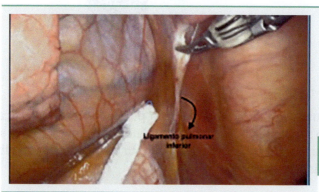

| Figura 7.5 | Liberação do ligamento pulmonar inferior. |

Fonte: Acervo do autor do capítulo.

Tempo 2 (00:21) Esta liberação é realizada até a veia pulmonar inferior. Quando visualizamos a cadeia linfonodal presente neste ligamento (cadeia 9 no câncer de pulmão), sabemos que a veia está próxima (00:45 Figura 7.6).

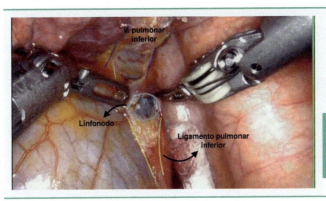

Figura 7.6 — Linfonodo do ligamento pulmonar inferior como marcador da proximidade da veia pulmonar inferior.

Fonte: Acervo do autor do capítulo.

Tempo 3 (00:55) Dissecção da veia pulmonar inferior (visão inferior) e visão posterior (01:03).

Tempo 4 (01:12) O próximo passo é a abertura da pleura mediastinal margeando a aorta, visualizando e dissecando as estruturas pela via posterior. Cranialmente temos o brônquio principal esquerdo e junto a ele uma artéria brônquica, normalmente encontrada na borda inferior deste. Aqui a artéria brônquica foi clipada (01:24 Figura 7.7).

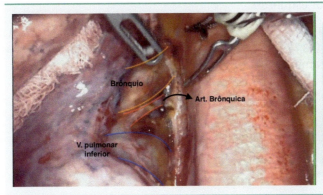

Figura 7.7 — Visualização da veia pulmonar inferior e brônquio principal esquerdo pela via posterior, com individualização de artéria brônquica normalmente encontrada próxima ao brônquio principal, na borda inferior.

Fonte: Acervo do autor do capítulo.

Tempo 5 (01:48) Dissecção do linfonodo subcarinal, seguido da separação entre o brônquio principal e a artéria pulmonar esquerda, visualizada mais cranialmente. Entre as estruturas temos os linfonodos da cadeia 10, que são dissecados e retirados.

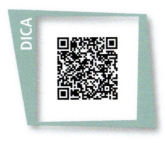

Tempo 6 (02:17) Artéria pulmonar e brônquio principal dissecados pela via posterior (Figura 7.8). Posteriormente seguimos a abertura cranial da pleura mediastinal, com dissecção dos linfonodos 5 e 6 (não mostrado, será mais detalhado em capítulo específico).

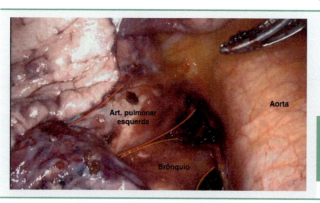

Figura 7.8 — Artéria pulmonar e brônquio principal individualizados. Visão posterior.
Fonte: Acervo do autor do capítulo.

Tempo 7 (02:22) Abertura da fissura interlobar para acesso a artéria pulmonar interlobar (02:45). A liberação da fissura pode ser realizada com energia ou grampeamento a depender da quantidade de tecido. Neste caso, utilizamos apenas energia.

Tempo 8 (03:06) Neste caso especificamente notamos um vaso anômalo durante a dissecção, posteriormente (03:12) se confirmando como um ramo da veia pulmonar inferior que vinha do lobo superior esquerdo.

Tempo 9 (03:11) Após abertura da fissura interlobar podemos visualizar a artéria pulmonar interlobar e seus ramos (03:24 Figura 7.9). É realizado o isolamento da artéria pulmonar com posterior grampeamento (03:29).

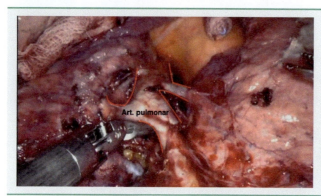

Figura 7.9 — Artéria interlobar após abertura da fissura.
Fonte: Acervo do autor do capítulo.

DICA

Tempo 10 (04:00) Individualização do brônquio para o lobo inferior esquerdo e passagem de guia (04:19 Figura 7.10) para facilitar o grampeamento da estrutura (04:24).

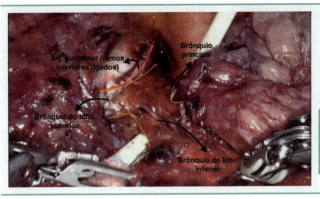

Figura 7.10 Individualização do brônquio principal esquerdo e sua subdivisão nos brônquios lobares.

Fonte: Acervo do autor do capítulo.

Tempo 11 (04:52) Devido a veia anômala foi optado pelo grampeamento da veia pulmonar inferior por último e pela via anterior, de forma a grampear a veia pulmonar visualizando o ramo para o lobo superior (05:04).

Tempo 12 (05:17) Aspecto final após revisão da hemostasia.

Tempo 13 (05:21) Remoção da peça com auxílio de bolsa apropriada.

Conclusão

Após a retirada da peça, é realizada a drenagem da cavidade com dreno tubular único de 28 Fr pelo portal da câmera, sendo normalmente retirado até o segundo pós-operatório. Não abordamos com detalhe a linfadenectomia associada a lobectomia, procedimento este que será descrito em capítulo específico. Na cirurgia robótica, além do fator oncológico, que justifica por si só uma boa linfadenectomia, a retirada dos linfonodos em pontos específicos descritos nos tempos cirúrgicos facilita a dissecção das estruturas a serem ligadas em tempos posteriores. Isto é de fundamental importância para melhor visualização durante a cirurgia, já que nesta via não há *feedback* tátil.

REFERÊNCIAS

1. Terra RM, Kazantzis T, Pinto-Filho DR, Camargo SM, Martins-neto F, Guimarães AN, et al. Ressecção pulmonar anatômica por videotoracoscopia : experiência brasileira (VATS Brasil). J Bras Pneumol. 2016;42(3):215–21.
2. Terra RM, Gouvêa FM, Araújo PHXN, Haddad R, Pêgo-Fernandes PM. Robotic-assisted thoracic surgery in Brazil, a review of the literature and our current experience. J Vis Surg. 2019;5:15–15.
3. Zhang P, Zhang F, Jiang S, Jiang G, Zhou X, Ding J, et al. Video-assisted thoracic surgery for bronchiectasis. Ann Thorac Surg. 2011;91(1):239–43.
4. Weber A, Stammberger U, Inci I, Schmid RA, Dutly A, Weder W. Thoracoscopic lobectomy for benign disease--a single centre study on 64 cases. Eur J Cardiothorac Surg. 2001;20(3):443–8.
5. Kirby TJ, Rice TW. Thoracoscopic lobectomy. Ann Thorac Surg. 1993;56(3):784–6.
6. Warren WH, Milloy FJ. Pulmonary Vascular System and Pulmonary Hilum. Thorac Surg Clin. 2007;17(4):601–17.

Seção 3

Padronização Técnica das Ressecções Sublobares

8

Segmentectomia S6

RICARDO MINGARINI TERRA │ ALBERTO JORGE MONTEIRO DELA VEGA │ PRISCILA LORIA DA SILVA

Resumo

As segmentectomias anatômicas pulmonares podem ser usadas para o tratamento de neoplasias e de processos benignos como bronquiectasias e outras lesões de origem infecciosas.[1] Nos últimos anos, seu uso em casos de neoplasias primárias de pulmão em estágios iniciais tem ganhado espaço. Pacientes selecionados, com tumores de características específicas como lesões em vidro fosco, menores que 2 cm e periféricas podem se beneficiar do método.[1,2] Por necessitar de dissecção profunda no parênquima pulmonar, as segmentectomias tendem a ser tecnicamente mais difíceis que as lobectomias. É necessário ter um amplo conhecimento da segmentação pulmonar e estar atento à variações anatômicas.[1,3]. Nesse capítulo será descrita a técnica da segmentectomia do segmento superior o lobo inferior(S6) tanto por via robótica como por videotoracoscopia.

Palavras-chave

Segmentectomia, segmento superior do lobo inferior, videotoracoscopia, cirurgia robótica.

posterior ao brônquio segmentar 6. Neste momento, a veia do segmento 6, é cuidadosamente dissecada, circundada e grampeada (Figura 8.3).

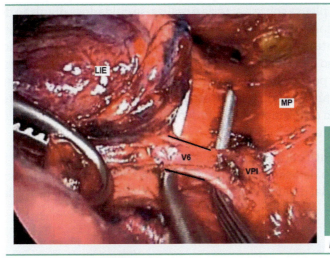

Figura 8.2 — Dissecção da veia pulmonar inferior (VPI) e da veia do segmento 6 (V6), através da exposição do mediastino posterior (MP).
LIE: lobo inferior esquerdo.
Fonte: Acervo do autor do capítulo.

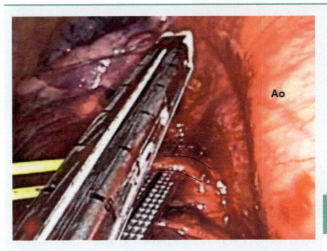

Figura 8.3 — Grampeamento de V6.
Ao: aorta descendente.
Fonte: Acervo do autor do capítulo.

Tempo 4 (01:18) Nessa etapa é realizada dissecção hilar posterior, com exposição do brônquio lobar inferior (à esquerda). A cadeia linfonodal 11 é visualizada no espaço da carina secundária (Figura 8.4). A remoção desse linfonodo facilita a dissecção da artéria do segmento 6 e do brônquio do lobo inferior. Nessa dissecção é importante atentar para presença de artérias brônquicas que podem ser calibrosas.

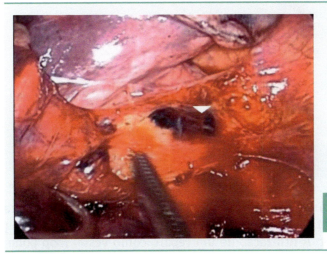

Figura 8.4 — Visão posterior.
Seta: linfonodo cadeia 11.
Fonte: Acervo do autor do capítulo.

Tempo 5

É realizada a abertura da porção posterior da fissura oblíqua.

No caso de haver fissura completa, identifica-se a artéria pulmonar, traciona-se delicadamente e pleura sobre a artéria e realiza-se cuidadosa divulsão do plano entre a artéria e o tecido conectivo para permitir, então, o corte com o eletrocautério. Quando a fissura é incompleta, deve-se observar atentamente o parênquima pulmonar para visualização da pulsação da artéria. Então, um instrumental curvo e de ponta romba é introduzido através do portal acessório anterior, divulsionando cuidadosamente o plano entre a fissura e a artéria, em direção ao espaço aberto no mediastino posterior. Então, é possível a passagem do grampeador endoscópico através do portal anterior e grampeamento da fissura posterior.

Tempo 6 (01:25)

Após a identificação brônquio, da veia e da artéria para o lobo inferior, segue-se com a exposição da fissura oblíqua, através da tração cranial do lobo superior, associada à tração caudal do lobo inferior. Esta manobra permite a exposição da artéria interlobar (Figura 8.5).

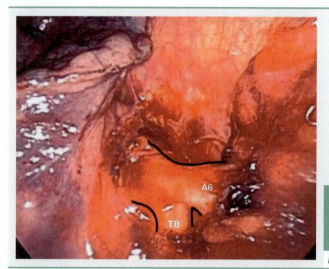

Figura 8.5 — (A) dissecção da artéria pulmonar na fissura. A6: artéria do segmento 6. TB: tronco dos basilares.

Fonte: Acervo do autor do capítulo.

Tempo 7 (01:33)

Após a dissecção da A6. Preparamos para o grampeamento. Importante ter atenção às variações anatômicas pois, raramente, a artéria ascendente posterior se origina da artéria para o segmento 6 e, ocasionalmente, existem 2 ramos para o segmento superior do lobo inferior. A artéria A6 é, então, grampeada (Figura 8.5).

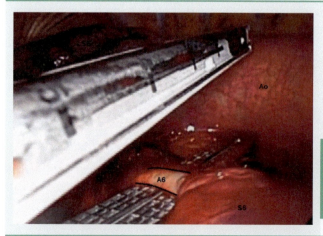

Figura 8.6 — Grampeamento da artéria do segmento superior do lobo inferior (A6) pela fissura. Ao: aorta. S6: segmento 6 do pulmão.

Fonte: Acervo do autor do capítulo.

Tempo 8 (01:50)

Após ligadura da artéria pela fissura, o acesso ao brônquio para o segmento 6 (B6) se torna mais fácil. Neste momento, o brônquio é dissecado tanto por via anterior quanto posterior. A utilização de um reparo como *vessel loop* pode ser muito útil para a passagem do grampeador. Nessa etapa o brônquio para o segmento 6 pode ser clampeado e o pulmão ventilado, permitindo assim a demarcação da área não expandida e a delimitação do plano intersegmentar. (Figuras 8.7 e 8.8). Além disso, a manobra serve para checar se houve expansão adequada dos segmentos basilares.

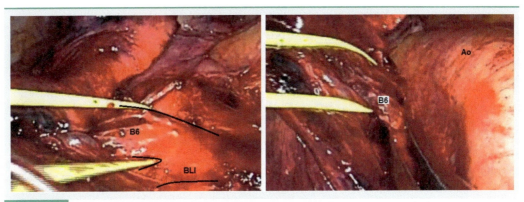

Figura 8.7 Exposição do mediastino posterior e clampeamento do brônquio segmentar (B6).

Fonte: Acervo do autor do capítulo.

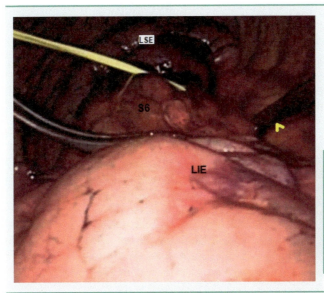

Figura 8.8 Uma pinça curva mantém o B6 clampeado (seta amarela) e o pulmão é reventilado para identificação da área não ventilada (segmento 6) e delimitação do plano intersegmentar.

Fonte: Acervo do autor do capítulo.

Tempo 9 (02:37) Nessa etapa, é realizada a passagem do grampeador. Alternativamente pode ser necessário utilizar o portal do vídeo para conseguir um ângulo adequado para grampeamento do brônquio (Figura 8.9).

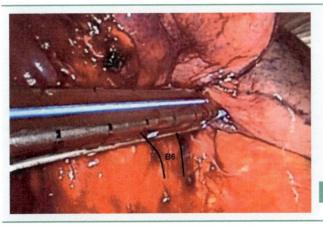

Figura 8.9 Grampeamento de B6.

Fonte: Acervo do autor do capítulo.

Tempo 10 (02:56) A área delimitada no tempo 8 é grampeada, após desinsuflação pulmonar. Quando o grampeamento é feito de forma sequencial e cuidadosa, num pulmão parcialmente expandido, consegue-se minimizar distorções e perda de volume pelos segmentos remanescentes (Figura 8.10).

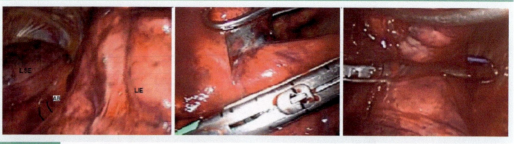

Figura 8.10 — O pulmão é tracionado superiormente através do portal posterior, e o grampeador é passado através do portal de trabalho anterior, para grampeamento do plano intersegmentar.

Fonte: Acervo do autor do capítulo.

Tempo 11 (03:20) retirada da peça cirúrgica pelo acesso anterior.

Descrição técnica por via robótica (RATS)

Tempo 1 (00:01) Inicialmente, o lobo inferior pulmonar é tracionado cranial e anteriormente, para exposição do ligamento pulmonar. Há a liberação do ligamento pulmonar inferior com bipolar e linfadenectomia da cadeia 9 quando indicado (Figura 8.11)

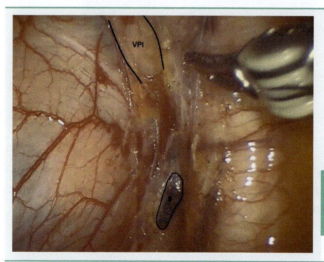

Figura 8.11 — Ligamento pulmonar dissecado, expondo veia pulmonar inferior (VPI) e linfonodo cadeia 9.

Fonte: Acervo do autor do capítulo.

Tempo 2 (00:22) Nesse tempo, o pulmão deve ser posicionado de modo a expor a parte posterior do hilo. A pleura mediastinal posterior é aberta e inicia-se a dissecção das estruturas do hilo. A cadeias linfonodais 7 e 8 também podem ser ressecadas agora, aproveitando a exposição. (Figura 8.12). Nessa etapa é importante abrir toda a pleura mediastinal. Parte importante é a dissecção da porção mais posterior da fissura, em casos de fissura incompleta, essa manobra facilita a passagem do grampeador a posteriori. Além disso, a dissecção de linfonodos cadeias 10, 11 e 12 também facilita a dissecção do ramo arterial do segmento 6 (A6) e do brônquio do segmento 6 (B6).

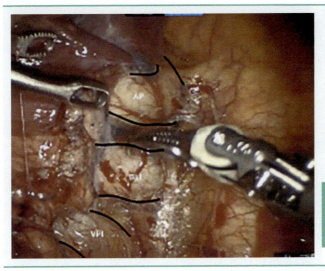

Figura 8.12 — Dissecção hilar posterior.
AP: artéria pulmonar.
BLI: brônquio lobar inferior.
VPI: veia pulmonar inferior.
Fonte: Acervo do autor do capítulo.

Tempo 3 (00:42) Mantendo-se a tração anterior do pulmão e exposição do mediastino posterior, realiza-se a dissecção da veia pulmonar inferior e de seu ramo venoso para o Segmento 6. O Ramo venoso da VPI se localiza na posição mais cranial (Figura 8.13). Uma opção seria o grampeamento da veia nesse momento, entretanto na técnica robótica, procura-se manter as estruturas bem dissecadas antes de iniciar os grampeamentos.

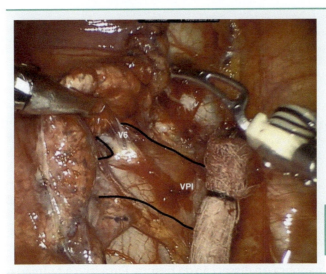

Figura 8.13 — Dissecção da VPI.
V6: ramo do segmento 6.
VPI: veia pulmonar inferior.
Fonte: Acervo do autor do capítulo.

Tempo 4 (01:04) Ainda com a parte posterior do hilo exposta, e após a dissecção da parte posterior da fissura e da ressecção dos linfonodos cadeias 11 e 12, termina-se de dissecar a parte posterior do A6 (Figura 8.14).

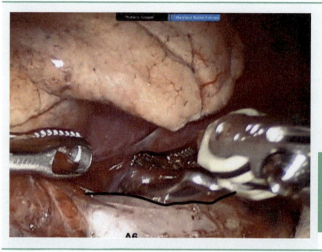

Figura 8.14 | Pinça dissecando parte posterior da fissura e do A6.
TB: tronco dos basilares.
A6: artéria do segmento 6.

Fonte: Acervo do autor do capítulo.

Tempo 5 (02:02) Ainda aproveitando o posicionamento do pulmão, é feita a dissecção do brônquio do segmento 6. Imprescindível avançar na dissecção do B6 para facilitar a passagem do grampeador em etapas seguintes. A ressecção de linfonodos das cadeias 12 e 13 facilitam a dissecção nessa parte da cirurgia.

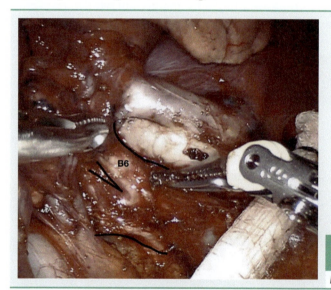

Figura 8.15 | Dissecção do B6 por via posterior.

Fonte: Acervo do autor do capítulo.

Tempo 6 (02:13) A próxima manobra é a dissecção da fissura. Para isso o pulmão é posicionado de forma a expor a fissura, tracionando o lobo superior em direção cranial e o inferior em direção caudal. Nos casos em que a fissura é completa, traciona-se delicadamente e pleura sobre a artéria e realiza-se cuidadosa divulsão separando a artéria do tecido conectivo (Figura 8.16) Em casos de fissura incompleta, a manobra é a mesma, mas há tecido pulmonar a ser separado do plano arterial, para posterior grampeamento. Nesse caso está indicada confecção, por sobre o plano da artéria em direção posterior, de um "túnel" por onde será realizada a passagem do grampeador para grampeamento da fissura. Essa etapa será mais simples se conseguirmos avançar bem na dissecção posterior realizada no tempo 2.

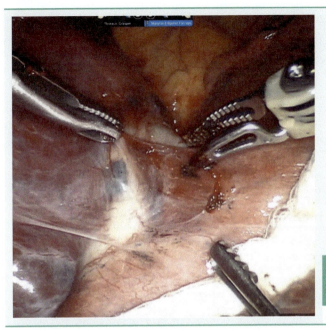

Figura 8.16 — Exposição da fissura e dissecção da artéria do segmento 6 (A6).

Fonte: Acervo do autor do capítulo.

Tempo 7 (02:20) Esse tempo é de término da dissecção da artéria A6 e grampeamento. Muito importante nessa etapa é garantir que a parte posterior esteja muito bem dissecada, propiciando assim, espaço para a passagem do grampeador sem tensão (Figura 8.17). Pode ser necessário o uso de algum reparo como vessel loop ou do guia do próprio grampeador de ponta curva.

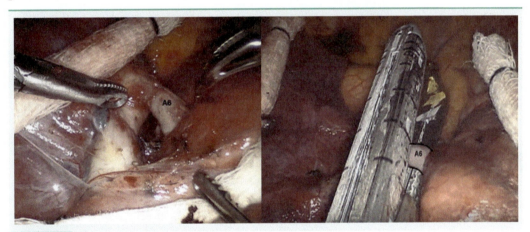

Figura 8.17 — Artéria dissecada (foto da esquerda). Passagem do Grampeador (foto da direita).

Fonte: Acervo do autor do capítulo.

Tempo 8 (02:38) Concluída a ligadura da artéria pela fissura, o brônquio do segmento 6 (B6) pode ser mais facilmente identificado nessa região. Conclui-se a dissecção do B6 e posterior grampeamento. Diferentemente da dissecção dos vasos, a pinça da mão esquerda *(cadiere ou thoracic grasper) pode* ser usada para tracionar e levantar o brônquio, auxiliando na dissecção com o *Maryland Bipolar*.

Introdução

As segmentectomias anatômicas dos segmentos superiores dos lobos inferiores (S6) são as mais realizadas, tanto em nossa casuística quanto na literatura internacional.[1,3] Também se trata de uma ressecção sublobar de relativa facilidade técnica, quando comparada às outras segmentectomias. O suprimento sanguíneo do S6 pode ser feito por artéria única (mais comum), dupla ou tripla; que se origina da face posterior da artéria pulmonar, na porção posterior da fissura. Quando única, a A6 pode se ramificar em dois ou três ramos, exigindo atenção para qual ramo se destina ao S6. Também se deve atentar aos ramos para os segmentos 9 e 10, que podem estar próximos à A6, e para a possibilidade de A2 se originar de um tronco único com A6. A veia para o segmento 6 é a tributária mais superior e delicada da veia pulmonar inferior. Em alguns casos, pode receber tributárias dos segmentos basilares.[3,4]

Descrição técnica videoassistida (VATS)

As imagens mostradas a seguir se referem à segmentectomia S6 realizada do lado esquerdo.

Tempo 1 — Liberação de aderências caso haja e em seguida, através do portal acessório posterior, o lobo inferior pulmonar é tracionado cranial e anteriormente, para exposição do ligamento pulmonar.

O ligamento pulmonar é aberto com cautério, até identificação da cadeia linfonodal 9 e da veia pulmonar inferior.

Nos casos oncológicos, a ressecção da cadeia linfonodal 9 é realizada neste momento.

Tempo 2 (00:20) — Com uso do portal acessório posterior, o pulmão é direcionado anteriormente, para exposição do mediastino posterior. A pleura mediastinal posterior é aberta com cautério no sentido caudal-cranial, com o intuito de expor veia, brônquio e artéria para o lobo inferior, nesta ordem (Figura 8.1). As cadeias linfonodais 7 e 8 também pode ser ressecada neste tempo, nos casos oncológicos.

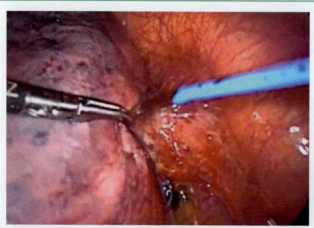

Figura 8.1 Abertura da pleura mediastinal posterior, sentido caudal-cranial.

Fonte: Acervo do autor do capítulo.

Tempo 3 (00:33) — Mantendo-se a tração anterior do pulmão e exposição do mediastino posterior, a veia pulmonar para o lobo inferior é dissecada, através da abertura da pleura que a recobre, em direção ao parênquima pulmonar (Figura 8.2). A veia para o segmento 6 é a tributária mais cranial da veia pulmonar inferior. Ela está situada num nível levemente inferior e

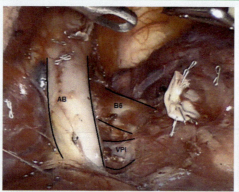 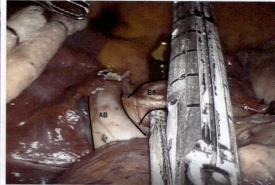

Figura 8.18 Dissecção e grampeamento de B6 pela fissura. AB: artéria dos segmentos basilares.

Fonte: Acervo do autor do capítulo.

Tempo 9 (02:59) Nessa etapa, o pulmão é novamente posicionado em direção anterior e a veia do segmento 6 é novamente abordada por via posterior. Termina-se a dissecção e realiza-se o grampeamento por via posterior.

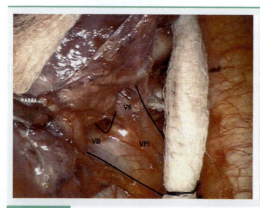 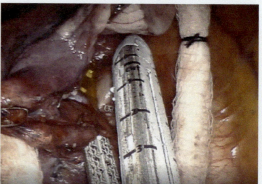

Figura 8.19 Dissecção e grampeamento da veia do segmento 6 (V6) pelo acesso posterior. VPI: veia pulmonar inferior. VB: veia dos segmentos basilares.

Fonte: Acervo do autor do capítulo.

Tempo 10 (03:10) Neste ponto da cirurgia, é realizada a delimitação do plano intersegmentar. Uma opção para melhor definir o plano intersegmentar é o uso do verde de indocianina. Esse marcador é injetado por via endovenosa associado a um sistema que combina a imagem habitual da câmera com imagem de fluorescência, é possível identificar a área não perfundida em decorrência da ligadura da artéria. Neste caso, por exemplo, o restante do pulmão fica corado em verde e o segmento 6 mantém a coloração habitual em preto e branco (Figura 8.7). Como o verde permanece poucos segundos na corrente sanguínea, o plano intersegmentar é demarcado na superfície do pulmão com o eletrocautério. Embora cada vez mais utilizado, o sistema de fluorescência não se encontra disponível em todos as unidades robóticas. Alternativamente, a demarcação do plano intersegmentar pode ser realizada através do teste de ventilação. Essa manobra é realizada através da ventilação do pulmão ipsilateral. A diferença de expansão dos segmentos basilares e do Segmento 6 que teve o brônquio ligado, define o plano intersegmentar. Da mesma forma a superfície do pulmão na linha intersegmentar é demarcada com o eletrocautério.

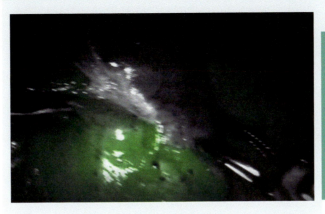

Figura 8.20 Delimitação do plano intersegmentar com verde de indocianina e demarcação da área a ser grampeada com eletrocautério. Área verde é a área perfundida do pulmão (segmentos basilares), o restante corresponde ao segmento 6 que já teve a A6 ligada.

Fonte: Acervo do autor do capítulo.

Tempo 11 A área delimitada no tempo anterior é grampeada e um dispositivo é utilizado para remoção da peça sem danos à mesma.

Conclusão

A ressecção anatômica do segmento 6 é a segmentectomia mais realizado e de relativa facilidade técnica. Variações anatômicas podem trazer dificuldade ao procedimento. Por isso, a análise tomográfica pré-operatória é fundamental para o planejamento cirúrgico.

Nos casos oncológicos em que haja indicação, é realizada a linfadenectomia mediastinal, conforme técnica descrita no capítulo correspondente.

REFERÊNCIAS

1. Terra RM, Lauricella LL, Haddad R, De-Campos JRM, Nabuco-de-Araujo PHX, Lima CET, et al. Segmentectomia pulmonar anatômica robótica: aspectos técnicos e desfechos. Rev Col Bras Cir [Internet]. 2019;46(4):1–11. Available from: http://www.scielo.br/scielo.php?script=sci_arttext&pid=S0100-69912019000400156&tlng=pt.

2. Hennon M, Landreneau RJ. Role of Segmentectomy in Treatment of Early-Stage Non–Small Cell Lung Cancer. Ann Surg Oncol [Internet]. 2018 Jan 1;25(1):59–63. Available from: http://link.springer.com/10.1245/s10434-017-5787-5.

3. Seguin-Givelet A, Lutz J, Gossot D. Thoracoscopic S6 segmentectomy: tricks to know. Video-Assisted Thorac Surg [Internet]. 2016 Nov;1:24–24. Available from: http://vats.amegroups.com/article/view/3589/4320.

4. Gossot D, Seguin-Givelet A. Anatomical variations and pitfalls to know during thoracoscopic segmentectomies. J Thorac Dis [Internet]. 2018 Apr;10(S10):S1134–44. Available from: http://jtd.amegroups.com/article/view/17792/15944.

5. Pearson's Thoracic and Esophageal Surgery 3rd edition. / J, Deslauriers; Meyerson, Shari Lynn; A, Patterson (Editor); JD, Cooper (Editor). Philadelphia: Churchill Livingstone, 2008.

6. Li C, Yang S, Guo W, Jin R, Zhang Y, Chen X, et al. Ruijin robotic thoracic surgery: right S6 segmentectomy. AME Med J 2017;2:23.

7. Cerfolio RJ, Watson C, Minnich DJ, Calloway S, Wei B. One hundred planned robotic segmentectomies: early results, technical details, and preferred port placement. Ann Thorac Surg. 2016;101(3):1089-95-1095-6.

8. Wei B, Cerfolio RJ. Robotic Lobectomy and Segmentectomy: Technical Details and Results. Surg Clin North Am. 2017;97(4):771-782. doi:10.1016/j.suc.2017.03.008.

9. Gossot D, Zaimi R, Fournel L, Grigoroiu M, Brian E, Neveu C. Totally thoracoscopic pulmonary anatomic segmentectomies: technical considerations [published correction appears in J Thorac Dis. 2017;9(5):E539]. J Thorac Dis. 2013;5(3):S200-S206. doi:10.3978/j.issn.2072-1439.2013.06.25.

9

Basilectomia

PEDRO HENRIQUE CUNHA LEITE │ PEDRO HENRIQUE XAVIER NABUCO DE ARAÚJO

Resumo

A segmentectomia anatômica tem um papel importante no tratamento do câncer de pulmão, principalmente em casos selecionados. Ela representa um desafio técnico ao cirurgião devido a presença de variações anatômicas, necessidade de conhecimento anatômico tridimensional e a dificuldade em identificar o plano intersegmentar. As segmentectomias basilares direita e esquerda são parecidas e simétricas. Elas consistem na ressecção em bloco dos 4 segmentos basilares do lobo inferior. Trata-se de um procedimento seguro e factível para ser realizado por via minimamente invasiva. A análise dos exames de imagem e identificação da anatomia vascular e brônquica são fundamentais para o planejamento e sucesso do procedimento cirúrgico.

Palavras-chave

Segmentectomia, ressecção pulmonar, VATS, cirurgia minimamente invasiva.

Introdução

A lobectomia ainda é o padrão ouro no tratamento do câncer de pulmão em estágio inicial. No entanto, a segmentectomia anatômica apresenta resultados comparáveis em um grupo seleto de pacientes (lesões em vidro fosco, tamanho < 2 cm, baixa reserva pulmonar e idosos).[1] Os estudos prospectivos randomizados em andamento ajudarão a definir se essas 2 abordagens são comparáveis no tratamento do câncer de pulmão.[2,3] Outras indicações de segmentectomia pulmonar anatômica são doenças infecciosas, metastasectomias e tumores benignos.[4]

A segmentectomia anatômica representa um grande desafio técnico ao cirurgião. Estudos prévios demonstram que a segmentectomia anatômica por videotoracoscopia (VATS) são mais complexas em relação a lobectomia, principalmente pela dificuldade em identificar o plano intersegmentar, necessidade de um conhecimento anatômico tridimensional das estruturas vasculares e brônquicas, devido a grande variação anatômica relacionada a segmentação pulmonar.[5] As variações anatômicas mais comuns relacionadas ao segmento basilar, envolvem a presença de uma arterial basilar acessória que ramifica para o segmento basilar anterior que geralmente surgem da artéria do lobo médio à direita e da artéria lingular à esquerda. Além disso, pode haver ramos acessórios para o segmento superior (S6) que se originam do tronco basilar distal ao o lobo médio ou da artéria lingular.[6]

As segmentectomias basilares direita e esquerda são parecidas e simétricas. Elas consistem na ressecção em bloco dos 4 segmentos basilares do lobo inferior. Em vários aspectos, a dissecção para a segmentectomia basilar é uma imagem em espelho da dissecção para a segmentectomia do segmento superior (S6). O ponto chave para a realização da segmentectomia basilar é a identificação e preservação da veia para o S6 durante a dissecção da veia segmentar basilar.[4]

Neste capítulo, descrevemos a segmentectomia basilar direita VATS.

Descrição da técnica

Tempo 1 (0:00-1:09)

Liberação do ligamento pulmonar e dissecção da veia pulmonar inferior

Utilizando o portal acessório posterior realizamos a tração cranial do lobo inferior para identificação e retificação do ligamento pulmonar inferior.

Seguimos com a liberação do ligamento utilizando o monopolar e dissecção romba com aspirador até encontrarmos a face inferior do hilo pulmonar e veia pulmonar inferior.

A veia pulmonar inferior deve ser dissecada em sua porção cranial com a identificação de sua bifurcação, dando origem a veia segmentar basilar e a veia segmentar superior (S6), como mostra a Figura 9.1. Vale lembrar que o brônquio do lobo inferior direito tem íntima relação com a parede ântero-superior da veia pulmonar inferior.

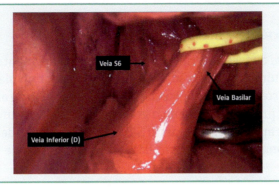

| Figura 9.1 | Veia pulmonar inferior direita dissecada com a identificação de seus dois ramos segmentares: Veia segmentar basilar isolada com vessel loop amarelo e a veia do segmento superior (S6). |

Fonte: Acervo do autor do capítulo.

Tempo 2 (1:10-1:53)

Identificação da artéria pulmonar e abertura da parte anterior da fissura maior.

A artéria pulmonar é identificada na confluência das fissuras pulmonares. Para uma melhor apresentação da fissura, o lobo inferior deve ser tracionado para baixo. Dessa forma, após a identificação da artéria pulmonar, a parte anterior da fissura maior, entre o lobo inferior e o lobo médio deve ser separada, com auxílio preferencial de grampeador.

Para facilitar a apresentação e a passagem do grampeador, a fissura é isolada com um vessel loop, como mostra a Figura 9.2.

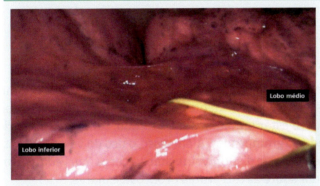

| Figura 9.2 | Isolamento da fissura pulmonar entre o lobo médio e o lobo inferior com vessel loop amarelo. |

Fonte: Acervo do autor do capítulo.

Este passo, facilita a dissecção da artéria pulmonar, no entanto, deve ter atenção em relação a variações anatômicas, como a origem da artéria do lobo médio a partir do tronco da artéria basilar.

DICA

Na presença de uma fissura incompleta que dificulta a identificação a identificação da artéria pulmonar, podemos utilizar a técnica Fissureless, que consiste em iniciar a secção broncovascular pela veia, seguida do brônquio e artéria segmentares sem a dissecção da fissura. Esta manobra permite a identificação e controle seguro da artéria basilar, bem como assegura o grampeamento total da fissura pulmonar, minimizando a ocorrência de escape aéreo prolongado. Outra opção é a técnica do túnel. Identificamos as veias do lobo médio e inferior e dissecamos o parênquima pulmonar entre elas até atingirmos a carina entre os brônquios dos segmentos anterior/ântero-medial e do lobo médio. Após isso podemos grampear a porção anterior da fissura oblíqua em sua quase totalidade. Após esse grampeamento fica mais fácil dissecarmos o brônquio e a artéria.

Tempo 3 (1:54-2:47)

Dissecção da artéria segmentar basilar

Após a abertura da face anterior da fissura, a artéria segmentar basilar é exposta. Dessa forma prosseguimos a dissecção romba com aspirador no plano entre a fissura pulmonar maior e a artéria pulmonar basilar até a identificação da artéria segmentar superior (S6). Feito isso, prosseguimos com o grampeamento da fissura pulmonar residual até a emergência da artéria segmentar do S6. Geralmente ela é identificada mais proximal e posterior, ao longo do trajeto da artéria interlobar, conforme ilustrado pela Figura 9.3.

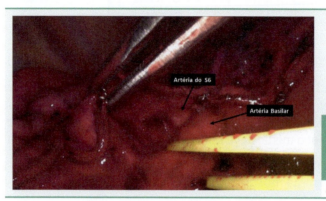

Figura 9.3 — Artéria basilar dissecada e isolada por vessel loop amarelo, e a emergência da artéria do S6.

Fonte: Acervo do autor do capítulo.

Tempo 4 (2:48-3:12)

Ligadura da artéria basilar e dissecção do brônquio basilar.

O grampeamento da artéria é um passo crítico da cirurgia. Adotamos algumas medidas importantes para evitar acidentes vasculares. Inicialmente o plano entre a artéria e o brônquio deve estar amplamente dissecado, com espaço suficiente para a passagem com facilidade do grampeador. Além disso, o uso do vessel loop auxilia na apresentação da artéria. Sempre que disponível, usamos a carga "curved tip" para facilitar a passagem do grampeador sobre as estruturas broncovasculares.

Após o grampeamento da artéria, visualizamos o brônquio do lobo inferior. Para uma melhor apresentação, traciona-se o lobo inferior para baixo e inicia-se então a dissecção do parênquima pulmonar que está sobre o brônquio até encontrar a bifurcação entre o brônquio basilar e o brônquio do segmento superior, conforme mostra a Figura 9.4.

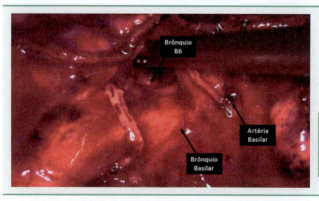

Figura 9.4 — Dissecção do brônquio segmentar basilar após grampeamento da artéria segmentar basilar.

Fonte: Acervo do autor do capítulo.

Tempo 5 (3:13-4:10)

Grampeamento da veia e brônquio basilar

Seguimos com o grampeamento da veia (Figura 9.5) e do brônquio. Para maior segurança e se certificar da ligadura apenas do brônquio segmentar, antes do grampeamento, o clampeamos com uma pinça e solicitamos a ventilação do pulmão direito, como mostra a Figura 9.6.

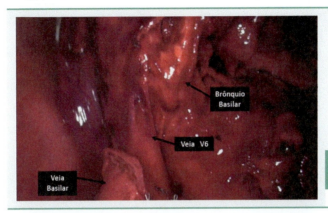

Figura 9.5 — Grampeamento da Veia Basilar.
Fonte: Acervo do autor do capítulo.

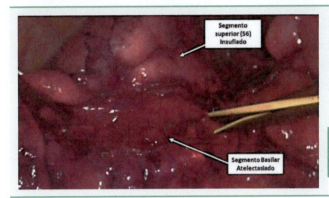

Figura 9.6 — Insuflação pulmonar a direita após clampeamento do brônquio basilar.
Fonte: Acervo do autor do capítulo.

Tempo 6 (4:11-4:37)

Divisão do plano intersegmentar. Após o grampeamento das estruturas broncovasculares, seguimos para a divisão do plano intersegmentar. Definimos o plano intersegmentar a partir do trajeto da veia do segmento superior (S6), como ilustrado na Figura 9.7.

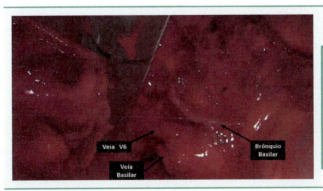

Figura 9.6 — Grampeamento do plano intersegmentar respeitando o limite do trajeto da veia do segmento superior (V6). Observamos também os cotos proximais da Veia e Brônquio Basilares.
Fonte: Acervo do autor do capítulo.

Tempo 7 (4:38-4:43)

Fixação do segmento superior

Após a separação do plano intersegmentar, optamos pela fixação do segmento superior com o segmento posterior do lobo superior direito através do grampeamento, para evitar rotação do mesmo.

Conclusão

A presença de variações anatômicas, necessidade de conhecimento anatômico tridimensional e a dificuldade em identificar o plano intersegmentar, tornam a segmentectomia anatômica um desafio. Apesar da lobectomia ainda ser o padrão-ouro para o tratamento de câncer de pulmão em fase inicial, o papel da segmentectomia tem sido estabelecido.

A segmentectomia basilar é um procedimento seguro e factível para ser realizado por via minimamente invasiva. A análise dos exames de imagem e identificação da anatomia vascular e brônquica são fundamentais para o planejamento e sucesso do procedimento cirúrgico.

REFERÊNCIAS

1. Hennon M, Landreneau RJ. Role of segmentectomy in treatment of early-stage non-small cell lung cancer. Ann Surg Oncol. 2018;25:59-63

2. Nakamura K, Saji H, Nakajima R, Okada M, Asamura H, Shibata T, et al. A phase III randomized trial of lobectomy versus limited resection for small-sized peripheral non-small cell lung cancer (JCOG0802/WJOG4607L). Jpn J Clin Oncol. 2010;40:271-4

3. Altorki NK, Wang X, Wigle D, Gu L, Darling G, Ashrafi AS, et al. Perioperative mortality and morbidity after sublobar versus lobar resection for early-stage non-small-cell lung cancer: post-hoc analysis of an international, randomised,phase 3 trial (CALGB/Alliance 140503). Lancet Respir Med. 2018;6:915-24

4. Schuchert MJ, Pettiford BL, Luketich JD, et al: Parenchymal-sparing resections: Why, when, and how Thorac Surg Clin 2008;18:93-105.

5. Oizumi H, Kanauchi N, Kato H, Endoh M, Suzuki J, Fukaya K, et al. Anatomic thoracoscopic pulmonary segmentectomy under 3-dimensional multidetector computed tomography simulation: a report of 52 consecutive cases. J Thorac Cardiovasc Surg. 2011;141:678-82.

6. Schuchert MJ, Lamb JJ, Landreneau RJ. Thoracoscopic Basilar Segmentectomy. Semin Thorac Cardiovasc Surg Spring 2011;23(1):78-80.

10

Lingulectomia

JULIANA R MOL TRINDADE | PEDRO HENRIQUE XAVIER NABUCO DE ARAÚJO | MARIANA SCHETTINI SOARES

Resumo

As ressecções pulmonares sublobares são consideradas como uma possibilidade terapêutica no tratamento cirúrgico de casos selecionados de neoplasias e outra patologias pulmonares. Os desafios técnicos destas cirurgias são o conhecimento tridimensional da anatomia distal das estruturas vasculares e brônquicas intrapulmonares; a antecipação das possíveis variantes anatômicas e a habilidade técnica para dissecções mais delicadas em espaços menores.[1,3] Neste capítulo, abordaremos a ressecções anatômica da língula, as principais variações anatômicas e os pontos cirúrgicos críticos na abordagem VATS e RATS.

Palavras-chave

Segmentectomia, lingulectomia, ressecção pulmonar sublobar, VATS, RATS.

Introdução

A lingulectomia consiste na ressecção da língula, o que compreende os segmentos 4 e 5 à esquerda. Dentre os detalhes técnicos que merecem especial atenção estão: (1) a inserção brônquica da língula está orientada anteriormente assim como o brônquio do segmento anterior, além disso o brônquio lingular pode emergir a partir do brônquio inferior em raros casos; (2) em até 26% dos pacientes a artéria lingular se origina do tronco arterial através de 2 ramos separadamente e ainda há a possibilidade de haver uma artéria lingular mediastinal em até 18% dos pacientes; (3) a veia lingular pode se constituir de múltiplos ramos que somente são identificáveis após ligadura do brônquio e artéria. Por isso é sempre importante dissecar e individuar as estruturas segmentares brônquicas e vasculares distalmente antes do grampeamento para evitar ligadura ou lesão inadvertida do pulmão remanescente.

Descrição da técnica por videotoracoscopia

Tempo 1
A cirurgia começa com exposição do lobo superior esquerdo em sentido posterolateral através do portal posterior, afastando o parênquima do hilo pulmonar. Inicia-se com a abertura da pleura mediastinal anterior e dissecção da gordura mediastinal para identificação e exposição da veia pulmonar superior.

Tempo 2 (00:06)
Através de dissecção romba, identificar o ângulo de divisão da veia pulmonar superior e o ramo lingular (Figura 10.1). Liberar o tecido conectivo frouxo e isolar o ramo lingular. Atentar para a interface entre a veia e o brônquio lingular, que será identificado ao dissecar a borda inferior da veia.

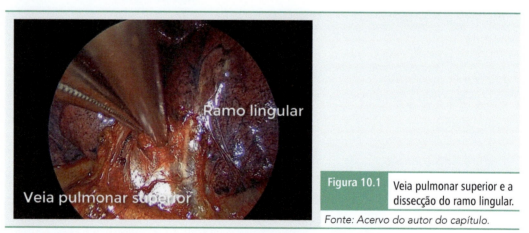

Figura 10.1 — Veia pulmonar superior e a dissecção do ramo lingular.

Fonte: Acervo do autor do capítulo.

Tempo 3 (00:50)
Segue-se com a dissecção da fissura e identificação da artéria e seus ramos. Através do portal acessório posterior faz-se tração do lobo inferior inferiormente e através da incisão de trabalho, tracionamos o lobo superior superiormente com o objetivo de expor a artéria pulmonar e seus ramos segmentares (Figura 10.2).

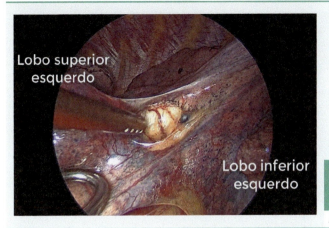

Figura 10.2 — Exposição da fissura para dissecção da artéria pulmonar e seus ramos.
Fonte: Acervo do autor do capítulo.

> **DICA**
>
> A fissura incompleta dificulta a identificação da artéria interlobar e seus ramos segmentares. Nessa situação podemos dissecar a pleura mediastinal e o parênquima pulmonar anteriormente entre as veias da língula e a lobar inferior. Seguimos dissecando até identificarmos a carina brônquica secundária. Nesse momento podemos usar um grampeador para dividir os lobos. Dessa forma apenas sobra uma pequena quantidade de tecido pulmonar antes da artéria interlobar, facilitando a exposição e dissecção da mesma.

Tempo 4 (01:17) A dissecção do linfonodo interlobar (Figura 10.3) é um passo importante para melhorar a exposição da artéria e brônquio no plano interlobar.

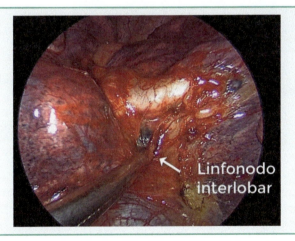

Figura 10.3 — Exposição da fissura para dissecção da artéria pulmonar e seus ramos.
Fonte: Acervo do autor do capítulo.

Tempo 5 (02:12) Dissecção e isolamento da artéria lingular. Ainda com exposição da fissura, faz-se a dissecção da artéria lingular através de liberação do tecido conectivo frouxo. A ressecção do linfonodo intralobar pode facilitar quando for circundar todo o ramo (Figura 10.4).

*Atenção deve ser dada a linfadenectomia pela proximidade do ramo posterior da artéria.

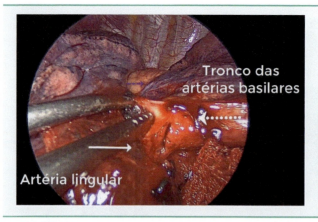

Figura 10.3 — Dissecção e isolamento do ramo lingular da arteria. A linfadenectomia interssegmentar auxilia na "passagem" do instrumento para circundar o ramo arterial.
Fonte: Acervo do autor do capítulo.

Tempo 6 (02:40) Grampeamento endoscópico da artéria lingular com carga vascular através do portal acessório posterior.

Tempo 7 (03:16) Para o grampeamento da veia a melhor apresentação é obtida ao se elevar o lobo superior para retificar o trajeto anatômico da veia. Realiza-se o grampeamento endoscópico da veia lingular com carga vascular através do portal acessório posterior.

Tempo 8 (03:40) Ainda mantendo a apresentação, faz-se a dissecção do brônquio lingular. O isolamento do brônquio e retirada do tecido gorduroso ao redor facilita a introdução do grampeador. A ressecção do linfonodo intersegmentar no tempo 5 deixa essa etapa mais segura.

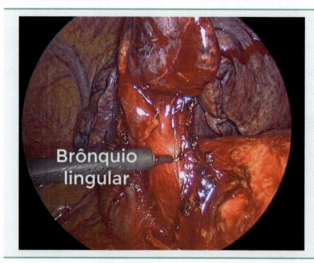

Figura 10.5 — Brônquio lingular.
Fonte: Acervo do autor do capítulo.

Tempo 9 (04:10) O grampeamento do brônquio lingular é realizado de maneira mais fácil com a introdução do grampeador pelo portal de trabalho anterior. Carga roxa ou verde deve ser utilizada no brônquio segmentar. Pode ser utilizado o Vessel Loop para tracionar a estrutura e facilitar a introdução do grampeador. Na medida em que se aprimora a técnica, essa etapa pode ser dispensada.

Tempo 10 (04:40) O limite da fissura intersegmentar pode ser determinado com uso da técnica de insuflação parcial. Um ponto importante durante a secção do parênquima é a manutenção das estruturas do hilo já grampeadas na peça. A linha de grampo inicial é realizada de forma oblíqua à linha de grampo da fissura interlobar, seguindo no sentido ápico-anterior, do centro à periferia do parênquima e paralelo a veia central da língula.

> **DICA**
>
> A adequada liberação distal dos cotos da veia e do brônquio é importante para a confecção do plano de grampeamento intersegmentar uma vez que todos os cotos do hilo pulmonar precisam sair com a peça. No primeiro grampeamento, mais anterior, as referências são as veias remanescentes para o lobo superior, a ponta do grampeador deve ser colocada logo inferior a elas de modo a evitar estenose das mesmas.

A peça deve ser retirada com auxílio de saco protetor apropriado e a linfadenectomia deve ser completada conforme descrita no capítulo dedicado a este tema.

Descrição técnica por técnica robótica

A lingulectomia demonstrada neste vídeo foi realizada na plataforma Da Vinci Xi, utilizando 4 braços robóticos e o portal para o auxiliar. As incisões foram realizadas sob visão direta endoscópica nas seguintes referências anatômicas: portal anterior no 6º espaço intercostal – linha axilar anterior, portal da ótica no 7º espaço – linha axilar média, portais posteriores no 7º espaço, portal acessório no 10º espaço intercostal esquerdo. A linfadenectomia hilar e mediastinal é descrita em outro capítulo. Logo, iniciaremos a descrição diretamente com a ressecção pulmonar.

Tempo 1 (00:00) O primeiro tempo da ressecção consiste na abertura do plano interfissural para exposição da artéria pulmonar. Para isso, o lobo inferior deve ser inicialmente tracionado no sentido caudal pelo auxiliar enquanto o braço robótico afasta o lobo superior para abertura da fissura. (Figura 10.6). Inicia-se abertura da fissura com uso de energia (Maryland bipolar) até encontrar o tronco da artéria.

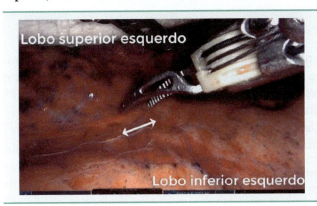

Figura 10.6 Exposição da fissura e identificação da artéria pulmonar. A seta na figura identifica o sentido de abertura da fissura.

Fonte: Acervo do autor do capítulo.

Tempo 2 (00:07) Uma vez identificado o tronco da artéria pulmonar esquerda na fissura (Figura 10.7), prossegue-se com a exposição da artéria em sua extensão anterior até se identificar o ramo lingular da artéria. O braço 2 expõe o tecido conectivo frouxo, enquanto o Maryland bipolar disseca e cauteriza o tecido.

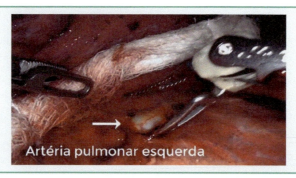

Figura 10.7 — Exposição da artéria pulmonar esquerda e dissecção até encontrar o ram lingular.
Fonte: Acervo do autor do capítulo.

Tempo 3 (00:28) Após identificar o ramo lingular e ramos basilares (Figura 10.8), faz-se a dissecção mais profunda do plano entre esses ramos fim de contornar o ramo lingular.

> **DICA**
> É importante a liberação do linfonodo interlobar nessa topografia (entre ramos arteriais e brônquio) para facilitar o grampeamento da fissura anterior na etapa a frente.

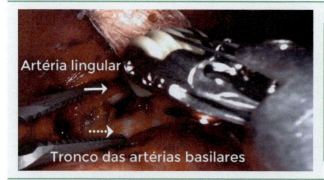

Figura 10.8 — Identificados os ramos arteriais para a língula (seta branca), tronco arterial para os basilares (seta pontilhada) e exposição do linfonodo interlobar entre os ramos arteriais (identificado em vermelho no vídeo).
Fonte: Acervo do autor do capítulo.

Tempo 4 (00:54) Nesse momento a apresentação deve ser modificada. A abertura da pleura mediastinal anterior deve ser realizada com tração do pulmão pelo auxiliar no sentido posterior de maneira a expor a região de dissecção das veias pulmonares (Figura 10.9). Essa tração pode ser realizada pelo terceiro braço em caso de utilização da técnica de 4 braços. Prossegue-se então com abertura da pleura mediastinal com uso de energia e dissecção da gordura mediastinal até identificação da veia pulmonar superior.

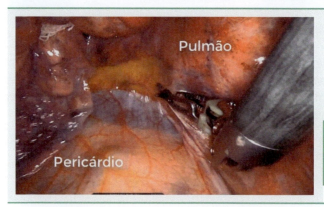

Figura 10.9 — Exposição da pleura mediastinal anterior através da tração posterior do pulmão.
Fonte: Acervo do autor do capítulo.

Tempo 5 (01:25) Após identificação da veia pulmonar superior, prosseguimos para identificar e isolar o ramo lingular da veia (Figura 10.10) Mais uma vez o braço 2 é usado para tracionar tecido conectivo e expor a estrutura enquanto a dissecção é realizada pelo instrumento da mão direita.

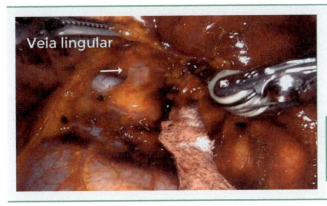

Figura 10.10 Apresentação, dissecção e isolamento do ramo lingular da veia pulmonar (seta).

Fonte: Acervo do autor do capítulo.

Ao tentar contornar a borda inferior da veia lingular, deve-se identificar o brônquio lingular posteriormente e realizar a dissecção entre as 2 estruturas: brônquio e veia lingulares (Figura 10.11).

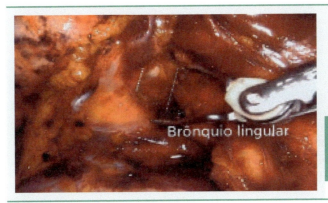

Figura 10.11 Identificação do brônquio da língula ao dissecar a borda inferior da veia lingular (pontilhado).

Fonte: Acervo do autor do capítulo.

Tempo 6 (01:45) Mantendo ainda a exposição e o pulmão tracionado posteriormente, prossegue-se a dissecção do tecido conectivo aderido ao brônquio lingular (Figura 10.12).

DICA

É necessário ter em mente que o linfonodo localizado junto ao brônquio lingular é o mesmo que se vê na dissecção da artéria lingular na fissura (comentado no tempo 3). Isso é especialmente importante nesse momento para não haver lesão da artéria nessa etapa da cirurgia. Da mesma forma, ao dissecar lateralmente ao linfonodo, podemos realizar a comunicação entre a apresentação mediastinal e fissural para realizar o grampeamento da fissura anterior.

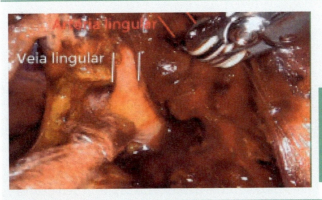

Figura 10.12 Identificação da artéria lingular pela apresentação anterior, após dissecção do linfonodo entre a artéria e brônquio lingulares (identificado no vídeo).

Fonte: Acervo do autor do capítulo.

Tempo 7 (02:15) Grampeamento da fissura anterior. Após identificação da artéria lingular pela apresentação anterior, está traçado o plano profundo da fissura para grampeamento. Se possível, introduzir um guia (no vídeo foi utilizado o guia do grampeador endoscópico) e mudar a apresentação para a fissura, tracionando o pulmão anteriormente para identificar a extremidade distal do guia. Este deve estar entre a artéria lingular e os ramos basilares. O grampeador deve ser guiado enquanto avança no plano profundo da fissura pelo risco de lesão das artérias. Antes de fechar a mandíbula do grampeador, deve-se girar levemente do sentido horário para alcançar o plano da fissura.

Tempo 8 (02:40) Após grampear a fissura anteriormente, ficam mais evidentes as estruturas e o linfonodo interlobar. É realizado a linfadenectomia do linfonodo cadeia 11 (Figura 10.13).

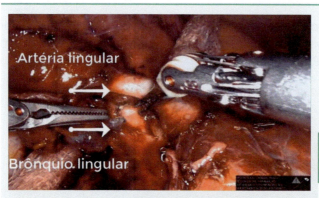

Figura 10.13 Linfadenectomia cadeia 11 e identificação da artéria e brônquio lingulares.

Fonte: Acervo do autor do capítulo.

Tempo 9 (02:50) Grampeamento endoscópico da artéria lingular com carga vascular. Para este grampeamento a melhor apresentação é obtida ao tracionar inferiormente o lobo inferior para expor a fissura e a artéria nesta topografia.

Tempo 10 (03:02) Grampeamento endoscópico da veia lingular com carga vascular. Para este grampeamento a melhor apresentação é obtida ao tracionar posteriormente o lobo superior. O ramo lingular da veia permanece retificado para a entrada do grampeador.

> **DICA:** A introdução do grampeador deve ser auxiliada a fim de evitar tração da veia em sua inserção na veia do lobo superior.

Tempo 11 (03:25) Dissecção e grampeamento endoscópico do brônquio lingular com carga roxa ou verde. A melhor apresentação para esta etapa é obtida através da tração do lobo superior no sentido apical.

Tempo 12 (03:45) O próximo tempo consiste na secção do parênquima pelo plano intersegmentar. A definição desse plano pode ser feita pela demarcação anatômica, insuflação pulmonar ou com auxílio de técnicas de fluorescência como o *Firefly*. Um ponto importante nesse tempo é a manutenção das estruturas do hilo já grampeadas na peça. A linha de grampo inicial é realizada de forma oblíqua à linha de grampo da fissura interlobar, seguindo no sentido ápico-anterior, do centro à periferia do parênquima e paralelo a veia central da língula.

Tempo 13 (04:25) Revisão de hemostasia com colocação de hemostático em leito de dissecção linfonodal se necessário.

Tempo 14 (04:35) A peça deve ser retirada com auxílio de saco protetor apropriado e a linfadenectomia deve ser completada conforme descrita no capítulo dedicado a este tema.

Para a retirada da peça pode ser necessário a ampliação da incisão auxiliar. Movimentos rotacionais facilitam a saída do mesmo pelo espaço intercostal. No fechamento pode ser necessário um ponto para fixação do diafragma. A drenagem da cavidade pleural é realizada com um único dreno tubular introduzido pelo portal acessório anterior.

Conclusão

A lingulectomia (segmentectomias S4+5) é um procedimento seguro de ser realizado por VATS e RATS. A análise tomográfica pré-operatória é mandatória para o planejamento cirúrgico, o tempo médio de internação é de 6 dias. As principais complicações em ordem de frequência são as seguintes: atelectasia (16%), pneumonia (14%), fuga aérea persistente por mais de 7 dias (8%), arritmias supraventriculares (10%).[4,5] Recomendamos o uso de um único dreno tubular de 28 Fr, fisioterapia, tromboprofilaxia e mobilização precoce como estratégias para melhores desfevhos pós operatórios.

REFERÊNCIAS

1. Gossot D, Seguin-Givelet A. Anatomical variations and pitfalls to know during thoracoscopic segmentectomies. J Thorac Dis. 2018;10(10):S1134-S1144. doi:10.21037/jtd.2017.11.87

2. Terra RM, et al. Robotic anatomic pulmonary segmentectomy: technical approach and outcomes. Rev. Col. Bras. Cir. [Internet]. 2019;46(4):e20192210. Epub Sep 30, 2019. Disponível em: https://doi.org/10.1590/0100-6991e-20192210. (Acesso jul. 2020).

3. Landreneau RJ, Schuchert MJ. Is segmentectomy the future?. J Thorac Dis. 2019;11(1):308-318. doi:10.21037/jtd.2018.12.67

4. Berfield KS, Wood DE. Sublobar resection for stage IA non-small cell lung cancer. J Thorac Dis. 2017;9(3):S208-S210. doi:10.21037/jtd.2017.03.135

11

Trissegmentectomia superior esquerda ($S^{1+2} + S^3$)

LEONARDO PONTUAL LIMA | RICARDO MINGARINI TERRA | JOÃO MARCELO LOPES TOSCANO BRITO

Resumo

A trissegmentectomia pulmonar superior esquerda é uma das segmentectomia pulmonares anatômicas mais comumente realizadas, juntamente com as segmentectomias do segmento seis, basilectomias e lingulectomias. Comparada, anatomicamente à lobectomia superior direita a sua realização é mais complexa que esta devido a ausência da fissura horizontal à esquerda. Trata-se de um procedimento minucioso, especialmente por englobar uma região com a maior variabilidade de conformações broncovasculares do pulmão. O número de ramos arteriais para os dois segmentos superiores pode variar de dois a cinco, a conformação mais comum é de três ramos arteriais mediastinais, podendo menos comumente A^{1+2} ou A^3 emergirem de forma ascendente da artéria interlobar,[1] devendo assim ter uma análise rigorosa da tomografia pré-operatória, além de uma análise segura intraoperatória, com abertura tática da fissura quando necessário.

É importante a identificação cuidadosa dos vasos e brônquio para os segmentos superiores e lingulares de forma a se preservar estes últimos. Na dissecção mediastinal anterior das veias e artérias para o segmento superior é preciso ter um cuidado especial com o ramo lingular mediastinal que se encontra entre a veia e brônquio do segmento três em 30% dos casos.

Esse procedimento está indicado quando se deseja preservar a função pulmonar dos segmentos 4 e 5 do lobo superior esquerdo, naqueles pacientes com função pulmonar limítrofe e preferencialmente naquelas lesões periféricas e menores que 2 centímetros.[2,4]

Palavras-chave

Segmentectomia anatômica, neoplasia de pulmão, segmentectomia robótica, segmentectomia VATS, trissegmentectomia superior esquerda.

Introdução

A trissegmentectomia do lobo superior esquerdo apresenta-se como uma das mais consagradas ressecções anatômicas sublobares.

O brônquio lobar superior geralmente divide-se em dois: $B^{1\text{-}3}$ e B^{4+5}, podendo, ocasionalmente, dividir-se em três: B^{1+2}, B^3 e B^{4+5}. Em 24% dos casos, atentar para um ramo arterial do tronco anterior que segue abaixo da veia pulmonar superior em direção à língula.

Dica: Se durante a dissecção da fissura anterior, apenas diminutos ramos arteriais forem visualizados em direção à língula, pode ser um indicativo da presença do ramo lingular mediastinal abaixo da veia pulmonar ou de um ramo mediastinal (entre V^3 e B^3).[1,5] <D>

A drenagem venosa lingular e da divisão superior se juntam para formar a veia pulmonar superior sobre o brônquio principal esquerdo, variações venosas nessa região são raras.

Abaixo descrevemos nossa técnica padronizada para trissegmentectomia pulmonar videoassistida e robótica. A organização da sala, posicionamento do paciente e realização dos portais são descritas em capítulos anteriores.

Descrição Técnica Videoassistida (VATS)

Tempo 1 (00:00)	Utilizamos o portal acessório para tracionar o pulmão posteriormente, iniciamos a dissecção da pleura mediastinal anterior, paralelo ao feixe pericardiofrênico na altura da veia pulmonar superior esquerda.
Tempo 2 (00:20)	Dissecção de linfonodo cadeia 10 L sobre o tronco da artéria pulmonar esquerda e superiormente à veia pulmonar superior.
Tempo 3 (00:50)	Exposição da veia pulmonar superior esquerda.
Tempo 4 (01:10)	Dissecção da bifurcação da veia pulmonar superior, identificando-se a divisão do ramo para os segmentos V^{1+2+3} e do ramo lingular (Figura 11.1).

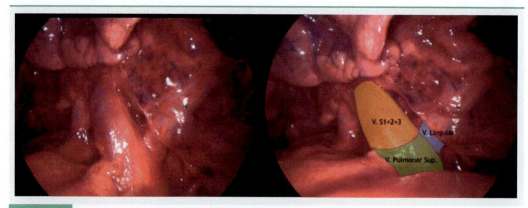

Figura 11.1 Aspecto da anatomia venosa do lobo superior direito.

Fonte: Acervo do autor do capítulo.

Tempo 5 (1:29) Passagem de mixter posteriormente ao ramo superior da veia pulmonar superior esquerda (V^{1+2+3}) previamente dissecado e reparo com vessel loop (O reparo com vessel loop facilita a passagem do grampeador). Nesse momento devemos ter cuidado com o tronco arterial que se encontra póstero-superior a veia.

| Tempo 6 (1:36) | Passagem do grampeador carga vascular e realizado grampeamento com secção do ramo superior da veia pulmonar superior. |
| Tempo 7 (1:41) | De superior para inferior, visualizamos: exposição do tronco anterior da artéria pulmonar esquerda, brônquio do lobo superior esquerdo, o coto da veia da divisão superior esquerda e a veia lingular (Figura 11.2). A ligadura da veia facilita a exposição dos ramos arteriais para os segmentos superiores ($A^1 + A^2 + A^3$), que se encontram póstero-superiores à veia, assim como facilita a exposição do brônquio do lobo superior, que se encontra posterior à veia e inferior a artéria. |

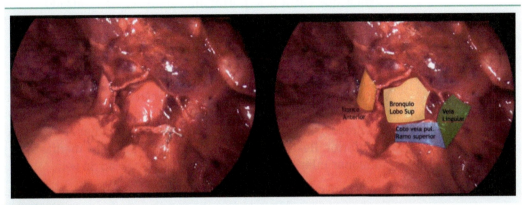

Figura 11.2 Hilo do lobo superior direito, com ramo da veia pulmonar superior (V^{1+2+3}) já seccionado.

Fonte: Acervo do autor do capítulo.

Tempo 8 (1:46)	Passagem de mixter posteriormente ao do tronco arterial anterior (A^{1+2+3}) previamente dissecado e reparo com vessel loop.
Tempo 9 (1:51)	Passagem do grampeador carga vascular e realizado grampeamento com secção do tronco arterial anterior esquerdo.
Tempo 10 (2:00)	Dissecção do brônquio do lobo superior com melhor exposição do brônquio lingular e sua divisão superior e inferior.
Tempo 11 (2:26)	Disseção da divisão superior do brônquio do lobo superior esquerdo e passagem de mixter posteriormente.
Tempo 12 (2:31)	Reparo do brônquio da divisão superior com vessel loop.
Tempo 13 (2:34)	Passagem de grampeador com grampeamento e secção do brônquio da divisão superior do lobo superior esquerdo (B^{1+2+3}).
Tempo 14 (2:40)	Realizado grampeamento e secção do parênquima na divisão superior (S^{1+2+3}) preservando a língula (S^{4+5}). No grampeamento da fissura é preciso atentar com a preservação dos elementos do hilo da lígula que devem estar fora da linha de grampo.
Tempo 15 (2:57)	Realizado mais um grampeamento do parênquima para secção e separação da divisão superior da língula.
Tempo 16 (3:11)	Término do grampeamento com mais uma carga e secção total dos segmentos S^{1+2+3} e preservação dos segmentos S^{4+5}.
Tempo 17 (3:25)	Linfadenectomia janela aortopulmonar da cadeia mediastinal número 5.
Tempo 18 (3:32)	Linfadenectomia cadeia mediastinal número 6.
Tempo 19 (3:55)	Retirada da peça ensacada.
Tempo 20	Revisão da hemostasia.
Tempo 21 (4:01)	Toracostomia com drenagem fechada através de portal da ótica com dreno tubular 28 fr.

Descrição Técnica Videoassistida (RATS)

Tempo 1 (00:00) Utilizamos o terceiro braço com a pinça Tipup para realizar tração cranial do lobo inferior, para identificação e retificação do ligamento pulmonar inferior. Quando usamos a técnica com três braços este tempo é executado pelo auxiliar que entra pelo portal inferior. A seguir realizado secção do ligamento pulmonar inferior com abertura da reflexão pleural, seguida de dissecção da gordura com identificação do linfonodo cadeia 9 que marca a veia pulmonar inferior.

Tempo 2 (00:22) Tração anterior do pulmão para exposição do mediastino posterior. Este movimento é realizado com o terceiro braço que mantém o pulmão estático. Quando usamos apenas três braços, este movimento é realizado pelo auxiliar com o grasper que entra pelo portal inferior. Realizado então a dissecção da pleura mediastinal posterior sobre a veia pulmonar inferior, sem necessidade da dissecção da veia.

Tempo 3 (00:25) Ainda com o pulmão tracionado anteriormente realizamos dissecção do plano mediastinal posterior sobre artéria pulmonar esquerda.

Tempo 4 (00:36) Realizamos a dissecção do plano entre a artéria pulmonar esquerda superiormente e brônquio fonte esquerdo inferiormente. Nesse plano disseca-se os linfonodos da cadeia mediastinal 10 L demonstrado no capítulo 18.

Tempo 5 Em casos oncológicos sempre dissecamos os linfonodos da cadeia mediastinal número 7 no plano entre o brônquio fonte esquerdo e veia pulmonar inferior demonstrado no capítulo 18.

Tempo 6 (0:48) Realizamos tração posterior do pulmão e exposição da gordura em pleura anterior. Este movimento é realizado com o terceiro braço ou pelo grasper do auxiliar. É feito então a dissecção da gordura com cuidado para identificação da veia pulmonar superior.

Tempo 7 (1:10) Após a dissecção da gordura mediastinal se identifica a veia para os segmentos superiores em dois ramos V^{1+2} e V^{+3} (Figura 11.3). É realizado então a dissecção dos ramos para posterior ligadura e secção em outro tempo cirúrgico. Optamos quando possível ligar os ramos arteriais antes dos ramos venosos para evitar ingurgitamento pulmonar.

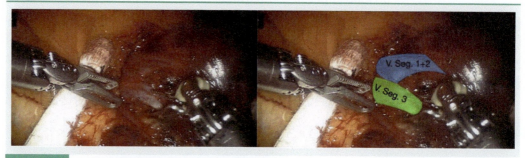

Figura 11.3 Divisão venosa para os segmentos $V^{1+2}+V^3$.

Fonte: Acervo do autor do capítulo.

Tempo 8 (1:37) Nesse tempo realizamos tratamento tático da fissura. Permitindo a identificação de possíveis ramos arteriais para os segmentos superiores, além da abertura posterior da fissura oblíqua que permite a liberação do segmento S^{1+2} do segmento S^6, que facilitara o grampeamento final separando os segmentos $S^1+S^2+S^3$ da língula.

Tempo 9 (1:53)	Abertura com grampeador da porção posterior da fissura oblíqua em túnel dissecado anteriormente, com liberação do segmento ápico-posterior do segmento superior do lobo inferior.
Tempo 10 (2:11)	Após abertura da fissura e dissecção da artéria interlobar identificamos ramo arterial para o segmento ápico-posterior realizado então grampeamento nesse tempo.
Tempo 11 (2:39)	Realizado então grampeamento dos dois ramos venosos (V^{1+2} e V^{+3}) previamente dissecados, nessa imagem pode-se observar também o ramo venoso lingular (Figura 11.4). Nesse tempo deve-se ter cuidado com a passagem do grampeador pois os ramos arteriais para os segmentos superiores passam posteriormente a veia.

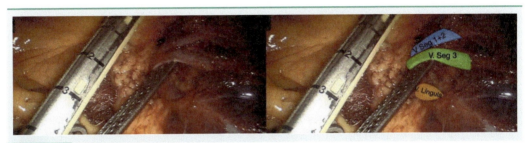

Figura 11.4 Divisão venosa para o lobo superior direito.

Fonte: Acervo do autor do capítulo.

Tempo 12 (3:04)	Após o grampeamento da veia observa-se dois ramos arteriais para os segmentos superiores que são dissecados e grampeados.
Tempo 13 (3:24)	Observa-se mais um ramo arterial para os seguimentos superiores que é grampeado.
Tempo 14 (3:48)	Realizado dissecção do brônquio para os segmentos superiores B^{1+2+3}, com grampeamento a seguir e preservação do brônquio da língula
Tempo 15 (4:22)	Realizado grampeamento e secção do parênquima na divisão superior (S^{1+2+3}) preservando a língula (S^{4+5}). No grampeamento da fissura é preciso atentar com a preservação dos elementos do hilo da lígula que devem estar fora da linha de grampo. O grampeamento é feito da face anterior pulmonar em direção a posterior.

Tempo 16 (4:38)	Término do grampeamento com mais uma carga e secção total dos segmentos S^{1+2+3} e preservação dos segmentos S^{4+5}.
Tempo 17	Revisão de hemostasia
Tempo 18 (4:51)	Retirado peça ensacada
Tempo 19	Posteriormente realizamos toracostomia com drenagem fechada com dreno número 24fr e observamos expansão pulmonar em posição anatômica.

Conclusão

A trissegmentectomia pulmonar superior esquerda está entre as segmentectomias anatômicas mais comumente realizadas. Por se tratar da região com maior variação anatômica vascular do pulmão requer sempre um cuidado especial, sendo imprescindível a avaliação pré-operatória da anatomia pela tomografia de tórax. A identificação do plano interssegmentar pode ser um tempo desafiador e o uso do verde de indocianina juntamente com a imagem com uso de *Firefly* pode ajudar nessa identificação. Por fim a linha de grampeamento pode ficar extensa e associado a cavidade superior pode causar fístula aérea prolongada, sugerimos então sempre a liberação do ligamento pulmonar inferior.

REFERÊNCIAS

1. Warren WH, Milloy FJ. Pulmonary Vascular System and Pulmonary Hilum. Thorac Surg Clin. 2007;17(4):601–17.

2. Soukiasian HJ, Hong E, McKenna RJ. Video-assisted thoracoscopic trisegmentectomy and left upper lobectomy provide equivalent survivals for stage IA and IB lung cancer. J Thorac Cardiovasc Surg [Internet]. 2012;144(3):S23–6. Disponível em: http://dx.doi.org/10.1016/j.jtcvs.2012.05.071.(Acesso jul. 2021).

3. Houck WV, Fuller CB, McKenna RJ. Video-assisted thoracic surgery upper lobe trisegmentectomy for early-stage left apical lung cancer. Ann Thorac Surg. 2004;78(5):1858–60.

4. Villamizar N, Swanson SJ. Lobectomy vs. segmentectomy for NSCLC (T<2 cm). Ann Cardiothorac Surg. 2014;3(2):160–6.

5. Nomori H, Okada M. Illustrated Anatomical Segmentectomy for Lung Cancer [Internet]. Tokyo: Springer Japan; 2012 [citado 23 de junho de 2020]. Disponível em: http://link.springer.com/10.1007/978-4-431-54144-8. (Acesso jul. 2021).

12

Segmentectomia Apical (S1)

LETICIA LEONE LAURICELLA | RAFAEL LUCAS COSTA DE CARVALHO | RICARDO MINGARINI TERRA

Resumo

Segmentectomias anatômicas são procedimentos realizados para tratamento de neoplasias metastáticas para o pulmão, doenças infecciosas e neoplasias pulmonares primárias pequenas preferencialmente em paciente com função pulmonar comprometida. Na segmentectomia do segmento apical do lobo superior direito, a identificação adequada dos ramos do tronco anterior da artéria pulmonar merece atenção especial. A identificação destes ramos em exame de imagem pré-operatório é útil para o planejamento cirúrgico adequado.

Palavras-chave

Segmentectomia, neoplasia de pulmão, segmentectomia VATS, segmentectomia robótica, segmentectomia apical

Introdução

Se por um lado as segmentectomias anatômicas são consideradas tecnicamente desafiadoras, por outro, a crescente necessidade de tratar pacientes oncológicos idosos, com nódulos pequenos e com função pulmonar comprometida tem as feito ganhar cada vez mais espaço na atuação do cirurgião torácico. Na ressecção do segmento apical do lobo superior direito (segmentectomia S1), é necessário atenção na identificação pré-operatória em tomografia dos ramos vasculares e brônquio para este segmento e sua relação com a lesão pulmonar a ser tratada. Um detalhe é que segmentação brônquica do lobo superior direito é uma das mais variáveis, já que somente 40% da população apresenta a convencional divisão do brônquio do lobo superior em 3 brônquios segmentares no mesmo ponto (trifurcação), por isso o estudo da imagem pré-operatória é extremamente importante. Uma margem de dois centímetros deve ser respeitada tanto com relação ao parênquima pulmonar, quanto com relação às estruturas hilares.

Descrição da técnica por via robótica (RATS)

Tempo 1 (00:01) — O auxiliar inicia tracionando o lobo inferior direito cranialmente para a secção do ligamento pulmonar inferior. Neste tempo, a estação nodal 9, relacionada a este ligamento, é dissecada e retirada em um dedo de luva. Durante a linfadenectomia, é interessante ressecar o linfonodo por inteiro, evitando a sua secção ao meio, para evitar sangramento e reduzir o tempo cirúrgico.

Tempo 2 (00:19) — O auxiliar traciona então o lobo inferior para a frente e a pleura mediastinal é levantada com o thoracic grasper e seccionada com o maryland bipolar. Desta maneira, obtém-se acesso à estação nodal 7 (subcarinal), que é ressecada em um dedo de luva.

Tempo 3 (00:53) — O nódulo pulmonar é identificado e uma linha imaginária que delimita a posição do segmento S1 é marcada através de cauterização (Figura 12.1).

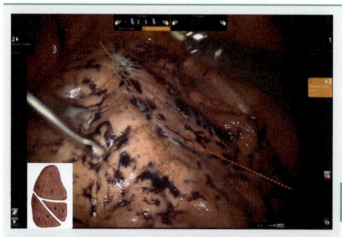

Figura 12.1 Delimitação do plano intersegmentar.
Fonte: Acervo do autor do capítulo.

Tempo 4 (01:17) — Com a tração caudal do lobo superior e secção da pleura mediastinal inferior à veia ázigos, o tronco da artéria pulmonar se torna visível e obtém-se acesso a cadeia nodal 10, que é dissecada e ressecada.

Tempo 5 (02:00) — Prossegue-se com a dissecção do tronco anterior da artéria pulmonar e exposição de seus ramos segmentares para os segmentos 1 e 3 (Figura 12.2). O auxiliar traciona o LSD na direção caudal.

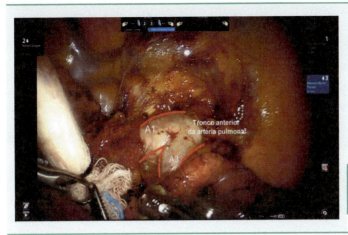

Figura 12.2 | Dissecção dos ramos do tronco anterior da artéria pulmonar.
Fonte: Acervo do autor do capítulo.

Tempo 6 (02:40) Com o auxiliar tracionando o lobo superior para trás, a veia pulmonar superior é dissecada em direção ao parênquima até a identificação da sua tributária proveniente do segmento apical (V1) (Figura 12.3). O tecido de gordura juntamente com os linfonodos entre a veia e a artéria é retirado.

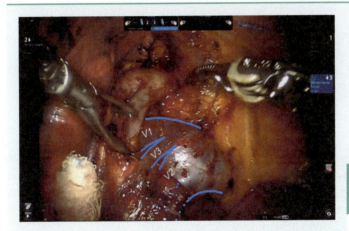

Figura 12.3 | Dissecção dos ramos da veia do lobo superior direito.
Fonte: Acervo do autor do capítulo.

Tempo 7 (03:34) Com a tração do lobo superior para baixo e para a frente, o brônquio principal é exposto e procede-se sua dissecção em direção ao lobo superior e sua subdivisão segmentar (Figura 11.4).

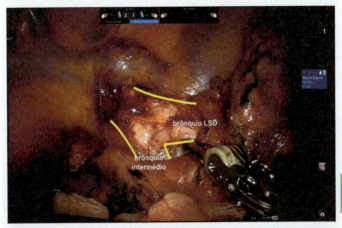

Figura 12.4 | Dissecção do brônquio do LSD.
Fonte: Acervo do autor do capítulo.

Tempo 8 (03:44) Abertura da pleura mediastinal acima da veia ázigos e linfadenectomia das estações nodais 2R e 4R, delimitada pela veia ázigos inferiormente, veia cava superior anteriormente e traqueia posteriormente.

Tempo 9 (04:00) Grampeamento da artéria para o segmento apical (A1).

> **DICA:** Podemos utilizar um Vessel loop em torno do ramo arterial para facilitar a passagem do grampeador. Outra alternativa é a utilização do guia flexível do grampeador de ponta curva (Figura 12.5).

OBSERVAÇÃO: Neste caso a V1 está passando por baixo da A3 e optamos por ligadura da veia em conjunto com o parênquima ao final do procedimento. Muitas vezes a V1 passa por cima do tronco arterial e, portanto, iniciamos a abordagem do hilo seccionando a V1 para aí ter acesso à A1.

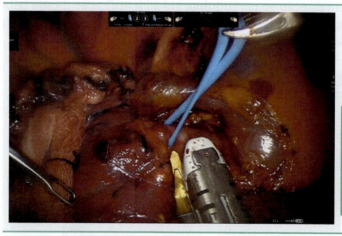

Figura 12.5 Grampeamento da artéria do segmento apical (A1). Utilizamos um Vessel loop para apresentar a artéria e facilitar a paragem do grampeador.

Fonte: Acervo do autor do capítulo.

Tempo 10 (04:43) Após o grampeamento e secção da artéria, o brônquio do lobo superior localizado posteriormente a artéria é visualizado. Procede-se com a linfadenectomia da estação nodal 11 R em volta do brônquio do lobo superior.

Tempo 11 (05:00) Para avançar na dissecção dos ramos segmentares do brônquio do lobo superior, é útil tracionar o parênquima pulmonar cuidadosamente próximo ao coto distal da artéria recém seccionada. O brônquio do segmento apical é identificado e seccionado com endogrampeador (Figuras 12.6 e 12.7).

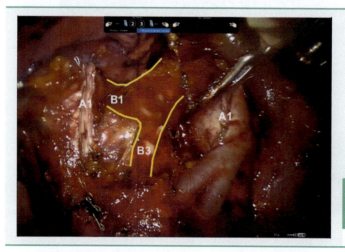

Figura 12.6 Dissecção do brônquio do segmento apical (B1).

Fonte: Acervo do autor do capítulo.

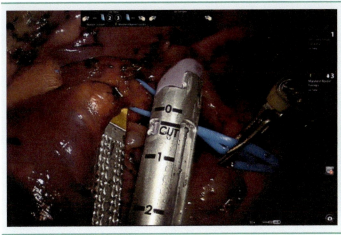

Figura 12.7 Grampeamento do brônquio do segmento apical (B1). Utilizamos um Vessel loop para apresentar a artéria e facilitar a passagem do grampeador.
Fonte: Acervo do autor do capítulo.

DICA: Aqui também podemos utilizar um Vessel loop em torno do brônquio para facilitar a passagem do grampeador. Outra alternativa é a utilização do guia flexível do grampeador de ponta curva.

Tempo 12 (05:41) Finalmente, o plano intersegmentar é grampeado e seccionado partindo de sua região mais próxima ao hilo, respeitando a posição das estruturas hilares já seccionadas (Figura 12.8).

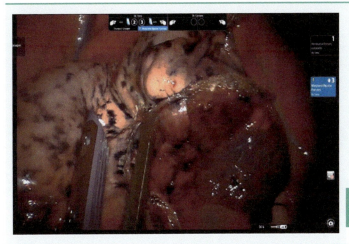

Figura 12.8 Grampeamento do plano intersegmentar.
Fonte: Acervo do autor do capítulo.

Tempo 13 Revisão hemostática é realizada, com atenção especial aos sítios de linfadenectomia mediastinal.

Tempo 14 A peça cirúrgica é retirada em uma bolsa coletora através da incisão inferior. Movimentos rotacionais facilitam a saída através do espaço intercostal.

Conclusão

A drenagem da cavidade pleural é realizada com um único dreno tubular de 28 Fr introduzido pelo portal acessório anterior e posicionado anteriormente. Em segmentectomias, onde o plano intersegmentar é geralmente confeccionado durante a cirurgia, especialmente em pacientes portadores de enfisema pulmonar, que são os melhores candidatos a segmentectomias oncológicas, escape aéreo é mais comum. Por outro lado, a cavidade pleural residual é menor que em uma lobectomia, e espera-se que com a ocupação parenquimatosa do espaço pleural, a fuga aérea cesse e permita a retirada do dreno.

13

Segmentectomia Posterior Lobo Superior Direito (S2)

ESERVAL ROCHA JUNIOR | PEDRO HENRIQUE XAVIER NABUCO DE ARAÚJO | KATHERINE ASTUDILLO BRAVO

Resumo

As segmentectomias pulmonares são um grande desafio técnico comparativamente com outras cirurgias de ressecção, como as lobectomias, implica um conhecimento tridimensional da anatomia distal das estruturas vasculares e brônquicas pulmonares, assim como as possíveis variantes anatômicas já que trabalharemos em um espaço reduzido e fixo como a caixa torácica.[1,3] Tradicionalmente indicadas em doenças infecciosas e lesões tumorais benignas, nos últimos dez anos, esse tipo de ressecção aumentou consideravelmente por videotoracoscopia e robótica,[2] junto aos programas de rastreamento de câncer de pulmão que permitem o diagnóstico de CPNPC em estádios iniciais, assim como a necessidade de preservação do parênquima pulmonar em pacientes com função pulmonar limítrofe. Neste capítulo, abordaremos sistemática e detalhadamente cada uma das ressecções segmentares, as principais variações anatômicas e os pontos cirúrgicos críticos na abordagem VATS e RATS.

Palavras-chave

Segmentectomia, ressecção pulmonar, VATS, RATS

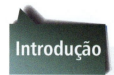
Introdução

A segmentectomia S2 tem algumas considerações anatômicas específicas que devemos ter em mente antes da abordagem e do planejamento cirúrgico, lembre-se sempre de que até 72% dos pacientes podem ter um ramo arterial originário do tronco arterial pulmonar chamado recorrente posterior (RecA2) que caminha ao longo do brônquio e pode ser lesionado na dissecção de B1 e B2, a drenagem venosa é geralmente realizada por uma única veia que corre imediatamente atrás da artéria e torna-se evidente após a dissecção artéria;[2] o brônquio B2 pode nascer de um único tronco junto ao B1, por isso é sempre importante dissecar distalmente com a individualização das estruturas segmentares brônquicas prévio ao grampeamento, o tempo médio de internação é de 6 dias, as principais complicações em ordem de frequência são as seguintes: atelectasia (16%), pneumonia (14%), fuga aérea persistente por mais de 7 dias (8%), arritmias supraventriculares (10%),[4,5] recomendamos o uso de um único dreno tubular de 28 Fr, fisioterapia, tromboprofilaxia e mobilização precoce.

Descrição da técnica por videotoracoscopia

Tempo 1

Após a liberação do ligamento pulmonar inferior inicia-se a dissecção do hilo por via posterior. Essa dissecção tem por objetivo exposição do brônquio lobar superior, dissecção dos linfonodos cadeia 11 presentes na carina secundária e exposição da face posterior da artéria para segmento 2, afim de facilitar o grampeamento da fissura e reparo do ramo arterial ascendente posterior quando os mesmos forem abordados pela fissura horizontal. Nesse tempo o pulmão é tracionado em direção ao mediastino, o auxiliar pode garantir a exposição com o uso de uma pinça coração introduzida pelo portal acessório localizado na linha axilar posterior, permitindo que o cirurgião realize uma dissecção bimanual pela incisão de trabalho.

DICA

Nesse tempo, durante a dissecção posterior do hilo, pode-se introduzir a óptica pelo portal acessório posterior e realizar a tração do parênquima pulmonar pelo portal acessório anterior (Figura 13.1). Essa mudança temporária da posição da óptica facilita a visualização das estruturas e a exposição do parênquima para a dissecção.

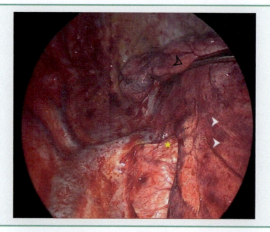

Figura 13.1 Setas brancas mostrando a direção da tração do parênquima pulmonar. Seta preta: mostra a pinça auxiliar introduzida pelo portal acessório anterior. Estrela amarela: brônquio lobar superior direito.

Fonte: Acervo do autor do capítulo.

Tempo 2 (00:06) Segue-se com a dissecção do brônquio lobar superior com tração do parênquima pulmonar no intuito de expor os ramos segmentares. Nesse ponto, à medida que a dissecção progredir distalmente no brônquio, a artéria segmentar para o S2 irá surgir inferiormente ao brônquio assim como ramos segmentares provenientes do tronco arterial anterior se insinuarão na borda superior (Figura 13.2). Cuidado extra deve ser tomado para evitar que a tração excessiva do parênquima acarrete sangramento proveniente dessas estruturas.

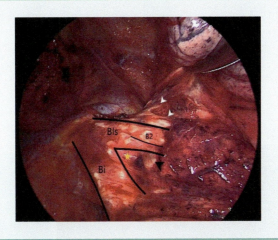

Figura 13.2 Estrela: carina secundária. Bi: Brônquio intermédio. Bls: brônquio lobar superior. B2: brônquio para o segmento 2. Seta preta: artéria para o segmento 2 (A2). Setas brancas: ramos arteriais segmentares recorrentes para o S2.

Fonte: Acervo do autor do capítulo.

Tempo 3 (00:56) Após uma boa exposição do brônquio para o segmento 2 (B2), inicia-se o preparo para tratamento da fissura entre o lobo superior (segmento 2) e lobo inferior (segmento 6). Ainda mantendo o pulmão tracionado em direção ao mediastino deve-se realizar a dissecção e retirada do linfonodo presente na carina secundária (cadeia 11). A retirada desse linfonodo deve ser cuidadosa tendo em vista que o mesmo se encontra adjacente à artéria. A dissecção bem executada dessa região economiza tempo e facilita os passos subsequentes.

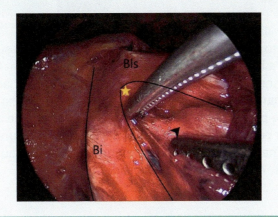

Figura 13.3 Dissecção do linfonodo cadeia 11. Estrela: carina secundária. Bi: Brônquio intermédio. Bls: brônquio lobar superior. Seta preta: artéria para o segmento 2 (A2).

Fonte: Acervo do autor do capítulo.

Tempo 4 (01:03) Terminada a dissecção dos componentes posteriores do hilo, passamos para a localização e dissecção da artéria pulmonar pela fissura. Nesse ponto a exposição adequada do parênquima pulmonar garante uma dissecção mais fácil e segura. O auxiliar deve segurar a borda superior do lobo médio tracionando-o no sentido caudal, tomando o cuidado devido para não direcionar o pulmão em direção a parede posterior do tórax uma vez que esse movimento distância as estruturas do cirurgião dificultando a dissecção e a localização da artéria interlobar em caso de fissura incompleta. O cirurgião por sua vez deve segurar o lobo superior em um ponto próximo à sua região de dissecção, tracionando-o no sentido cranial. Essa exposição garante a abertura da fissura e superficialização da artéria interlobar, que deve ter sua pulsação visível indicando o local de dissecção. Figura 13.4. Nesse ponto é importante que seja atingido o plano correto de dissecção da artéria, permitindo maior precisão e segurança. O objetivo aqui é identificar a origem da artéria para o segmento 2 (A2) e a artéria para o segmento 6 (A6), uma vez que são as estruturas vasculares mais laterais e indicam que a partir daquele ponto existe apenas parênquima pulmonar que pode ser grampeado com segurança.

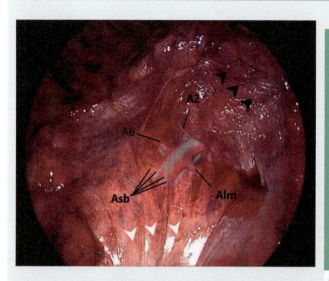

Figura 13.4 Setas brancas: movimento de tração do lobo médio realizado pelo auxiliar; Setas pretas: movimento de tração do lobo superior realizado pelo cirurgião; Por transparência: representação da artéria interlobar e do brônquio intermédio com as origens dos ramos para o segmento 6 (A6), segmentos basilares (Asb), lobo médio (Alm) e o ramo de interesse para o segmento 2 (A2).

Fonte: Acervo do autor do capítulo.

Tempo 5 (02:18)

O grampeamento da porção posterior (entre o S6 e o S2) da fissura é realizado de maneira mais fácil com a introdução do grampeador pelo portal acessório anterior e passagem da óptica pela incisão de trabalho. O grampeador deve ser angulado 1 ou 2 pontos e o auxiliar deve manter o lobo inferior tracionado no sentido caudal e anterior. O segundo auxiliar deve se preocupar em manter a visão de forma que a colocação da pá inferior do grampeador por sobre a artéria pulmonar seja clara (Figura 13.5). Após isso o pulmão deve ser tracionado anteriormente de maneira que o parênquima a ser grampeado fique posicionado entre as pás do grampeador.

SEGMENTECTOMIA POSTERIOR LOBO SUPERIOR DIREITO (S2)

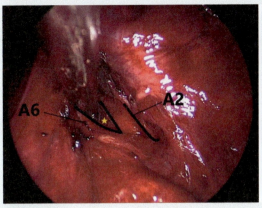
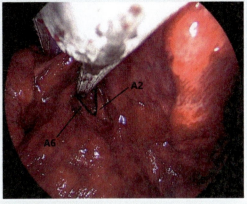

Figura 13.5 Realização do túnel para grampeamento da fissura. Atentar para o angulo de visão da óptica permitindo a passagem segura da mandíbula inferior do grampeador por sobre a artéria.
A6: artéria para o segmento 6; A2: artéria para o segmento 2. Estrela ponto dissecção para realização do túnel.

Fonte: Acervo do autor do capítulo.

Tempo 6 (02:44) Após o grampeamento da porção posterior da fissura a identificação da artéria interlobar a origem das artérias para o S2 e para o S6 fica clara (Figura 13.6). Deve-se completar a dissecção da artéria para o segmento 2 e prosseguir com seu grampeamento.

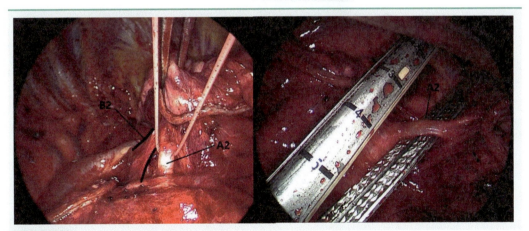

Figura 13.6 Esquerda: exposição da artéria para o segmento 2 (A2) após grampeamento da fissura e visualização do brônquio para o segmento 2 (B2). Direita: passagem do grampeador pelo portal acessório e grampeamento da artéria (A2).

Fonte: Acervo do autor do capítulo.

Tempo 7 (03:35) Após realizada a ligadura da artéria para o segmento 2 a dissecção do brônquio deve ser concluída. É importante a visualização adequada do brônquio para o segmento anterior evitando a ligadura inadvertida do mesmo (Figura 13.7). A dissecção deve seguir pela liberação do coto distal da artéria com descolamento do linfonodo cadeia 13 que estará localizado entre o coto da artéria e o brônquio para o segmento 3.

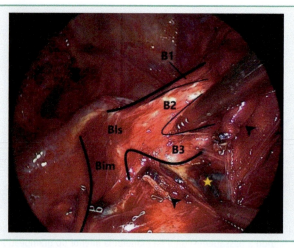

Figura 13.7 Estrela: linfonodo lobar (cadeia 12).
Setas pretas: cotos da artéria ascendente (A2).
Bls: brônquio lobar superior.
Bim: brônquio intermédio.
B1: brônquio para o segmento apical.
B2: brônquio para segmento posterior.
B3: brônquio para segmento anterior.

Fonte: Acervo do autor do capítulo.

Tempo 8 (04:01) A dissecção do brônquio segmentar pode ser dificultada pela presença de linfonodos cadeia 13 que impedem a passagem do Mixter para reparo da estrutura. O grampeamento pode ser realizado com passagem do grampeador pela incisão de trabalho permitindo um ângulo de grampeamento perpendicular com a estrutura (Figura 13.8).

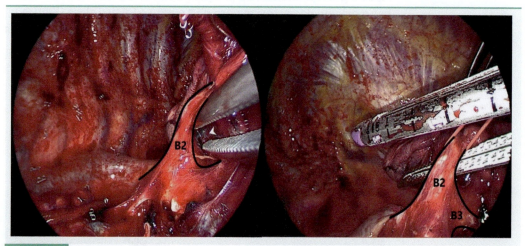

Figura 13.8 Seta branca: linfonodo cadeia 13. B2: brônquio para o segmento 2 (posterior). B3: brônquio para o segmento 3 (anterior).

Fonte: Acervo do autor do capítulo.

Tempo 9 (04:19) O limite da fissura intersegmentar pode ser determinado com uso da técnica de insuflação parcial. O grampeamento deve garantir que os cotos das estruturas hilares permaneçam na peça, para isso a tração deve ser realizada para cima com o grampeador direcionado para cranial, introduzido pela incisão de trabalho. A linha de grampeamento acaba sendo perpendicular à fissura interlobar realizada no Tempo 5. Após a retirada da peça a linfadenectomia deve ser completada se houver indicação, conforme descrito no capítulo respectivo.

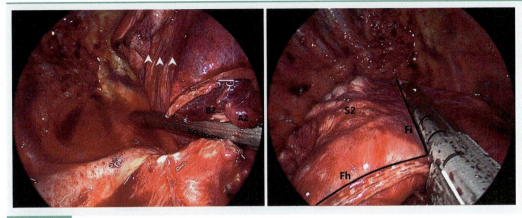

Figura 13.9 Grampeamento da fissura intersegmentar.
B2: coto distal do brônquio para segmento 2. A2: coto distal da artéria para segmento 2. Fh: linha de grampo da fissura horizontal entre o S2 e o S6. Fi: fissura intersegmentar. S2: segmento 2. Setas brancas: sentido de tração para acomodação do grampeador.

Fonte: Acervo do autor do capítulo.

Descrição técnica por técnica robótica

Tempo 1 (00:00) Assim como na técnica por videotoracoscopia o primeiro tempo da ressecção consiste na liberação do ligamento pulmonar inferior e abertura da pleura mediastinal posterior. Para isso, o lobo inferior deve ser inicialmente tracionado no sentido cranial a fim de retificar o ligamento pulmonar inferior. A tração pode ser realizada pelo braço acessório (n°2) ou caso o cirurgião prefira o auxiliar pode realizar a tração permitindo a dissecção bimanual (Figura 13.10). Nesse tempo procede-se com a retirada do linfonodo cadeia 9 e não é necessária dissecção completa da veia lobar inferior.

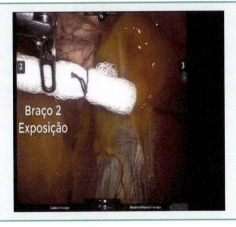

Figura 13.10 Exposição do ligamento pulmonar inferior com tração cranial do lobo inferior pelo braço de n°2.

Fonte: Acervo do autor do capítulo.

Tempo 2 (00:25) A abertura da pleura mediastinal posterior deve ser realizada em toda extensão do sentido caudal para cranial até a reflexão da veia ázigos. Essa abertura se dá gradualmente à medida que a dissecção dos linfonodos cadeia 8, 7 e 11 vai sendo realizada. Nesse momento a exposição é feita com tração do lobo inferior em sentido anterior pelo auxiliar, possibilitando que o cirurgião permaneça com ambas as mãos livres para dissecção. Caso esteja sendo utilizada a técnica com 4 braços a exposição pode ser feita pelo braço de número 3. Após a retirada do linfonodo cadeia 9 e liberação do ligamento pulmonar inferior, o passo seguinte consiste na retirada do linfonodo da cadeia 8. Atenção especial deve ser tomada ao N. Vago para evitar lesão inadvertida (Figura 13.11).

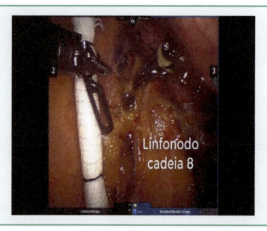

Figura 13.11 Dissecção do linfonodo cadeia 8.
Fonte: Acervo do autor do capítulo.

Tempo 3 (00:41) A retirada do linfonodo cadeia 7 deve ser criteriosa. Os linfonodos subcarinais devem ser dissecados do esôfago e carina até que seja possível a visualização do brônquio principal esquerdo. A cadeia subcarinal tem irrigação abundante e a região é dotada de artérias brônquicas justas ao ângulo subcarinal cujo sangramento pode dificultar a dissecção da região. Nessa situação pode ser necessário a utilização de clip metálico para controle ou profilaxia de sangramento. (Figura 13.12).

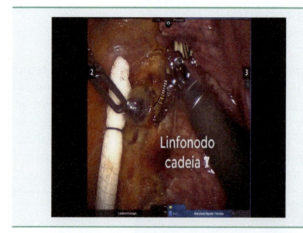

Figura 13.12 Retirada do linfonodo cadeia 7.
Fonte: Acervo do autor do capítulo.

Tempo 4 (01:04) Mantendo a exposição, a dissecção segue no sentido cranial. O parênquima pulmonar deve ser dissecado da parede posterior do brônquio intermédio e do brônquio do lobo superior, expondo a carina secundária. A dissecção e remoção do linfonodo da cadeia 11 deve ser realizada, esse tempo facilita o tratamento da fissura interlobar que será realizado em tempos seguintes.

SEGMENTECTOMIA POSTERIOR LOBO SUPERIOR DIREITO (S2)

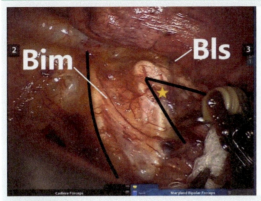
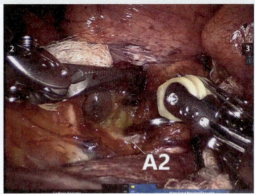

Figura 13.13 Dissecção da carina secundária.
Bim: Brônquio intermédio. Bls: brônquio lobar superior. A2: artéria ascendente posterior.
Estrela amarela: carina secundária.

Fonte: Acervo do autor do capítulo.

Tempo 5 (01:38) Nesse momento a apresentação deve ser modificada. A abertura da fissura horizontal deve ser realizada com tração do lobo inferior pelo auxiliar no sentido caudal de maneira a expor a região de dissecção da artéria interlobar. Essa tração pode ser realizada pelo terceiro braço em caso de utilização da técnica de 4 braços.

Tempo 6 (01:45) A dissecção da artéria interlobar, nesse momento, visa a localização da origem da artéria para o segmento 6 (A6) e da artéria para o segmento 2 (A2) a fim de utilizá-las como reparo anatômico para com a liberação do parênquima no sentido posterior em direção a região de dissecção da carina secundária, realizada no momento de retirada do linfonodo cadeia 11 (Tempo 4). Uma comunicação entre os dois pontos deve ser realizada a fim de possibilitar a passagem do grampeador.

Tempo 7 (01:55) Após abertura da fissura horizontal a artéria interlobar fica exposta e o passo seguinte é o término da dissecção da artéria ascendente posterior seguido do seu grampeamento (Figura 13.14).

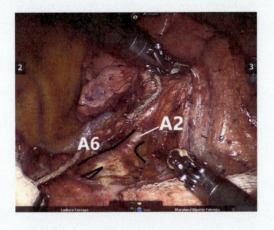

Figura 13.14 Artéria interlobar exposta após abertura da fissura horizontal.
A6: artéria para o segmento 6.
A2: artéria para o segmento 2.

Fonte: Acervo do autor do capítulo.

Tempo 8 (02:34) Realizado o grampeamento da artéria, prossegue-se com a dissecção do brônquio. Nesse tempo é importante a boa exposição do brônquio segmentar para o segmento anterior a fim de evitar sua ligadura inadvertida. Localizado o brônquio para o segmento posterior, sua dissecção deve ser cautelosa uma vez que na sua profundidade localiza-se a veia central do lobo que dará seus ramos para o segmento 2. Tal veia costuma se localizar posterior à artéria interlobar e anterior ao brônquio para segmento anterior. Sua ligadura isolada é opcional na segmentectomia do S2.

Tempo 9 (03:36) O isolamento do brônquio segmentar pode ser auxiliado com a passagem de um Vessel Loop que deve ser cortado e reparado com um clip metálico a fim de facilitar o manuseio dentro do tórax. O brônquio deve ser grampeado com introdução do grampeador pelo portal do auxiliar (Figura 13.15)

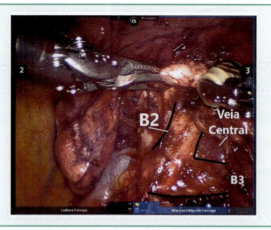

Figura 13.15 Dissecção do brônquio para o segmento 2 (B2). Relação anatômica entre a veia central o B2 e o B3(brônquio para o segmento 3).

Fonte: Acervo do autor do capítulo.

Tempo 10 (03:55) O próximo tempo consiste na secção do parênquima pelo plano intersegmentar. A definição desse plano pode ser feita com insuflação pulmonar ou com auxílio de técnicas de fluorescência como o *Firefly*. Um ponto importante nesse tempo é a manutenção das estruturas do hilo já grampeadas na peça. A linha de grampo inicial é realizada de forma perpendicular à linha de grampo da fissura interlobar, seguindo no sentido cranial, paralela a veia central do lobo.

Tempo 11 (04:27) A peça deve ser retirada com auxílio de saco protetor apropriado e a linfadenectomia deve ser completada conforme descrita no capítulo dedicado a este tema.

Conclusão

A segmentectomia S2 é um procedimento seguro em pacientes selecionados por VATS e RATS, a análise tomográfica pré-operatória é mandatória para o planejamento cirúrgico, a avaliação das estruturas críticas descritas nos podcasts, e a visualização da lesão com margens cirúrgicas no final fazem parte de um procedimento exitoso assim como a mobilização precoce para prevenção de prováveis complicações já descritas.

REFERÊNCIAS

1. Gossot D, Seguin-Givelet A. Anatomical variations and pitfalls to know during thoracoscopic segmentectomies. J Thorac Dis. 2018;10(10):S1134-S1144. doi:10.21037/jtd.2017.11.87
2. Terra RM, et al. Robotic anatomic pulmonary segmentectomy: technical approach and outcomes. Rev. Col. Bras. Cir. [Internet]. 2019;46(4):e20192210. Disponível em: https://doi.org/10.1590/0100-6991e-20192210. (Acesso jul. 2021).
3. Landreneau RJ, Schuchert MJ. Is segmentectomy the future?. J Thorac Dis. 2019;11(1):308-318. doi:10.21037/jtd.2018.12.67
4. Berfield KS, Wood DE. Sublobar resection for stage IA non-small cell lung cancer. J Thorac Dis. 2017;9(3):S208-S210. doi:10.21037/jtd.2017.03.135
5. Ventura L, Ji C, Wang Z, Zhao W, Zhang X, Fang W. S2 segmentectomy of the right upper lobe: an uncommon but very useful segmentectomy. J Vis Surg 2018;4:162

14

Segmentectomia Anterior do Lobo Superior Direito (S3)

LETICIA LEONE LAURICELLA | RICARDO MINGARINI TERRA | THAMARA KAZANTZIS

Resumo

A cirurgia torácica minimamente invasiva apresentou, no decorrer das últimas décadas, crescimento constante, de forma que ressecções pulmonares anatômicas por cirurgia torácica videoassistida já são realizadas rotineiramente em hospitais ao redor do mundo. Torna-se cada vez mais frequente a realização de cirurgias complexas realizadas de forma minimamente invasiva, como broncoplastias, ressecções de tumores centrais e segmentectomias anatômicas.

Palavras-chave

Segmentectomia, neoplasia de pulmão, segmentectomia VATS, segmentectomia robótica, segmentectomia anatômica.

Introdução

Segmentectomias podem ser aplicadas para o tratamento de diversas doenças pulmonares, sejam elas inflamatórias, infecciosas ou neoplásicas. As segmentectomias anatômicas têm sua principal aplicação reservada aos pequenos tumores primários de pulmão ou aos casos em que os pacientes possuem função pulmonar e/ou comorbidades proibitivas para ressecção lobar. A grande vantagem em relação às segmentectomias não anatômicas – ressecções em cunha – é o respeito à drenagem linfática segmentar e a consequente possibilidade de se amostrar linfonodos regionais, além da ligadura individual da artéria, veia e brônquio segmentar respeitando os princípios oncológicos. O planejamento pré-operatório, auxiliado por tomografia, é fundamental para assertiva identificação dos ramos vasculares segmentares. Este capítulo tem por objetivo descrever a segmentectomia anterior do lobo superior direito, S3. A segmentação pulmonar está ilustrada nas duas figuras seguintes:

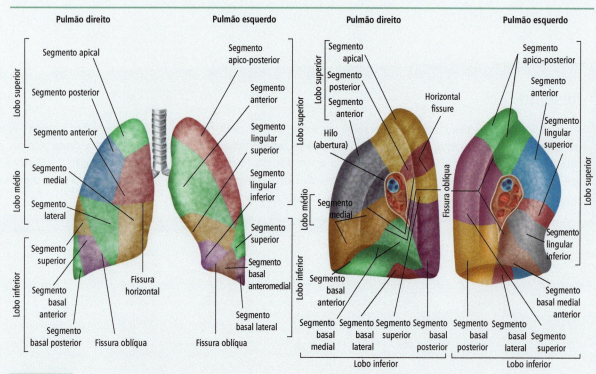

Figura 10.4 (A) e (B) representam a anatomia dos segmentos pulmonares do pulmão direito, visão anterior e medial.

Fonte: Acervo do autor do capítulo.

Descrição da técnica por viodeotoracoscopia (VATS)

Tempo (00:03) Iniciamos a dissecção com a abertura da pleura mediastinal anterior na região da veia do LSD. O pulmão é tracionado posteriormente com uma pinça coração.

Identificamos então a bifurcação entre a veia do lobo médio e a veia do LSD, e seguimos a dissecção da veia do LSD em direção ao parênquima pulmonar, de forma a expor os ramos do segmento anterior (V3) e do segmento apical (V1) (Figura 14.2).

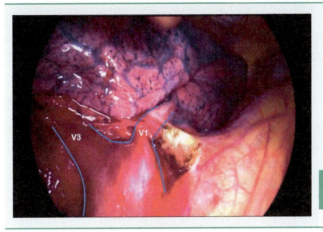

Figura 14.2 Identificação dos ramos V1 e V3 da veia do LSD.

Fonte: Acervo do autor do capítulo.

Tempo (00:28) Dissecamos a veia do segmento S3 (V3) com a pinça mixter e prosseguimos em direção ao parênquima pulmonar ao redor da veia, para iniciar a delimitação do plano interlobar, confeccionando um túnel interfissural entre a veia V3 e a artéria interlobar que se encontra logo atrás da veia (Figura 14.3).

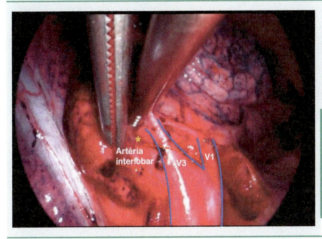

Figura 14.3 Dissecção do túnel interfissural ente a artéria interlobar e a veia V3. O asterisco amarelo mostra o local de entrada do túnel que será dissecado na fissura horizontal.

Fonte: Acervo do autor do capítulo.

Tempo (00:43) Passamos para dissecção no local da intersecção das fissuras oblíqua e horizontal, identificando a artéria interlobar (Figura 14.4). Abrimos parte da fissura oblíqua com eletrocautério para facilitar a visualização da artéria.

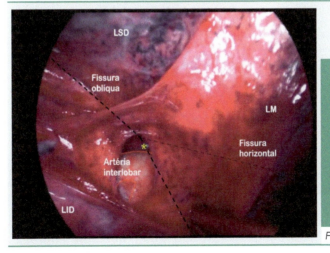

Figura 14.4 Identificação da artéria interlobar na intersecção das fissuras oblíqua e horizontal. O asterisco amarelo mostra o local de saída do túnel que será dissecado na fissura horizontal.
LM: lobo médio.
LSD: lobo superior direito.
LID: lobo inferior direito.

Fonte: Acervo do autor do capítulo.

> **DICA**
> Em casos de fissura incompleta, podemos utilizar o grampeador para abri-la assim que identificarmos a artéria interlobar. Com isso reduzimos o risco de escape aéreo no pós-operatório.

Tempo (01:12) Seguimos o plano da artéria interlobar, na direção a fissura horizontal para identificação dos ramos arteriais para o lobo médio (A4+5) e na direção da fissura oblíqua para identificação do ramos ascendente posterior (A2). Nesse ponto também visualizamos um ramo venoso segmentar posterior (V2) (Figura 14.5).

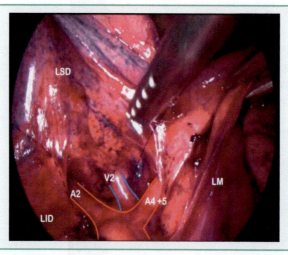

Figura 14.5 Identificação dos ramos A2 e A4+5 da artéria interlobar, além do ramo V2 da veia do LSD. LM: lobo médio. LSD: lobo superior direito. LID: lobo inferior direito.
Fonte: Acervo do autor do capítulo.

Tempo (01:47) Passamos para a abertura da fissura horizontal no sentido posterior para anterior, identificando nesse ponto mais um ramo segmentar da veia para o segmento anterior. Prosseguimos a dissecção terminando o túnel interfissural, comunicando com sua porção anterior que já estava dissecada.

Tempo (02:06) Passamos uma pinça romba pelo túnel interfissural para abrir o caminho e sem seguida realizamos a abertura da fissura horizontal com grampeador (Figura 14.6).

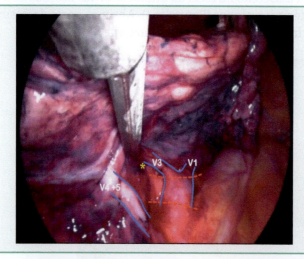

Figura 14.6 Grampeamento da fissura horizontal. O asterisco amarelo mostra o local de entrada para o túnel interfissural.
Fonte: Acervo do autor do capítulo.

Tempo (02:34) Com a abertura da fissura horizontal, conseguimos visualizar melhor a segmentação da veia do LSD. Nesse ponto identificamos mais um ramo venoso para o segmento S3 (V3). Procedemos então com o grampeamento dos dois ramos venosos para o S3. O grampeador entra pelo trocater auxiliar posterior enquanto o lobo superior é elevado por uma pinça coração pela incisão de trabalho anterior (Figura 14.7).

SEGMENTECTOMIA ANTERIOR DO LOBO SUPERIOR DIREITO (S3)

> **DICA**
>
> A apresentação do lobo superior é fundamental para posicionar os vasos a serem grampeados num ângulo adequado para a passagem do grampeador, evitando a tração inadvertida das estruturas vasculares. Também é importante visualizar a veia do segmento apical (S1) e a veia do segmento posterior (V2), garantindo que fiquem fora da linha de grampeamento.

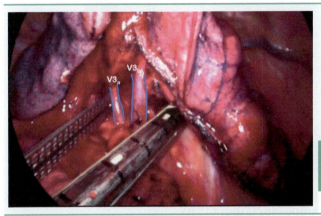

Figura 14.7 Grampeamento dos dois ramos venosos do segmento S3 ($V3_a$ e $V3_b$).

Fonte: Acervo do autor do capítulo.

Tempo (03:15) Prosseguimos com a dissecção da artéria pulmonar. O LSD é tracionado cranialmente e identificamos o ramo arterial para o S3 (A3), entre a veia do segmento apical (V1) e a veia do segmento posterior (V2) (Figura 14.7). A ramo A3 é dissecado com mixter e passamos um Vessel loop ao seu redor, para tracionar a artéria e facilitar a passagem do grampeador (Figura 14.8), que entra pelo trocater posterior.

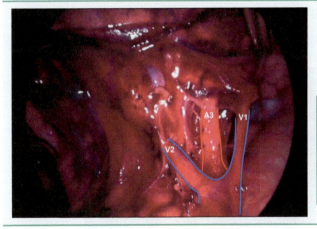

Figura 14.8 Identificação da artéria para o segmento anterior (A3). O LSD é tracionado cranialmente e visualizamos a artéria A3 entre os ramos venosos segmentares V1 e V2.

Fonte: Acervo do autor do capítulo.

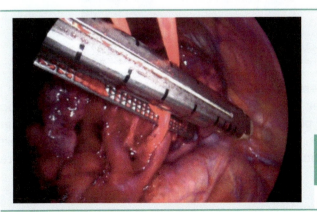

Figura 14.9 Grampeamento da artéria para o segmento anterior (A3).

Fonte: Acervo do autor do capítulo.

Seguimos para a dissecção do brônquio do segmento anterior (B3). O LSD é tracionado no sentido cranial por uma pinça coração que entra pelo trocater posterior. O brônquio do LSD é visualizado entre a veia do segmento apical (V1) e a veia do segmento posterior (V2). A dissecção segue ao longo do brônquio em direção ao parênquima pulmonar, para identificação da carina terciária e dos ramos B2 e B3 (Figura 14.10).

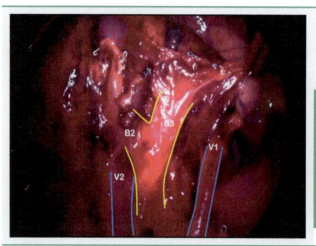

Figura 14.10 — Identificação da segmentação brônquica para os segmentos posterior (B2) e anterior (B3). O LSD é tracionado cranialmente e visualizamos o brônquio entre os ramos venosos segmentares V1 e V2.

Fonte: Acervo do autor do capítulo.

Tempo (04:20) Dissecamos o brônquio B3 e passamos um Vessel Loop para tracioná-lo e facilitar a passagem do grampeador (Figura 14.11).

DICA

Para nos certificarmos de que estamos dissecando o brônquio correto, podemos fecha-lo com uma pinça e solicitar ao anestesista que ventile o pulmão. Com isso iremos visualizar a insuflação dos segmentos apical e posterior. Essa técnica também pode ajudar a visualizar o plano intersegmentar.

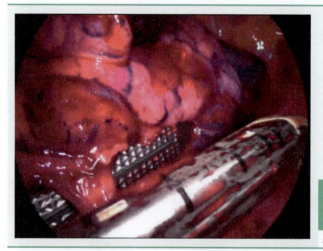

Figura 14.11 — Grampeamento do brônquio para o segmento anterior (B3).

Fonte: Acervo do autor do capítulo.

Tempo (05:02) O plano intersegmentar é demarcado com a utilização de uma pinça longa que entra pelo trocater posterior. O grampeador entra também pelo trocater posterior (Figura 14.12). Nesse ponto é importante verificar a posição das veias segmentares V2 e V1 além da artéria A1, para que não sejam danificadas. Também é necessário visualizar o coto distal do brônquio B3 para garantir que fique na peça que será removida.

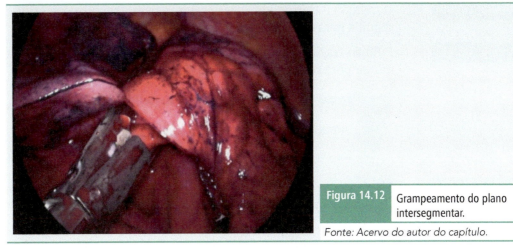

Figura 14.12 — Grampeamento do plano intersegmentar.
Fonte: Acervo do autor do capítulo.

A Figura 14.13 mostra o aspecto final do hilo, após a o grampeamento e a separação do segmento anterior.

Retirada da peça com lapsac pela incisão de trabalho.

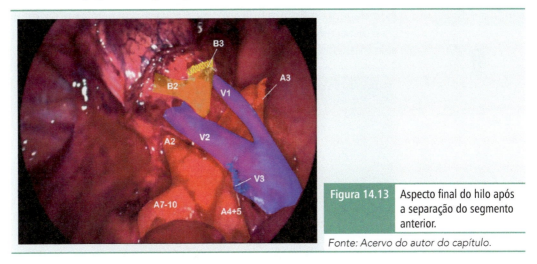

Figura 14.13 — Aspecto final do hilo após a separação do segmento anterior.
Fonte: Acervo do autor do capítulo.

Descrição da técnica robô-assistida (RATS)

Preparo: quatro incisões são realizadas para inserção da ótica, 2 braços robóticos e das pinças auxiliares. A ressecção aqui abordada é no lobo superior, portanto o mais rotineiro é que as incisões sejam feitas no 10º espaço intercostal (incisão auxiliar), entre as linhas axilares média e anterior; 8º espaço intercostal, linha axilar média (incisão da ótica); 8º espaço intercostal, cerca de 8 a 10 cm posterior à incisão da ótica (braço esquerdo do robô); 7º espaço intercostal, cerca de 8 a 10 cm anterior à incisão da ótica (braço direito do robô). Nesta cirurgia foram utilizadas as pinças Maryland, na mão direita, e Cadiere, na mão esquerda. A ótica de 30° é usada inicialmente, para posicionamento dos trocateres e para abordagem do ligamento pulmonar, do lobo inferior direito. A ótica de 0° é utilizada na maior parte do procedimento, substituindo a ótica de 30° após a retirada do linfonodo da cadeia 9. A incisão inferior serve para a pinça do cirurgião auxiliar em campo, que pode ajudar na apresentação e posicionamento das estruturas, aspirar quando necessário, grampear as estruturas, além de geralmente ser a incisão pela qual a peça é retirada.

Tempo (00:00) — Secção do ligamento pulmonar do lobo inferior direito até a veia lobar inferior e Tempo (00:06) retirada de linfonodo da cadeia 9.

Tempo (00:09) O pulmão é tracionado anteriormente para abertura posterior da pleura mediastinal, seguida por ressecção de linfonodos da cadeia 7 (subcarinais).

Tempo (00:26) Pulmão tracionado inferiormente. Abertura da pleura mediastinal acima do hilo pulmonar para ressecção dos linfonodos das cadeias 10 e 4.

> **DICA:** A tração da veia ázigo auxilia a apresentação.

Tempo (00:49) Abertura da pleura mediastinal posterior à veia cava superior, dissecção e **Tempo (01:02)** ressecção dos linfonodos das cadeias 2 e 4.

Tempo (01:04) Passa-se para uma apresentação anterior, com o pulmão tracionado posteriormente: abertura da pleura mediastinal e dissecção da veia lobar superior. Tempo (01:21): A dissecção se estende distalmente, em direção ao parênquima pulmonar, até visualização dos ramos venosos segmentares. É importante tentar obter uma dissecção extensa o suficiente para a posterior passagem do grampeador sem resistência.

Tempo (01:34) Abordagem da fissura pulmonar e dissecção da artéria pulmonar. Tempo (01:47): A artéria é dissecada posteriormente até que o ramo ascendente posterior, do segmento 2 (A2), seja identificado (Figura 14.4).

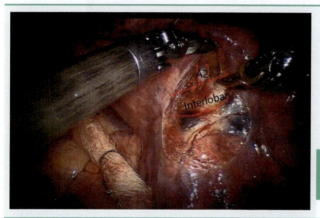

Figura 14.14 Dissecção da artéria interlobar e ramo ascendente posterior (A2).

Fonte: Acervo do autor do capítulo.

Tempo (02:07) A dissecção continua anteriormente até identificação do ramo arterial do segmento anterior (A3). Neste momento é confeccionado o "túnel" para grampeamento da fissura horizontal (Figura 14.5).

Tempo (02:08) A passagem do guia ou do grampeador é adjacente ao ramo arterial A3 (Figura 14.6).

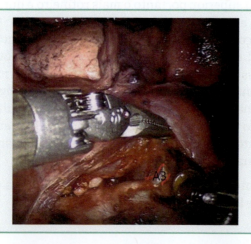

Figura 14.15 identificação do ramo arterial do segmento anterior (A3).

Fonte: Acervo do autor do capítulo.

SEGMENTECTOMIA ANTERIOR DO LOBO SUPERIOR DIREITO (S3)

Tempo (02:19) Na apresentação anterior, é fundamental confirmar a preservação da veia lobar média.

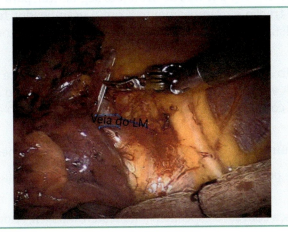

Figura 14.16 Passagem do guia para orientar o grampeamento da fissura horizontal. Atenção para preservação da veia do lobo médio.
Fonte: Acervo do autor do capítulo.

Tempo (02:20) Grampeamento da fissura horizontal, entre os lobos superior (segmento anterior) e médio.

Tempo (02:40) Dissecção dos ramos venosos do segmento anterior (V3a e V3b). Tempo (02:50): Segue-se então ao grampeamento da veia segmentar anterior. Na passagem do grampeador, é fundamental a apresentação do lobo superior posteriormente, para que o segmento venoso apical (V1) seja poupado (Figura 14.17).

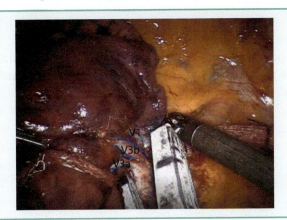

Figura 14.17 Grampeamento dos ramos venosos V3a e V3b.
Fonte: Acervo do autor do capítulo.

Tempo (03:10) Dissecção da artéria interlobar e da artéria segmentar anterior, A3.

Tempo (03:31) Dissecção brônquica, com extensão distal, em direção ao parênquima, até a bifurcação do segmento anterior (Figura 14.18).

Tempo (03:52) Grampeamento da artéria segmentar A3, previamente dissecada.

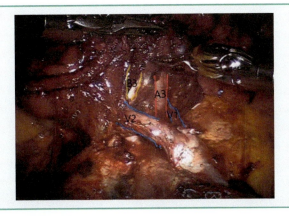

Figura 14.18 Dissecção do brônquio do segmento anterior (B3).
Fonte: Acervo do autor do capítulo.

Tempo (04:09) Dissecção do brônquio segmentar anterior, B3.

Tempo (04:31) Passagem de *vessel loop* por trás do brônquio segmentar, para auxiliar na Tempo (04:37) apresentação, tração e grampeamento. Com o grampeador fechado, pode-se solicitar que o anestesista ventile o pulmão D para confirmação do correto posicionamento do grampeador.

Tempo (05:04) Grampeamento do parênquima do lobo superior direito para finalizar a segmentectomia anterior. A ventilação também auxilia na delimitação do segmento a ser retirado/grampeado. É confirmado o posicionamento seguro do coto arterial, fora da linha de grampo.

Tempo (05:26) Reexpansão pulmonar sob visão – todo o parênquima remanescente é insuflado.

Tempo (05:31) Hemostático é posicionado no leito de dissecção linfonodal (aqui foi utilizado surgicel fibrilar).

Tempo (05:38) Retirada da peça com saco específico (endocatch, lapsack, endobag etc.).

Passos que não constam no vídeo: drenagem pleural e fixação do dreno. O calibre utilizado pode variar de 20 a 28 fr. Nesta cirurgia foi utilizado dreno tubular 24 fr.

Retirada dos trocateres sob visão.

Reexpansão pulmonar.

Fechamento por planos, curativos.

Conclusão

Segmentectomias anatômicas podem ser realizadas de forma segura e minimamente invasiva. São procedimentos especialmente indicados para tumores benignos e pacientes com condições clínicas limítrofes para ressecções pulmonares maiores.

REFERÊNCIAS

1. Rami-Porta R, Tsuboi M. Sublobar resection for lung cancer. Eur Respir J. 2009;33(2):426-35. doi: 10.1183/09031936.00099808. PMID: 19181916.

2. Terra RM, Kazantzis T, Pinto-Filho DR, Camargo SM, Martins-Neto F, et al. J Bras Pneumol. 2016;42(3):215-221

3. Nakazawa S, Shimizu K, Mogi A, Kuwano H. VATS segmentectomy: past, present, and future. Gen Thorac Cardiovasc Surg. 2018;66(2):81-90. doi: 10.1007/s11748-017-0878-6. Epub 2017 Dec 18. PMID: 29255967.

4. Terra RM, Lauricella LL, Haddad R, de-Campos JRM, Nabuco-de-Araujo PHX, Lima CET, Santos FCBD, Pego-Fernandes PM. Robotic anatomic pulmonary segmentectomy: technical approach and outcomes. Rev Col Bras Cir. 2019;46(4):e20192210. Portuguese, English. doi: 10.1590/0100-6991e-20192210. PMID: 31576987.

Seção 4

Padronização Técnica nas Pneumonectomias

15

Pneumonectomia Direita

ESERVAL ROCHA JUNIOR | PEDRO HENRIQUE XAVIER NABUCO DE ARAÚJO

Resumo

A pneumonectomia é uma cirurgia reservada para doenças avançadas tanto benignas quanto malignas. As indicações mais frequentes são neoplasia maligna de pulmão com comprometimento de estruturas hilares, grandes massas pulmonares comprometendo múltiplos lobos, lesões multicêntricas, sequelas de tuberculose com destruição pulmonar completa e bronquiectasias de origens diversas. Trata-se de uma ressecção que se faz complexa não somente pela anatomia, mas também pela doença que a motiva.[1-3]

As peculiaridades técnicas evidenciadas em cada caso indicado para pneumonectomia, geralmente, requerem uma experiência maior do cirurgião quando comparada a ressecção mais comumente padronizáveis. Lidar com técnicas de controle vascular proximal e dissecção intrapericárdica são manobras importantes na estratégia traçada para lesões centrais acometendo a origem dos vasos hilares.[3] O cuidado especial com o coto brônquico com atenção para sua vascularização e comprimento são essenciais para evitar complicações pós-operatórias graves como o empiema pós-operatório que intercorre em 2% e 16% dos casos estando associado a fístula de coto brônquico em até 80%.[4-6] O traquejo com as possíveis alterações na hemodinâmica cardiopulmonar também se faz necessário para otimizar os resultados positivos e evitar complicações intra-operatórias graves.[7]

A realização por técnica minimamente invasiva é reservada para casos pontuais. Nos casos oncológicos, lesões multicêntricas acometendo mais de um lobo e de pequeno volume são os casos ideais.[2] Lesões centrais que invadem estruturas vasculares requerem uma maturidade maior do cirurgião com técnicas de controle vascular por via minimamente invasiva dada a possibilidade de conversão rápida para a técnica aberta após a lesão de um grande vaso. Os casos de doença benigna raramente se enquadram nos critérios desejáveis para a técnica minimamente invasiva dada a presença de obliteração pleural por aderências que muitas vezes resultam na necessidade de uma ressecção extra-pleural. Tanto o acesso por videotoracoscopia quanto por auxílio de dispositivo robótico já foram descritos na literatura, podendo ser realizados de maneira segura desde que bem selecionados.[8]

Palavras-chave

Pneumonectomia direita, videotoracoscopia, cirurgia torácica robótica

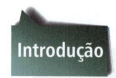

Introdução

A pneumonectomia direita é uma cirurgia singular na prática do cirurgião torácico. Com morbidade descrita em torno de 41% e mortalidade de 11%, tem até 3 vezes mais chance de complicações que sua correspondente contralateral.[9] A dissecção do tronco arterial principal é difícil, podendo ser necessário a abordagem via intrapericárdica uma vez que o primeiro ramo tem sua emergência precoce.[10] O brônquio principal, apesar de mais curto a direita, possui irrigação arterial menos abundante o que pode justificar uma incidência maior de fístula pós-operatória, representando um fator de risco para desenvolvimento de empiema.[8-11] O desvio mediastinal é mais acentuado podendo resultar na famigerada Síndrome Pós-pneumonectomia caracterizada pelo colapso dinâmico da via aérea, dispneia e comprometimento hemodinâmico.[12] A abordagem por via minimamente invasiva é factível e segura desde que realizada por cirurgiões com experiência com os detalhes da técnica convencional e com seleção adequada dos pacientes.

Descrição da técnica por videotoracoscopia

Tempo 1 (00:00) Iniciamos a cirurgia com a liberação do ligamento pulmonar inferior. O lobo inferior deve ser tracionado no sentido cranial mantendo o ligamento perpendicular e afastado da parede torácica. A abertura do seu vértice (recorrência da pleura) permite a dissecção por um plano avascular no qual podem ser encontrados alguns linfonodos que devem ser ressecados em caso de doença maligna primária do pulmão (linfonodos cadeia 9). A liberação do ligamento pulmonar inferior deve ser realizada próxima ao parênquima pulmonar, de maneira a evitar que a dissecção se aprofunde desnecessariamente em direção ao mediastino. O ligamento deve ser liberado até que se encontre a veia pulmonar inferior.

Tempo 2 (00:08) A dissecção da veia pulmonar inferior deve ser realizada. A dissecção do tecido linfoide que se localiza entre a veia lobar superior e a veia lobar inferior pode facilitar esse tempo. Para realizar essa dissecção o pulmão deve ser rebatido para posterior em direção à parede torácica, o auxiliar com uma pinça coração pela incisão de trabalho posterior deve manter o pulmão rebatido e tracionado para cima a fim de retificar as estruturas hilares.

Geralmente optamos por manter a veia dissecada sem prosseguir com a sua ligadura, evitando que ocorra ingurgitamento do lobo dificultando a exposição, já complicada nas pneumonectomias. No caso exposto, optamos por realizar a ligadura da veia no primeiro tempo tendo em vista lesão da mesma no momento da sua dissecção.

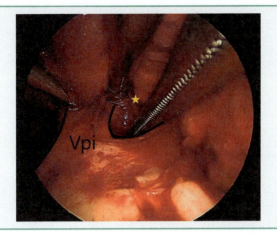

Figura 15.1 — Vpi: veia pulmonar inferior. Estrela amarela: brônquio lobar inferior.
Fonte: Acervo do autor do capítulo.

DICA

Tempo 3 (00:51) Realizada a dissecção da veia lobar inferior, com retirada do tecido linfóide entre a veia lobar inferior e a veia para o lobo médio, deve-se prosseguir com a dissecção completa da veia pulmonar superior. Os tempos anteriores, se bem realizados facilitam a dissecção lateral dessa estrutura. A dissecção da veia pulmonar superior deve ser cautelosa uma vez que posterior a essa estrutura encontra-se a artéria interlobar e na sua borda superior teremos os primeiros ramos da artéria pulmonar, o tronco anterior, também chamado de Tronco de Boyden, que irá suprir os segmentos apical e anterior do lobo superior.

Após a dissecção lateral do vaso, o mesmo deve ser liberado da artéria pulmonar. Nesse ponto o movimento de tração cranial da estrutura e a dissecção com abertura da pinça (Crafoord ou D'amico) deve ser sincronizado e realizado no sentido de afastar a veia da artéria. Após a realização dessa manobra a passagem do Mixter deve ser possível, devendo ser feita em direção ao mediastino, na base do vaso, evitando que a ponta do instrumento lesione ramos segmentares venosos (Figura 15.2).

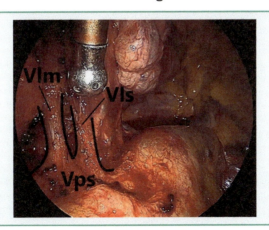

Figura 15.2 — Vps: veia pulmonar supeiror. Vlm: veia para lobo médio. Vls: veia para lobo supeiror.
Fonte: Acervo do autor do capítulo.

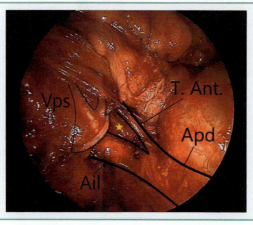

Figura 15.3 Visão das estruturas arteriais após ligadura da veia pulmonar superior. Ail: artéria interlobar. T. Ant: tronco anterior. Apd: artéria pulmonar direita. Vps: coto da veia pulmonar superior. Estrela amarela: brônquio lobar superior.

Fonte: Acervo do autor do capítulo.

Tempo 4 (01:30) O próximo passo, com a mesma exposição e com a óptica pela incisão de trabalho, procede-se com o grampeamento da veia pulmonar superior. Quando realizado, o grampeamento prévio do tronco anterior da artéria pulmonar, permite uma passagem mais segura do grampeador pela veia pulmonar. Atenção especial deve ser dada à ponta do grampeador em relação a estruturas importantes como a veia ázigos e a veia cava superior. Idealmente a direção do grampo deve ser paralela a veia cava superior e perpendicular à estrutura a ser grampeada. Grampeadores com ponta curva facilitam essa manobra e demais grampeamentos hilares.

Tempo 5 (01:54) Após a ligadura da veia pulmonar superior a artéria interlobar ficará exposta. Deve-se seguir com a dissecção da mesma a fim de separá-la do brônquio. Essa dissecção deve ser cautelosa devido o calibre do vaso e evitando lesões do ramo arterial ascendente posterior para o segmento 2 (A2). A passagem do grampeador é realizada mais facilmente com a introdução pelo portal da óptica com uma angulação para superior possibilitando que o cirurgião realize um movimento de rotação utilizando a angulação do grampeador para facilitar a passagem, similar ao movimento realizado com um mixter (Figura 15.3).

Tempo 6 No caso da sequência habitual de grampeamento das estruturas hilares, o próximo passo é proceder com a ligadura da veia pulmonar inferior. Ainda com a mesma exposição e com o grampeador introduzido pelo portal da óptica. A parte mais fina da carga deve ser introduzida entre a veia e o brônquio; o pulmão deve então ser rebatido para frente (em direção ao mediastino) para que se possa visualizar a passagem da carga completa para o outro lado. Na cirurgia utilizada como exemplo a ligadura da veia inferior foi realizada no início do procedimento (00:30) para conter sangramento durante a sua dissecção.

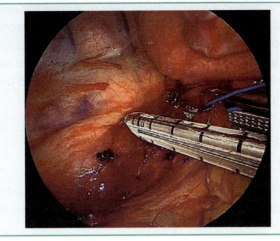

Figura 15.4 — Grampeador introduzido pela incisão de trabalho. Linha de grampo perpendicular à estrutura.

Fonte: Acervo do autor do capítulo.

Tempo 7 (02:45) Com as estruturas vasculares grampeadas, a última estrutura a ser tratada é o brônquio. Para o tratamento adequado da estrutura brônquica faz-se necessário a dissecção do tecido linfóide que envolve o hilo e que ainda não foi dissecado durante o tratamento dos vasos. A pleura mediastinal posterior deve ser completamente aberta até a sua reflexão abaixo da veia ázigos. Os linfonodos da cadeia subcarinal devem ser retirados.

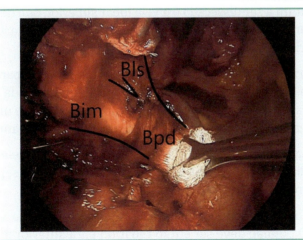

Figura 15.5 — Bim: brônquio intermédio. Bpd: brônquio principal direito. Bls: brônquio lobar superior.

Fonte: Acervo do autor do capítulo.

Tempo 8 (03:38) Após a dissecção adequada é importante que o brônquio seja grampeado o mais próximo possível da carina, para evitar um coto brônquico longo e propiciar que o mesmo se retraia para o mediastino. Essas manobras visam prevenir deiscências e surgimento de fístulas de coto.

O grampeador deve ser introduzido pelo portal inferior (auxiliar ou da óptica) e direcionado paralelo ao mediastino. O cirurgião deve realizar a preensão no brônquio próximo a carina secundária e tracionar o mesmo em direção superior a fim de aproximar a linha de grampo da carina principal.

Tempo 9

Por fim, o próximo tempo é a retirada da peça que deve ser feita de maneira cautelosa com auxílio de saco resistente apropriado. O posicionamento do pulmão de maneira a retirar primeiro o ápice facilita esse tempo. Movimento circulares e a abertura do saco de forma a permitir a saída de ar também são estratégias valiosas. Em caso de tumores grandes a extensão da incisão pode ser aumentada, porém o uso de afastadores de costela ou costectomias devem ser evitados.

Descrição técnica por técnica robótica

A cirurgia pela técnica robótica segue a sistematização característica das lobectomias realizadas por esse tipo de acesso. Uma dissecção posterior ampla associada à linfadenectomia inicial formam a base dessa sistematização.

Tempo 1

Inicia-se pela liberação do ligamento pulmonar inferior com a tração cranial do lobo inferior pelo braço de número 2. Assim que possível o auxiliar deve garantir a exposição para liberar o segundo braço do cirurgião possibilitando a dissecção bi-manual.

Tempo 2

A dissecção segue com abertura da pleura mediastinal posterior em toda sua extensão, paralela ao esôfago com intuito de expor o brônquio principal. A linfadenectomia subcarinal já deve ser realizada assim como a dissecção dos tecidos linfóides e gordurosos existentes entre a veia pulmonar inferior e a veia pulmonar superior. Linfonodos hilares localizados abaixo da veia ázigos, superior ao brônquio principal e próximos ao tronco anterior também devem ser retirados. Essa liberação ampla facilita a movimentação do pulmão e a dissecção das estruturas vasculares.

Tempo 3

O pulmão deve ser então tracionado para posterior de maneira a expor as estruturas anteriores do hilo pulmonar. Essa tração deve ser realizada e mantida pelo auxiliar. A próxima estrutura a ser dissecada é a veia lobar superior, que deve ser separada da artéria interlobar na sua profundidade e do tronco anterior da artéria pulmonar na sua margem superior.

Tempo 4

O tronco anterior deve ter sua dissecção terminada, sendo separado da veia pulmonar superior. Caso se encontre em uma posição mais anteriorizada sua ligadura deve ser realizada antes da veia lobar superior. Essa manobra promove um melhor ângulo para passagem do grampeador pela veia uma vez que tira o tranco anterior da sua direção.

Tempo 5

Prossegue-se com o grampeamento da veia lobar superior deixando visível a artéria interlobar. A dissecção da artéria deve ser completada com a separação da sua parede posterior do brônquio que se encontra na profundidade.

Tempo 6

A dissecção do brônquio, já iniciada nos passos iniciais pela via posterior deve ser completada. O pulmão deve ser então rebatido para anterior e o hilo exposto na sua face posterior.

Tempo 7

Procede-se com o grampeamento da veia pulmonar inferior já dissecada nos tempos iniciais. A passagem de um guia pode facilitar a introdução do grampeador pelo auxiliar.

Tempo 8

Nesse ponto resta apenas o grampeamento do brônquio. Realizado ainda com o pulmão rebatido para o mediastino, o cirurgião deve tracionar o brônquio a fim de aproximar a linha de grampo da carina, evitando que se deixe um coto brônquico longo.

Tempo 9

Procede-se com a retirada da peça através da ampliação do portal do auxiliar com auxílio de um saco coletor.

Conclusão

Tanto a pneumonectomia por videotoracoscopia quanto por via robótica são procedimentos, apesar de complexos, factíveis. Não fazem parte da rotina diária do cirurgião torácico, mas devem ser mantidas como uma possibilidade dentro do arsenal terapêutico. Independente da via de acesso empregada trata-se de uma cirurgia de grande porte onde atenção especial deve ser dada para o tratamento do brônquio a fim de evitar complicações infecciosas pleurais.

REFERÊNCIAS

1. Vannucci F, Vieira A, Ugalde PA. The technique of VATS right pneumonectomy. J Vis Surg. 2018;4:11. doi:10.21037/jovs.2017.12.01

2. Conlan AA, Sandor A. Total thoracoscopic pneumonectomy: indications and technical considerations. J Thorac Cardiovasc Surg. 2003;126(6):2083-2085. doi:10.1016/s0022-5223(03)01227-3

3. Perentes JY, Zellweger M, Gonzalez M. Is pneumonectomy still necessary?. J Thorac Dis. 2018;10(12):6414-6417. doi:10.21037/jtd.2018.11.18

4. Vallières E. Management of empyema after lung resections (pneumonectomy/lobectomy). Chest Surg Clin N Am. 2002;12(3):571-585. doi:10.1016/s1052-3359(02)00019-4

5. Algar F.J. Alvarez A. Aranda J.L. et al. Prediction of early bronchopleural fistula after pneumonectomy: a multivariate analysis. Ann Thorac Surg. 2001;72:1662-1667.

6. Wright CD. Wain JC. Mathisen DJ. Grillo HC. Postpneumonectomy bronchopleural fistula after sutured bronchial closure: incidence, risk factors, and management. J Thorac Cardiovasc Surg. 1996;112:1367-1371.

7. Lewis JW Jr, Bastanfar M, Gabriel F, Mascha E. Right heart function and prediction of respiratory morbidity in patients undergoing pneumonectomy with moderately severe cardiopulmonary dysfunction. J Thorac Cardiovasc Surg. 1994;108(1):169-175.

8. Spaggiari L, Galetta D. Pneumonectomy for lung cancer: a further step in minimally invasive surgery. Ann Thorac Surg. 2011;91(3):e45-e47. doi:10.1016/j.athoracsur.2010.12.008

9. Darling GE, Abdurahman A, Yi QL, et al. Risk of a right pneumonectomy: role of bronchopleural fistula. Ann Thorac Surg. 2005;79(2):433-437. doi:10.1016/j.athoracsur.2004.07.009

10. Warren WH, Milloy FJ. Pulmonary vascular system and pulmonary hilum. Thorac Surg Clin. 2007;17(4):601-617. doi:10.1016/j.thorsurg.2006.12.012

11. Patel RL, Townsend ER, Fountain SW. Elective pneumonectomy: factors associated with morbidity and operative mortality. Ann Thorac Surg. 1992;54(1):84-88. doi:10.1016/0003-4975(92)91145-y

12. Soll C, Hahnloser D, Frauenfelder T, Russi EW, Weder W, Kestenholz PB. The postpneumonectomy syndrome: clinical presentation and treatment. Eur J Cardiothorac Surg. 2009;35(2):319-324. doi:10.1016/j.ejcts.2008.07.070.

16

Pneumonectomia Esquerda

JULIANA ROCHA MOL TRINDADE | RICARDO MINGARINI TERRA

Resumo

Pneumonectomias são consideradas cirurgias de grande porte e apresentam maior risco de complicações comparativamente às ressecções pulmonares menores e mortalidade entre 2% a 11%"ISSN":"00034975","PMID":"15337036","abstract":"Background Changes in the postoperative mortality rates and causes of death for lung cancer surgery at the specialized hospital for cancer in Tokyo, Japan during the last 16 years were investigated. Methods Data on 3,270 consecutive patients who underwent pulmonary resection for primary lung cancer between January 1987 and December 2002 at the National Cancer Center Hospital were retrospectively analyzed. The postoperative 30-day and in-hospital mortality rates and causes of death after pulmonary resection for lung cancer were investigated. Patients were divided into two period groups of almost equal number, the early (1,615 patients from 1987 to 1996.[1] Estão reservadas para casos de maior complexidade, com destaque para lesões neoplásicas centrais e doenças inflamatórias como bronquiectasias. A pneumonectomia minimamente invasiva pode ser realizada por técnica videotoracoscópica[2] ou cirurgia robótica,[3] e se mostraram procedimentos seguros tanto para doença benigna ou malignasurgical indication, tumour size and lesion location to a previous cohort of 64 patients who underwent CP. Demographic and perioperative data were obtained. Statistical analysis was performed. Results: Mean patient age was 55.4 years for both groups, with equal sex distribution. Pneumonectomy for malignant and benign lesion patients was evaluated individually. For malignant tumour patients, median tumour size was 3.9 cm for both groups. There was no difference between VATS-P and CP cases in transfusion rates (2% vs. 10%, P=0.50.[4]

Palavras-chave

Pneumonectomia, neoplasia de pulmão, pneumonectomia robótica, pneumonectomia VATS, pneumonectomia esquerda.

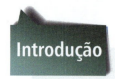

Introdução

A pneumonectomia consiste na ressecção completa do pulmão e representou apenas 1.1% das ressecções pulmonares de uma casuística brasileira que analisou resultados de ressecções pulmonares anatômicas por videotoracoscopia (VATS Brazil).[5] A pneumonectomia esquerda consiste em ligadura e ressecção das veias pulmonares superior e inferior esquerda, ligadura e ressecção do tronco da artéria pulmonar esquerda e ressecção do brônquio principal esquerdo. A dificuldade técnica pode estar mais relacionada à patologia que indicou o procedimento, como invasão de estruturas hilares na neoplasia central e aderências fibróticas nas doenças inflamatórias e infecciosas. A seguir descrevemos nossa técnica padronizada para pneumonectomia videotoracoscópica e robótica. A organização da sala, posicionamento do paciente e realização dos portais estão descritos em capítulos anteriores.

Descrição Técnica Videoassistida (VATS)

Tempo 1 (00:00) Utilizando o portal acessório posterior realizar tração cranial do lobo inferior esquerdo para identificação e retificação do ligamento pulmonar inferior esquerdo.

Tempo 2 (00:05) Secção do ligamento pulmonar inferior com abertura da reflexão pleural.

Tempo 3 (00:09) Dissecção da gordura com identificação do linfonodo cadeia 9 que marca a veia pulmonar inferior.

Tempo 4 (00:20) Ainda tracionando o lobo inferior canialmente, identifica-se a borda superior da veia pulmonar inferior e faz a dissecção dos tecidos mediastinais entre a veia e o brônquio.

Tempo 5 (00:29) Tração anterior do pulmão para exposição do mediastino posterior. Nesse ponto pode-se transferir a óptica para o portal posterior e realizar a tração anterior do pulmão com pinça coração introduzida em portal acessório anterior.

Tempo 6 (00:30) Abertura da pleura mediastinal posterior em direção cranial até a borda inferior do arco aórtico.

DICA: Atentar para preservação de nervo vago (Figura 16.1).

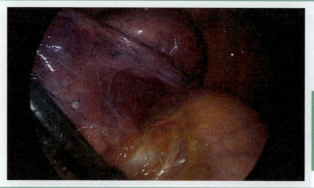

Figura 16.1 Visão do mediastino posterior, visualizado o nervo vago posteriormente ao tronco da artéria pulmonar esquerda.

Fonte: Acervo do autor do capítulo.

Tempo 7 (00:50) Identificação do tronco da artéria pulmonar esquerda, brônquio principal esquerdo e veia pulmonar inferior esquerda no mediastino posterior (Figura 16.2). Neste passo pode ser realizado a linfadenectomia subcarinal.

> **DICA**
> Garantir uma abertura ampla da pleura posterior e dissecção do tecido gorduroso facilitará a dissecção e contorno ("passagem") das estruturas no sentido ântero posterior nas etapas seguintes.

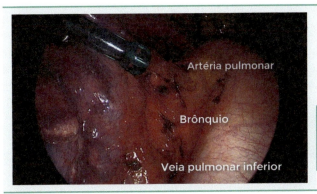

Figura 16.2 Estruturas hilares esquerdas após abertura da pleura mediastinal esquerda.
Fonte: Acervo do autor do capítulo.

Tempo 8 (00:53) Através do portal posterior, realizar a tração ápico-posterior do lobo superior esquerdo para identificação da veia pulmonar superior esquerda. Abertura da pleura mediastinal e dissecção da veia pulmonar superior.

> **DICA**
> Identificar o nervo frênico, localizado anterior a v. pulmonar superior esquerda. Deve-se evitar a utilização de energia monopolar nas proximidades do nervo frênico.

Tempo 9 (01:03) Na medida em que se aprofunda a dissecção da gordura mediastinal na borda inferior da v. pulmonar superior é possível identificar o brônquio do lobo superior.

Tempo 10 (01:11) Dissecção entre a veia e o brônquio na sua porção caudal.

> **DICA**
> Não tentar contornar a veia totalmente por este ângulo de visão, pois há risco de lesão do tronco da artéria que está em íntimo contato com a veia em sua borda cranial.

Tempo 11 (01:16) Tração do lobo superior posteriormente e dissecção da borda cranial da veia pulmonar superior.

> **DICA**
> Esse passo exige cuidado pois o tronco da artéria pulmonar está logo atrás da veia e torna-se visível com a liberação do tecido conectivo da veia.

Tempo 12 (01:25) Dissecção completa entre a veia superior e a artéria pulmonar esquerda. Após circundar totalmente a veia pulmonar superior faz-se o grampeamento endoscópico da veia pulmonar superior esquerda através do portal posterior com carga vascular.

> **DICA**
> Deve-se evitar a artéria durante a introdução do grampeador, há risco de lesão da artéria nesse momento. A veia não deve ser grampeada muito na sua base para evitar que, em caso de falha no grampeamento, o coto aberto seja invaginado pelo pericárdio dificultando o controle vascular.

Tempo 13 (02:30) Após ligadura da veia, fica visível o plano entre a artéria e o brônquio. Dissecção da artéria pulmonar e abertura do plano mediastinal entre a artéria e o brônquio principal esquerdo (Figura 16.3). A dissecção e abertura do plano gorduroso posterior no tempo 7 vai ajudar nesta etapa. Após circundar a artéria pulmonar esquerda, faz-se o grampeamento endoscópico da artéria pulmonar esquerda através do portal posterior com carga vascular.

> **DICA**
> Deve-se atentar na introdução do grampeador para evitar lesão do arco aórtico.

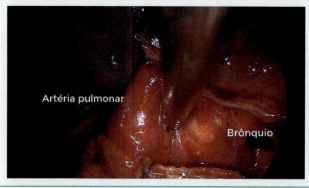

Figura 16.3 Visão da artéria pulmonar esquerda e brônquio principal esquerdo após grampeamento da veia pulmonar superior (possível identificar o coto grampeado).
Fonte: Acervo do autor do capítulo.

Tempo 14 (03:35) Tração do pulmão superior para afastá-lo do mediastino através da incisão de trabalho. Identificar a veia pulmonar inferior caudal e o brônquio principal cranialmente. (Figura 16.4).

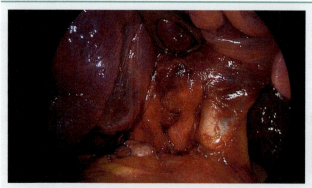

Figura 16.4 Brônquio principal esquerdo e veia pulmonar inferior esquerda.
Fonte: Acervo do autor do capítulo.

Tempo 15 (03:45) Nesse momento prossegue-se com a dissecção da veia pulmonar inferior, separando do brônquio. Grampeamento da veia pulmonar inferior através da incisão de trabalho com carga vascular.

Tempo 16 (04:30) Tração do pulmão superior para afastá-lo do mediastino através da incisão posterior e dissecção da gordura mediastinal ao redor do brônquio. Grampeamento do brônquio principal esquerdo através da incisão posterior.

> **DICA:** Tracionar o brônquio para evitar o coto remanescente muito longo.

Tempo 17 (05:30) Retirada do pulmão através da incisão de trabalho com auxílio de bolsa apropriada. Movimentos rotacionais facilitam a saída do mesmo pelo espaço intercostal.

Tempo 18 (05:38) Linfadenectomia das cadeias 5 e 6, conforme descrito em capítulo dedicado. Revisão de hemostasia e drenagem pleural pela incisão da ótica.

Descrição Técnica por via robótica (RATS)

A pneumonectomia demonstrada neste vídeo foi realizada na plataforma Da Vinci Xi, utilizando 4 braços robóticos e o portal para o auxiliar. As incisões foram realizadas sob visão direta endoscópica nas seguintes referências anatômicas: portal anterior no 6º espaço intercostal – linha axilar anterior, portal da ótica no 7º espaço – linha axilar média, portais posteriores no 7º espaço, portal acessório no 10º espaço.

Tempo 1 (00:00) Tração apical do pulmão (lobo inferior esquerdo) para abertura do ligamento pulmonar inferior seguido de tração anterior do pulmão utilizando o terceiro braço para complementar a dissecção do ligamento pulmonar inferior. Quando usamos a técnica com três braços, essa tração é executada pelo auxiliar que entra pelo portal inferior. Então é realizada a secção do ligamento pulmonar inferior e abertura da reflexão pleural. A dissecção do ligamento pulmonar inferior termina com a exposição da veia pulmonar inferior. Não há necessidade de dissecção completa da veia inferior.

Tempo 2 (00:05) Tração anterior do pulmão para exposição do mediastino posterior. Este movimento é realizado com o terceiro braço que mantém o pulmão estático. Quando usamos apenas três braços, este movimento é realizado pelo auxiliar com o grasper que entra pelo portal inferior. É realizada a abertura da pleura mediastinal posterior e linfadenectomia subcarinal.

> **DICA:** Atentar para preservação de nervo vago.

Tempo 3 (00:18) Dissecção dos linfonodos hilares posteriormente (o vídeo mostra a dissecção entre a artéria pulmonar esquerda e brônquio principal).

> **DICA:** Quanto melhor a dissecção da gordura mediastinal posterior e linfadenectomia, mais fáceis serão as etapas posteriores de isolar o brônquio principal e artéria pulmonar.

Tempo 4 (00:32) Tração posterior do pulmão para exposição do mediastino anterior com ajuda do terceiro braço ou médico auxiliar. Realiza-se abertura da pleura mediastinal anterior, tendo cuidado com o nervo frênico, que passa anterior à veia. (Figura 16.5) Neste tempo é realizada a linfadenectomia da cadeia hilar e exposição da veia pulmonar superior e brônquio principal esquerdo.

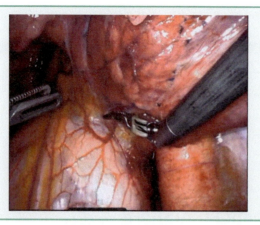

Figura 16.5 — Abertura do mediastino anterior. Observar que o nervo frênico corre anteriormente a veia pulmonar superior esquerda.

Fonte: Acervo do autor do capítulo.

Tempo 5 (00:55) Após abertura da pleura mediastinal, faz-se tração caudal do pulmão com retração do ápice, exposição do arco aórtico e tronco da artéria pulmonar esquerda. Este movimento é realizado com o terceiro braço ou pelo grasper do auxiliar. Nesta etapa é realizado a abertura da pleura mediastinal e pode ser realizada a linfadenectomia das cadeias 5 e 6. Ainda nesta exposição, iniciamos a dissecção da gordura mediastinal em contato com a artéria pulmonar e dissecção do plano entre a artéria e a veia pulmonar superior.

Tempo 6 (01:03) Apresentação da veia pulmonar superior ao tracionar o pulmão posteriormente e dissecção da veia. Nesta etapa a borda cranial da veia já estava dissecada na etapa anterior.

> **DICA**
> Se a dissecção da veia iniciar pela borda caudal da veia, bastante cuidado pois o tronco da artéria pulmonar está logo atrás da veia e torna-se visível com a liberação do tecido conectivo entre a artéria e a veia pulmonar. Sempre vale a pena iniciar a dissecção da borda cranial da veia antes de tentar circundar a veia partindo de sua borda caudal.

Tempo 7 (01:15) Apresentação do brônquio principal esquerdo pelo mediastino posterior ao tracionar o pulmão anteriormente e dissecção do brônquio. A pinça Thoracic Grasper ou Cardiere ajuda nesta etapa ao elevar o brônquio e abrir o espaço entre este e a artéria, facilitando a dissecção sob visão do túneo.

Tempo 8 (01:28) Dissecção da veia pulmonar inferior esquerda.

Tempo 9 (01:38) Tração caudal do pulmão com retração do ápice e dissecção da artéria pulmonar.

> **DICA**
> A dissecção da gordura mediastinal entre a artéria pulmonar e o arco aórtico deve ser livre de energia pela proximidade do nervo laringeo recorrente, que contorna o arco aórtico neste ponto.

Tempo 10 (01:48) Após a dissecção das estruturas hilares, iniciamos o grampeamento das estruturas. Grampeamento encosdóspico da veia pulmonar superior esquerda com carga vascular.

> **DICA:** Ao grampear primeiro a veia, há uma melhor visualização do tronco da artéria esquerda.

Tempo 11 (02:10) Dissecção e isolamento da artéria pulmonar esquerda, para grampeamento endoscópico com carga vascular.

> **DICA:** Existem grampeadores com carga de ponta curva e que possui um guia de borracha, que ajuda na introdução do grampeador em espaços dissecados, porém sem visão completa (Figura 16.6).

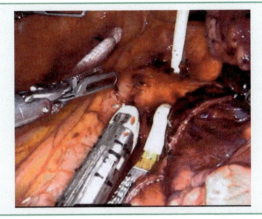

Figura 16.6 Introdução do grampeador endoscópico com auxílio do guia de borracha no tronco da artéria pulmonar.

Fonte: Acervo do autor do capítulo.

Tempo 12 (03:09) Tração do pulmão posteriormente e exposição da veia pulmonar inferior. O terceiro braço deve manter a exposição estática e o auxiliar realiza o grampeamento endoscópico da veia pulmonar inferior esquerda com carga vascular.

Tempo 13 (03:25) Tração posterior do pulmão e exposição do brônquio principal esquerdo. O terceiro braço ou auxiliar realiza o grampeamento com carga roxa ou verde.

Tempo 14 (03:45) Revisão de hemostasia com colocação de hemostático em leito de dissecção linfonodal se necessário.

Tempo 15 A retirada da peça deve ser realizada pela incisão inferior com auxílio de bolsa apropriada. Para a retirada da peça é necessário quase sempre a ampliação da incisão auxiliar. Movimentos rotacionais facilitam a saída do mesmo pelo espaço intercostal. No fechamento pode ser necessário um ponto para fixação do diafragma. A drenagem da cavidade pleural é realizada com um único dreno tubular de 28 Fr introduzido pelo portal acessório anterior.

REFERÊNCIAS

1. Watanabe SI, Asamura H, Suzuki K, Tsuchiya R. Recent results of postoperative mortality for surgical resections in lung cancer. Ann Thorac Surg; 2004.
2. Nwogu CE, Glinianski M, Demmy TL. Minimally Invasive Pneumonectomy. Ann Thorac Surg; 2006.
3. Spaggiari L, Galetta D. Pneumonectomy for lung cancer: A further step in minimally invasive surgery. Ann Thorac Surg; 2011.
4. Liu Y, Gao Y, Zhang H, Cheng Y, Chang R, Zhang W, et al. Video-assisted versus conventional thoracotomy pneumonectomy: A comparison of perioperative outcomes and short-term measures of convalescence. J Thorac Dis; 2016.
5. Terra RM, Kazantzis T, Pinto-Filho DR, Camargo SM, Martins-Neto F, Guimarães AN, et al. Ressecção pulmonar anatômica por videotoracoscopia: Experiência brasileira (VATS Brasil). J Bras Pneumol; 2016.

Seção 5

Detalhes Técnicos em Ressecções Complexas

17
Linfadenectomia em Ressecção Pulmonar Oncológica (Direita e Esquerda)

LEONARDO PONTUAL LIMA | RICARDO MINGARINI TERRA | PEDRO HENRIQUE XAVIER NABUCO DE ARAÚJO

Resumo

O mediastino é um espaço virtual onde está localizado uma grande quantidade de linfonodos. O conhecimento da anatomia mediastinal é essencial para realização adequada da linfadenectomia em cirurgias oncológicas. No contexto do câncer de pulmão, os linfonodos do mediastino são divididos em 14 estações. A primeira descrição foi realizada por Naruke[1] em 1978, mas atualmente utilizamos a versão mais refinada orientada pela IASLC.[2] A distribuição das cadeias linfonodais podem ser observadas na Figura 18.1.

A linfadenectomia é recomendada no tratamento padrão das ressecções pulmonares oncológicas para neoplasia primária de pulmão, estando associada a um estadiamento mais preciso que irá orientar a necessidade ou não de terapia adjuvante, mas não é claro se está associada a uma maior sobrevida.[3,4] Além disso, de 7 a 26% dos pacientes submetidos a ressecção pulmonar para câncer de pulmão não pequenas células terão "skip metástase", ou seja, o linfonodo cadeia N 1 negativo com linfonodo cadeia N2 positivo, por esse motivo os linfonodos mediastinais devem sempre ser ressecados ou, no mínimo, devidamente amostrados. As "skip metástase" são mais comuns nos adenocarcinomas e no lobo superior.[2,5]

A linfadenectomia mediastinal esquerda deve incluir a janela aortopulmonar (cadeia 5), para-aortica (cadeia 6), subcarinal (cadeia 7), paraesofágica (cadeia 8) e a do ligamento pulmonar inferior (cadeia 9), já a linfadenectomia mediastinal direita deve incluir as cadeias paratraqueal superior direita (cadeira 2R), paratraqueal inferior direita (cadeia 4R), subcarinal (cadeia 7), paraesofágico (cadeia 8) e do ligamento pulmonar inferior (cadeia 9).

Uma das principais vantagens da técnica robótica sobre a VATS é tornar mais fácil para o cirurgião a realização da linfadenectomia sistemática. Na técnica VATS esse tempo é factível, porém pode ser de execução trabalhosa, já na técnica RATS a visão em três dimensões e a articulação intra-torácica das pinças robóticas tornam esse tempo mais fácil tecnicamente.[6,7]

Palavras-chave

Lifadenectomia robótica, linfadenectomia VATS, neoplasia de pulmão.

Introdução

Na dissecção das cadeias 2 R e 4 R a pleura mediastinal é aberta a partir da junção da veia cava superior e da margem cefálica da veia ázigos, a borda pleural sobre o a traqueia é retraída e o coxim gorduroso mediastinal é dissecado da superfície anterolateral da traqueia. Já o linfonodo cadeia 7 tem uma abordagem diferente a depender do lado que é realizado, do lado direito deve-se ter cuidado com o esôfago durante a dissecção, já do lado esquerdo dissecção é realizada entro o plano do brônquio fonte esquerdo e veia pulmonar inferior.

Os linfonodos 5 e 6 estão localizados na janela aorto-pulmonar. A cadeia 5 está localizada entre a borda inferior do arco aórtico e a borda superior do tronco da esquerda artéria pulmonar, deve-se ter uma atenção especial para não lesionar o nervo recorrente laríngeo, já a cadeia 6 está mais medial em relação a cadeia 5 e durante a sua dissecção deve-se está atento ao posicionamento do nervo frênico.

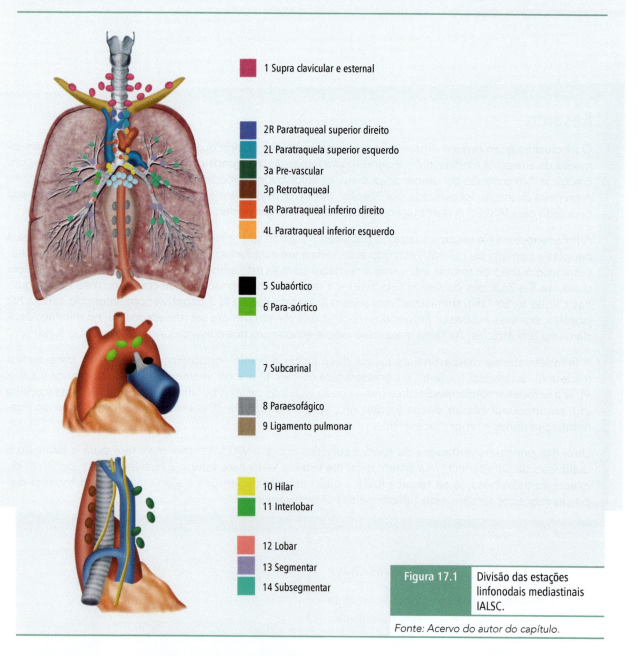

Figura 17.1 Divisão das estações linfonodais mediastinais IALSC.

Fonte: Acervo do autor do capítulo.

Descrição Técnica Linfadenectomia Cadeia 10 e 11 (VATS)

No vídeo didático trata-se de uma lobectomia superior esquerda oncológica.

Tempo 1 (00:00) Após o trabalho da fissura evidenciamos a exposição da artéria interlobar com seus ramos lingulares e basilares, nessa topografia identificamos o linfonodo cadeia 11 (interlobar).

Tempo 2 (00:07) Nesse tempo tracionamos o lobo inferior posteroinferiormente pela incisão de trabalho o que proporciona um melhor campo. É iniciado a dissecção do linfonodo cadeia 11, na técnica VATS optamos pela dissecção romba.

Tempo 3 (00:38) Após a dissecção inicial da pleura mediastinal anterior é evidenciado um linfonodo cadeia 10 (hilar), acima da veia pulmonar superior esquerda.

Tempo 4 (00:42) Utilizando-se dissecção romba dissecamos o linfonodo cadeia 10 evitando tracionar diretamente no tecido linfonodal.

Tempo 5 (1:00) Após ligadura da veia observa-se mais uma cadeia linfonodal hilar que foram ressecadas de forma romba posteriormente.

Descrição Técnica Linfadenectomia Cadeia 7

Acesso à Esquerda – (VATS)

Tempo 1 (00:00) Dissecção do linfonodo cadeia 7 acesso pelo lado esquerdo. O auxiliar deve tracionar o pulmão anteriormente enquanto realiza-se dissecção da cadeia 7 no plano entre o brônquio fonte esquerdo e a veia pulmonar inferior.

Tempo 2 (00:14) Imagem didática dos planos de dissecção do linfonodo cadeia 7 pelo lado esquerdo.

Descrição Técnica Linfadenectomia Cadeia 7

Acesso à direita - (VATS)

O vídeo trata-se de uma ressecção diagnóstica de um linfonodo cadeia 7 suspeito.

Tempo 1 (00:00) Com o pulmão tracionado anteriormente realiza-se abertura da pleura mediastinal posterior na região entre a veia pulmonar inferior e o brônquio fonte direito.

Tempo 2 (00:08) Após a abertura da pleura e exposição do linfonodo cadeia 7 realiza-se dissecção romba com liberação e preservação do nervo vago.

Tempo 3 (00:28) Com o nervo vago já liberado continua-se a dissecção romba do linfonodo com liberação do mesmo de seu leito e o brônquio fonte direito.

Tempo 4 (01:08) A dissecção romba é alternada com liberação das aderências expostas com o eletrocautério.

Tempo 5 (01:24) Nesse tempo pode-se observar com clareza o linfonodo já liberado do brônquio fonte direito (acima) e ainda aderido em seu leito. Continua-se então a dissecção romba com liberação completa do linfonodo.

Tempo 6 (1:53) Após liberação completa do linfonodo é isolado artéria brônquica, é realizado cauterização, colocação de clip e seccionada.

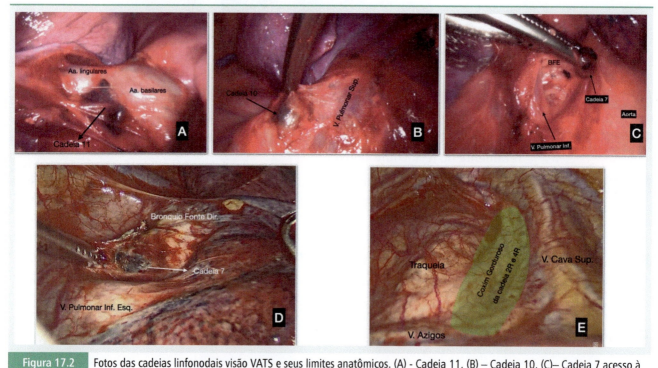

Figura 17.2 Fotos das cadeias linfonodais visão VATS e seus limites anatômicos. (A) - Cadeia 11, (B) – Cadeia 10, (C)– Cadeia 7 acesso à esquerda, (D) – Cadeia 7 acesso à direita, (E) - Cadeias 2 R e 4 R.

Fonte: Acervo do autor do capítulo.

Descrição Técnica Linfadenectomia Cadeia 2 R e 4 R (VATS)

As cadeias 2 R e 4 R localizam-se no coxim gorduroso que tem como limite inferior a veia ázigo, laterais a traqueia e veia cava superior, a parte inferior da junção da veia braquiocefálica esquerda na cava superior marca o limite entre a cadeia 2 R e 4 R.

Tempo 1 (0:00) — Identificação do coxim gorduroso das cadeias 2 R e 4 R com identificação dos seus limites anatômicos.

Tempo 2 (0:07) — Abertura da pleura mediastinal sobre o coxim gorduroso com eletrocautério.

Tempo 3 (0:26) — Após abertura da pleura é realizada dissecção do coxim gorduroso com ressecção do linfonodo cadeia 4 R e posteriormente a cadeia 2 R.

Tempo 4 (0:39) — Realizado colocação de malha hemostática.

Descrição Técnica Linfadenectomia Cadeia 9 (RATS)

Tempo 1 (00:00) — Utilizamos o terceiro braço com a pinça Tipup para realizar tração cranial do lobo inferior, para identificação e retificação do ligamento pulmonar inferior. Quando usamos a técnica com três braços este tempo é executado pelo auxiliar que entra pelo portal inferior. A seguir realizado secção do ligamento pulmonar inferior com abertura da reflexão pleural, seguida de dissecção da gordura com identificação do linfonodo cadeia 9.

Tempo 2 (00:19) — Após a identificação do linfonodo cadeia 9, realiza-se abertura da pleura sobre o linfonodo com exposição do mesmo, realiza-se então dissecção e ressecção do linfonodo. Imediatamente abaixo do linfonodo cadeia 9 localiza-se a veia pulmonar inferior.

Descrição Técnica Linfadenectomia Cadeia 11 (RATS)

Tempo 1 (00:00) — Com o lobo inferior levemente tracionado pela pinça Tip-up ou pelo auxiliar realiza-se tratamento da fissura com exposição da cadeia linfonodal interlobar (cadeia 11).

Tempo 2 (00:30) — Com exposição completa da fissura iniciamos a dissecção linfonodal com a pinça Maryland bipolar.

Tempo 3 (1:05) — Seccionamos a cadeia linfonodal ao meio, essa manobra facilita a ressecção linfonodal com maior segurança e visualização da artéria interlobar.

Tempo 4 (1:16) — Sempre retiramos os linfonodos da cavidade dentro de dedo de luva para evitar que fragmentos se desprendam durante a retirada.

Tempo 5 (1:52) — Ressecção completa do linfonodo cadeia 11, com exposição da artéria interlobar.

Descrição Técnica Linfadenectomia Cadeia 7 e 10 à Esquerda (RATS)

A dissecção das cadeias 7 e 10 à esquerda são realizadas na mesma apresentação, com o pulmão tracionado anteriormente com a pinça Tip-up ou pelo auxiliar.

Tempo 1 (0:00)	Inicia-se a dissecção da pleural mediastinal entre a borda superior da veia pulmonar inferior e a borda inferior do brônquio fonte esquerdo, esta é a topografia do linfonodo cadeia 7 à esquerda.
Tempo 2 (0:11)	Durante a dissecção é identificada e posteriormente ligada com clip uma artéria brônquica calibrosa. Usualmente utilizamos a Maryland bipolar para cauterização das artérias brônquicas, porém se calibrosa como no caso optamos por clipar.
Tempo 3 (0:31)	Após ligadura de artéria brônquica conseguimos identificar o linfonodo cadeia 7 e iniciamos sua dissecção. Nessa dissecção deve ter cuidado com o esôfago que está um pouco mais profundo entra a cadeia 7 e a aorta.
Tempo 4 (1:14)	Finalizada dissecção do linfonodo cadeia 7. E em foto didática (Figura 18.3A) demonstramos as estruturas anatômicas em topografia próxima ao linfonodo cadeia 7.
Tempo 5 (1:22)	Inicia-se então a dissecção da cadeia 10 que fica na topografia entre a borda superior do brônquio fonte esquerdo e a borda inferior da artéria pulmonar esquerda.
Tempo 6 (2:20)	Após a dissecção das duas cadeias, revisamos a hemostasia e colocamos hemostáticos no leito das mesmas.

Descrição Técnica Linfadenectomia Cadeia 5 e 6 (RATS)

Tempo 1 (0:00)	Com o lobo superior levemente tracionado inferiormente pela pinça Tip-up é realizado a exposição da janela aortopulmonar. Inicia-se então a dissecção do linfonodo cadeia 5. Na disseção dos linfonodos da janela aortopulmonar deve-se ter cuidado com o nervo recorrente laríngeo e o nervo frênico (Figura 18.3B).
Tempo 2 (0:47)	Finalizado a dissecção do linfonodo cadeia 5.
Tempo 3 (0:50)	Com o pulmão tracionado para posterior inicia-se a dissecção da pleura mediastinal na topografia do linfonodo cadeia 6. Durante esse tempo cirúrgico deve-se visualizar e preservar o nervo frênico.

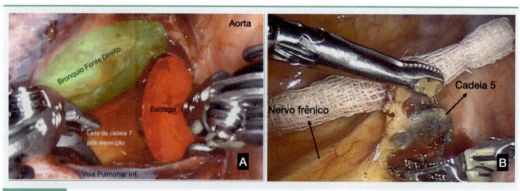

Figura 17.3 Imagens de dissecção RATS (A) Leito da cadeia 7 à esquerda após ressecção e seus limites anatômicos. (B) Dissecção da cadeia 5 e sua relação de proximidade com o nervo frênico.

Fonte: Acervo do autor do capítulo.

Descrição Técnica Linfadenectomia à direita, cadeias 7, 10, 4 e 2 (RATS)

Tempo 1 (0:00) Com o pulmão levemente tracionado anteriormente pela pinça Tip-up ou pelo auxiliar inicia-se a dissecção da pleura sobre o linfonodo cadeia 7 no plano inferior ao brônquio fonte direito e superior a veia do lobo inferior direito.

Tempo 2 (0:19) Realizado liberação do linfonodo cadeia da cadeia 7 da veia pulmonar inferior direita.

Tempo 3 (1:00) Realizado ressecção do linfonodo cadeia 7.

Tempo 4 (1:08) Com o pulmão ainda tracionado anteriormente realiza-se dissecção do linfonodo cadeia 10 no plano hilar posterior entre a borda superior do brônquio fonte direito e a borda inferior da artéria pulmonar direita.

Tempo 5 (1:37) Após a liberação do linfonodo cadeia 10 no plano hilar posterior, traciona-se o lobo superior direito inferiormente e disseca-se outra cadeia 10 no plano entre o hilo do lobo superior direito e a veia ázigos.

Tempo 6 (2:24) Identificação do coxim gorduroso das cadeias 2 R e 4 R com identificação dos seus limites anatômicos, e realizado abertura da pleura mediastinal sobre o coxim gorduroso.

Tempo 7 (2:40) Com a pleura já aberta realiza-se ressecção dos linfonodos cadeia 2 R e 4 R em bloco.

Conclusão

A dissecção linfonodal mediastinal é imprescindível no diagnóstico, estadiamento e no tratamento da neoplasia de pulmão. A ressecção linfonodal VATS é factível sem o comprometimento na qualidade da ressecção oncológica, porém a tecnologia robótica contribui na facilitação desse tempo cirúrgico e na realização da linfadenectomia sistemática de forma mais precisa.

REFERÊNCIAS

1. Naruke T, Suemasu K, Ishikawa S. Lymph node mapping and curability at various levels of metastasis in resected lung cancer. J Thorac Cardiovasc Surg [Internet]. 1978;76(6):832–9. Disponível em: http://dx.doi.org/10.1016/S0022-5223(19)39559-5. (Acesso jul. 2021).

2. Rusch VW, Asamura H, Watanabe H, Giroux DJ, Rami-Porta R, Goldstraw P. The IASLC lung cancer staging project : A proposal for a new international lymph node map in the forthcoming seventh edition of the TNM classification for lung cancer. J Thorac Oncol [Internet]. 2009;4(5):568–77. Disponível em: http://dx.doi.org/10.1097/JTO.0b013e3181a0d82e. (Acesso jul. 2021).

3. Darling GE, Allen MS, Decker PA, Ballman K, Malthaner RA, Inculet RI, et al. Randomized trial of mediastinal lymph node sampling versus complete lymphadenectomy during pulmonary resection in the patient with N0 or N1 (less than hilar) non-small cell carcinoma: Results of the American College of Surgery Oncology Group Z0030 Trial. J Thorac Cardiovasc Surg [Internet]. 2011;141(3):662–70. Disponível em: http://dx.doi.org/10.1016/j.jtcvs.2010.11.008. (Acesso jul. 2021).

4. Keller SM, Adak S, Wagner H, Johnson DH, Comis RL. Mediastinal lymph node dissection improves survival in patients with stages II and IIIa non-small cell lung cancer. Ann Thorac Surg. 2000;70(2):358–65.

5. Libshitz HI, McKenna RJ, Mountain CF. Patterns of mediastinal metastases in bronchogenic carcinoma. Chest. 1986;90(2):229–32.

6. Ninan M, Dylewski MR. Total port-access robot-assisted pulmonary lobectomy without utility thoracotomy. Eur J Cardio-thoracic Surg [Internet]. 2010;38(2):231–2. Disponível em: http://dx.doi.org/10.1016/j.ejcts.2010.01.047. (Acesso jul. 2021).

7. Minnich DJ, Bryant AS, Cerfolio RJ. Thoracoscopic and Robotic Dissection of Mediastinal Lymph Nodes. Thorac Surg Clin [Internet]. 2012;22(2):215–8. Disponível em: http://dx.doi.org/10.1016/j.thorsurg.2011.12.007. (Acesso jul. 2021).

18

Broncoplastias

RICARDO MINGARINI TERRA | MARIANA SCHETTINI SOARES

Resumo

A broncoplastia é um tipo de ressecção mais complexa tecnicamente, que visa a preservação de parênquima no tratamento de lesões centrais e/ou endobrônquicas. Na cirurgia minimamente invasiva, a via robótica torna o procedimento mais factível devido a mobilidade das pinças, entretanto sem o *feedback* tátil deste tipo de cirurgia, deve-se atentar a tensão visual do fio na confecção dos nós e da anastomose, evitando exercer força excessiva que possa quebrá-lo. Iniciar a incisão do brônquio pela parte distal facilita a visualização interna da lesão e definição do local da incisão proximal. Iniciamos a sutura pela transição entre paredes membranácea e cartilaginosa mais profunda, progredindo para a transição mais proximal e posteriormente com término da anastomose. Em toda broncoplastia devemos realizar uma broncoscopia flexível antes do procedimento, de forma a confirmar sua viabilidade, e após a anastomose, para verificar sua perviedade. É fundamental confirmar a presença de margens livres de neoplasia antes da confecção da anastomose, justificando o benefício do procedimento.

Palavras-chave

Broncoplastia VATS; pneumonectomia; neoplasias pulmonares; lobectomia pulmonar; broncoplastia RATS

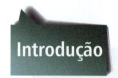

Introdução

A broncoplastia consiste na ressecção de um segmento de brônquio principal ou lobar, contendo uma lesão endobrônquica, de forma a poupar a ressecção de parênquima pulmonar. Quando associada a retirada em conjunto de um lobo com ressecção brônquica circunferencial é denominada broncoplastia em "manga" (em inglês: *sleeve*). Se ressecamos apenas um segmento do brônquio temos uma broncoplastia em cunha.[1] As broncoplastias estão indicadas em casos de lesões endobrônquicas, visando principalmente poupar o paciente de uma pneumonectomia, mesmo naqueles aptos a esta cirurgia, uma vez que ressecções mais econômicas apresentam melhor qualidade de vida[2] e menor morbimortalidade pós-operatória.[3] É um procedimento tecnicamente desafiador, principalmente na cirurgia minimamente invasiva, sendo mais factível na via robótica.[4,5] A seguir descrevemos nossa técnica para a abordagem robótica. A organização da sala, posicionamento do paciente, confecção dos portais assim como aspectos técnicos da lobectomia associada ao procedimento é descrita nos capítulos específicos.

Técnica robótica (RATS) – broncoplastia do lobo inferior esquerdo

Tempo 0 — Lobectomia superior esquerda.

Tempo 1 (00:00) — Incisão brônquica distal sem uso de energia, permitindo boa visualização da lesão brônquica (00:05) e consequentemente, melhor planejamento da incisão proximal.

DICA

Tempo 2 (00:10) — Incisão proximal

Tempo 3 (00:15) — Início da broncoplastia.

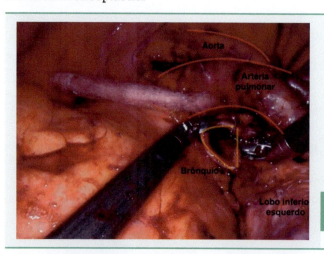

Figura 18.1 Local do primeiro ponto da broncoplastia.

Fonte: Acervo do autor do capítulo.

Tempo 4 (00:26) — A Figura 18.1 demonstra o local de início da sutura, na transição entre a parede cartilaginosa e a membranácea mais profunda. A mobilidade das pinças robóticas facilita a confecção do nó e da anastomose como um todo, entretanto é preciso atentar a tensão visual do fio, sem exercer força excessiva que possa quebrá-lo.

Tempo 5 (01:14) — Após sutura contínua da parede membranácea, é realizado um segundo ponto simples na transição entre parede membranácea e cartilaginosa mais superficial, posteriormente emendando este nó com a sutura já realizada.

Tempo 6 (02:02) — Terceiro ponto, este realizado na parede cartilaginosa, próximo ao primeiro ponto realizado. Após sua confecção e ligação ao primeiro ponto, este e o segundo fios são utilizados para fechamento da parede cartilaginosa.

Tempo 7 (02:37) — Devemos checar a integridade da sutura e, se confirmada, são ligados os fios de fechamento da parede cartilaginosa.

Tempo 8 (02:47) — O resultado final é visualizado na Figura 18.2.

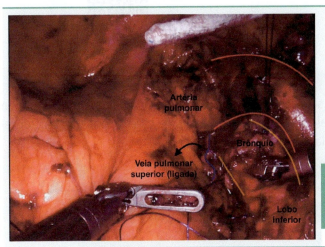

Figura 18.2 Resultado final, demonstrando a relação do brônquio esquerdo com estruturas circunjacentes.

Fonte: Acervo do autor do capítulo.

Tempo 9 (02:51) — Teste do borracheiro visando confirmar o bom selamento da anastomose, sem fístula aérea.

Técnica robótica (RATS) – broncoplastia do lobo inferior direito

Tempo 0 — Lobectomia superior direita

Tempo 1 (00:00) — A utilização de um vessel loop ao redor do brônquio pode ajudar em sua manipulação inicial para o início da secção.

Tempo 2 (00:04) — Incisão distal.

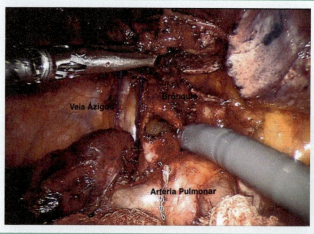

Figura 18.3 — Relação anatômica do brônquio direito com estruturas ao redor. Nesta imagem, antes da broncoplastia, o lobo superior direito está na cavidade.

Fonte: Acervo do autor do capítulo.

Tempo 3 (00:06) Na Figura 18.3 vemos a relação do brônquio direito com estruturas circunjacentes.

Tempo 4 (00:21) Incisão proximal

Tempo 5 (00:25) Início da sutura na transição mais profunda entre paredes cartilaginosa e membranácea.

DICA: Na sequência, note que o sentido da sutura em direção a transição mais superficial e posteriormente fechando a parede cartilaginosa é oposta a broncoplastia do lado esquerdo.

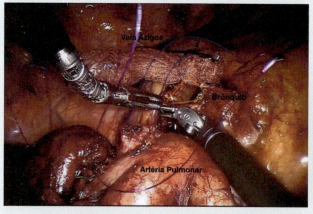

Figura 18.4 — Relação anatômica do brônquio direito com estruturas ao redor. Nesta imagem, sem o lobo superior direito, é possível ver mais claramente a relação do brônquio com a veia ázigos.

Fonte: Acervo do autor do capítulo.

Tempo 6 (00:30) Na Figura 18.4 podemos ver mais claramente a relação do brônquio direito com estruturas vasculares ao redor (lobo superior direito já retirado após ressecção brônquica.

Tempo 3 (01:00) Segundo ponto realizado na transição mais superficial das paredes brônquicas cartilaginosa e membranácea. Término da broncoplastia com fechamento da parede cartilaginosa.

Conclusão

É mandatória a realização de broncoscopia flexível antes e após o procedimento, para avaliar a localização da lesão, confirmar possibilidade de broncoplastia e, após o procedimento, confirmar perviedade da anastomose. O exame de congelação para confirmação de margens brônquicas livres antes do início da reconstrução da via aérea também é fundamental de forma a não termos uma ressecção complexa que deixe lesão residual, perdendo-se o benefício do procedimento. O teste do borracheiro deve ser realizado para descartar a presença de fístula aérea na anastomose.

REFERÊNCIAS

1. Agasthian T. Video-assisted thoracoscopic bronchoplasty. J Vis Surg. 2017;2:12–12.

2. Ferguson MK, Lehman AG. Sleeve Lobectomy or Pneumonectomy: Optimal Management Strategy Using Decision Analysis Techniques. Ann Thorac Surg. 2003;76(6):1782–8.

3. Beauchamp G. Fundamentals of Standard Sleeve Resection. Thorac Surg Clin. 2018;28(3):285–9.

4. Li Y, Wang J. Video-assisted thoracoscopic surgery sleeve lobectomy with bronchoplasty. World J Surg. 2013;37(7):1661–5.

5. Yang S, Kuo S, Lee J. Robot-assisted thoracoscopic bronchoplasty. J Vis Surg. 2015;1(I):20.

19

Doença Inflamatória/Supurativa

ESERVAL ROCHA JUNIOR | ALESSANDRO WASUM MARIANI

Resumo

As doenças inflamatórias do pulmão compreendem grande parte do percentual de ressecções pulmonares realizadas pelo cirurgião torácico na sua prática clínica diária. Em países cuja incidência de tuberculose ainda é elevada as ressecções por esse grupo patológico pode suplantar em número as realizadas por doença neoplásica.[1,2] Trata-se de um grupo distinto de doentes com características peculiares e particularidades cirúrgicas que não possuem correspondentes nas etiologias malignas. A diversidade também é vista dentro do próprio grupo que é composto por uma gama de doenças que varia desde bronquiectasia de causa idiopática até sequela pulmonar por tuberculose e que por vez apresentam implicações diferentes dentro da estratégia cirúrgica.

A indicação mais frequente na prática clínica costuma ser o tratamento da sequela de tuberculose ou a doença cavitária complicada com aspergiloma.[2] Esses resumem em suas características as principais implicações da doença que tornam a ressecção cirúrgica mais trabalhosa e as complicações pós-operatórias mais frequentes. As aderências pleuropulmonares, linfonodos hilares calcificados, cavernas pulmonares contaminadas e as retrações de arcos costais são os maiores empecilhos encontrados pelo cirurgião no tratamento desses casos. Não são ocorrências frequentes durante o tratamento da doença neoplásica e os cirurgiões não habituados devem conhecer as técnicas específicas e padronizá-las para tornar o procedimento cirúrgico mais rápido e seguro para o paciente. O conhecimento das possíveis complicações infecciosas pleuropulmonares no pós-operatório desse tipo de ressecção também trazem implicações específicas para a técnica cirúrgica empregada, como a preservação dos músculos da parede torácica e o cuidado com a cavidade pleural residual.[3,4]

Neste capítulo focaremos nas particularidades desse tipo de ressecção, voltando a discussão para as estratégias ideais que reduzirão o tempo cirúrgico, o sangramento intraoperatório e a morbidade pós-operatória.

Palavras-chave

tuberculose, doença infecciosa pulmonar, ressecção pulmonar, pneumonectomia, lobectomia.

Introdução

A ressecção pulmonar por doença infecciosa representa 44% da nossa casuística de ressecções pulmonares, sendo o restante voltado para doença neoplásica. A causa mais frequente é a sequela de tuberculose representando 46% dos casos, seguida por diversas formas de bronquiectasia com 26%. Causas importantes como aspergilose pulmonar invasiva (não associada a tuberculose) e micobacteriose não tuberculose representam uma parcela menor da casuística representando respectivamente 6% e 1%.

Diferentes tipos de ressecção podem ser empregados, desde ressecções em cunha até pneumonectomias e pleuropneumonectomias. Na nossa casuística predominam as lobectomias, responsáveis por 62% dos casos, sendo 56% relacionadas aos lobos superiores, resultado facilmente explicável pela característica peculiar de acometimento dos segmentos superiores pela tuberculose.

A sequela de tuberculose resume em suas manifestações cirúrgicas os principais desafios encontrados pelo cirurgião no manejo dos casos de doença infecciosa.[1] O primeiro desafio é a correta seleção da via de acesso e o planejamento pré-operatório adequado com auxílio da avaliação radiológica por tomografia. A presença de espessamento pleural grosseiro, calcificações linfonodais, e aspergiloma apical com paredes espessas prediz uma dissecção difícil e resume os principais pontos da estratégia operatória desses pacientes.

Acesso à cavidade pleural obliterada

Um dos grandes desafios nas ressecções pulmonares por doença infecciosa é o acesso a cavidade torácica diante da existência de obliteração pleural secundária ao estado inflamatório crônico ou agudo dos tecidos pleurais. Essa condição torna o ato cirúrgico mais trabalhoso e prolongado, uma vez que a ressecção do parênquima deve ser precedida quase que por uma decorticação completa do pulmão, tornando o procedimento mais mórbido, com maior perda sanguínea intra-operatória, fístula alveolar e risco de infecção pleuropulmonar durante o pós-operatório.

A primeira ferramenta que deve ser utilizada pelo cirurgião é a avaliação radiológica pré-operatória. Com ela será capaz prever a condição pleural e ter dados objetivos para definir a via de acesso do procedimento e a estratégia utilizada durante os tempos cirúrgicos. Sinais como espessamento pleural, retração de arcos costais e escoliose sugerem um processo inflamatório crônico dos tecidos e prediz uma maior dificuldade de acesso a cavidade torácica (Figura 19.1). Pacientes com sequela de tuberculose, aspergiloma, ressecções pulmonares prévias por doença inflamatória (p. ex.: pneumonectomia de complementação) também parecem ter uma condição pleural menos favorável, com aderências mais firmes e planos de dissecção menos evidentes quando comparado a pacientes com bronquiectasia por fibrose cística ou sequestro pulmonar.

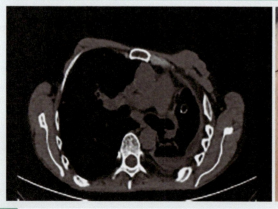
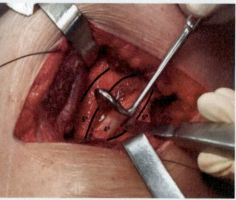

Figura 19.1 — Direita: Destruição pulmonar completa por tuberculose. Notem a retração costal, assimetria entre os hemitóraces e o espessamento pleural. Esquerda: Ressecção do 4º arco.

Fonte: Acervo do autor do capítulo.

Nesse caso, a estratégia cirúrgica anseia essencialmente aumentar a visibilidade da cavidade torácica e principalmente das suas extremidades (cúpula e diafragma), ampliar a área de trabalho de um hemitórax retraído e facilitar a identificação do plano inicial de dissecção entre a pleura visceral e a parietal para a liberação do pulmão.

Ressecção costal

A técnica de ressecção costal é utilizada no nosso serviço com frequência para o acesso às cavidades pleurais com retração costal extrema. Em alguns casos é quase impossível a identificação do espaço intercostal, as costelas encontram-se acavaladas e a colocação de um afastador de Finochietto sem fratura costal é improvável.

Sendo assim, após a realização da toracotomia, procedemos geralmente com a retirada do 4º arco costal o que permite não somente o acesso a cavidade pleural como também representa a altura ideal para manipulação da cúpula da cavidade torácica e do diafragma, facilitando a dissecção dessas regiões críticas (Vídeo 19.1).

A costectomia não precisa ser completa, sendo realizada na maioria das vezes na sua porção latero-anterior, sem necessidade de desarticulação do processo transverso ou da cartilagem esternal. A retirada da costela deve deixar a pleura exposta para que com isso possa se iniciar a dissecção do plano entre a pleura visceral e parietal.

Dissecção do plano extrapleural

Após a retirada do arco costal a pleura parietal fica exposta e algum espaço já existe para início da decorticação. Muitas vezes, esse espaço ainda é pequeno impossibilitando a instrumentação adequada e a colocação de afastadores. Nesses casos a dissecção deve ser iniciada pelo espaço extrapleural com um descolamento da pleura parietal da fáscia endotorácica. Esse tempo é muito utilizado nas pleuropneumonectomias, porém nas ressecções por doença pulmonar infecciosa a realização de uma pleurectomia como as realizadas em doença oncológica só deve ser utilizada em casos extremos, tendo em vista que tal procedimento eleva o porte cirúrgico e a morbidade associada (Figura 19.2).

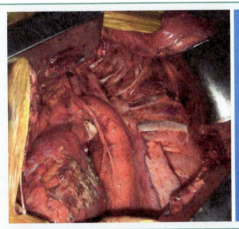
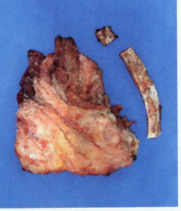

Figura 19.2 Direita: Peça cirúrgica de pneumonectomia extrapleural por sequela de tuberculose. Notem a pleura espessada recobrindo o pulmão e o segmento de 4º arco costal ressecado para acesso. Esquerda: aspecto final da cavidade.

Fonte: Acervo do autor do capítulo.

O ideal é prosseguir com dissecção extrapleural o suficiente para colocação do Finochietto e exposição adequada da região de dissecção. O quanto antes o cirurgião deve tentar retornar ao plano de dissecção entre a pleura visceral e parietal, esse plano costuma ser mais frouxo e menos cruento que o plano extrapleural. A maneira mais fácil de encontrar o plano entre as pleuras é através da face mediastinal. Ao encontrar a gordura mediastinal o cirurgião pode localizar o plano entre o pulmão e o mediastino, geralmente com aderências mais frouxas, e consegue retornar à dissecção do pulmão pelo plano correto, entre as pleuras.

Retração costal sem obliteração pleural

Em casos onde a retração costal é intensa, porém não há necessariamente uma obliteração do espaço pleural (p. ex.: pacientes com derrame pleural), a ressecção do 4º arco pode ser evitada. Nesses casos podemos lançar mão da conhecida "Janela Francesa" que consiste da ressecção de um segmento de 1 cm da porção posterior do arco costal próxima a usa inserção no processo transverso (Figura 19.3).

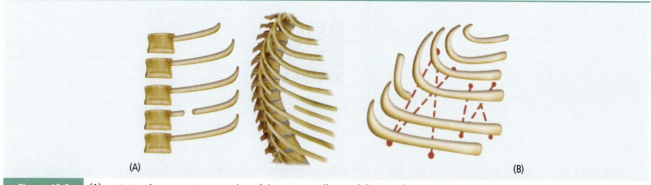

Figura 19.3 — (A) costectomia segmentar posterior mínima para melhor mobilização do arco e prevenção quanto a fraturas. (B) pontos de intercostorrafia em diferentes alturas para ajudar na aproximação após uma costectomia completa.

Fonte: Acervo do autor do capítulo.

A retirada desse fragmento ósseo permite uma maior mobilidade do arco evitando fraturas do mesmo durante o afastamento com o Finochietto. Permite também a obtenção de um maior campo de trabalho e visualização além de deixar mais fácil o fechamento do tórax uma vez que todos os arcos costais estarão presentes para recompor a parede torácica.

Liberação Pulmonar

Liberação do diafragma e da parede torácica

A liberação das aderências pleuropulmonares é o segundo desafio encontrado pelo cirurgião nos casos avançados de doença pulmonar inflamatória. Nesse momento o cirurgião se encontra com o tórax aberto, com um bom acesso a cavidade pleural, porém o pulmão ainda permanece aderido à parede. O desafio é encontrar o plano existente entre a pleura parietal e visceral.

Como descrito anteriormente, uma estratégia para a identificação desse plano é iniciar pela face mediastinal encontrando o plano entre o pulmão e o pericárdio (Vídeo 20.2). Esse plano costuma ser mais frouxo e através dele consegue-se traçar uma rota caudal, em direção ao diafragma chegando ao recesso diafragmático anterior. O mesmo é possível no sentido cranial, onde do lado direito conseguimos progredir a dissecção seguindo paralelamente a veia cava, enquanto do lado esquerdo a gordura mediastinal segue como referência. Com essa manobra é possível expor o hilo pulmonar, identificando as veias pulmonares. Cuidado especial deve ser tomado para evitar lesões inadvertidas do nervo frênico, uma vez que as retrações pleurais e as alterações anatômicas decorrentes da doença tornam a visualização difícil e alteram o seu trajeto habitual.

Com a liberação da face mediastinal e acesso ao recesso diafragmático anterior o próximo passo consiste na liberação do lobo inferior do diafragma. Uma boa estratégia para facilitar a mobilização do pulmão é criar um túnel na profundidade em direção à aorta quando a ressecção for à esquerda (Vídeo 20.3). Esse trajeto geralmente é composto por tecido frouxo e a identificação da aorta serve como referência ao ponto final da dissecção que será executada da extremidade anterior do lobo inferior em direção a extremidade posterior marcada pelo ligamento pulmonar inferior. Nas ressecções do lado direito, não temos o facilitador que é identificar o plano da aorta, todavia os passos são os mesmos, devendo tomar cuidado adicional com o esôfago, sendo rotina a passagem de uma sonda nasogástrica calibrosa.

Com o diafragma liberado e identificada a aorta o próximo passo consiste na liberação do parênquima pulmonar da parede posterior do tórax. Nesse ponto, outra estratégia útil é seguir o plano frouxo entre a aorta e a parede torácica. Esse plano permite que avance no sentido cranial com segurança uma vez que a aorta já foi identificada, além de facilitar o descolamento do pulmão da parede torácica posterior. Vencida essa etapa, restará apenas o ápice pulmonar que tende a ser a região mais desafiadora tendo em vista a obliteração mais intensa e a presença dos vasos subclávios.

Lidando com aderências apicais extremas e cavidades pulmonares

As aderências apicais podem ser extremas principalmente em casos de sequela de tuberculose associada a presença de aspergiloma (Figura 20.4). Na região onde as aderências são mais firmes a dissecção extrapleural é inevitável e nesse caso a atenção deve ser voltada para as estruturas vasculares do estreito torácico superior.

O momento ideal para iniciar a liberação do ápice é quando todo o restante do pulmão já está liberado. Com o diafragma, face mediastinal e parede posterior livres é possível ter uma boa mobilidade do pulmão e executar de forma efetiva a tração do parênquima facilitando a dissecção com eletrocautério.

A liberação do ápice pode ser feita de superior para inferior, indo da parede torácica para o mediastino, liberando o pulmão da face interna dos 2º e 1º arcos costais. Para dar segurança à essa manobra, uma vez que o eletrocautério vai de encontro às estruturas mediastinais como a raiz da artéria subclávia, um movimento importante é a liberação da região mediastinal que compreende a veia ázigos (do lado direito) e a crossa da aorta do (lado esquerdo). Essa região que comunica o plano de dissecção posterior com o plano de dissecção mediastinal (anterior) geralmente é constituída por tecido frouxo e a sua liberação ajuda a sinalizar o final da liberação apical, reduzindo o risco de lesão vascular (Figura 19.4).

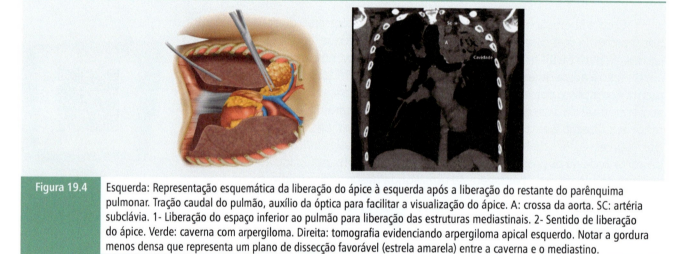

Figura 19.4 — Esquerda: Representação esquemática da liberação do ápice à esquerda após a liberação do restante do parênquima pulmonar. Tração caudal do pulmão, auxílio da óptica para facilitar a visualização do ápice. A: crossa da aorta. SC: artéria subclávia. 1- Liberação do espaço inferior ao pulmão para liberação das estruturas mediastinais. 2- Sentido de liberação do ápice. Verde: caverna com arpergiloma. Direita: tomografia evidenciando arpergiloma apical esquerdo. Notar a gordura menos densa que representa um plano de dissecção favorável (estrela amarela) entre a caverna e o mediastino.

Fonte: Acervo do autor do capítulo.

Trabalhando o hilo pulmonar difícil

O hilo pulmonar em doença inflamatória é mais desafiador devido a presença de tecido conjuntivo espesso perivascular, linfonodomegalias e vasos brônquicos de grosso calibre. A distorção anatômica promovida pela retração das estruturas também dificulta a identificação e a dissecção dos vasos. O tratamento do brônquio requer um cuidado especial principalmente nas pneumonectomias.

Lidando com o coto brônquico

O coto brônquico, principalmente nas pneumonectomias, deve ser dissecado com cuidado tendo em vista o potencial sangramento proveniente das artérias brônquicas ectasiadas pelo processo inflamatório (Vídeo 20.4). Esses vasos podem causar sangramento moderado, dificultando o procedimento cirúrgico e podendo ser confundido com lesões de vasos pulmonares principais. Esses vasos devem ser tratados sempre que necessário com eletrocautério, ligadura ou colocação de clip metálico, porém atenção deve ser dada a colocação dos clips uma vez que os mesmos podem ficar posicionados na linha de grampo, impedindo o grampeamento.

A dissecção exaustiva do brônquio com ligadura múltipla das artérias brônquicas não é recomendada. A desvascularização do coto pode aumentar a chance de desenvolvimento de fístula resultando em complicações infecciosas.[5-7] Costumamos dissecar o brônquio apenas o suficiente para um grampeamento seguro com uma passagem livre do grampeador.

Nas pneumonectomias, principalmente as realizadas à direita, o coto brônquico deve ser grampeado o mais próximo possível da carina, isso permite que o mesmo retraia em direção ao mediastino ficando protegido pela gordura mediastinal. Um patch com tecido tímico, gordura mediastinal, músculo intercostal ou pleura pode ser realizado, porém na maioria das vezes, quando o brônquio retrai o suficiente em direção ao mediastino nenhuma manobra adicional é necessária, ou apenas a aproximação da gordura que envolve o coto é suficiente. Isso evita a manipulação excessiva da linha de grampo.

Para casos selecionados de destruição pulmonar completa associada a contaminação pleural grosseira por empiema e que a cirurgia não pode ser postergada até a resolução do quadro infeccioso pleural, pode-se proceder com a pneumonectomia em dois tempos afim de evitar deiscência do coto brônquico que ficaria imerso numa cavidade torácica infectada. Nesse procedimento realizamos primeiro o tratamento do brônquio principal por esternotomia com a técnica similar à descrita no capítulo 28. Cerca de 3 a 4 semanas após o primeiro procedimento procedemos com a pneumonectomia por toracotomia. Esse período é utilizado para melhorar o paciente do ponto de vista nutricional e infeccioso, deixando-o mais preparado para o procedimento definitivo.

Lidando com as estruturas vasculares

A grande dificuldade na dissecção das estruturas vasculares na cirurgia por doença inflamatória é a identificação dos planos de dissecção. A inflamação deixa os tecidos perivasculares espessos e mais resistentes e com isso o risco de lesões inadvertidas aumenta. Realizamos a dissecção com auxílio do eletrocautério o que reduz os sangramentos e facilita a dissecção dos planos.

Os linfonodos, apesar de aumentados e de dificultar a dissecção, podem ser usados como referência para identificação das estruturas vasculares uma vez que marcam a presença dos vasos. Em caso de linfonodos calcificados, pacientes com sarcoidose, a dissecção é ainda mais desafiadora e um controle vascular próxima pode ser necessário.

Controlar o tronco da artéria pulmonar é uma manobra que o cirurgião experiente tem sempre em mente diante de situações críticas para a dissecção arterial. O controle do lado esquerdo é mais facilmente realizado uma vez que a artéria pulmonar esquerda é mais acessível sem a necessidade de abertura do pericárdio. Cuidado especial deve ser dado ao nervo laríngeo recorrente uma vez que a sua lesão pode ocasionar paralisia de prega vocal esquerda. Para evitar lesões do nervo a dissecção do tronco deve ser feita o mais próximo possível da artéria, evitando dissecção da face caudal da aorta, local onde o nervo recorre. (Vídeo 19.5)

  O controle arterial à direita é mais difícil uma vez que a artéria pulmonar direita, apesar de mais longa, emite o seu primeiro ramo muito próximo da sua projeção extrapericárdica. Seu trajeto posterior à aorta e a veia cava superior também dificultam a dissecção do tronco arterial. Caso seja necessário o pericárdio deve ser aberto para acesso ao tronco da artéria pulmonar direita através da janela entre a veia cava superior e a aorta (Figura 20.5). A dissecção intrapericárdica dos vasos pulmonares deve ser reservada para casos especiais onde a dissecção hilar é extremamente difícil, esse plano deve ser preservado como uma segunda opção, em caso de necessidade de reabordagem cirúrgica.

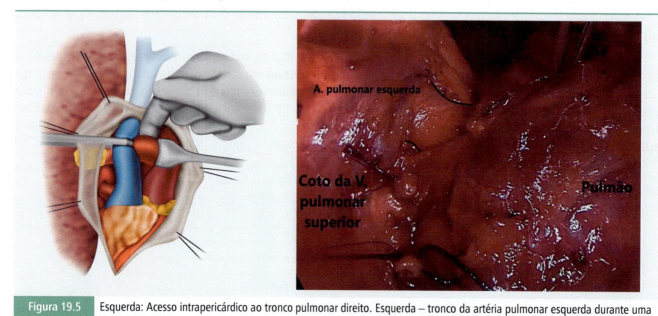

Figura 19.5   Esquerda: Acesso intrapericárdico ao tronco pulmonar direito. Esquerda – tronco da artéria pulmonar esquerda durante uma pneumonectomia.

Fonte: Acervo do autor do capítulo.

Prevendo complicações pleuropulmonares infecciosas

  As complicações pleuropulmonares pós ressecção pulmonar é sempre uma preocupação a mais quando se diz respeito a etiologia infecciosa. Incidência de empiema pleural pós-operatório é bem descrita para doença neoplásica e gira em torno de 3 e 6% para lobectomias, sendo maior nas pneumonectomias onde chega a 12%. No caso das ressecções por doença infecciosa o risco desse tipo de complicação aumenta em até 3 vezes. Características intrínsecas do paciente acometido por esse tipo de patologia estão relacionadas a esse risco elevado.[9,10] A estado nutricional geralmente precário, condição socioeconômica desfavorável, história de uso crônico de antibioticoterápicos, dentre outros, são fatores pré-operatórios a serem considerados e corrigidos, quando possível, antes do procedimento.

  Do ponto de vista cirúrgico, alguns pontos devem ser considerados para evitar possíveis fatores preditores de pior prognóstico infeccioso como: contaminação grosseira da cavidade pleural, fístula de coto brônquico e o espaço pleural residual associado ou não a fístula aérea persistente.

  As estratégias referentes aos cuidados com a cavidade pulmonar já foram descritas e fazem parte das manobras de liberação pulmonar. Os cuidados com o coto brônquico, descritos anteriormente, fazem parte das medidas para evitar fístula, principalmente em casos de pneumonectomias. Sendo assim, nesse momento iremos focar no cuidado com a cavidade pleural residual e estratégias de preservação dos músculos da parede torácica que podem ser utilizados como retalho em momentos futuros.

Reduzindo a cavidade pleural residual

Pacientes submetidos a ressecção pulmonar combinada (lobectomia + segmentectomia ou bilobectomia) apresentam um risco maior para desenvolvimento de cavidade pleural residual persistente. Comumente a cavidade pleural pós ressecção está associada a um maior risco de desenvolvimento de empiema, principalmente quando associada a escape aéreo prolongado.[11-13]

Como estratégia para a redução da cavidade pleural residual, utilizamos rotineiramente o bloqueio do nervo frênico com instilação perineural de 3 a 4 mL de lidocaína à 2% no trajeto intratorácico do nervo. Essa estratégia é temporária e breve sendo efetiva nas primeiras horas pós-operatórias onde o paciente ainda se encontra com a deambulação reduzida e a dinâmica pleural comprometida pela imobilidade. A secção ou neuropraxia, também pode ser utilizada, mas não recomendamos por serem medidas definitivas e irreversíveis.

Para casos de cavidade pleural volumosa após ressecções do lobo superior, associada a condições como tuberculose resistente ou ativa, realizamos em casos selecionados a toracomioplastia seletiva simultânea a ressecção pulmonar. A técnica cirúrgica é a mesma descrita com detalhes no capítulo 29 desse livro e em resumo consiste na ressecção do 4º ao 1º arco costal com rotação de retalho muscular e preenchimento da cavidade (Figura 20.6). No entanto, vale ressaltar que essa combinação de procedimentos eleva a morbidade pós-operatória e os pacientes devem ser selecionados com cautela.

Para casos de cavidade pleural inferior (mais raras), o bloqueio de nervo frênico costuma resolver a maioria dos casos. Para casos de cavidade persistente ou casos com complicação prévia, o preenchimento das cavidades inferiores pode ser feito com a transposição do omento maior ou pneumoperitônio intermitente. Essas técnicas raramente são necessárias e pouco utilizadas no nosso serviço.

A cavidade pleural não preenchida por parênquima ou tecido muscular, deve ser lavada com solução fisiológica aquecida, principalmente em casos onde houve a contaminação grosseira por conteúdo de caverna pulmonar. Deve-se evitar também que coágulos se acumulem a fim de evitar a perpetuação de sangramento, coagulopatia ou infecção. Uma boa alternativa é a utilização de bisturi elétrico de coagulação por plasma de argônio para revisão da hemostasia (Vídeo 19.6).

Preservando os músculos da parede torácica

Como a ocorrência de complicações pleurais infecciosas é maior nessa população, medidas que preveem estratégias para tratamento futuro do empiema devem ser pensadas no momento da ressecção pulmonar.

A realização de toracotomia poupadora nem sempre é possível na ressecção por bronquiectasia devido as dificuldades já descritas relacionadas a cavidade pleural obliterada. Sendo assim a liberação dos músculos da parede deve ser feita com cuidado para evitar a secção desses músculos de maneira a inviabilizar a realização de um retalho muscular a posteriori. O músculo grande dorsal deve ser liberado o mais caudal possível e rebatido na hora da colocação do afastador. Evitar a secção completa do mesmo também é uma estratégia importante assim como a reconstrução correta dos planos ao final da cirurgia.

O músculo serrátil anterior também pode ser desinserido da sua inserção médias e rebatido, porém na maioria dos casos a simples abertura por entre as suas fibras é suficiente para preservar a integridade muscular.

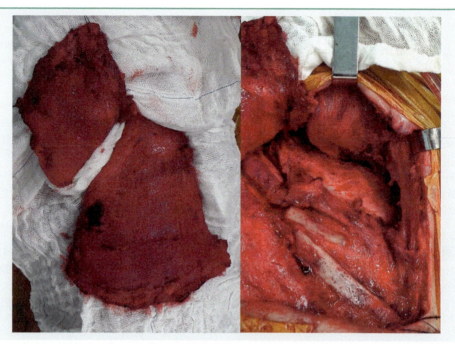

Figura 19.6 Esquerda: M. grande dorsal e serrátil anterior dissecados para preenchimento da cavidade. Direita: músculo grande dorsal inserido na cavidade apical e serrátil ainda rebatido.

Fonte: Acervo do autor do capítulo.

Cirurgia minimamente invasiva em doença inflamatória

A cirurgia minimamente invasiva para tratamento das doenças infecciosas tem o seu maior limitante a presença de obliteração pleuropulmonar que impedem a introdução da óptica e a realização da cirurgia. Porém, para casos selecionados a via de acesso é factível e pode ser realizada com segurança.[14]

Utilizamos como fatores preditores para indicação cirúrgica por via minimamente invasiva pacientes que não apresentem espessamento pleural evidente, linfonodos hilares calcificados, cavernas extensas ou aspergiloma periférico com espessamento da parede. Pacientes cuja indicação da ressecção é por bronquiectasia não relacionada a tuberculose costuma apresentar uma condição pleural mais favorável.

Videotoracoscopia

Bastante utilizada no nosso serviço para ressecções menores em cunha para tratamento de doença infecciosa localizada refratária a tratamento clínico ou ainda sem diagnóstico específico. Utilizamos o acesso uniportal ou biportal na maioria dos casos e nenhuma particularidade é necessária quando comparada ao mesmo procedimento realizado por outras etiologias.

Para ressecções maiores costumamos realizar por três portais sendo um para óptica de 10 mm 30 graus, outro para auxílio a exposição e o principal, no 4ª espaço intercostal, para instrumentação. Fora os desafios citados anteriormente, a destruição arquitetural do parênquima pulmonar e o acúmulo de secreção impede que o mesmo tenha uma redução efetiva do volume mesmo com a ventilação monopulmonar, o que dificulta a mobilização do parênquima e a exposição.

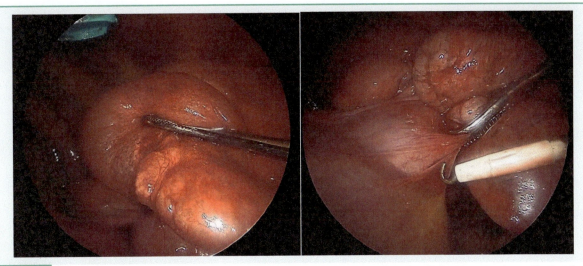

| Figura 19.7 | Ressecção pulmonar por Síndrome de Swyer-James-Macleod. Notem o pulmão insuflado a despeito da ventilação seletiva. Aderências diafragmáticas intensas. |

Fonte: Acervo do autor do capítulo.

Robótica

Casuísticas sólidas com utilização de auxílio robótico para realização de ressecções pulmonares por doença infecciosa já foram publicadas.[15] Os detalhes necessários para o sucesso do procedimento são os mesmos da videotoracoscopia e a seleção dos casos é principal fator definidor de êxito. As aderências pleuropulmonares mais importantes e mais inferiores podem ser liberadas pelo cirurgião antes do *docking* da plataforma robótica por videotoracoscopia simples, essa manobra permite a criação do espaço necessário para a introdução do instrumental robótico e deve ser realizada principalmente na região diafragmática quando a plataforma utilizada for a Da Vinci SI® que possui limitação de movimento inferior.

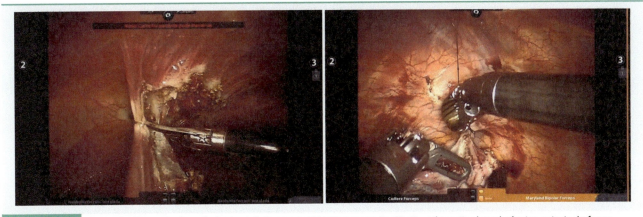

| Figura 19.8 | Esquerda: liberação das aderências inferiores por videotoracoscopia. Direita: Liberação das aderências apicais de forma efetiva com auxílio robótico antes de iniciar a ressecção propriamente dita. |

Fonte: Acervo do autor do capítulo.

REFERÊNCIAS

1. Harmouchi H, Issoufou I, Ammor FZ, et al. Anatomical lung resections for infectious diseases about 182 cases. Clin Surg 2019;4:2543.

2. Vallilo CC, Terra RM, de Albuquerque AL, et al. Lung resection improves the quality of life of patients with symptomatic bronchiectasis. Ann Thorac Surg. 2014;98(3):1034-1041. doi:10.1016/j.athoracsur.2014.04.049

3. Bertolaccini L, Viti A, Di Perri G, Terzi A. Surgical treatment of pulmonary tuberculosis: the phoenix of thoracic surgery?. J Thorac Dis. 2013;5(2):198-199. doi:10.3978/j.issn.2072-1439.2012.03.18

4. Shapiro M, Swanson SJ, Wright CD, et al. Predictors of major morbidity and mortality after pneumonectomy utilizing the Society for Thoracic Surgeons General Thoracic Surgery Database. Ann Thorac Surg. 2010;90(3):927-935. doi:10.1016/j.athoracsur.2010.05.041

5. Serdar Ozkan, Ulku Yazici, Ertan Aydin, Ali Celik, Asuman Akin, Nurettin Karaoglanoglu. Risk Factors in Development of Postoperative Empyema. J Clin Anal Med. 2014;5(1):19-24

6. Radu DM, Jauréguy F, Seguin A, et al. Postoperative pneumonia after major pulmonary resections: an unsolved problem in thoracic surgery. Ann Thorac Surg. 2007;84(5):1669-1673. doi:10.1016/j.athoracsur.2007.05.059

7. Imperatori A, Nardecchia E, Dominioni L, et al. Surgical site infections after lung resection: a prospective study of risk factors in 1,091 consecutive patients. J Thorac Dis. 2017;9(9):3222-3231. doi:10.21037/jtd.2017.08.122

8. Barker WL. Natural history of residual air spaces after pulmonary resection. Chest Surg Clin N Am 1996;6:585-613.

9. Radu DM, Jauréguy F, Seguin A, et al. Postoperative pneumonia after major pulmonary resections: an unsolved problem in thoracic surgery. Ann Thorac Surg. 2007;84(5):1669-1673. doi:10.1016/j.athoracsur.2007.05.059

10. Imperatori A, Nardecchia E, Dominioni L, et al. Surgical site infections after lung resection: a prospective study of risk factors in 1,091 consecutive patients. J Thorac Dis. 2017;9(9):3222-3231. doi:10.21037/jtd.2017.08.122

11. Wareham EE, Barber H, McGoey JS, et al. The persistent pleural spaces following partial pulmonary resection. J Thorac Surg 1956;31:593-9.

12. Bell JW. Management of the postresection space in tuberculosis. III. Role of pre and postresection thoracoplasty. J Thorac Surg. 1956;32:580-92.

13. Patella M, Saporito A, Mongelli F, Pini R, Inderbitzi R, Cafarotti S. Management of residual pleural space after lung resection: fully controllable paralysis of the diaphragm through continuous phrenic nerve block. J Thorac Dis. 2018;10(8):4883-4890. doi:10.21037/jtd.2018.07.27

14. Tseng YL, Chang JM, Liu YS, et al. The Role of Video-Assisted Thoracoscopic Therapeutic Resection for Medically Failed Pulmonary Tuberculosis. Medicine (Baltimore). 2016;95(18):e3511. doi:10.1097/MD.0000000000003511

15. Yablonskii P, Kudriashov G, Vasilev I, Avetisyan A, Sokolova O. Robot-assisted surgery in complex treatment of the pulmonary tuberculosis. J Vis Surg. 2017;3:18. Published 2017 Feb 13. doi:10.21037/jovs.2016.12.09

Fissura Pulmonar Incompleta

20

RICARDO MINGARINI TERRA | PEDRO HENRIQUE CUNHA LEITE

Resumo

A separação da fissura interlobar é um dos passos mais críticos para a lobectomia pulmonar. Sabe-se que a presença de fissura pulmonar incompleta está associada a um maior risco de lesão do parênquima pulmonar e consequentemente escape aéreo prolongado, resultando em uma maior morbidade pós-operatória. Na ressecção pulmonar via robótica, a técnica do túnel configura-se como uma excelente alternativa, já que associa as vantagens da técnica *Fissureless* e da dissecção da fissura na cirurgia aberta, promovendo menor incidência de escape aéreo prolongado e visão anatômica clara antes do grampeamento das estruturas broncovasculares.

Palavras-chave

Fissura incompleta; técnica do túnel; *fissureless*; lobectomia pulmonar robótica; cirurgia torácica robótica.

Introdução

A separação da fissura interlobar é um dos passos mais críticos para a lobectomia pulmonar. Classicamente, a artéria pulmonar é identificada através da dissecção do parênquima pulmonar através da fissura, no entanto, a depender do seu grau de integridade, o acesso a artéria pulmonar interlobar pode ser um desafio.[1]

Apesar do uso dos grampeadores, sabe-se que a presença de fissura pulmonar incompleta está associada a um maior risco de lesão do parênquima pulmonar e consequentemente escape aéreo prolongado, resultando em uma maior morbidade pós-operatória e internação mais prolongada.[2]

Atualmente há algumas alternativas técnicas descritas para a abordagem dos casos de fissura incompleta, sendo as mais utilizadas a técnica do túnel e a "*Fissureless*."

A técnica do túnel consiste na abertura completa da fissura pulmonar com grampeador através da criação de um túnel entre as estruturas broncovasculares e o parênquima pulmonar. A sua vantagem é promover uma melhor visualização anatômica dos ramos arteriais e dissecção linfonodal N 1, além de reduzir a possibilidade de escape aéreo prolongado.[3]

A técnica *Fissureless* é caracterizada pela dissecção hilar e ligadura das estruturas broncovasculares antes da abordagem e grampeamento da fissura.[4] Essa técnica é muito utilizada nas ressecções pulmonares vídeo-assistidas em que há fissura pulmonar incompleta, no intuito de reduzir a possibilidade de lesão pulmonar inadvertida e escape aéreo prolongado.

Neste capítulo mostramos a aplicação da técnica do túnel em uma lobectomia pulmonar superior direita robótica

Descrição da Técnica do Túnel

Tempo 1 (00:00 – 00:37)

Um passo fundamental para realizar a técnica do túnel é a dissecção posterior do hilo pulmonar.

Para isso, é realizada tração anterior do pulmão para exposição do mediastino posterior. Este movimento pode ser realizado pelo terceiro braço robótico, ao usarmos o sistema xi. Quando utilizamos o sistema Si, este movimento é realizado pelo auxiliar com o grasper montado com uma turunda que entra pelo portal do auxiliar.

Após a exposição posterior do hilo pulmonar, realiza-se a dissecção do parênquima pulmonar da parede do brônquio intermédio (BI) e do brônquio lobar superior direito (BLSD), expondo a carina secundária e o linfonodo da cadeia 11 (LNF 11).

Tempo 2 (00:38 – 1:05)

Segue-se então com a linfadenectomia do linfonodo interlobar. Neste momento é possível a identificação da artéria do segmento 6 (A6). Como mostra a Figura 20.1.

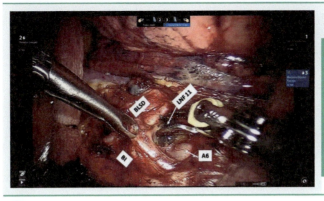

Figura 20.1 — Dissecção posterior do hilo com identificação da carina secundária, brônquio intermédio (BI), brônquio lobar superior direito (BLSD), linfonodo da cadeia 11 (LNF 11), e artéria do segmento 6 (A6).

Fonte: Acervo do autor do capítulo.

Tempo 3 (01:06 – 01:37)

Classicamente, o próximo passo seria a dissecção da fissura pulmonar para a identificação da artéria interlobar. No entanto, nesse caso, observa-se fissura pulmonar incompleta, dificultando a identificação da artéria, como mostra a Figura 20.2.

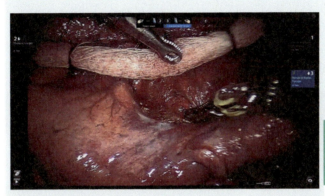

Figura 20.2 — Fissura pulmonar incompleta, dificultando a identificação da artéria pulmonar.

Fonte: Acervo do autor do capítulo.

Tempo 4 (01:38 – 02:56)

Diante da fissura pulmonar incompleta e dificuldade de identificar a artéria pulmonar, foi optado pela realização da técnica do túnel.

Após a dissecção do mediastino posterior prosseguimos com o reposicionamento da apresentação do pulmão, para abordar o hilo pulmonar pela via anterior. Neste momento, o auxiliar traciona o lobo inferior para baixo. Dessa forma conseguimos identificar a artéria segmentar S8 e iniciar a dissecção do hilo a partir dela em direção a região da intersecção entre a fissura horizontal e oblíqua, através da criação de um túnel, com preservação do parênquima pulmonar.

Após a dissecção e identificação da artéria pulmonar o grampeador é posicionado no plano acima da artéria e a parte anterior da fissura é seccionada. A dissecção entre a artéria e o parênquima é continuada até que a fissura esteja completamente grampeada.

À medida que avança a dissecção é possível a identificação do linfonodo da cadeia 12 (LNF 12) localizado entre o ramo arterial do segmento basilar e do segmento 6, como mostra a Figura 20.3.

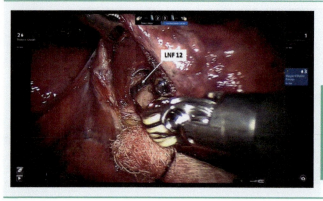

Figura 20.3 — Início da formação do túnel com identificação do linfonodo da cadeia 12 (LNF 12) localizado entre o ramo arterial do segmento basilar e do segmento 6.
Fonte: Acervo do autor do capítulo.

Tempo 5 (02:57–04:43)

Após o grampeamento da fissura horizontal, seguimos com a criação do túnel para comunicar com a região da carina secundária entre o brônquio intermediário (BI) e o brônquio lobar superior direito (BLSD), dissecada anteriormente.

Para auxiliar o grampeamento, realizamos a passagem de um guia que é acoplado a carga com ponta curva do grampeador.

A Figura 20.4 mostra a o término da tunelização e a passagem do guia para auxiliar o grampeamento.

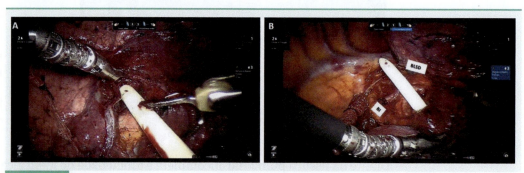

Figura 20.4 — Passagem do guia através do túnel. Em (A) visão anterior e em (B) visão posterior.
Fonte: Acervo do autor do capítulo.

Ao fazer um túnel entre as estruturas broncovasculares e o parênquima de anterior para posterior, pode-se abrir a fissura completamente com grampeadores em um estágio inicial de uma ressecção pulmonar anatômica.

A Figura 20.5 mostra o aspecto final após o grampeamento da fissura pulmonar. Conseguimos identificar a artéria do lobo inferior direito com seus ramos para o segmento 6 (A6) e segmento basilar (A.Basilar), além dos linfonodos da cadeia 12 (LNF12) e interlobar (LNF11).

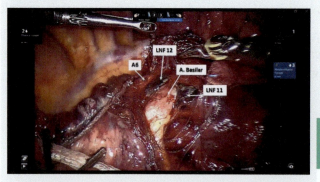

Figura 20.5 — Aspecto final após grampeamento da fissura pulmonar.
Fonte: Acervo do autor do capítulo.

Conclusão

A presença de fissura pulmonar incompleta é um desafio ao cirurgião torácico, sobretudo quando utilizado métodos minimamente invasivos, estando associada a maior morbidade e escape aéreo prolongado. A técnica do Túnel permite a abertura da fissura pulmonar no início da cirurgia. Ela associa as vantagens da técnica *Fissureless* e da dissecção da fissura na cirurgia aberta, ou seja, menor incidência de escape aéreo prolongado e visão anatômica clara antes do grampeamento das estruturas broncovasculares, evitando transecções inadvertidas.

REFERÊNCIAS

1. Hishida T. Video-assisted thoracoscopic lung cancer lobectomy for patients with incomplete interlobar fissure: is it a safe and reasonable procedure? J Thorac Dis 2018;10(26):S3056-S3057. doi: 10.21037/jtd.2018.07.132

2. Li SJ, Zhou K, Li YJ, et al. Efficacy of the fissureless technique on decreasing the incidence of prolonged air leak after pulmonary lobectomy: A systematic review and meta-analysis. Int J Surg 2017;42:1-10.

3. Decaluwé H. Video-assisted thoracic surgery tunnel technique: an alternative fissureless approach for anatomical lung resections. Video-assist Thorac Surg 2017;2:45.

4. Temes RT, Willms CD, Endara SA, et al. Fissureless lobectomy. Ann Thorac Surg 1998;65:282-4.

21

Controle de Acidentes Vasculares

PEDRO HENRIQUE XAVIER NABUCO DE ARAÚJO | JULIANA ROCHA MOL TRINDADE | LEONARDO PONTUAL LIMA

Resumo

O sangramento é uma das complicações mais frequentes em cirurgia, nas ressecções pulmonares deve--se ter um cuidado redobrado na dissecção vascular, especialmente da artéria pulmonar e seus ramos devido sua complexa anatomia e proximidade dos planos com brônquios, veias e linfonodos, nos casos com fissura incompleta a identificação e dissecção da artéria pulmonar pode ser bastante desafiadora.

Apesar do sangramento vascular não ser frequente ele pode ocorrer mesmo em mãos experientes, por isso devemos sempre estar preparados para seu controle quando necessário, essa é a principal causa cirúrgica de conversão em ressecções minimamente invasivas. A frequência de sangramento entre os métodos convencional, VATS e RATS são semelhantes, sendo de 1,9%, 1,3% e 1,9% respectivamente,[1] os sangramentos são mais comuns nas lobectomias superiores especialmente à esquerda, devido sua maior complexidade vascular.[2-4]

A situação mais frequente de sangramento é na dissecção da artéria pulmonar e seus ramos. Os casos mais comuns são naqueles com doença inflamatória e paciente que foram submetidos a quimioterapia e radioterapia prévia quando a dissecção vascular pode ser desafiadora devido a fibrose dos tecidos linfonodais sobre os ramos arteriais, nos casos oncológicos aqueles com tumores grandes tem uma maior taxa de sangramento.[4-5] Um cuidado especial também deve ser dado no momento da passagem do grampeador quando deve-se evitar movimentos bruscos e tensão excessiva que pode ocasionar lesões vasculares.

Na cirurgia robótica sempre mantemos duas gazes em campo que auxiliam na dissecção, hemostasia e apresentação do pulmão, mas também são importantes tê-las no campo para tamponamento rápido como uma lesão vascular importante.

Palavras-chave

Acidente vascular, sangramento, controle vascular por VATS, controle vascular por RATS.

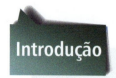

Introdução

Em caso de sangramento vascular importante o cirurgião deve manter a calma e pressionar o local do sangramento, neste momento toda equipe deve ser informada e se preparar para possível conversão, transfusão sanguínea e instabilidade hemodinâmica. Porém 80% dos sangramentos param ou reduzem consideravelmente após uma pressão com gaze por 10 minutos no local do sangramento e podem sem controlado de maneira minimamente invasiva,[6-7] caso não haja redução do sangramento após a compressão a conversão do procedimento deve ser imediata, durante a toracotomia o local do sangramento deve estar comprimido por um portal acessório pelo auxiliar.

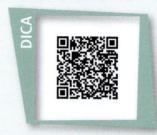

Cirurgiões experientes podem tentar reparar a lesão do vaso que não parou com compressão por VATS ou RATS com tecnologias ou suturas, mas essas abordagens devem ser reservadas para cirurgiões experientes, com sangramento leve e com lesões bem expostas.[3]

Sangramento do tronco anterior da artéria pulmonar esquerda por VATS

Tempo (00:00) — Dissecção do tronco anterior esquerdo e demais ramos da artéria pulmonar esquerda em paciente com passado de quimioterapia para tratamento de linfoma o que deixou os tecidos com bastante fibrose.

Tempo (00:10) — Durante a dissecção dos ramos arteriais ocorre um sangramento importante do tronco anterior da artéria pulmonar esquerda (Figura 21.1).

Tempo (00:16) — Compressão imediata sobre o ponto de sangramento com gaze montada. Nesse tempo deve-se informar a toda equipe sobre sangramento para preparação de uma possível conversão, hipotensão e possível necessidade de transfusão sanguínea

Tempo (00:55) — Utilizamos o próprio peso do pulmão sobre o local da lesão para auxiliar na compressão. Essa manobra auxilia na formação do hematoma.

Tempo (1:04) — Após 10 minutos de compressão retiramos a gaze e observamos que sangramento parou com conduta conservadora compressiva.

Tempo (1:23) — Evidenciamos hematoma formado em local de sangramento. Após isso a cirurgia foi finalizada por VATS.

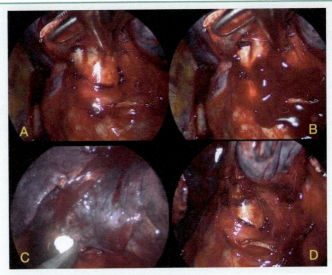

Figura 21.1 Observa-se a sequência sugerida em sangramento: sangramento → compressão por 10 minutos → avaliação do sangramento pós compressão. (A): Dissecção dos ramos arteriais para seguimento superior à esquerda (B): Sangramento da artéria pulmonar (C): Compressão com gaze (D): Formação de hematoma.

Fonte: Acervo do autor do capítulo.

Sangramento da veia pulmonar superior direita por VATS

Tempo (0:00) — Dissecção da veia pulmonar superior direita com lesão inadvertida da mesma com "*hook*" elétrico.

Tempo (0:15) — Tentado compressão com gaze por 10 minutos sem melhora do sangramento, neste caso optamos por conversão com pequena toracotomia e controle hemostático. Durante a conversão o auxiliar deve assumir a compressão do sangramento pelo portal acessório posterior, enquanto mantém-se a ótica pelo portal acessório anterior para observar se a compressão está adequada durante a toracotomia

Sangramento da artéria do segmento 6 em uma lobectomia inferior esquerda RATS

Tempo (0:00) — Com a fissura já tratada fazemos a ligadura da artéria dos basilares do lobo inferior esquerdo, sem intercorrências.

Tempo (0:16) — Com a artéria do segmento 6 já dissecada previamente, porém numa angulação difícil para passagem do grampeador, optado por passagem de guia, durante a tentativa ocorre laceração parcial da artéria do segmento 6.

Tempo (0:23) — Realizado compressão sobre local de sangramento com gaze por 10 minutos.

Tempo (0:31) — Após compressão o sangramento é controlado. Foi realizado exame de congelação do linfonodo hilar do local e após confirmação de não haver comprometimento neoplásico e para evitar mais manipulação e dissecção na área lesada optamos pela ligadura em conjunto da artéria do segmento 6 com o brônquio do lobo inferior esquerdo, nesse caso optamos por utilizar carga do grampeador para brônquio.

Sangramento da artéria lingular durante a passagem do grampeador em uma lobectomia superior esquerda RATS

Tempo (0:00 a 0:15) Paciente com neoplasia pulmonar previamente tratada com quimioterapia e radioterapia locais submetido a cirurgia de resgate. Artéria lingular já previamente dissecada, durante a passagem do grampeador houve sangramento, foi realizado compressão por 10 minutos, após compressão não houve resolução do sangramento, sendo então optado por conversão do procedimento por toracotomia. Durante a conversão o auxiliar deve assumir a compressão pelo portal acessório inferior e as pinças robóticas devem ser retiradas e desfazer o *docking* do robô, durante a toracotomia a ótica deve ser mantida pelo portal posterior para observar se a compressão está adequada.

Sangramento da artéria ascendente posterior em uma lobectomia superior esquerda RATS

Tempo (0:00) Com o pulmão tracionado póstero-inferiormente é realizado dissecção do tronco anterior da artéria pulmonar esquerda.

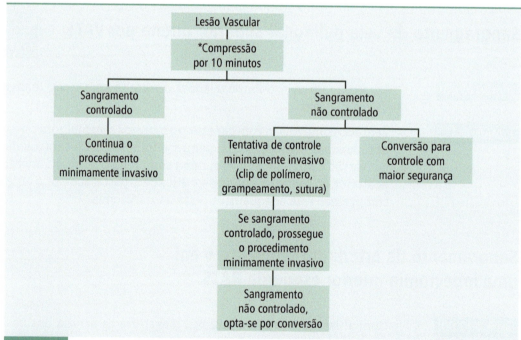

Figura 21.2 Fluxograma: Conduta diante de um sangramento. *Imediatamente após a lesão comprime-se sobre sangramento e avisa e prepara toda equipe média e de enfermagem sobre possíveis instabilidades.

Fonte: Acervo do autor do capítulo.

Tempo (0:15) Durante a dissecção ocorre lesão do tronco anterior de maneira inadvertida.

Tempo (0:56) Realizada retirada das gazes para revisão de hemostasia e observa-se redução do sangramento, porém ainda importante, optado então por toracotomia e conversão do procedimento para controle do sangramento com maior segurança.

Conclusão

O sangramento em ressecções pulmonares é raro, inclusive nas técnicas minimamente invasivas, ainda assim é uma das complicações mais comuns em procedimentos cirúrgicos. Nas ressecções pulmonares se requer uma atenção especial por necessitar da dissecção da artéria e veias pulmonar que quando lesadas pode ocasionar um sangramento de grande porte, porém como demonstrado no capítulo técnicas de controle podem ser utilizadas com segurança nessas situações inclusive na tentava de tratamento conservador. O cirurgião deve estar sempre preparado para ação rápida e efetiva em um possível sangramento, reduzindo assim grandes catástrofes.

REFERÊNCIAS

1. Kent M, Wang T, Whyte R, Curran T, Flores R, Gangadharan S. Open, video-assisted thoracic surgery, and robotic lobectomy: Review of a national database. Ann Thorac Surg [Internet]. 2014;97(1):236–44. Disponível em: http://dx.doi.org/10.1016/j.athoracsur.2013.07.117. (Acesso jul. 2021).

2. Decaluwe H, Petersen RH, Hansen H, Piwkowski C, Augustin F, Brunelli A, et al. Major intraoperative complications during video-assisted thoracoscopic anatomical lung resections: An intention-to-treat analysis. Eur J Cardio-thoracic Surg. 2015;48(4):588–99.

3. Cerfolio RJ, Bess KM, Wei B, Minnich DJ. Incidence, Results, and Our Current Intraoperative Technique to Control Major Vascular Injuries During Minimally Invasive Robotic Thoracic Surgery. Ann Thorac Surg [Internet]. 2016;102(2):394–9. Disponível em: http://dx.doi.org/10.1016/j.athoracsur.2016.02.004. (Acesso jul. 2021)

4. Cao C, Cerfolio RJ, Louie BE, Melfi F, Veronesi G, Razzak R, et al. Incidence, Management, and Outcomes of Intraoperative Catastrophes During Robotic Pulmonary Resection. Ann Thorac Surg [Internet]. 2019;108(5):1498–504. Disponível em: https://doi.org/10.1016/j.athoracsur.2019.05.020. (Acesso jul. 2021).

5. Augustin F, Maier HT, Weissenbacher A, Ng C, Lucciarini P, Öfner D, et al. Causes, predictors and consequences of conversion from VATS to open lung lobectomy. Surg Endosc. 2016;30(6):2415–21.

6. Mei J, Pu Q, Liao H, Ma L, Zhu Y, Liu L. A novel method for troubleshooting vascular injury during anatomic thoracoscopic pulmonary resection without conversion to thoracotomy. Surg Endosc. 2013;27(2):530–7.

7. Louie BE. Catastrophes and complicated intraoperative events during robotic lung resection. J Vis Surg. 2017;3:52–52.

Pleura

Seção 6

Procedimentos Pleurais

22

Drenagem Pleural

AURELINO FERNANDES SCHMIDT JR. | FILIPPE MOURA DE GOUVÊA

Resumo

A drenagem tubular com selo d'água permanece como a intervenção mais comum do espaço pleural. Consiste no procedimento cirúrgico para introdução de um dreno através de parede torácica na cavidade pleural. O objetivo principal do procedimento é o de reestabelecer as condições fisiológicas do espaço pleural após patologias e intervenções.

As principais indicações de drenagem pleural incluem os procedimentos cirúrgicos torácicos (drenagem pós-operatória), trauma torácico, pneumotórax e os derrames pleurais de diversas etiologias.[1]

Palavras-chave

Pneumotórax, derrame pleural, toracostomia, tubos torácicos

Introdução

A drenagem tubular do espaço pleural é um aspecto essencial no manejo do paciente pós-toracotomia, do paciente em unidade de terapia intensiva, traumatizado ou em atendimento de urgência.

O objetivo principal é a drenagem do ar, sangue ou líquido presente no espaço pleural de maneira efetiva, no sentido de restaurar a função ventilatória, garantir a expansão pulmonar e eliminar desvios mediastinais que poderiam determinar instabilidade hemodinâmica.

Drenagem tubular convencional

A localização da drenagem pleural deve ser aquela considerada mais resolutiva. Em situações de drenagem exclusivamente aérea, pode ser considerado o posicionamento anterior e superior do espaço pleural. No caso de derrames pleurais livres, opta-se pelo posicionamento mais posterior e inferior. Loculações poderão ser identificadas e ter o dreno adequadamente posicionado através do exame ultrassonográfico ou da tomografia computadorizada do tórax.[2]

Em situações de atendimento de emergência, particularmente no atendimento do trauma, a drenagem pleural tubular é padronizadamente realizada no 5º espaço intercostal na linha axilar média ou anterior, após a inspeção digital do espaço pleural.[3-4]

Deve-se revisar o exame radiológico e os sinais clínicos para a confirmação do lado e local de drenagem imediatamente antes da realização do procedimento.

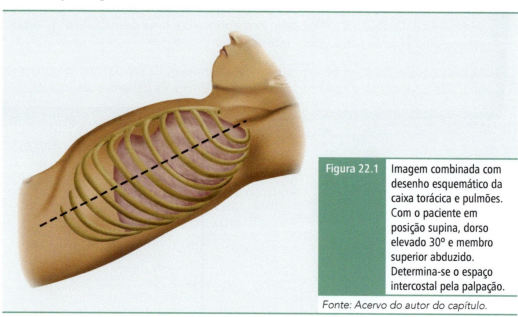

Figura 22.1 Imagem combinada com desenho esquemático da caixa torácica e pulmões. Com o paciente em posição supina, dorso elevado 30º e membro superior abduzido. Determina-se o espaço intercostal pela palpação.

Fonte: Acervo do autor do capítulo.

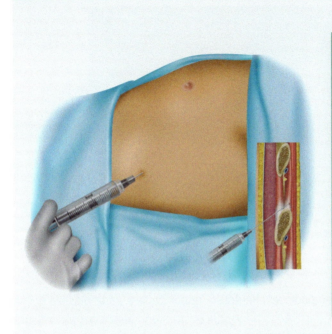

Figura 22.2 A anestesia local com lidocaína 2% inclui a área de incisão da pele, bem como o trajeto subcutâneo, muscular, periostal e da pleura parietal, na borda superior do arco costal. A localização pode ser confirmada com a aspiração de ar ou líquido livre da cavidade pleural. (A): a agulha é direcionada acima da borda da costela. Um bloqueio intercostal um nível acima ou abaixo do espaço escolhido para a inserção do dreno pode também ser realizado.

Fonte: Acervo do autor do capítulo.

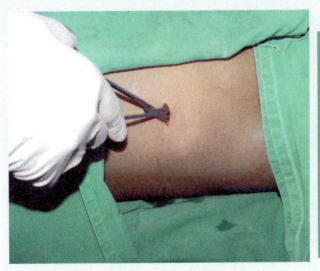

Figura 22.3 Uma incisão transversa limitada é feita tendo-se como reparo o nível da borda inferior da costela. O tecido celular subcutâneo e a musculatura são divulsionados pela tesoura. Um túnel tangencial à borda superior da costela é realizado até a ruptura da pleura parietal, determinando a entrada no espaço pleural.

Fonte: Acervo do autor do capítulo.

DICA

O túnel pleuro-cutâneo determina o posicionamento do dreno e sua efetividade. Sua direção deve ser considerada de acordo com o objetivo da drenagem (ar/líquido/ambos).

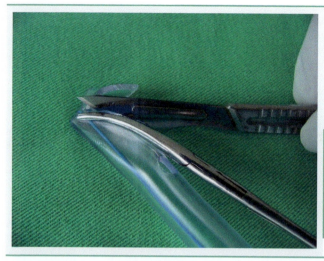

Figura 22.4 É realizada a preensão da ponta de um dreno torácico (tubo multifenestrado, siliconizado, com linha radiopaca) usualmente de 32 a 36 F para adultos.

Fonte: Acervo do autor do capítulo.

DICA: O tubo pode ser chanfrado, retirando-se a parte plástica acima da pinça hemostática, facilitando a introdução do dreno pelo túnel pleuro-cutâneo.

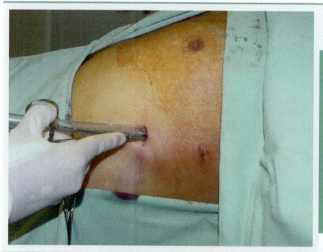

Figura 22.5 O tubo é direcionado com a pinça hemostática pelo túnel pleuro-cutâneo realizado. Já dentro do espaço pleural, a pinça é então removida e o tubo inserido em direção ao ápice da cavidade. Uma vez em posição, o tubo deve ser fixado para evitar o deslocamento de sua porção intrapleural.

Fonte: Acervo do autor do capítulo.

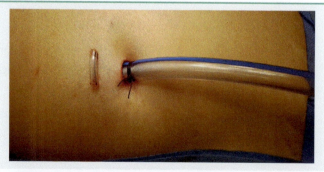

Figura 22.6 O dreno posicionado é fixado por sutura a pele. Um duplo laço é realizado ao menos 5 cm abaixo da última fenestra e amarrado de forma a formar um pequeno acinturamento. Observar que, em pacientes obesos, esta distância poderá ser necessariamente maior, para garantir que todas as fenestras estejam no espaço pleural. A agulha é introduzida pela incisão e exteriorizada 1,5 cm acima. O fio para fixação pode ser captonado para proteção da pele; O fio é amarrado sobre o dreno, sem provocar deformação da pele.

Fonte: Acervo do autor do capítulo.

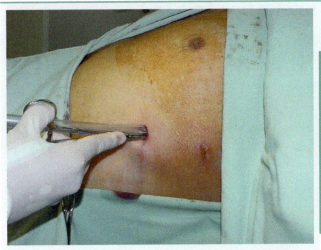

Figura 22.7 O tubo é direcionado com a pinça hemostática pelo túnel pleuro-cutâneo realizado. Já dentro do espaço pleural, a pinça é então removida e o tubo inserido em direção ao ápice da cavidade. Uma vez em posição, o tubo deve ser fixado para evitar o deslocamento de sua porção intrapleural.

Fonte: Acervo do autor do capítulo.

> **DICA:** Utilize um fio trançado. Evite fios monofilamentares que deslizam sobre o dreno.

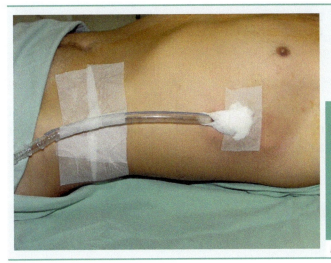

Figura 22.8 Um pequeno curativo é aplicado em torno da ferida. O tubo é fixado à parede torácica lateral com uma faixa larga de fita microporosa, formando um pequeno meso e cobrindo uma área de 10x10 cm em cada aba.

Fonte: Acervo do autor do capítulo.

Drenagem pleural com cateter tipo "pig-tail"

O posicionamento da drenagem pode variar de acordo com a indicação. O kit de drenagem também pode apresentar pequenas variações. Os passos para inserção do dreno são os seguintes:

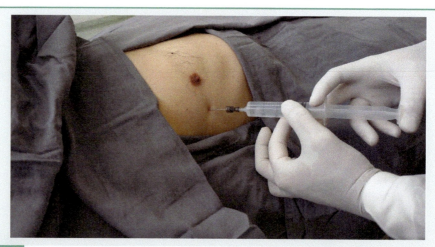

Figura 22.9 Realizada antissepsia e assepsia, é realizada a anestesia local e confirmada, por aspiração, a presença da agulha no espaço pleural pela saída de líquido ou ar. Esse passo é fundamental na inserção de drenos tipo "pig-tail", já que são introduzidos sem inspeção digital do espaço pleural. Dessa forma, confirmar a interface líquida ou aérea no espaço pleural evita a lesão inadvertida de vísceras ou introdução abdominal do cateter.

Fonte: Acervo do autor do capítulo.

DICA

O exame ultrassonográfico do tórax a beira-leito permite adequada localização de coleções líquidas no espaço pleural, permitindo o correto planejamento da incisão.

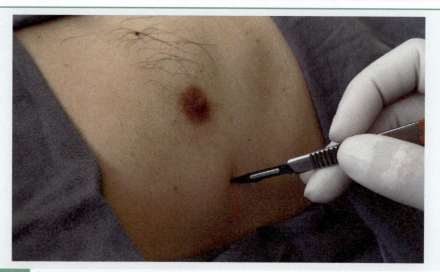

Figura 22.10 É feita uma pequena incisão da pele.

Fonte: Acervo do autor do capítulo.

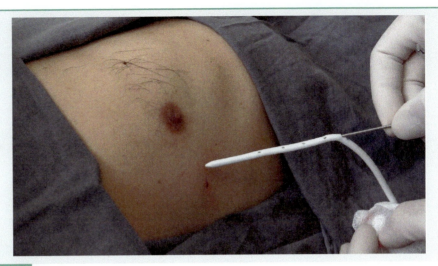

Figura 22.11 O cateter de *pig-tail* é retificado por um guia rígido.

Fonte: Acervo do autor do capítulo.

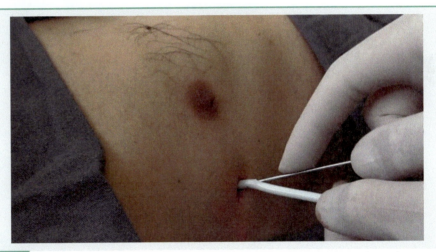

Figura 22.12 O cateter é introduzido no espaço pleural seguindo o trajeto previamente dissecado. Uma vez dentro da cavidade pleural o guia rígido é removido.

Fonte: Acervo do autor do capítulo.

> **DICA**
>
> Para esse modelo de cateter *pig-tail* é recomendável realizar a dissecção do trajeto pleuro-cutâneo previamente. Evita-se introduzir o dreno apenas por pressão contra a parede torácica o que pode ocasionar o rompimento da ponta do cateter, a progressão apenas do guia rígido e sua introdução inadvertida na cavidade. Em outro modelo, o dreno é introduzido por técnica de Seldinger, com punção por agulha, introdução de fio guia e dilatação do trajeto. O dreno também pode ser introduzido com trocarte, dotado de agulha e obturador, e não é necessária a dissecção do trajeto como rotina, já que o dreno é pronto para inserção.[3]

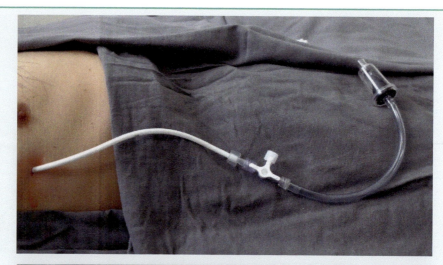

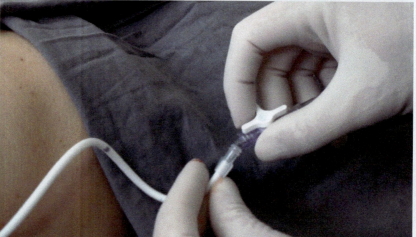

Figura 22.13 Conecta-se o dreno ao sistema valvulado unidirecional tipo Heimlich por meio de um conector de três vias.

Fonte: Acervo do autor do capítulo.

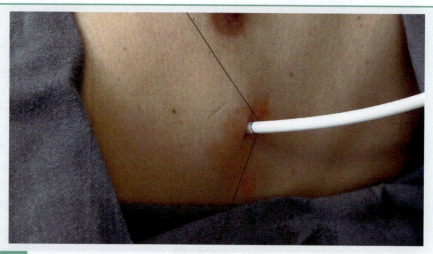

Figura 22.14 O dreno é amarrado com um duplo laço e pequeno acinturamento.

Fonte: Acervo do autor do capítulo.

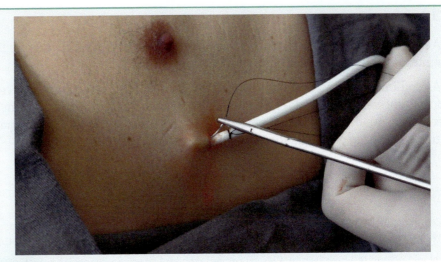

| Figura 22.15 | E suturado à pele, introduzindo-se a agulha pela incisão, com saída 1 cm acima desta, com um nó simples. |

Fonte: Acervo do autor do capítulo.

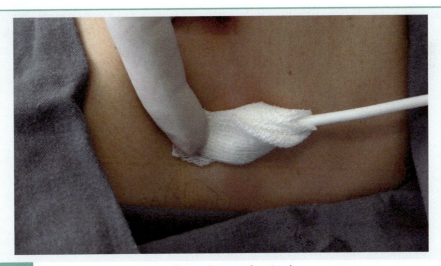

| Figura 22.16 | Realiza-se um curativo e a confecção do meso. (*continua*) |

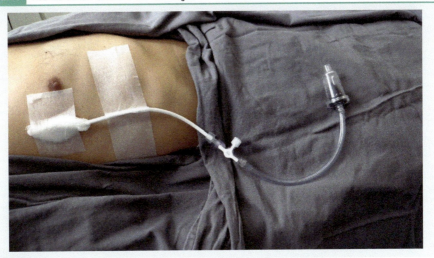

| Figura 22.17 | Realiza-se um curativo e a confecção do meso. (*continuação*) |

Fonte: Acervo do autor do capítulo.

Conclusão

A drenagem pleural é o procedimento cirúrgico torácico mais frequente. Existe uma grande variedade de sistemas de drenagem e coletores pleurais.

As complicações são observadas em até 10% dos casos, principalmente relacionadas a experiência do operador.[1] O sucesso depende da escolha do dreno, do uso de recursos de imagem para escolha correta do local de inserção, adequada realização do procedimento, obtenção do melhor posicionamento do dreno na cavidade e adequada condução dos cuidados médicos e de enfermagem.

REFERÊNCIAS

1. Porcel JM. Chest Tube Drainage of the Pleural Space: A Concise Review for Pulmonologists. Tuberc Respir Dis (Seoul). 2018;81(2):106-115. Disponível em: http://dx.doi.org/10.4046/trd.2017.0107. (Acesso jul. 2021).

2. Havelock T, Teoh R, Laws D, et al. Pleural procedures and thoracic ultrasound: British Thoracic Society pleural disease guideline 2010. Thorax 2010;65:i61-i76. Disponível em: http://dx.doi.org/10.1136/thx.2010.137026. (Acesso jul. 2021)

3. Cook Medical. Conjunto de pneumotórax Wayne para colocação com trocarte: instruções de utilização [Internet]. Disponível em: https://www.cookmedical.com/data/IFU_PDF/C_T_WAYNE_REV12.PDF. (Acesso jul. 2021).

4. Chang SH, Kang YN, Chiu HY, Chiu YH. A Systematic Review and Meta-Analysis Comparing Pigtail Catheter and Chest Tube as the Initial Treatment for Pneumothorax. *Chest*. 2018;153(5):1201-1212. doi:10.1016/j.chest.2018.01.048.

23

Drenagem Pleural de Longa Permanência

LETICIA LEONE LAURICELLA | PEDRO HENRIQUE CUNHA LEITE

Resumo

O derrame pleural neoplásico é uma condição clínica muito comum afetando cerca de 15% dos pacientes com câncer. A sua presença representa uma doença metastática e um pior prognóstico, sendo assim, o objetivo do tratamento nesses casos deve ser a paliação dos sintomas e a melhora da qualidade de vida. Atualmente, dispomos de diversas opções, sendo a drenagem pleural de longa permanência uma alternativa, promovendo controle adequado da dispneia e diminuindo a necessidade de procedimentos pleurais adicionais.

Palavras-chave

Derrame pleural neoplásico; derrame pleural recidivante; drenagem pleural; dreno de longa permanência

Introdução

O derrame pleural neoplásico é muito comum, afetando cerca de 15% dos pacientes com câncer. A sua presença representa uma doença em estágio avançado e consequentemente com pior prognóstico, traduzindo-se em uma sobrevida mediana de 3 a 12 meses a depender das condições clínicas gerais do paciente e do tumor primário.[1]

Dessa forma, o foco do tratamento nesses casos é paliativo e consiste no alívio dos sintomas para a melhora da qualidade de vida dos pacientes. Atualmente, dispomos de diversas modalidades terapêuticas, sendo a drenagem com cateter pleural de longa permanência (CPLP) uma delas.

A implantação do CPLP é um procedimento simples, que pode ser realizado em regime de hospital-dia sob anestesia local e/ou sedação, sem necessidade de internação hospitalar. O paciente é orientado a realizar as drenagens em casa, conectando o dreno a um frasco à vácuo descartável, com uma periodicidade a ser definida pela equipe médica conforme os sintomas do paciente.

A literatura mostra que o CPLP tem uma eficácia comparável à pleurodese química em termos de controle dos sintomas e uma taxa de pleurodese espontânea que varia de 30 a 68% dos casos.[1-4]

Trata-se, portanto, de uma ótima alternativa, principalmente nos pacientes com status performance limítrofe associado a encarceramento pulmonar, promovendo melhor qualidade de vida e diminuindo a necessidade de procedimentos pleurais adicionais.[1-4]

Descrição da técnica

O Kit do dreno de longa permanência inclui todo o material necessário para sua instalação: seringa, jelco, fio guia, pinça Kelly, lâmina de bisturi, tunelizador, introdutor, dilatador "*peel away*", cateter para drenagem, recipiente com vácuo ativado e o dreno.

O dreno é composto por silicone, possui um diâmetro de 15,5 Fr e 66 cm de comprimento. Ele possui múltiplas fenestrações que permitem a drenagem e ajudam a prevenir obstruções. Na sua extremidade proximal possui uma válvula que impede a entrada inadvertida de ar ou fluidos através do cateter e diminui a chance de obstrução. Além disso, o dreno tem um *cuff* de poliéster que ajuda na fixação do cateter no subcutâneo e diminui o risco de infecções.

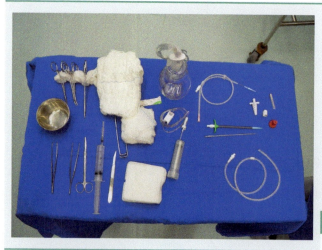

Figura 23.1 Componentes do Kit.
Fonte: Acervo do autor do capítulo.

Passo 1

Paciente posicionado em decúbito dorsal. Identificação do local mais apropriado para inserção do dreno no espaço pleural utilizando preferencialmente USG, geralmente no 6° espaço intercostal, porém pode variar conforme a anatomia do paciente e as características do derrame pleural. Em seguida, marcamos o local de saída do dreno, geralmente distando 5cm do ponto de inserção, como demonstrado na Figura 23.2.

> **DICA**
>
> Procure colocar a saída do dreno num local que seja de fácil acesso para o paciente, sempre direcionando para região anterior do tórax.
>
> O procedimento pode ser realizado com ou sem sedação. Recomendamos que seja realizado em centro cirúrgico para maior segurança e rigor na antissepsia.

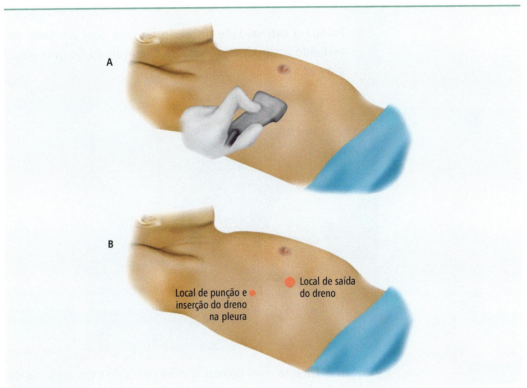

Figura 23.2 (A) Identificação do local de inserção do cateter utilizando USG. (B) Marcação do local de saída do cateter, geralmente distando 5 cm do ponto de inserção.

Fonte: Acervo do autor do capítulo.

Passo 2

Após antissepsia adequada e colocação do campo cirúrgico fenestrado, realizamos anestesia local contemplando o sítio de inserção e todo trajeto até o ponto de saída do cateter.

Passo 3

Punção pleural no local demarcado previamente, com o conjunto agulha/jelco. Após este passo, avançamos com o jelco para a cavidade pleural, utilizando a técnica de seldinger, como demonstrado na Figura 23.3.

> **DICA**
>
> É preciso ter atenção e cuidado na introdução da agulha, para evitar punção ou laceração do pulmão. A agulha deve ser introduzida cuidadosamente com a seringa sob aspiração até o retorno do líquido pleural.

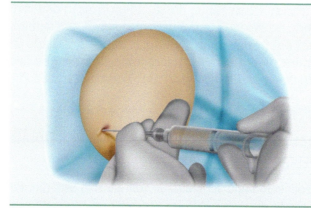

Figura 23.3
Punção pleural.
Fonte: Acervo do autor do capítulo.

Passo 4 — Passagem do fio guia para cavidade pleural através do jelco (Figura 23.4).

> **DICA**
> Prenda a extremidade distal do fio guia com um kelly no campo cirúrgico, evitando assim contaminação e migração do fio guia para dentro do espaço pleural.

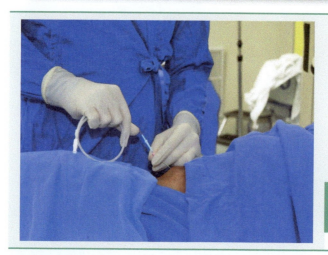

Figura 23.4 — Colocação do fio guia na cavidade pleural através através do jelco.
Fonte: Acervo do autor do capítulo.

Passo 5 — Realizamos Incisão com bisturi frio de cerca de 1 cm no local de inserção do fio guia e uma incisão de cerca de 2 cm no local de saída do cateter.

Passo 6 — Conecte o tunelizador ao dreno e o introduza pelo subcutâneo no local previamente marcado até o ponto de saída do fio guia (Figura 23.5).

> **DICA**
> A parte fenestrada do dreno pode ser cortada, de acordo com o tamanho e/ou anatomia do paciente.

DRENAGEM PLEURAL DE LONGA PERMANÊNCIA

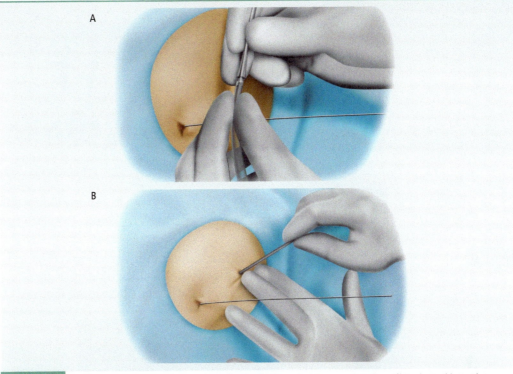

Figura 23.5 — Após conexão com o dreno o "tunelizador" é introduzido na pele pelo orifício de "saída" até o orifício de "entrada"

Fonte: Acervo do autor do capítulo.

Passo 7 — Tracione o dreno até o "*cuff*" de poliéster ficar sob a pele, distando do orifício de saída do dreno cerca de 1 cm, conforme demonstrado na Figura 23.6.

> **DICA**
> Cuidado no posicionamento do "*cuff*" no túnel subcutâneo para que não fique muito próximo ao orifício de saída do dreno na pele, evitando assim sua extrusão, mas que também não fique muito longe, o que dificultará bastante a retirada futura do dreno.

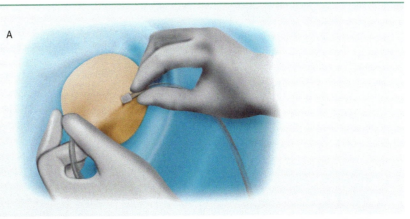

Figura 23.6 — Posicionamento do "*cuff*" de poliéster deve ser no trajeto do subcutâneo, lembrar de não deixar muito próximo ao orifício de saída. (*continua*)

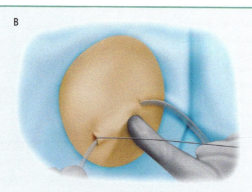

Figura 23.6 Posicionamento do "*cuff*" de poliéster deve ser no trajeto do subcutâneo, lembrar de não deixar muito próximo ao orifício de saída. (*continuação*)

Fonte: Acervo do autor do capítulo.

Passo 8 Após desconectar o tunelizador do dreno, introduza o dilatador pelo fio guia, para dilatar o trajeto até a cavidade pleural. Em seguida, introduza o conjunto formado por dilatador + introdutor "*peel-away*" através do fio guia (Figura 23.7).

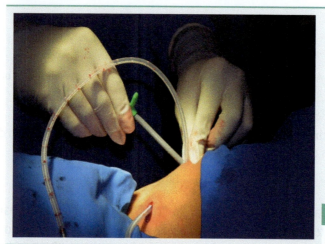

Figura 23.7

Fonte: Acervo do autor do capítulo.

Passo 9 Remova o dilatador juntamente com o fio guia e passe o dreno através do introdutor "*peel-away*" (Figura 23.8).

> **DICA** Oclua a bainha para evitar a entrada de ar na cavidade pleural. Certifique-se que todos os orifícios estejam dentro da cavidade pleural.

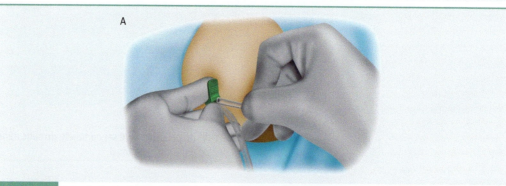

Figura 23.8 Introdução do dreno através da bainha "*peel-away*". (*continua*)

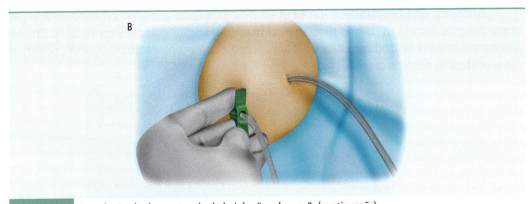

Figura 23.8 Introdução do dreno através da bainha "*peel-away*". (*continuação*)
Fonte: Acervo do autor do capítulo.

Passo 11 Após posicionamento do dreno através do introdutor, abra o mesma e simultaneamente termine de inserir o dreno na cavidade pleural (Figura 23.9).

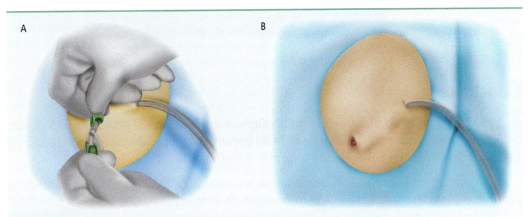

Figura 23.9 Abertura da bainha "*peel-away*" com introdução do restante do dreno na cavidade pleural.
Fonte: Acervo do autor do capítulo.

Passo 12 Sutura das incisões com pontos simples separados, fixação do dreno, e curativo conforme Figura 23.10.

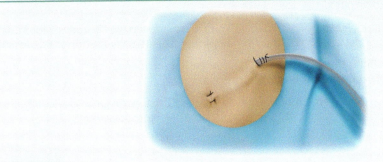

Figura 23.10 Aspecto final.
Fonte: Acervo do autor do capítulo.

DICA: Após a colocação do dreno, poderá ser feita a drenagem do líquido por gravidade ou conectando ao aspirador. Não é necessário usar o frasco a vácuo neste momento.

Antes da alta hospitalar é importante que seja feito um treinamento com o paciente e cuidador para orientação de como realizar as drenagens em casa, como mostra a Figura 23.11. Em geral, orientamos que as drenagens sejam realizadas a cada 4 a 5 dias ou conforme a piora dos sintomas, porém isso pode variar conforme o protocolo de cada instituição.

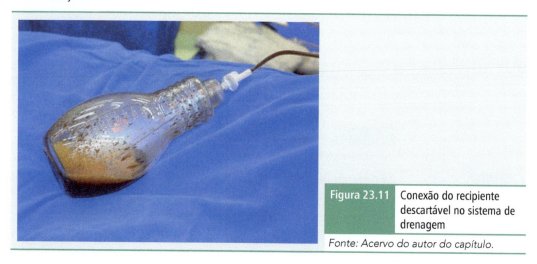

Figura 23.11 Conexão do recipiente descartável no sistema de drenagem

Fonte: Acervo do autor do capítulo.

Conclusão

O tratamento do derrame pleural maligno é um desafio, ele está associado a um cenário de doença oncológica metastática, e a fase final de vida do paciente. Independente da modalidade terapêutica escolhida, o seu objetivo deve ser a paliação dos sintomas e melhora da qualidade de vida.

A drenagem com CPLP é uma alternativa segura, de fácil instalação e manipulação pelo paciente, que permite rápida desospitalização e bom controle de sintomas.

REFERÊNCIAS

1. Dipper A, Jones HE, Bhatnagar R, Preston NJ, Maskell N, Clive AO. Interventions for the management of malignant pleural effusions: a network meta-analysis. Cochrane Database of Systematic Reviews 2020;(4):CD010529. DOI: 10.1002/14651858.CD010529.pub3.

2. Iyer NP, Reddy CB, Wahidi MM, et al. Indwelling Pleural Catheter versus Pleurodesis for Malignant Pleural Effusions. A Systematic Review and Meta-Analysis. Ann Am Thorac Soc. 2019;16(1):124-131. doi: 10.1513/AnnalsATS.201807-495OC.

3. Bibby AC, Dorn P, Psallidas I, et al. ERS/EACTS statement on the management of malignant pleural effusions. Eur Respir J 2018;52:1800349 Disponível em: https://doi.org/10.1183/13993003.00349-2018. (Acesso jul. 2021).

4. Feller-Kopman DJ et al. Management of Malignant Pleural EffusionsAn Official ATS/STS/STR Clinical Practice Guideline. Am J Respir Crit Care Med 2018;198(7):839–849, DOI: 10.1164/rccm.201807-1415ST.

Seção 7

Tratamento Cirúrgico do Epiema

24

Decorticação Pulmonar Videoassistida

LUCAS MATOS FERNANDES | FABIO EITI NISHIBE MINAMOTO

Resumo

A decorticação pulmonar vídeo-assistida tem como pressuposto a limpeza da cavidade pleural com remoção das septações e debris por uma técnica minimamente invasiva, podendo cursar com a retirada da pleura visceral espessada nos casos de empiema fase III. Por definição, em cirurgias torácicas minimamente invasivas não devem ser usados afastadores de costelas e o procedimento é realizado com instrumentais longos e articulados, que permitam acesso a toda cavidade através das incisões de trabalho. Os termos decorticação e deloculação compreendem procedimentos distintos por princípio, no entanto na prática por vezes se sobrepõe, assim como as fases do empiema. O objetivo em comum é promover a expansibilidade pulmonar para restaurar a funcionalidade e controlar a infecção através da obliteração da cavidade pleural.

Palavras-chave

**Empiema pleural;
decorticação pulmonar;
cirurgia torácica vídeo-assistida**

Introdução

A decorticação pulmonar é um dos procedimentos cirúrgicos indicados para o tratamento do derrame pleural complicado. Tem como objetivo promover a expansibilidade pulmonar, obliterar a cavidade pleural para controlar a infecção e restaurar a funcionalidade do pulmão, diafragma e parede torácica. Classicamente consiste na liberação das aderências pleuropulmonares e remoção da camada fibrótica que envolve a pleura visceral e restringe a expansão pulmonar (fibrotórax). Foi originalmente descrita por técnica aberta por toracotomia póstero-lateral nos casos de empiema fase III (organização) nos quais há intenso processo fibrótico na pleura visceral.

A "deloculação", terminologia amplamente descrita na literatura, equivale a limpeza da cavidade pleural com retirada da septações fibrosas e debris, sendo indicada para empiemas em estágios mais iniciais (fase II fibrinopurulenta) nos quais ainda não há espessamento intenso da pleura visceral, entretanto não constitui um derrame livre a ponto de ser resolvido apenas com toracostomia tubular fechada. Apesar de não representar uma decorticação propriamente dita (não há uma camada madura envolvendo o pulmão), é comum a aceitação de ambos dentro de um procedimento único, uma vez que a diferenciação entre os estágios nem sempre é fácil.

A técnica vídeo-assistida (VATS) consiste na realização de dois ou três orifícios na parede torácica com inserção da óptica e dos instrumentais. É bastante consolidada para tratamento de empiema na fase II, com taxas de resolução de 96,5% e tem como vantagens menor tempo de drenagem, internação hospitalar e dor pós-operatória. O fator mais importante para o sucesso é o pronto encaminhamento para a equipe cirúrgica, sendo o tempo prolongado entre o diagnóstico e a intervenção um importante fator associado ao maior índice de conversão para técnica aberta. Nas séries que incluíram pacientes com doença em fase III as taxas variaram entre 54 e 83%, sendo um procedimento factível, no entanto mais dependente da experiência da equipe e do material disponível.

Descrição técnica

Preparo (Tempo anestésico)

- Tubo orotraqueal duplo lúmen é fundamental para colapso do pulmão a ser operado e proteção do pulmão contralateral.
- Monitorização invasiva da pressão arterial é recomendada para casos mais graves nos quais há possibilidade de complicações hemorrágicas.
- Cateterização venosa central e vesical ficam a critério da equipe anestésica a depender das comorbidades e porte cirúrgico.

Tempo 1 — Posicionamento decúbito lateral

O paciente deverá ser posicionado em decúbito lateral com coxim infra-axilar para evitar lesões de hiperextensão do plexo braquial. O membro superior ipsilateral deve ficar apoiado de modo a se afastar do campo operatório para não gerar um obstáculo à movimentação dos instrumentais. A mesa cirúrgica deve quebrada em um ângulo obtuso para afastar a crista ilíaca da incisão. (Figura 24.1). Coxins são colocados nas proeminências ósseas dos joelhos e tornozelos com objetivo de evitar lesões cutâneas de pressão.

> **DICA**
> Em posicionamentos não-ideais a crista ilíaca e o membro superior ipsilateral impõem obstáculos aos instrumentos rígidos, dessa forma durante o posicionamento deve-se atentar para que haja mobilidade de 360° ao redor da incisão. Um coxim axilar pode ser colocado caudalmente ao anterior para retificar os tórax em paciente longilíneos. O rack e a mesa de instrumental cirúrgico devem ficar na região dorsal do paciente.

Acesso: (Figura 24.1)

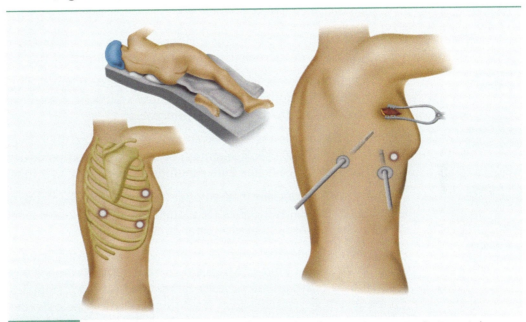

Figura 24.1 Paciente em decúbito lateral esquerdo com coxim axilar e membro superior direito apoiado. Nota-se a configuração com 3 incisões, sendo a mais alta a incisão de trabalho.

Fonte: Adaptada de Ferguson M. Thoracic surgery atlas. Philadelphia, Pa.: Elsevier Saunders; 2007.

Tempo 2 — Incisão de trabalho: toracotomia miopoupadora de aproximadamente 2 a 3 cm e intercostotomia no 4°, 5° ou 6° espaço intercostal. A definição da altura da intercostotomia é feita durante o planejamento pré-operatório e deve-se levar em consideração presença de aderências e coleções, bem como pinçamento do espaço intercostal.

Tempo 3 — Acesso a cavidade pleural atenção para presença de aderências pleuropulmonares e debris no local de entrada (Vídeo 24.1 00:00). Nesse momento o cirurgião deve realizar palpação digital do espaço pleural para identificar áreas de aderências entre o pulmão e a parede para iniciar a liberação.

Tempo 4 — Incisão auxiliar em posição caudal em relação a incisão de trabalho, no limite com inserção diafragmática para posicionamento definitivo da óptica.

> **DICA**
> O objetivo inicial após adentrar à cavidade pleural é limpeza suficiente para confeccionar a(s) incisão(ões) de trabalho para posicionamento definitivo das pinças e óptica.

Observações

- Antes de realizar a incisão, realiza-se injeção de anestésico para analgesia preemptiva. Utilizamos o bloqueio de múltiplos nervos intercostais posteriores.
- Podem ser necessárias outras incisões para auxiliar o procedimento
- Pode-se utilizar material de laparoscopia (trocarte e pinças laparoscópicas) através de 3 portais (10 mm e 5 mm)
- Inicia-se a cirurgia com ventilação monopulmonar contralateral

Tática

Deloculação: o principal objetivo dessa cirurgia é a limpeza da cavidade com aspiração do liquido pleural e retirada de debris e a comunicação de todo espaço pleural através da liberação das aderências.

Tempo 5 — Aspiração da secreção (enviar amostra para análise bioquímica, citológica e microbiológica). Análise bioquímica do líquido pleural auxilia na identificação do agente infeccioso e direcionamento da terapia antimicrobiana.

Tempo 6 — Retirada dos debris e septações pleurais. (Vídeo 24.1 00:10). Essa etapa da cirurgia é feita com pinças de preensão e aspirador removendo todo tipo de debri pleural e aderência para aumentar a cavidade livre e melhorar a visualização com vídeo.

Tempo 7 — Confecção da (s) incisão (ões) auxiliar (es) para posicionamento definitivo de óptica (Vídeo 24.1 01:00). Essas incisões são planejadas de modo que podem ser usadas para colocação dos drenos tubulares ao final da cirurgia.

Tempo 8 — Liberação de aderências entre pulmão, parede torácica, mediastino, diafragma e na fissura (Vídeo 24.1 01:40). Através de instrumentais rombos é realizada liberação das estruturas com o pulmão através do movimento de afastamento. Aderências mais firmes devem ser tratadas com tesoura ou eletrocautério devido ao risco iminente de laceração pulmonar.

> **DICA**: Em geral a liberação do pulmão é mais fácil de ser iniciada na reflexão entre o mediastino e a parede pois tende a ter menor reação inflamatória.

Tempo 9 — Avaliação da expansibilidade pulmonar com ventilação pulmonar bilateral

Tempo 10 — Em caso de encarceramento pulmonar (Vídeo 26.1 04:47), procede-se com a decorticação pulmonar

Tempo 11 — Caso expansibilidade seja considerada satisfatória, procede-se com drenagem pleural e fechamento da parede. Podem ser colocados 1 a 3 drenos tubulares a depender do processo inflamatório, sangramento e escape aéreo.

> **DICA**: A expansibilidade é considerada satisfatória quando a cavidade pleural está comunicada e o pulmão ocupa o todo o espaço (ideal). Nos casos de expansão parcial deve-se decidir entre seguir com a decorticação pulmonar ou drenagem pleural tubular no local de maior cavidade, levando em consideração a condição do parênquima pulmonar e o nível de espessamento pleural.

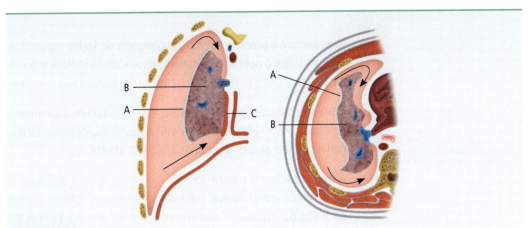

Figura 24.2 Desenho esquemático do sentido recomendado para se iniciar a liberação das aderências pleuropulmonares nos eixos axial e coronal. De modo geral, as aderências nas faces mediastinais e diafragmáticas tendem ser mais frouxas nessas localidades e o plano costuma se apresentar de maneira mais fácil. (A) Pleura visceral com espessamento; (B) Parênquima pulmonar colapsado; (C) Ligamento pulmonar; (Flechas) Indicam o sentido recomendado para liberação das aderências.

Fonte: Adaptada de Pearson F, Patterson G. Pearson's thoracic & esophageal surgery. Philadelphia: Churchill Livingstone/Elsevier; 2008.

Decorticação pulmonar: tem como objetivo primário a retirada da camada fibrosa que envolve o pulmão para promover expansibilidade e obliteração da cavidade.

Tempo 12 Identificação do plano de decorticação: incisão com lâmina, tesoura (Figura 24.4) ou eletrocautério sobre a camada de tecido fibroso e elevação até identificação da pleura visceral (tecido frouxo e fino) (Vídeo 24.2 00:00).

DICA Durante a identificação do plano da pleura visceral pode-se iniciar a ventilação do pulmão ipsilateral pois facilita a visualização do pulmão subjacente (Vídeo 24.2 00:00).

Tempo 13 Preensão das bordas do tecido a ser retirado e separação da pleura visceral com instrumental de dissecção romba (i.e. gaze montada, aspirador com ponta atraumática) (Figura 24.5) (Vídeo 24.2 00:15). Essa etapa deve ser feita com extremo cuidado pois frequentemente o pulmão apresenta-se friável e mesmo com o uso de instrumentos atraumáticos pode causar lacerações do parênquima pulmonar.

Tempo 14 Remoção de toda a camada de tecido espesso da superfície do pulmão, incluindo as fissuras interlobares e face pulmonar diafragmática.

> **DICA**
>
> Nem sempre é possível a remoção completa do tecido espesso devido ao tecido não maduro sobre o pulmão e tentativas repetidas de identificação do plano podem causar lesões sobre o parênquima e cursar com hemorragia e escape aéreo persistente.
>
> Caso se constate que não haverá expansibilidade pulmonar adequada por dificuldades associadas à técnica vídeo-assistida, deve-se fortemente considerar a conversão da abordagem para a técnica aberta.
>
> A decorticação da pleura parietal não é um tempo unânime na literatura devido ao benefício questionável e à intensa vascularização da parede torácica e o risco de lesão de estruturas neurovasculares na transição cérvico-torácico (i.e. plexo braquial, vasos subclávios, cadeia simpática).

Tempo 15 Ventilação e avaliação da expansibilidade pulmonar (Vídeo 24.3 00:34), aerostasia e hemostasia

Tempo 16 Lavagem copiosa da cavidade pleural com solução fisiológica morna

Tempo 17 Toracostomia tubular fechada.

As posições possíveis dos drenos são: posterior, anterior e na face diafragmática.

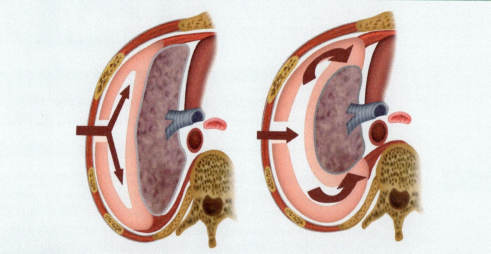

Figura 24.3 Esquerda: nota-se o espessamento da pleura visceral parcial e total Direita: costuma ser mais fácil iniciar a liberação na face pulmonar mediastinal onde existe menos reação inflamatória.

Fonte: Adaptado de Pearson F, Patterson G. Pearson's thoracic & esophageal surgery. Philadelphia: Churchill Livingstone/Elsevier; 2008.

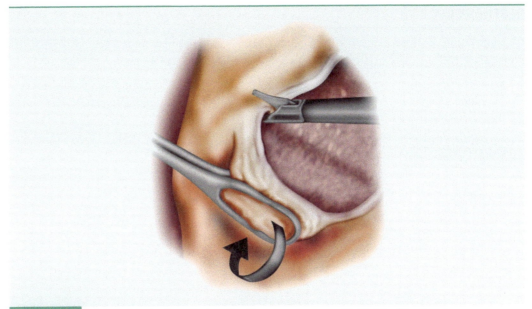

Figura 24.4 Identificação do plano de decorticação com tesoura, o tecido fibrótico é tracionado com uma pinça de preensão.

Fonte: Adaptada de Sugarbaker D, Bueno R, Colson Y, Jaklitsch M, Krasna M, Mentzer S.[4]

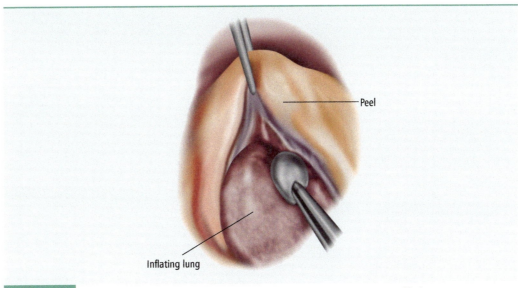

Figura 24.5 Dissecção romba no plano da pleura visceral para liberação da carapaça fibrótica.

Fonte: Adaptada de Sugarbaker D, Bueno R, Colson Y, Jaklitsch M, Krasna M, Mentzer S.[4]

Conclusão

A decorticação pulmonar é o procedimento padrão para casos de empiema e derrame pleural complicado e pode ser realizada por técnicas minimamente invasivas com bons resultados. A indicação cirúrgica precoce, para deloculação e limpeza da cavidade pleural, interrompe o processo inflamatório no início, diminuindo a morbidade e trauma cirúrgico.

REFERÊNCIAS

1. Ferguson M. Thoracic surgery atlas. Philadelphia, Pa.: Elsevier Saunders; 2007.

2. Pearson F, Patterson G. Pearson's thoracic & esophageal surgery. Philadelphia: Churchill Livingstone/Elsevier; 2008.

3. Terra RM, Waisberg DR, Almeida JLJ de, Devido Marcela Santana, Pêgo-Fernandes Paulo Manuel, Jatene Fabio Biscegli. Does videothoracoscopy improve clinical outcomes when implemented as part of a pleural empyema treatment algorithm?. Clinics [Internet]. 2012;67(6):557-564

4. Sugarbaker D, Bueno R, Colson Y, Jaklitsch M, Krasna M, Mentzer S. Adult chest surgery. New York, N.Y.: McGraw Hill Medical; 2015.

25

Toracostomia Convencional, Prótese de Filomeno e Minipleurostomia com Curativo a Vácuo

JOSÉ RIBAS MILANEZ CAMPOS | ALBERTO JORGE MONTEIRO DELA VEGA
ORIVAL FREITAS FILHO | ALESSANDRO WASUM MARIANI

Resumo

O empiema pleural mantém-se como uma afecção de importante morbimortalidade em todo mundo. A Decorticação Pulmonar para o empiema fase III nem sempre é uma opção viável para paciente graves e com muitas comorbidades.

A opção clássica é a Pleurostomia descrita por Eloesser. Esse procedimento apesar de muito seguro e eficaz leva a uma grande alteração da parede torácica e pode relacionar-se a piora da qualidade de vida devido à necessidade do estoma.

Outras duas opções que representam como modificações a técnica clássica são: a toracostomia com prótese como descrito por Filomeno e colaboradores, e a minipleurostomia com curativo a vácuo.

Descrevemos, neste capítulo, as técnicas que utilizamos no Hospital das Clínicas da FMUSP para realizar estes procedimentos.

Palavras-chave

Toracostomia, drenagem pleural aberta, prótese pleural, curativo a vácuo.

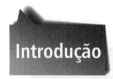

Introdução

O empiema pleural mantém-se como uma afecção de importante morbimortalidade em todo mundo. Mesmo com a melhora dos sistemas de saúde a incidência do empiema pleural permanece alta mesmo em países desenvolvidos. O empiema fase II é caraterizado pelo encarceramento pulmonar sendo a decorticação pulmonar a opção de tratamento com melhor resultado. Todavia, devido ao alto trauma cirúrgico associado a esse procedimento de grande porte elevada taxa de complicações alta pode ser encontrada principalmente em pacientes com comorbidades crônicas ou idade avançada.

Uma opção menos invasiva para o tratamento do empiema fase III é a Pleurostomia classicamente descrita por Eloesser. A vantagem associada à Pleurostomia é ser uma cirurgia de menor porte associado a uma boa efetividade no que concerne a resolução do quadro infeccioso. Todavia, o procedimento por si só é considerado mutilante uma vez que consiste na confecção de um estoma com ressecção de 2 a 3 arcos costais. O fechamento deste estoma pode durar anos ou requerer cirurgia adicional para o seu fechamento. Além disso, mesmo nos casos em que se procede o fechamento da Pleurostomia a anatomia da caixa torácica fica profundamente alterada.

Filomeno e colaboradores descreveram uma técnica alternativa para se estabelecer a drenagem aberta em pacientes com empiema fase III que figurem como maus candidatos a Decorticação pulmonar. Essa técnica consiste na ressecção de apenas um pequeno segmento de arco costal e a inserção de uma prótese de silicone desenvolvida especificamente para esse fim.

Mais recentemente outra técnica pouco invasiva foi descrita por Hoffman e colaboradores na Alemanha. Através de uma pequena toracotomia, sem a necessidade de ressecção de arco costal, é instalado um sistema de curativo a vácuo. Ao contrário das duas alternativas anteriores a Minipleurostomia à vácuo tem a vantagem de permitir após algumas semanas de tratamento o fechamento do tórax para a maior parte dos casos.

Toracostomia convencional

A toracostomia convencional ou aberta é, sem dúvida, um procedimento valioso no manejo de casos de empiema crônico há muitos anos. Embora deva haver algumas exceções, a maneira como essa operação ocorre em muitos países diferentes é basicamente a mesma. Nos relatos, geralmente remove-se segmentos consideráveis,10 a 15 cm, de duas a quatro costelas e, em seguida, se mobiliza a pele ao redor da incisão para suturar suas bordas à pleura espessada. Isso resulta em uma grande abertura da cavidade pleural que permite limpar e manipular esta cavidade do empiema.

Embora a drenagem aberta do empiema remonte pelo menos à era hipocrática, o primeiro artigo sobre toracostomia aberta com paredes de pele na literatura de língua inglesa é creditado a Samuel Robinson, que relatou o uso dessa operação para empiema crônico desde 1915, de acordo com a revisão histórica recente de Jacques and Deslauriers.[4] Sua técnica consistia em uma incisão de pele em forma de U, ressecção parcial de algumas costelas, sutura do músculo latissimus dorsi dentro da cavidade empiemática e a sutura das bordas da pele às margens respectivas da pleura. Este relatório, no entanto, parece ter passado despercebido, porque a primeira toracostomia aberta forrada de pele é geralmente atribuída a Eloesser, que na verdade descreveu uma operação semelhante 20 anos depois em 1935. No entanto, temos a impressão de que o tipo de toracostomia aberta atualmente em uso hoje permanece mais próximo do que foi descrito por Clagett e Geraci[1] em 1963 para o manejo do empiema pós-pneumonia.

Descrição da técnica

Preparo e Posicionamento: paciente sob anestesia geral em decúbito contra-lateral ao hemotórax afetado.

Tempo 1 (00:00) Incisão entre 10 a 15 cm em formato de "H" em área determinada pela tomografia com área de maior cavidade preferencialmente na porção inferior desta.

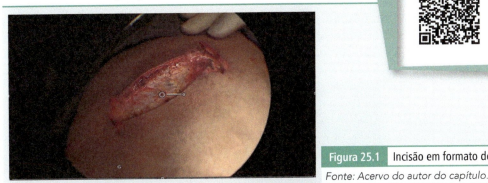

Figura 25.1 Incisão em formato de "H".
Fonte: Acervo do autor do capítulo.

Tempo 2 (00:32) Abertura dos planos musculares até exposição dos arcos costais.

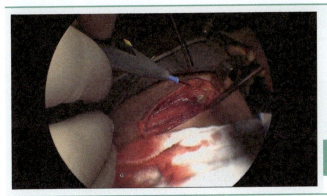

Figura 25.2 Abertura dos planos musculares.
Fonte: Acervo do autor do capítulo.

Tempo 3 (00:38) Ressecção de arco costal, atenção para ressecção de porção maior do arco do que a incisão da pele para permitir a cobertura pelo retalho ao final.

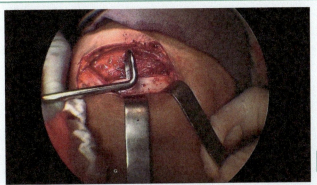

Figura 25.3 Ressecção de arco costal.
Fonte: Acervo do autor do capítulo.

Tempo 4 (01:06) Abertura da cavidade pleural. Neste momento determinamos se devemos ressecaremos outro arco costal abaixo ou acima para garantir uma um estoma bem localizado. Também pode ser determinado se a ressecção de 2 arcos é suficiente ou se é necessário ressecar um terceiro arco para um bom estoma.

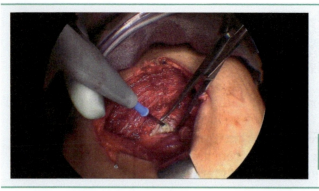

Figura 25.4 — Abertura da cavidade pleural.
Fonte: Acervo do autor do capítulo.

Tempo 5 (01:23) Ampliação da incisão e confecção do retalho de pele, tecido celular subcutâneo (TCSC). Neste caso determinamos que retiraríamos o arco imediatamente inferior, neste tempo então aumentamos a incisão para o retalho inferior.

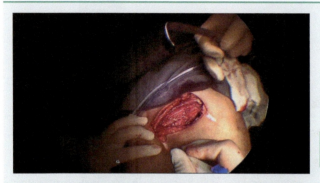

Figura 25.5 — Ampliação da incisão em "H" nos ramos inferiores.
Fonte: Acervo do autor do capítulo.

Tempo 6 (01:39) Ressecção do segundo arco costal, nesse caso, inferior ao primeiro.

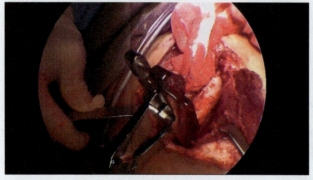

Figura 25.6 — Ressecção do segundo arco costal.
Fonte: Acervo do autor do capítulo.

Tempo 7 (02:04) Ressecção de tecido muscular para permitir o avanço do retalho de pele e TCSC, tentamos ressecar o mínimo possível de músculo para, posteriormente, facilitar o fechamento cirúrgico do estoma.

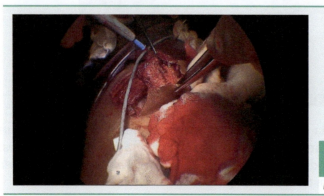

Figura 25.7 — Ressecção de tecido muscular.
Fonte: Acervo do autor do capítulo.

Tempo 8 (02:04) — Ressecção da pleura espessada para permitir uma ampla exposição da cavidade empiemática.

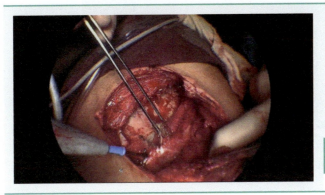

| Figura 25.8 | Ressecção da pleura espessada. |

Fonte: Acervo do autor do capítulo.

Tempo 9 (02:32) — Limpeza da cavidade pleural, através da aspiração e retirada de conteúdo purulento e debris, além da lavagem com solução salina.

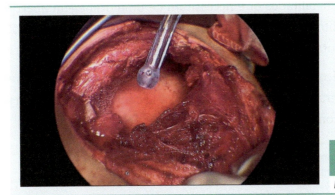

| Figura 25.9 | Limpeza da cavidade pleural. |

Fonte: Acervo do autor do capítulo.

Tempo 10 (02:43) — Maturação do estoma com a sutura do retalho de pele e TCSC na pleura espessada. Atenção a proteção das proeminências ósseas. Utilizamos fio absorvível multifilamentar de grosso calibre em geral Poliglactina 0.

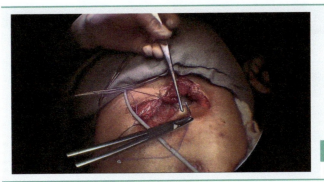

| Figura 25.10 | Maturação do estoma. |

Fonte: Acervo do autor do capítulo.

Tempo 11 (04:10) — Aspecto final do estoma e colocação de compressas com vaselina para o curativo do primeiro dia de pós-operatório. A partir do segundo dia pós-operatório pode-se iniciar a lavagem da cavidade sem a necessidade de recolocar compressas vaselinadas no interior da cavidade.

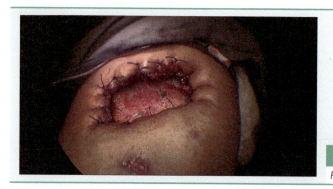

Figura 25.11 | Aspecto final do estoma.
Fonte: Acervo do autor do capítulo.

Toracostomia com protése de filomeno

Figurando como a primeira alternativa menos invasiva a pleurostomia aberta clássica a toracostomia com prótese foi desenvolvida por Filomeno e colaboradores no Hospital das Clínicas da FMUSP para pacientes gravemente enfermos ou muito debilitados que necessitam de uma drenagem aberta, mas que não podem tolerar a extensão do procedimento convencional e nem mesmo a anestesia geral. A prótese pode ser realizada com sedação e anestesia local. Outra indicação da prótese são pacientes com empiema pós-pneumonectomia.

A prótese é um tubo de silicone corrugado (10 x 2,5 cm) com 2,0 cm de diâmetro interno. Possui uma placa com 3 extremidades, duas laterais e uma superior para fixá-la contra a pleura, e um anel móvel externo na outra extremidade, para fixá-la contra a pele.

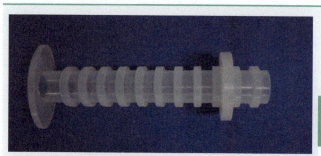

Figura 25.12 | Características iniciais na da prótese de Filomeno em 1997.
Fonte: Acervo do autor do capítulo.

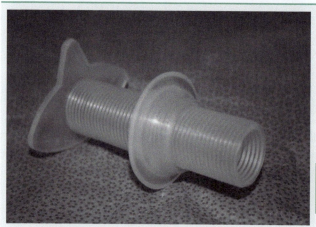

Figura 25.13 | Características atuais da prótese de Filomeno a partir de 2009.
Fonte: Acervo do autor do capítulo.

Descrição da técnica

Preparo e Posicionamento: paciente sob anestesia geral ou sedação em decúbito contralateral ao hemitórax afetado.

Tempo 01 (00:00) Após a identificação do local adequado, ponto mais inferior da cavidade, é feita uma incisão na pele de no máximo 3 a 4 cm sobre o arco costal nesse nível. Prossegue-se com a dissecção até o plano do arco costal com liberação do mesmo para ressecção.

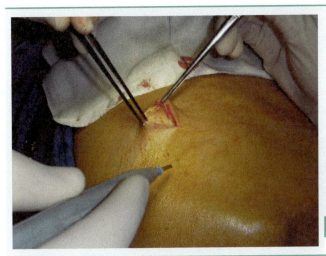

Figura 25.14 Incisão.
Fonte: Acervo do autor do capítulo.

Tempo 02 (00:54) Ressecção do fragmento de costela em torno de 3 cm para permitir a passagem da prótese.

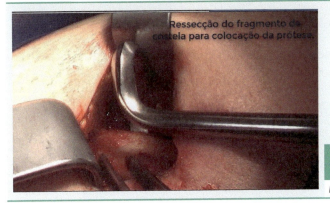

Figura 25.15 Ressecção do fragmento de costela.
Fonte: Acervo do autor do capítulo.

Tempo 03 (01:22) Abertura da pleura parietal com ampla exposição da cavidade empiemática.

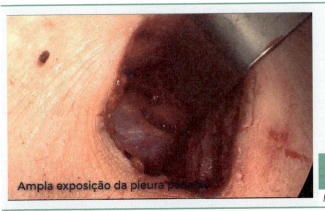

Figura 25.16 Abertura da pleura parietal.
Fonte: Acervo do autor do capítulo.

Tempo 04 (01:45) Limpeza da cavidade pleural, através da aspiração e retirada de conteúdo purulento e debris, além da lavagem com solução salina.

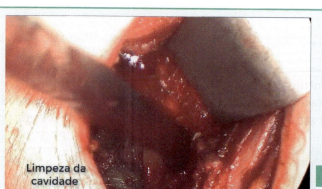

Figura 25.17 | Limpeza da Cavidade.
Fonte: Acervo do autor do capítulo.

Tempo 05 (02:25) Inserção da prótese com auxílio de uma pinça para fechamento das "asas" de fixação interna

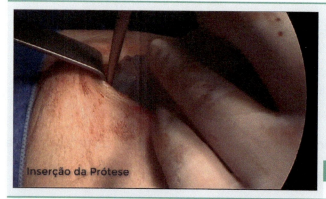

Figura 25.18 | Inserção da prótese.
Fonte: Acervo do autor do capítulo.

Tempo 06 (02:43) Posicionamento e fixação interna da prótese a seguir fixação com a colocação e ajuste do anel externo móvel.

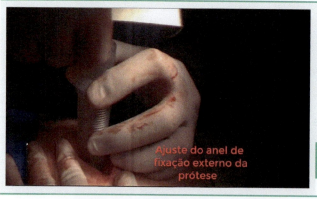

Figura 25.19 | Ajuste do anel externo da prótese.
Fonte: Acervo do autor do capítulo.

Tempo 07 (03:03) Fechamento da pele para ajuste da prótese em geral com mononylon 2-0.

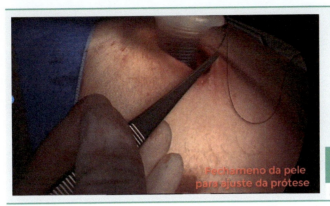

Figura 25.20 | Ajuste do anel externo da prótese.
Fonte: Acervo do autor do capítulo.

Tempo 08 (03:26) Corte do excedente da prótese e aspecto final.

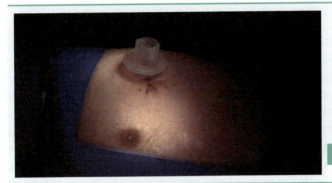

Figura 25.21 | Aspecto final.
Fonte: Acervo do autor do capítulo.

> **DICA**
>
> No pós-operatório, seja no hospital ou mesmo em casa, não há necessidade de cuidados especiais, exceto a troca da bolsa plástica quando esta ficar suja. No entanto, é perfeitamente possível irrigar até que se identifique a redução da cavidade, ou através da prótese e até mesmo pode-se fazer uma reavaliação completa da cavidade, introduzindo uma câmera de vídeo ou simplesmente medir a quantidade de líquido utilizado para a limpeza da cavidade pleural, desde que não tenha fístula brônco-pleural. Na maioria dos casos, onde temos parênquima pulmonar remanescente, que vai se recuperando, e finalmente o pulmão se expande e oblitera completamente a cavidade pleural.

Remoção da prótese

A prótese deve ser removida manualmente (com movimentos suaves de tração e ou rotativos) com o paciente em regime Ambulatorial. Poucos pacientes solicitam ou são necessários analgésicos comuns, em raros casos pode-se até indicar a retirada sob sedação leve (se necessário).

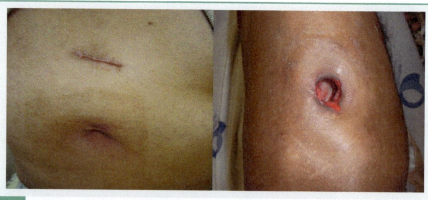

Figura 25.22 Remoção da prótese de Filomeno.
Fonte: Acervo do autor do capítulo.

Resultados iniciais, indicação e tempo de drenagem

a) No início da nossa casuística, de abril de 1995 até setembro de 1996, 20 pacientes com empiema crônico (para-pneumônico, 12; pós-pneumonia, 4; pós-lobectomia, 2; pós-descorticação, 1; pós-toracoscopia, 1; foram tratados por esse método. Desses, 6 (pós-lobectomia 1; para-pneumônico 5) já foram curados do empiema e tiveram sua prótese removida após 184, 54, 56, 67, 115 e 305 dias. Outros seis pacientes também foram curados de sua supuração pleural após o uso da prótese por 48, 63, 200, 279, 304 e até 312 dias, mas como ainda permaneciam com cavidades residuais, foi necessário o uso da prótese por este tempo prolongado, até que esses espaços desapareçam ou poucos foram cirurgicamente fechados com retalhos musculares.[2] Em 2009 revisamos os nossos casos e atualizamos a casuística, naquela época já com mais 24 pacientes com empiema crônico que não foram adequados para descorticação pulmonar. Na casuística com 78% de homens e 22% cuja idade variou de 16 a 79 anos (média, 45,9 + 8,3 anos). A etiologia do empiema tratado já foi um pouco mais abrangente como: para-pneumônicos em 45%, pós ressecção pulmonar em 27%, associado a tuberculose pulmonar em 14% e inclusive alguns com associação com a etiologia maligna em 14%.[3]

b) Paciente com a prótese no local e a cicatriz após a sua retirada.

	Tabela 27.1 – Justificativas da prótese de Filomeno
a.	Pode ser realizada com anestesia local, bloqueio intercostal e ou geral
b.	Intubação simples na maioria dos casos, onde não temos fístula bronco-pleural
c.	Pode e deve ser indicada mesmo em pacientes graves
d.	Não necessita de incisões extensas
e.	Não indicamos grandes ressecções de arcos costais
f.	Procedimento semelhante a uma drenagem pleural
g.	A prótese mantem patente com o pertúito aberto que permite a drenagem
h.	O procedimento não causa deformidade torácica / mutilação
i.	Curativo simples, a prótese é ajustável e não necessita fixação adicional
j.	Permite a limpeza mecânica da cavidade pleural
k.	Retirada da prótese pode ser feita em regime Ambulatorial
l.	Cicatriz cosmética aceitável socialmente

Fonte: Desenvolvido pela autoria do capítulo.

Curiosidade Cirúrgica

O trabalho da prótese de Filomeno foi escolhido e publicado no *Year Book of Thoracic and Cardiovascular Surgery* como um dos melhores trabalhos naquele ano.

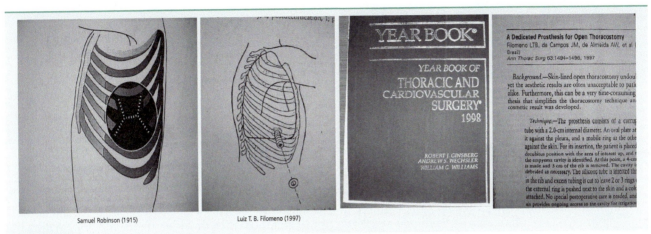

Figura 25.23 — Reproduções do trabalho original sobre a prótese de Filomeno no *Year Book of Thoracic and Cardiovascular Surgery*.

Fonte: Desenvolvido pela autoria do capítulo.

Minipleurostomia com curativo a vácuo

Outra opção menos invasiva que a pleurostomia convencional é o que chamamos de Minipleurostomia com curativo a vácuo, técnica descrita por Hofmann e cols[6] que é realizada através de uma incisão de toracotomia pequena entre 4 a 6 cm para permitirá a utilização de um dispositivo de curativo a vácuo.

As vantagens dessa técnica são: não precisar ressecar arco costal e menor tempo até o fechamento da pleurostomia. As desvantagens são a necessidade de troca do curativo em geral de 4 a 7 dias por 2 a 4 vezes, necessidade de manter o paciente internado e o custo elevado pelo uso do curativo a vácuo.

Indicamos essa técnica para pacientes com empiema fase III sem condições para Decorticação pulmonar que apresentes loja pleural única, menor que 50% da cavidade pleural total e que não apresentem sinais de fístula aérea.

Descrição da técnica

Preparo e Posicionamento: paciente sob anestesia geral ou sedação em decúbito contra-lateral ao hemotórax afetado.

Tempo 1 — incisão de 4 a 6 cm como uma Minitoracotomiana área definida por tomografia como de maior cavidade. Os músculos intercostais são seccionados e a cavidade pleural invadida.

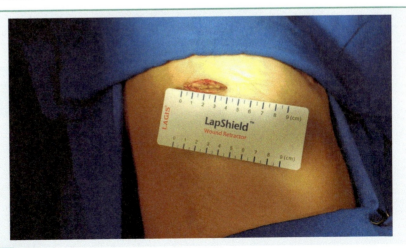

Figura 25.24 — Incisão de 5 a 6 cm.

Fonte: Desenvolvido pela autoria do capítulo.

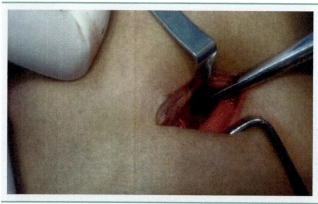

Figura 25.25 | Secção de músculos e abertura da cavidade pleural.

Fonte: Acervo do autor do capítulo.

Tempo 2 Limpeza da cavidade auxiliada por utilizamos ótica de vídeo de 10 mm 30°. Realizamos aspiração de secreção e remoção do *debris*, nenhuma tentativa de decorticação é feita para não evitar a formação de fístula aérea.

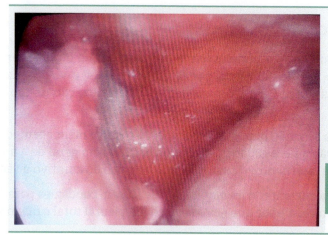

Figura 25.26 | Videotoracoscopia para limpeza da cavidade pleural.

Fonte: Acervo do autor do capítulo.

Tempo 3 A cavidade é lavada com solução salina, cujo volume infundido serve na mensuração da cavidade para futuro planejamento de fechamento.

Tempo 4 Preparo da esponja do vácuo que para permitir a introdução é recortada em espiral.

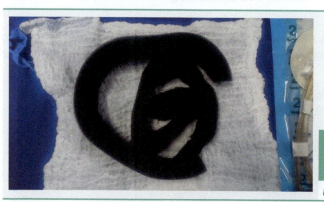

Figura 25.27 | Esponja do sistema de vácuo recortada em espiral.

Fonte: Acervo do autor do capítulo.

Tempo 5 Introdução do "afastador cirúrgico de partes moles" que utilizamos para proteger a pele, tecido celular subcutâneo e músculo do contato com a esponja do vácuo. E na sequência introdução da esponja já recortada.

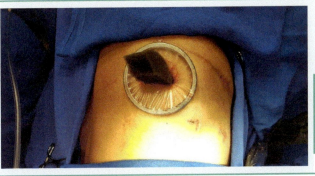

Figura 25.8 Afastador cirúrgico de partes moles e esponja introduzida de maneira a preencher toda a cavidade.

Fonte: Acervo do autor do capítulo.

Tempo 6 Selamento do curativo com película adesiva e conexão ao tubo do dispositivo de vácuo.

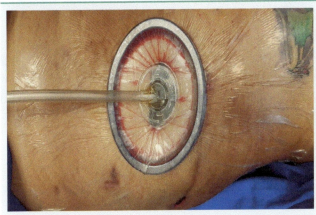

Figura 25.29 Aspecto final com sistema de vácuo conectado e acionado.

Fonte: Acervo do autor do capítulo.

O nível de sucção mais utilizado é -125 mmHg. A esponja deve ser trocada de 5 a 7 dias até resolução do quadro, em geral 3 a 4 trocas.

A técnica de para a troca consiste em: remoção da esponja, lavagem da cavidade, mensuração do seu volume com salina e recolocação da esponja conforme descrito acima.

Quando consideramos a cavidade saneada, através do aspecto e da resolução clínica do quadro, fazemos o com a seguinte técnica:

a) retirada da esponja

b) lavagem e mensuração da cavidade com salina

c) obliteração da cavidade com salina acrescida de gentamicina (procedimento similar ao descrito por Clagett) e fechamos a pele.

Para as trocas e para o fechamento o sistema de vídeo pode ser utilizado, para facilitar a inspeção da cavidade, mas não é obrigatório.

Conclusão

A pleurostomia convencional e suas variantes menos invasivas são importantes armas no tratamento de paciente com empiema fase III para pacientes que tenham más condições clínicas para tolerar uma Decorticação pulmonar. Dominar essas técnicas é uma importante habilidade a ser adquirida por qualquer cirurgião torácico.

REFERÊNCIAS

1. Clagett OT, Geraci JE. A procedure for the management of postpneumonectomy empyema. J Thorac Cardiovasc Surg 1963;45:141-5.

2. Filomeno LTB, Campos JRM, Almeida AW, Werebe EC, Jatene FB, and Leirner AA. A Dedicated Prosthesis for Open Thoracostomy; Ann Thorac Surg 1997;63:1494-6.

3. Filomeno LTB; Campos JRM; Machuca TN; Neves-Pereira JC; Ricardo Mingarini Terra RM. Prosthesis for open pleurostomy (POP): management for chronic empyemas. Clinics vol.64 no.3 São Paulo Mar. 2009.

4. Jacques LF, Deslauriers J. - Open drainage. In: PearsonFG, DeslauriersJ, GinsbergR, Hiebert CA, McKneally MF, Urschel HC Jr, eds. Thoracic surgery.New York: Churchill- Livingstone,1995:1136-40.

5. Eloesser L. An operation for tuberculous empyema. Surg Gynecol Obstet, 1935;60:1096-7.

6. Hofmann HS, Neu R, Potzger T, Schemm R, Grosser C, Szöke T, Sziklavari Z. Minimally Invasive Vacuum-Assisted Closure Therapy With Instillation (Mini-VAC-Instill) for Pleural Empyema. SurgInnov. 2014:1553350614540811.

7. Mariani AW, Lisboa JBRM, Rodrigues GA, Avila EM, Terra RM, Pêgo-Fernandes PM. Mini-thoracostomy with vacuum-assisted closure: a minimally invasive alternative to open-window thoracostomy. J Bras Pneumol. 2018;44(3):227-30.

Fechamento de Fístulas de Coto Brônquico

RAFAEL LUCAS COSTA DE CARVALHO | LUIS MIGUEL MELERO SANCHO | ALESSANDRO WASUM MARIANI

Resumo

Fístulas de coto brônquico são complicações graves de cirurgias de ressecção pulmonar, com incidência mais elevada após pneumonectomias, especialmente em casos de doenças supurativas e pacientes mais debilitados. O quadro clínico pode envolver insuficiência respiratória grave e sepse, tendo em vista a infecção do espaço pleural associado sempre presente. Desta maneira, o cuidado com estes pacientes deve incluir o tratamento clínico de suporte, o tratamento da infecção pleural associada e o fechamento do coto brônquico, que pode ser desafiador tendo em vista o estado inflamatório local, quando é utilizada a via transpleural. Detalhamos a técnica de fechamento do coto brônquico por via transpericárdica.

Palavras-chave

Fístula brônquica, empiema, lobectomia pulmonar, pneumonectomia, esternotomia.

Introdução

Fístulas de coto brônquico são complicações potencialmente fatais das ressecções pulmonares, com incidência em torno de 0,5% após lobectomias e variando de 4,5% a 20% após pneumonectomias. Características dos pacientes como radiação pré-operatória no tórax, pulmão infectado ou destruído por doença inflamatória, pacientes imunocomprometidos e diabetes dependente de insulina, assim como detalhes técnicos cirúrgicos como pneumonectomia direita, coto brônquico longo, margem brônquica comprometida por neoplasia, desvascularização do coto brônquico, ventilação prolongada ou reintubação após a cirurgia podem predispor ao desenvolvimento da fístula. A proteção do coto brônquico com retalhos musculares pediculados, tecido adiposo mediastinal ou pericárdio parece contribuir para reduzir o risco de desenvolvimento da fístula, mas não evita completamente. O quadro clínico pode se iniciar nos primeiros dias após a cirurgia de ressecção pulmonar e raramente inicia após 30 dias desta. Pode incluir dispneia, tosse produtiva (secreção pleural expelida pela tosse), pneumotórax (no caso de lobectomia), espaço aumentado de ar pós--pneumonectomia e enfisema subcutâneo. Os sinais infecciosos, como febre, em geral aparecem com a contaminação do espaço pleural. O tratamento de fístulas agudas deve sempre envolver drenagem pleural e cuidados intensivos. O tratamento definitivo pode incluir revisão cirúrgica com toalete cavitária e ressutura do coto brônquico associado a proteção deste com retalho muscular. Fístulas mais tardias se apresentam como quadros crônicos, com queda do estado geral, perda de peso e empiema pleural. O tratamento, além de cuidados clínicos e nutricionais, pode envolver técnicas endoscópicas (aplicação de colas e substâncias pro-inflamatórias na parede brônquica ou dispositivos para oclusão da fístula) e cirúrgicas, que devem envolver o tratamento do empiema pleural associado – toracoplastia ou pleurostomia são necessárias na maior parte dos casos – e o tratamento do coto, que pode envolver pneumonectomia de complementação nos casos após lobectomia e a técnica mais complexa de amputação transesternal do coto brônquico nos casos após pneumonectomia, que é descrita neste capítulo.

Descrição técnica

Tempo 1 (00:00) — Conforme revela a tomografia computadorizada, o paciente em questão é portador de uma fístula de coto brônquico direito, já submetido a pleurostomia. O brônquio direito fora amputado ao nível dos brônquios lobares, permanecendo um coto longo.

Tempo 2 (00:22) — Traqueobroncoscopia flexível confirma o diagnóstico e é utilizada para colocação de um bloqueador endobrônquico no brônquio a ser tratado. O paciente é submetido à anestesia geral com tubo simples e ventilação monopulmonar. O bloqueador serve para direcionar o ar do ventilador mecânico para o único pulmão, evitando escape pela fístula, e para evitar a contaminação deste pulmão com secreção proveniente do espaço pleural.

Tempo 3 (01:00) — Em decúbito dorsal com coxim interescapular, após esternotomia mediana e abertura do pericárdio, inicia-se a separação entre a aorta ascendente (AA) e o tronco da artéria pulmonar. A aorta deve ser laçada com uma fita cardíaca ou laço vascular, o que facilitará a tração da mesma e exposição das estruturas posteriores.

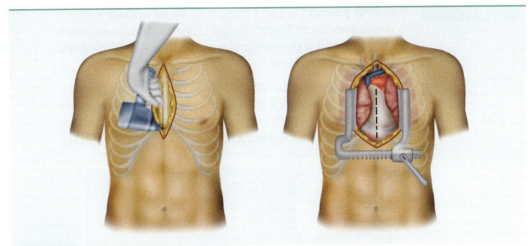

Figura 26.01 — Incisão: Paciente em decúbito dorsal com coxim escapular similar a posicionamento para cirurgia cardíaca procede-se esternotomia mediana.

Fonte: Acervo do autor do capítulo.

Tempo 4 (01: 31) Com a AA tracionada para a esquerda, inicia-se a abertura do pericárdio posterior no sentido longitudinal, com a intenção de expor a face anterior da veia cava superior (VCS) em sua porção extra-pericárdica e posterior dissecção e reparo da mesma.

Tempo 5 (02:02) Com a VCS tracionada para a direita e a AA tracionada para a esquerda, os elementos posteriores a ela serão a artéria pulmonar direita (APD) inferiormente e a traqueia, carina e origem dos brônquios principais. A APD é tracionada para baixo para que se prossiga na dissecção da carina e posteriormente, do brônquio principal direito (BPD). Uma variação da técnica consiste na ligadura e secção da APD neste ponto, que pode permitir um acesso mais amplo a via aérea a ser abordada.

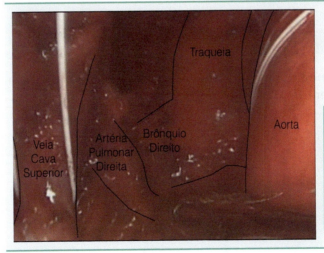

Figura 26.02 — Identificação das estruturas: após dissecção são visualizados traqueia, brônquio principal direito, artéria pulmonar direita e veia cava superior.

Fonte: Acervo do autor do capítulo.

Tempo 6 (02:15) É esperado que se encontre um plano de dissecção mais difícil e fibrótico na dissecção do BPD, por isso recomenda-se utilizar instrumentos rombos. A visualização endoscópica simultânea é útil principalmente ao dissecar a parede posterior do brônquio, para que a pinça seja aplicada de forma a evitar que a via aérea seja aberta inadvertidamente.

Tempo 7 (02:30) O BPD é laçado em sua origem. Pode-se utilizar a ponta de uma sonda de Foley® que pode ser encaixada na ponta do grampeador perpendicular para guiar a entrada deste instrumento no local.

Tempo 8 (02:47) O grampeamento do coto brônquico é realizado após a retirada do bloqueador endobrônquico. A visualização endoscópica é útil para que o fechamento seja realizado de forma segura no local mais próximo da origem do BPD.

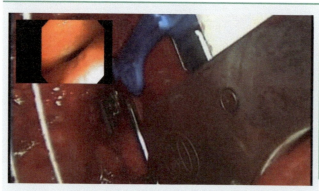

Figura 26.03 Passagem do grampeador com visão endoscópica: para aumentar a segurança do posicionamento do grampeador utilizamos o broncoscópio para visualizar o aspecto interior da via aérea.

Fonte: Acervo do autor do capítulo.

Tempo 9 (03:08) Ainda com o grampeador no local, o coto distal é seccionado com lâmina fria e tesoura. O grampeador é cuidadosamente retirado.

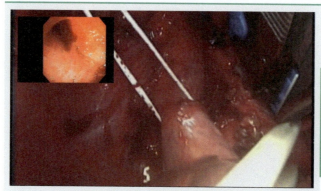

Figura 26.04 Secção do brônquio após grampeamento: mantemos o grampeador preso após o grampeamento para facilitar a margem de corte do brônquio.

Fonte: Acervo do autor do capítulo.

Tempo 10 (03:40) O coto brônquico distal é fechado com fio absorvível de longa duração, com pontos separados em Figura 26. 8.

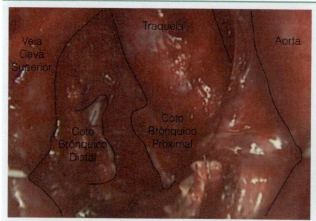

Figura 26.05 Aspecto final: Cotos brônquicos separados e a relação com as estruturas mediastinais.

Fonte: Acervo do autor do capítulo.

Tempo final Após revisão hemostática, com o aspecto final demonstrando o coto brônquico fechado proximalmente e separado do novo coto distal, procede-se com drenagem mediastinal e fechamento habitual da esternotomia. Não recomendamos o fechamento do pericárdio.

Conclusão

O Fechamento transesternal de fístulas de coto brônquico é um procedimento de grande porte, todavia, seguro e eficaz. O maior desafio para o cirurgião é escolher o melhor momento e realizar a preparação adequada para garantir um pós-operatório livre de complicações.

REFERÊNCIAS

1. Cerfolio RJ. The incidence, etiology, and prevention of postresectional bronchopleural fistula. Semin Thorac Cardiovasc Surg 2001;13:3-7.

2. Abruzzini P. Trattamento chirurgico delle fistole broncho principale consecutive a pneumonectomia Per tuberculosi. Chir Thorac 1961;14:165–71.

27

Toracoplastia e Mioplastia para Tratamento da Cavidade

ESERVAL ROCHA JUNIOR | IGOR BARBOSA RIBEIRO | ALESSANDRO WASUN MARIANI

Resumo

A toracoplastia e a mioplastia compõem, classicamente, o recurso final utilizado para o tratamento do empiema associado ao espaço pleural residual pós-ressecções pulmonares. Estes procedimentos foram inicialmente utilizados como técnica para colapsoterapia no tratamento da tuberculose pulmonar e para o manejo do empiema tuberculoso. Com o desenvolvimento das técnicas de ressecção pulmonar seu emprego para o tratamento das complicações em cavidades pós ressecções passou a ser utilizado.

Atualmente a toracoplastia, com ou sem mioplastia, tem sido pouco utilizada devido ao sucesso do tratamento clínico sobre as doenças infecciosas, o que levou a redução da incidência destas patologias em suas formas complicadas ou com desenvolvimento de sequelas. Neste contexto, dois aspectos importantes a serem considerados são a indicação precisa e a correta execução da técnica. Estes devem compor a terapêutica definitiva, sendo efetivos de forma a permitir uma solução segura ao empiema crônico associado ao espaço pleural residual sem causar prejuízo funcional ou estético significativo para o paciente.[1-3]

Para a execução desses procedimentos é fundamental o conhecimento das diferentes opções de retalho dos músculos da parede torácica, abdominal e do grande omento. O planejamento adequado da toracectomia deve visar uma ressecção regrada, porém efetiva no colapso da cavidade. Os arcos costais devem ser retirados de forma regrada, porém priorizando o resultado funcional.

Neste capítulo descreveremos a técnica que é utilizada no nosso serviço, uma variação da toracomioplastia extramusculoperiosteal, descrita por Alexander em 1937.[4] Embora os princípios deste procedimento permaneçam os mesmos, a adoção de técnicas modernas permitiu um avanço significativo, com redução da morbidade associada ao procedimento e melhores resultados, tanto do ponto de vista funcional como estético.

Palavras-chave

Toracoplastia, mioplastia, empiema pleural, pneumonectomia, tuberculose.

Introdução

Toracoplastia significa a ressecção de componentes da parede torácica, geralmente incluindo a ressecção de fragmentos de costelas. O objetivo primário do procedimento é abolir a capacidade de sustentação do arcabouço torácico permitindo que o mesmo desabe em direção a cavidade pleural sendo capaz de obliterar um espaço vazio ou comprimir um pulmão doente. Este método foi desenvolvido no final do século XIX com objetivo de tratar a tuberculose cavitária e suas complicações em uma era pré-estreptomicina. Na sua origem, embora fosse um procedimento eficaz, com taxas de sucesso superiores a 70%, era também considerado mutilante e extremamente mórbido.[5,6]

No século XX a técnica foi modificada em 1937 por Alexander, sendo complementada com a mioplastia – uso de retalhos musculares para preencher o espaço residual por tecido vitalizado. A toracomioplastia é considerada a última opção no tratamento do empiema, sendo útil para os casos de cavidades infectadas cronicamente, refratárias a outros tipos de tratamento.[6]

As principais indicações da toracomioplastia são o empiema pleural crônico pós-ressecção pulmonar, pacientes sem condição clínica para ressecção e que apresentam complicações decorrentes de tuberculose cavitária e fístula broncopleural.[1-3]

Descrição Técnica

Tempo 1

Paciente posicionado em decúbito lateral levemente caído para frente. É realizada uma incisão em "taco de hóquei" modificada, uma variação da incisão descrita por F. Sauerbruch (Figura 27.1).[5] Neste caso realizamos uma toracotomia póstero-lateral ao nível do quinto espaço intercostal (Figura 27.1b). Evitamos estender muito a incisão no sentido cranial paralelo a escapula, porém esse alongamento pode ser necessário para facilitar o acesso à inserção posterior dos arcos costais. No sentido medial, o limite da ampliação varia de acordo com a necessidade de ressecção da porção anterior dos arcos, porém o limite mais frequente é a linha axilar anterior e borda do m. peitoral maior.

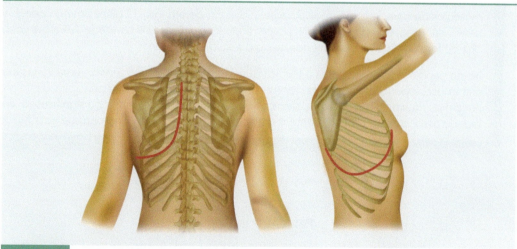

Figura 27.01 Incisão original em Taco de Hóquei descrita por F. Sauerbruch em 1920.

Fonte: Adaptada de Kuhtin O et al. Thoracoplasty-Current View on Indication and Technique. *Thorac Cardiovasc Surg.* 2020;68(4):331-340.

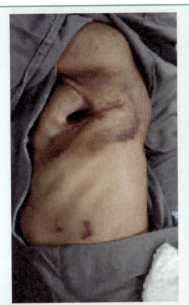 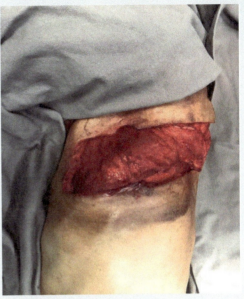

Figura 27.02 — Paciente já submetido previamente a lobectomia superior esquerda, evoluiu com empiema, inicialmente tratado com toracostomia convencional. Evoluiu com fístula broncopleural persistente. Após saneamento de cavidade e correção da fístula, paciente submetido a toracomioplastia, iniciando com toracotomia póstero-lateral.

Fonte: Acervo do autor do capítulo.

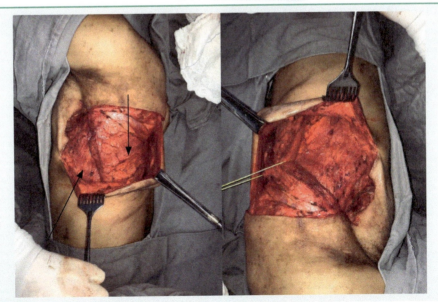

Figura 27.03 — Músculo grande dorsal sendo liberado no detalhe. Reparo amarelo passando da borda anterior e saindo pelo trigono da ausculta.

Fonte: Acervo do autor do capítulo.

Tempo 2

É iniciada a dissecção do plano subcutâneo liberando-o do plano muscular. Essa dissecção deve preservar a fáscia muscular e ser cautelosa em pacientes muito magros, para evitar perfurações inadvertidas da pele. A borda anterior do m. grande dorsal deve ser identificada para que se determine seu limite com o m. serrátil anterior.

Tempo 3

Identificado o plano entre o m. grande dorsal e o serrátil anterior a dissecção passa a ser focada no m. grande drosal. Ele deve ter sua face anterior completamente liberada do plano subcutâneo no sentido caudal, até o mais próximo possível da sua origem na face dorsal do sacro e da crista ilíaca. O seu limite posterior é mais facilmente identificável com a localização do trígono da ausculta (delimitado lateralmente pela porção inferior da margem medial da escápula; medialmente pela margem lateral do m. trapézio e inferiormente pela margem superior do m. grande dorsal) (Figura 27.3). Localizado o trígono da ausculta a liberação da porção posterior do m. grande dorsal pode ser feita com a secção da fáscia toracolombar que estende-se de T2 a L5. Ao término desse tempo o m. grande dorsal terá sua porção caudal completamente liberada o que permite que o mesmo seja rebatido no sentido cranial facilitando a exposição adequada do m. serrátil anterior para sua dissecção.

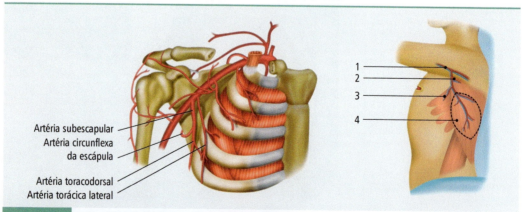

Figura 27.04 Irrigação arterial (esquerda). Direita evidencia o trajeto da artéria toracodorsal e seus ramos perfurantes para o m. serrátil anterior.

Fonte: Acervo do autor do capítulo.

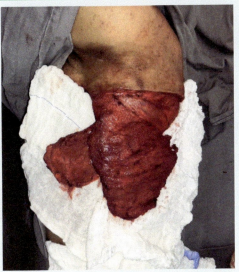
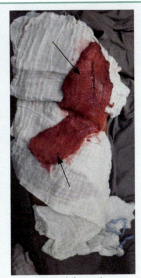

M. Grande Dorsal · M. Serrátil Anterior

Figura 27.05 Músculo grande dorsal e serrátil anterior desinseridos em sua porção caudal.

Fonte: Acervo do autor do capítulo.

Tempo 4 — Consiste na dissecção e liberação do m. serrátil anterior que se origina nas digitações das primeiras 9 costelas inserindo-se na borda inferior da escápula. Sua dissecção completa é quase sempre impossível devido a manipulação prévia na toracotomia. Dessa forma, sua metade inferior é a mais utilizada para a construção dos retalhos. Sua irrigação principal é proveniente da a. torácica lateral e da toracodorsal. A confecção do retalho deve ser iniciada pela desinserção do músculo da porção anterior das costelas e seguir a liberação profunda da parede torácica pelo plano avascular constituido de tecido conjuntivo frouxo que o separa do arcabouço torácico ósseo.

Tempo 5 — A liberação destes músculos é um passo fundamental para realização da mioplastia, já que eles serão utilizados posteriormente para preencher a cavidade com tecido vitalizado e proteger o coto brônquico nos casos de fístula broncopleural (Figura 27.10). A liberação dos músculos quase sempre não precisa ser completa a ponto de esqueletizar o pedículo. Tendo em vista a proximidade com o seu destino final na cavidade torácica, é mais prudente evitar a esqueletização do pedículo e a liberação das inserções escapulares evitando desvascularização do retalho por acidentes na dissecção. Essa recomendação muda caso o retalho fique pequeno e sua chegada à cavidade seja impossível ou deixe o músculo tenso.

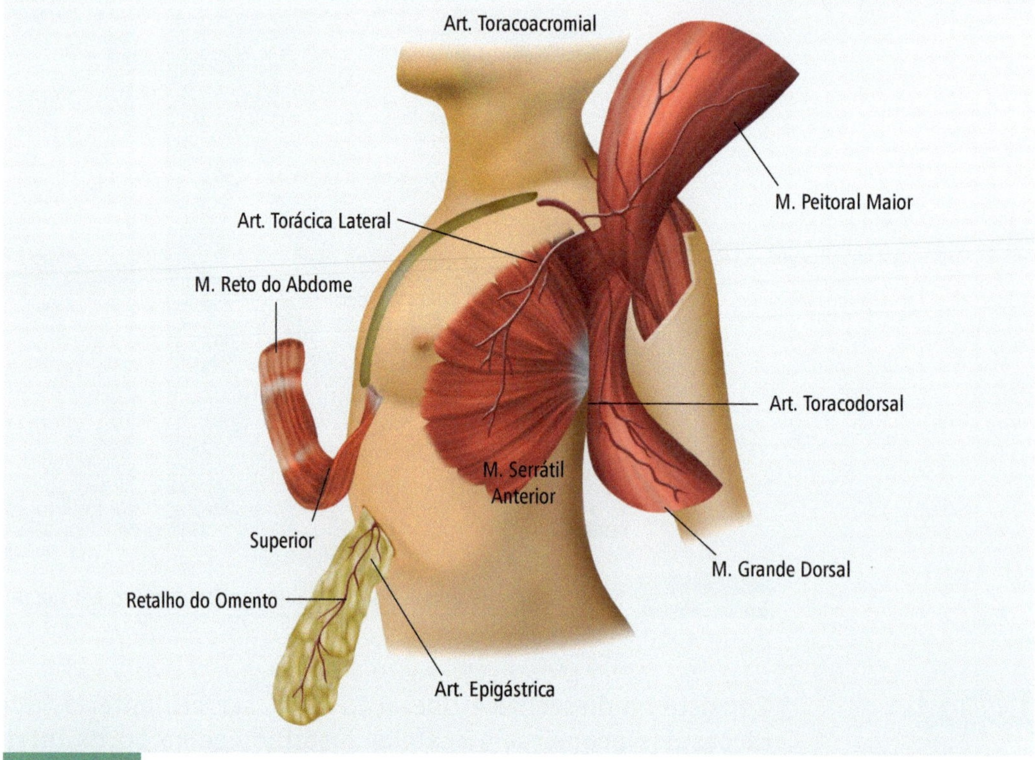

Figura 27.06 Desenho esquemático do suprimento sanguíneo dos retalhos musculares extratorácicos mais utilizados, que são transpostos para dentro do tórax para preencher e obliterar os espaços infectados.

Fonte: Imagem obtida de Miller et al.—Single-stage complete muscle flap closure of the postpneumonectomy space: a new method and possible solution to a disturbing complication, Ann Thorac Surg 1984;38:227-31.

Tempo 6

Com a exposição do arcabouço costal e da musculatura intercostal, além da própria cavidade (Figura 27.7), chegamos ao tempo cirúrgico principal, quando por meio do plano extrapleural, realizamos a ressecção subperiosteal das costelas, mantendo os músculos intercostais para obter o colapso da parede torácica. O número de costelas ressecadas dependerá do tamanho da cavidade (Figura 27.8), sendo o limite caudal uma costela abaixo do limite inferior da cavidade.

As costectomias iniciam-se da quarta ou quinta costela e progridem no sentido cranial. A ressecção da costela inferior sempre facilita a ressecção da próxima costela. A ressecção é essencialmente latero-posterior. O arco deve ser desinserido do processo transverso da coluna. Na sua porção anterior realizamos uma ressecção regrada em "escada" com fragmentos anteriores das costelas superiores com comprimentos progressivamente menores. A preservação da porção anterior do arco auxilia na sustentação da parede torácica anterior, reduzindo a deformidade. (Figuras 27.9 e 27.10).

Embora na técnica descrita por Alexander se realize a ressecção da primeira costela, tendemos a terminar as ressecções costais no 2º arco (Figura 27.9)[4]. Essa estratégia visa eviar a ressecção desnecessária do primeiro arco, que conforme postulado por alguns autores garante uma melhor estabilidade da cintura escapular, reduzindo o grau de escoliose que esses pacientes apresentam com o passar dos anos. Todavia, a ressecção do primeiro arco não deve ser evitada caso as técnicas adicionais de apicólise não propiciem o colapso completo da cavidade. A prioridade do procedimento é resolver de maneira definitiva a complicação pleural.

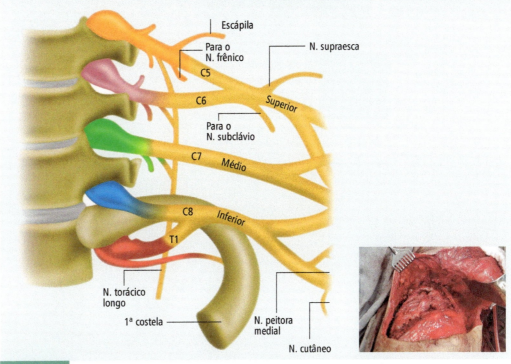

| Figura 27.07 | Esquerda: representação gráfica da projeção da raiz de T1 em relação ao primeiro arco. Direita: exposição do rebordo costal e da musculatura intercostal associada após a liberação caudal dos músculos grande dorsal e serrátil anterior. É possível ver também a cavidade já exposta. |

Fonte: Acervo do autor do capítulo.

Tempo 7 — Após a ressecção do segundo arco devemos avaliar o colapso da cavidade apical. Caso ainda persista cavidade apical não colapsada e os retalhos musculares sejam insuficientes para o seu preenchimento devemos proceder com a apicólise. A apicólise clássica é realizada com a ressecção do primeiro arco costal ou secção dos músculos escalenos. Tecnicas mais conervadoras podem ser aplicadas quando a cavidade é pequena. Costumamos realizar apicolise extrapleural com desabamento da pleura apical e dos músculos intercostais da cúpula. Essa pleura quase sempre encontra-se espessada o que ajuda no preenchimento da cavidade. Não sendo suficiente, realizamos a ressecção do primeiro arco.[7-11]

Tempo 8 — Prossegue-se com a ressecção dos arcos do limite inferior seguindo os mesmos preceitos descritos anteriormente. Vale ressaltar que após a ressecção da sexta costela deve-se atentar para a mobilidade da ponta escapular e a ocorrencia de enclausuramento da mesma para dentro da cavidade torácica e para baixo do sétimo arco. Na ocorrencia de enclausuramento deve-se proceder com a ressecção do sétimo (ou oitavo) arco ou atém mesmo com a ressecção do terço inferior da escápula. Devemos evitar sempre que possível esta ressecção extensa. A manutenção da integridade escapular assim como da extensão escapular do músculo serrátil anterior reduz limitações funcionais do membro superior correspondente.

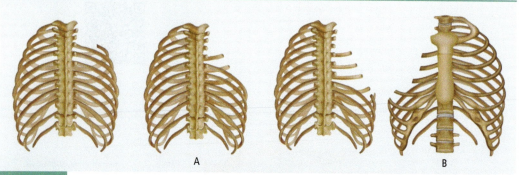

Figura 27.08 Ressecção progressiva pela técnica de Alexander - Estágio I e II: ressecção completa da 2ª e 3ª costelas; ¾ posterior da 4ª e ½ posterior da 5ª costela. Estágio III por Alexander: ressecção completa da 4ª e 5ª costelas; ressecção de ¾ posterior da 6ª e ½ posterior da 7ª costela.

Fonte: Imagem obtida de Kuhtin O et al. Thoracoplasty-Current View on Indication and Technique. Thorac Cardiovasc Surg. 2020;68(4):331-340.

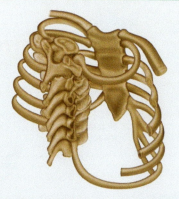

Figura 27.09 Toracoplastia modificada por Lampl com manutenção da primeira costela. Lampl defende que esta conduta não resulta em espaço residual, reduz o risco de lesão dos vasos subclaviculares e reduz o grau de escoliose do paciente posteriormente.

Fonte: Imagem obtida de Kuhtin O et al. Thoracoplasty-Current View on Indication and Technique. Thorac Cardiovasc Surg. 2020;68(4):331-340.

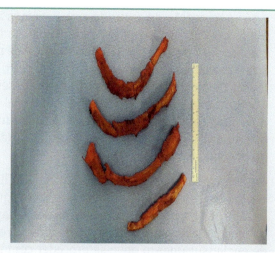

Figura 27.10 Fragmentos de costela ressecados. Neste caso paciente apresentava cavidade com pequeno volume, sendo possível a ressecção parcial dos fragmentos posteriores da segunda a quinta costelas.

Fonte: Acervo do autor do capítulo.

Tempo 9

Após as ressecções costais é realizada incisão pleural com abertura – ou caso já violada, ampliação da abertura – da cavidade (Figura 27.11). Neste momento podemos realizar coleta de material residual e/ou tecido para exames diversos (p. ex.: cultura). Em seguida, a cavidade é preparada para receber os retalhos musculares, sendo realizado debridamento e lavagem da cavidade com solução fisiológica. Orifícios fistulosos são buscados com "manobra do borracheiro" para exclusão ou confirmação de fístula broncopleural.

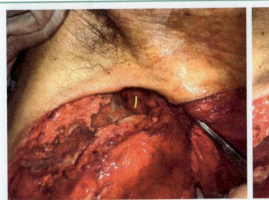
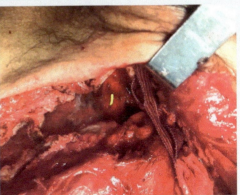

Figura 27.11 Detalhe da cavidade exposta após ressecções costais, sendo preparada para receber os retalhos musculares. Fragmento amarelo marca a presença de orifício de fístula broncopleural.

Fonte: Acervo do autor do capítulo.

Tempo 10

Após a preparação da cavidade, podemos proceder ao preenchimento da mesma com os retalhos musculares. No presente caso realizamos a mioplastia com os músculos grande dorsal e serrátil anterior (Figura 27.12). Assim, os retalhos são posicionados de forma a preencher toda a cavidade. Em caso de fístula broncopleural, como citado anteriormente, procedemos com a realiação do plug e sutura de uma porção muscular por sobre o orifício bronquico já rafiado. Caso tenhamos dificuldade na disposição dos tecidos pode ser necessárias novas ressecções de fragmentos de costela. Confirmado o posicionamento correto, fixamos os retalhos com pontos simples espassos de fio absorvível, ancorando os tecidos ao arcabouço costal e a pleura parietal (Vídeo 27.1).

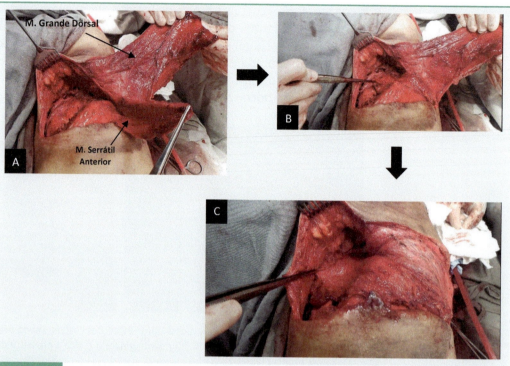

Figura 27.12 Etapas de preenchimento da cavidade com os retalhos musculares: (A) Detalhe dos retalhos com os músculos grande dorsal e serrátil anterior. (B) Posicionamento do retalho do músculo serrátil anterior no interior da cavidade. (C) Músculos grande dorsal e serrátil ante-rior preenchendo a cavidade.

Fonte: Acervo do autor do capítulo.

Tempo 11

Após o posicionamento dos retalhos, é necessária uma revisão cuidadosa da hemostasia. Costumamos realizar a drenagem do subcutâneo com dreno de sucção tipo Port Vac®, procedendo a síntese por planos e um curativo compressivo. Embora não realizemos de rotina, Lampl defende a drenagem pleural e do plano muscular com dreno tubular nº 24 ou 28, sendo possível inclusive mantê-los em aspiração com pressão de 10 a 20 mmHg nos primeiros dias do pós operatório. No pós operatório é necessário dar prosseguimento ao uso de antimicrobianos e antituberculínicos conforme indicações. Sangramento e infecção da ferida operatória são as complicações pós operatórias mais frequentes associadas ao procedimento. A complicação mais temida é a recidiva do empiema que pode levar a perda do retalho, comprometendo o resultado da cirurgia. Na Figura 27.14 podemos observar o aspecto radiológico e em loco de paciente no sétimo dia de pós operatório de toracomioplastia direita.

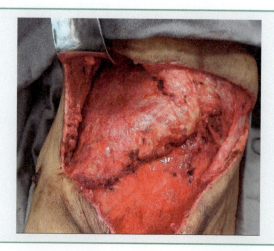

Figura 27.13 Aspecto final com os retalhos montados e fixados.

Fonte: Acervo do autor do capítulo.

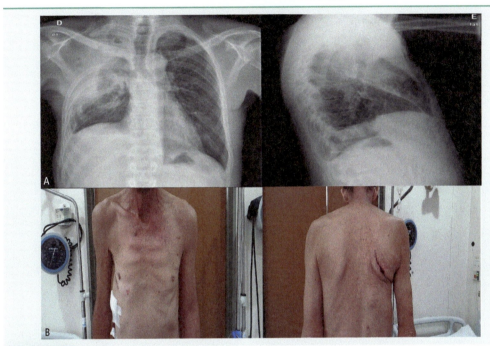

Figura 27.14 (A) Aspecto radiológico na radiografia de tórax nas incidências PA e Perfil, sendo observada cavidade preenchida pelo retalho muscular. (B) Foto de paciente submetido a toracomioplastia à direita no 7º dia pós operatório secundário a empiema.

Fonte: Acervo do autor do capítulo.

Conclusão

A toracomioplastia continua sendo uma solução cirúrgica importante para o tratamento de casos complexos de empiema refratário, sendo o último recurso para alguns destes casos. Ao longo do tempo as técnicas de toracoplastia progrediram, com técnicas menos invasivas. Entretanto, os fundamentos não mudaram e permanece o objetivo principal de aproximar a parede torácica do pulmão para obliteração de espaços pleurais residuais. O uso de retalhos musculares mobilizados usando técnicas adaptadas da cirurgia plástica reconstrutiva ajuda a melhorar os resultados, principalmente por limitar a extensão da ressecção das costelas e preencher a cavidade do empiema com um tecido vascularizado, capaz de evitar infecções e facilitar a cicatrização. Neste capítulo descrevemos a técnica de toracomioplastia por via convencional aplicada no nosso serviço. Embora não seja frequentemente indicado em nossos dias, os cirurgiões torácicos devem estar familiarizados com este tipo de procedimento.

REFERÊNCIAS

1. Kuhtin O, Veith M, Alghanem M, et al. Thoracoplasty-Current View on Indication and Technique. *Thorac Cardiovasc Surg*. 2020;68(4):331–340. doi:10.1055/s-0038-1642633

2. Miller et al. Single-stage complete muscle flap closure of the postpneumonectomy space: a new method and possible solution to a disturbing complication, Ann Thorac Surg 1984;38:227–31

3. Botianu PV, Botianu AM. Thoracomyoplasty in the treatment of empyema: current indications, basic principles, and results. *Pulm Med*. 2012;2012:418514. doi:10.1155/2012/418514

4. Alexander J. Some advances in the technic of thoracoplasty. Ann Surg 1936;104(04):545–551

5. Semb C. Thoracoplasty with Extrafascial Apicolysis. *Br Med J*. 1937;2(4004):650–666.4. doi:10.1136/bmj.2.4004.650

6. Andrews NC. Thoraco-mediastinal plicature (a surgical technique for chronic empyema). J Thorac Surg 1961;41:809–816

7. Deslauriers J, Jacques LF, Grégoire J. Role of Eloesser flap and thoracoplasty in the third millennium. *Chest Surg Clin N Am*. 2002;12(3):605–623. doi:10.1016/s1052-3359(02)00017-0

8. Krasnov D, Krasnov V, Skvortsov D, Felker I. Thoracoplasty for Tuberculosis in the Twenty-first Century. *Thorac Surg Clin*. 2017;27(2):99-111. doi:10.1016/j.thorsurg.2017.01.003

9. Botianu PVH. Current indications for the intrathoracic transposition of the omentum. *J Cardiothorac Surg*. 2019;14(1):103. Published 2019 Jun 10. doi:10.1186/s13019-019-0924-9

10. Stefani A, Jouni R, Alifano M, et al. Thoracoplasty in the current practice of thoracic surgery: a single-institution 10-year experience. *Ann Thorac Surg*. 2011;91(1):263–268. doi:10.1016/j.athoracsur.2010.07.084

11. Hecker E, Hecker HC, Hecker KA. Pleuraempyem - Behandlungsstrategien unter Berücksichtigung der Ätiologie [Pleural empyema - treatment strategies in light of etiology]. *Zentralbl Chir*. 2013;138(3):353–379. doi:10.1055/s-0032-1328638

12. Deslauriers JGJ. Thorakoplasty. In: G. Alexander Patterson M, F. Griffith Pearson, Joel D. Cooper, Jean Deslauriers, Thomas W. Rice, James D. Luketich, and Antoon E. M. R. Lerut, eds. Pearson's Thoracic and Esophageal Surgery. 3rd ed. Philadelphia:Churchill Livingstone, an imprint of Elsevier Inc; 2008:1159–1169

13. Fell C. Thoracoplasty: indications and surgical considerations. In: Shields TW, LoCicero J, Reed CE, Feins RH, eds. General Thoracic Surgery. 7th ed. Philadelphia: Wolters Kluwer Health/Lippincott Williams & Wilkins; 2009:860–878

14. Krassas A, Grima R, Bagan P, et al. Current indications and results for thoracoplasty and intrathoracic muscle transposition. *Eur J Cardiothorac Surg*. 2010;37(5):1215–1220. doi:10.1016/j.ejcts.2009.11.049

Seção 8

Outros Procedimentos Cirúrgicos na Cavidade Pleural

28

Cirurgia do Pneumotórax (Pleurectomia Parietal)

AURELINO FERNANDES SCHMIDT JR. | JOSÉ RIBAS MILANEZ CAMPOS | PAULO HENRIQUE PEITL GREGÓRIO

Resumo

O pneumotórax espontâneo pode ser classificado em primário, ocasionado por pequenas bolhas subpleurais (*blebs*) de enfisema parasseptal, ou secundário a outra condição tal qual doença pulmonar obstrutiva crônica com enfisema, asma, pneumocistose, pneumopatias intersticiais, tuberculose, abscesso pulmonar, metástases cavitadas, doenças do tecido conjuntivo, linfangioleiomiomatose, esclerose tuberosa ou de origem catamenial. A primeira abordagem pode ser expectante no pneumotórax pequeno em pacientes pouco sintomáticos. A drenagem torácica é indicada em grande parte dos casos,[1] com recorrência em torno de 50%.[2] O tratamento da doença no parênquima pulmonar pode envolver outros tratamentos específicos além do cirúrgico.

Durante o primeiro episódio de pneumotórax espontâneo, a cirurgia está indicada como tratamento em ocorrência de: fístula aérea persistente (> 48 horas), expansão pulmonar incompleta, pneumotórax bilateral sincrônico, hemopneumotórax, pneumotórax hipertensivo, presença de bolhas visíveis maior que 2 cm à tomografia, risco ocupacional (p. ex.: mergulhadores e pilotos de avião) ou quando o paciente retornará para áreas em que há ausência de recursos médicos. Está também indicada na recorrência, ou seja, segundo episódio de pneumotórax espontâneo ipsilateral ou contralateral.[3,4]

O tratamento cirúrgico consiste na ressecção de áreas pulmonares com *blebs* associada a uma técnica para criação de aderências entre a pleura visceral e a pleura parietal, utilizando-se um esclerosante pleural, como o talco, tanto quanto por meio de escarificação mecânica ou eletrocauterização. Ou podem-se propiciar aderências entre a pleura visceral e a fáscia endotorácica pela pleurectomia parietal.

Palavras-chave

Pneumotórax, pleurectomia, blebs, pleurodese.

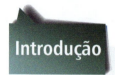

Introdução

O tratamento cirúrgico do pneumotórax espontâneo deve contemplar a ressecção de uma estreita faixa periférica do parênquima pulmonar normal adjacente às bolhas ou *blebs* macroscopicamente detectadas na superfície do parênquima pulmonar. Se não ressecadas, podem ser causa de recorrência do pneumotórax.[5,6]

A pleurectomia parietal deve compreender a retirada da pleura parietal, desde a região apical até topografia do 7º arco costal. Pode ser realizada por uma pequena toracotomia sem afastamento intercostal videoassistida, ou exclusivamente por videotoracoscopia.

> **DICA**
> Realize avaliação cuidadosa pré-operatória da tomografia pré-operatória e realize planejamento para que todas lesões, até mesmo as diminutas, possam ser ressecadas.[3]

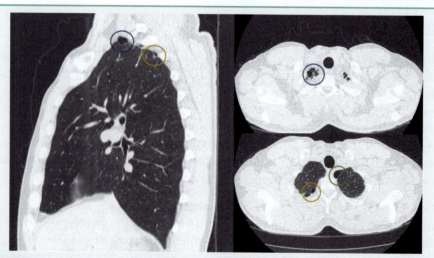

Figura 28.01 Tomografia de tórax: observam-se as *blebs* subpleurais.
Fonte: Acervo do autor do capítulo.

Posicionamento do paciente em decúbito lateral, com o lado a ser abordado voltado para cima, sob anestesia geral com intubação seletiva.

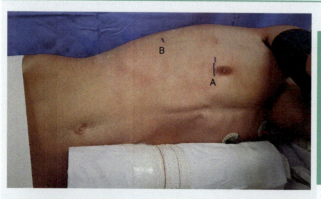

Figura 28.02 Paciente posicionado em decúbito lateral esquerdo, assinalados os locais da minitoracotomia anterior em 5º espaço intercostal (A) e da entrada da ótica de vídeo em 7º espaço intercostal lateral (B).

Fonte: Acervo do autor do capítulo.

Incisão de trabalho no 5º espaço intercostal anterior com espaço suficiente para permitir passagem e mobilização suficiente de dois instrumentos simultaneamente, sem afastamento intercostal. Passagem de ótica por esta incisão para visualização direta do acesso subsequente. Nova incisão no 7º espaço intercostal na linha da crista ilíaca antero-superior e mudança da ótica para este novo portal.

> **DICA**
>
> Não existe uma única forma na configuração dos acessos cirúrgicos. Hoje, com as diversas técnicas disponíveis e com avanço da videotoracoscopia, a cirurgia pode ser realizada por técnica uniportal ou até com 3 portais de pequenas dimensões dependendo da preferência e expertise de cada serviço.

Lise de eventuais aderências entre pleura parietal e visceral presentes na cavidade utilizando-se eletrocautério.

Localizar *blebs* pulmonares. Pode-se preencher parcialmente cavidade com solução salina e solicitar ao anestesista que realize ventilação do pulmão para localizar eventuais áreas de fístula não visíveis anteriormente ("manobra do borracheiro").

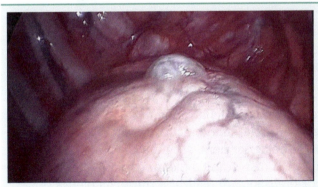

Figura 28.03 Bleb na superfície do parênquima pulmonar.

Fonte: Acervo do autor do capítulo.

> **DICA**
>
> Alguns centros hoje utilizam a toracoscopia associado a autofluorescência (FEAT) que consiste na utilização de fluoresceína inalatória cerca de 20 minutos antes do procedimento seguido do uso de luz ultravioleta no intra-operatório para melhor visualização de eventuais áreas de fístula ou *blebs* não perceptíveis quando submetidas a luz branca convencional.[7]

Excisar as áreas afetadas utilizando preferencialmente grampeador endoscópico linear tendo em mente a necessidade de deixar margem de tecido sadia na linha de grampeamento.

DICA

Pacientes com parênquima comprometido como em enfisematosos, se beneficiam da cobertura do grampeador linear com materiais como pericárdio bovino ou até mesmo pleura autóloga devido menor incidência e duração de fístula pós-cirúrgica.[8] É importante manusear com cuidado o parênquima sadio e evitar grampeamento do mesmo sob tensão para diminuir taxa de recidiva da doença no pós-operatório.[9]

Ressecção da pleura parietal: inicia-se marcando-se os limites com o bisturi elétrico. Identificam-se como limite cranial o 2º arco costal, limite posterior dois centímetros a frente da cadeia simpática, limite inferior o nível do 7º arco costal até a minitoracotomia e limite anterior a dois centímetros da artéria torácica interna.

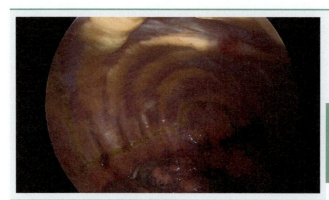

Figura 28.04 — Limites inferior, posterior e apical da pleurectomia. Realizada a demarcação da pleura parietal com bisturi elétrico.

Fonte: Acervo do autor do capítulo.

Inicialmente é necessário achar o plano exato entre a pleura parietal e fáscia endotorácica. A ressecção começa inferior e posteriormente, seguindo em sentido anterior e apical. A dissecção da pleura parietal é feita com pinças de prensão para realizar a tração da pleura dissecada e dissecção romba.

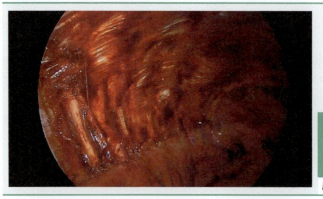

Figura 28.05 — Limite posterior da pleurectomia, após a retirada da pleura parietal.

Fonte: Acervo do autor do capítulo.

DICA: Um ponto crucial para que o procedimento seja seguro é localizar o plano exato entre a fáscia endotorácica e pleura parietal, pois, este, além de ser mais facilmente dissecável, evita lesão de estruturas como o feixe intercostal. Pode ser realizada a infiltração transparietal de soluções salinas para facilitar essa separação. É utilizada em alguns serviços, podendo ou não conter adrenalina ou anestésico local.[8]

A pleurectomia não é realizada na face diafragmática e mediastinal devido risco de lesões de estruturas nestes locais (vasos hilares, nervo frênico). Mantém-se distância segura nos limites cranial, caudal, anterior e posterior da ressecção que são, respectivamente, artéria subclávia, inserção diafragmática, vasos mamários internos e cadeia simpática, evitando a lesão destas estruturas.

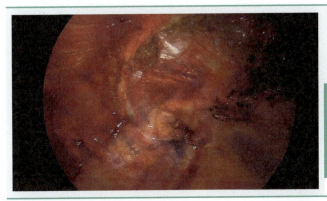

Figura 28.06 Limite cranial da pleurectomia em nível de 2° arco costal, preservando a pleura que recobre os vasos subclávios.

Fonte: Acervo do autor do capítulo.

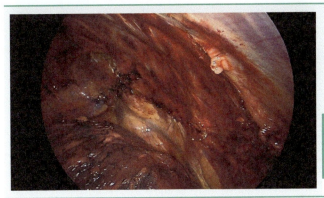

Figura 28.07 Limite anterior da pleurectomia, a dois centímetros da artéria torácica interna.

Fonte: Acervo do autor do capítulo.

DICA: Áreas próximas a estruturas nobres podem submetidas a pleurodese abrasiva utilizando um fragmento de tela de prolene ou gase. A mesma deve ser friccionada contra a área alvo até que surjam áreas puntiformes de leve sangramento.

Revisão meticulosa e criteriosa da hemostasia de toda cavidade. A irrigação da cavidade com soro fisiológico 0,9% após o término da pleurectomia somente deve ser realizada em casos de suspeita de sangramento localizado importante.

> **DICA**
>
> Não realize rotineiramente lavagem de toda cavidade com solução salina ao fim do procedimento. O sangue residual puntiforme é um dos componentes na formação da adesão desejada entre pleura visceral e fáscia endotorácica.

Drenagem da cavidade com dreno tubular 32 F pelo próprio portal da ótica, no 7º espaço intercostal. Alternativamente pode-se utilizar dois drenos pleurais, devendo um permanecer em posição anterior e o outro posterior em relação ao parênquima pulmonar.

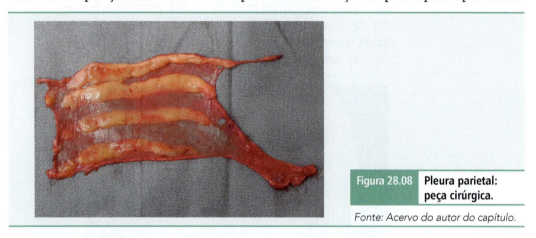

Figura 28.08 | Pleura parietal: peça cirúrgica.

Fonte: Acervo do autor do capítulo.

Conclusão

A pleurectomia parietal apresenta taxas de recorrência em torno de 2,5 e 8%, similar às outras técnicas para pleurodese disponíveis.[6,7] Tem a vantagem de não apresentar resposta inflamatória sistêmica, nem causar reação pleural inflamatória crônica, observadas no uso do talco intrapleural.[8]

REFERÊNCIAS

1. Brown SGA, Ball EL, Perrin K, Asha SE, Braithwaite I, Egerton-Warburton D, et al. Conservative versus Interventional Treatment for Spontaneous Pneumothorax. New England Journal of Medicine. 2020;30;382(5):405–15.

2. Sadikot RT, Greene T, Meadows K, Arnold AG. Recurrence of primary spontaneous pneumothorax. Thorax. 1997;52(9):805–9.

3. MacDuff A, Arnold A, Harvey J, on behalf of the BTS Pleural Disease Guideline Group. Management of spontaneous pneumothorax: British Thoracic Society pleural disease guideline 2010. Thorax. 2010;65(2):ii18–31.

4. Olesen WH, Katballe N, Sindby JE, Titlestad IL, Andersen PE, Lindahl-Jacobsen R, et al. Surgical treatment versus conventional chest tube drainage in primary spontaneous pneumothorax: a randomized controlled trial†. European Journal of Cardio-Thoracic Surgery. 2018;54(1):113–21.

5. Cattoni M, Rotolo N, Mastromarino MG, Cardillo G, Nosotti M, Mendogni P et al. Analysis of pneumothorax recurrence risk factors in 843 patients who underwent videothoracoscopy for primary spontaneous pneumothorax: results of a multicentric study. Interact CardioVasc Thorac Surg 2020; doi:10.1093/icvts/ivaa064.

6. Delpy J-P, Pagès P-B, Mordant P, Falcoz P-E, Thomas P, Le Pimpec-Barthes F et al. Surgical management of spontaneous pneumothorax: are there any prognostic factors influencing postoperative complications? Eur J Cardiothorac Surg 2016;49:862–7.

7. Nathan DP, Taylor NE, Low DW, Raymond D, Shrager JB. Thoracoscopic Total Parietal Pleurectomy for Primary Spontaneous Pneumothorax. The Annals of Thoracic Surgery. 2008;85(5):1825–7.

8. Mithiran H, Leow L, Ong K, Liew T, Siva D, Liang S, et al. Video-Assisted Thoracic Surgery (VATS) Talc Pleurodesis Versus Pleurectomy for Primary Spontaneous Pneumothorax: A Large Single-Centre Study with No Conversion. World Journal of Surgery. 2019;43(8):2099–105.

9. Noppen M, Dekeukeleire T, Hanon S, Stratakos G, Amjadi K, Madsen P, et al. Fluorescein-enhanced Autofluorescence Thoracoscopy in Patients with Primary Spontaneous Pneumothorax and Normal Subjects. American Journal of Respiratory and Critical Care Medicine. 2006;174(1):26–30.

10. Singhal S, Shrager JB. Should buttresses and sealants be used to manage pulmonary parenchymal air leaks? The Journal of Thoracic and Cardiovascular Surgery. 2010;140(6):1220–5.

11. Choi SY, Kim DY, Suh JH, Yoon JS, Jeong JY, Park CB. New bullae formation in the staple line increases the risk of recurrent pneumothorax following video-assisted thoracoscopic surgery bullectomy for primary spontaneous pneumothorax. Journal of Thoracic Disease. 2018;10(7):4287–92.

12. Andreetti C, D'Andrilli A, Ciccone AM, Rendina EA. Thoracoscopic Water Pleurectomy for the Treatment of Recurrent Spontaneous Pneumothorax. The Annals of Thoracic Surgery. 2014;97(3):1088–90.

29

Pleurectomia/ Decorticação Radical no Mesotelioma

RICARDO MINGARINI TERRA | LETICIA LEONE LAURICELLA | LEONARDO PONTUAL LIMA

Resumo

O mesotelioma pleural maligno (MPM) é uma neoplasia rara e altamente agressiva proveniente das células mesoteliais da pleura, mais comumente associada a exposição ao asbesto. A sobrevida média após o diagnóstico é menor de um ano e a sobrevida em 5 anos é menor que 2%.[1] A cirurgia está indicada nos estágios iniciais e é parte do tratamento multimodal dessa doença, que também inclui quimioterapia e radioterapia. No entanto, a ressecção R0 nesta doença é praticamente impossível e a terapia cirúrgica tem como objetivo principal a citorredução, ou seja, a ressecção de todas as lesões visíveis e palpáveis com a ressecção completa macroscópica.

A pleurectomia/decorticação radical é uma alternativa de tratamento cirúrgico com menor morbidade e mortalidade do que a clássica pneumectomia extrapleural. Trata-se de uma cirurgia longa e trabalhosa que envolve a ressecção da pleura parietal, pleura visceral, e se acometidos, o pericárdio e diafragma com posterior reconstrução.

A seleção do paciente deve ser criteriosa, sendo recomendado uma equipe multidisciplinar, para um estadiamento adequado e avalição funcional. As contraindicações para o procedimento incluem acometimento linfonodal contralateral, invasão extensa da parede torácica, invasão de estrutuas como grandes vasos, miocárdio e vértebras, além da presença de doença transdiafragmática ou envolvimento peritoneal.[2]

Palavras-chave

Mesotelioma plaural maligno, pleurectomia/ decorticação, pleuropneumonectomia.

Introdução

O mesotelioma pleural maligno (MPM) é uma neoplasia rara e altamente agressiva com uma sobrevida média após o diagnóstico menor de um ano. A cirurgia é parte do tratamento multimodal dessa doença e está indicada nos estágios iniciais. No entanto, a ressecção R0 nesta doença é praticamente impossível e a terapia cirúrgica tem como objetivo principal a citorredução, ou seja, a ressecção de todas as lesões visíveis e palpáveis com a ressecção completa macroscópica

A pleurectomia / decorticação radical tem sido realizada com mais frequência do que a pneumectomia extrapleural para ressecção de MPM porque sua morbidade e mortalidade é mais baixa e a sobrevida geral é semelhante.[3] Trata-se de uma cirurgia longa e trabalhosa que envolve a ressecção da pleura parietal, pleura visceral, e se acometidos, o pericárdio e diafragma (pleurectomia/decorticação estendida).

Devido a raridade e complexidade do procedimento o ideal é que seja realizado em centros especializados e com maior volume para otimização dos resultados cirúrgicos.[4-6]

Descrição Técnica

Preparação: Intubação com tubo duplo lúmen, cateter arterial, acesso venoso profundo, cateter peridural, acesso periférico calibroso, sonda nasogástrica calibrosa, sonda vesical de demora, além de reserva sanguínea confirmada.

Tempo 1 — Com o paciente em decúbito lateral é realizada uma toracotomia póstero-lateral ampla no quinto espaço intercostal. Caso o paciente tenha alguma incisão prévia de biópsia, esta deverá ser ressecada. Se houver de necessidade de ampliar o campo o sexto arco costal pode ser ressecado.

Do tempo 2 ao tempo 6 vamos relatar a fase da pleurectomia, do tempo 7 ao tempo 10 a fase da decorticação.

Tempo 2 — Após a abertura dos músculos intercostais, a dissecção é iniciada no plano entre a fáscia endotorácica e a pleura parietal (planos extrapleural), nas bordas da incisão. Essa dissecção é feita de forma romba com uso dos dedos para liberação da pleura parietal da fáscia em direção superior e inferior (Figura 29.1). Nesse tempo, se houver invasão extensa de tumor na fáscia endotorácica, o procedimento deve ser abortado.

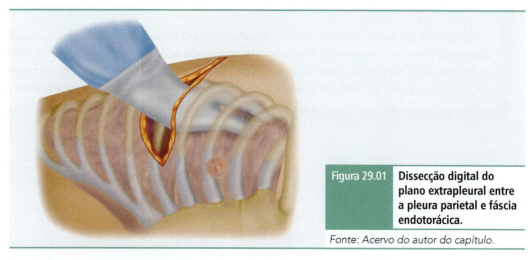

Figura 29.01 Dissecção digital do plano extrapleural entre a pleura parietal e fáscia endotorácica.

Fonte: Acervo do autor do capítulo.

Tempo 3 — Após realização da liberação inicial da fáscia endotorácica, realizamos a colocação de afastador de Finochietto para facilitar a exposição e realizamos a liberação da pleura parietal em direção ao mediastino anterior e superior. Uma atenção especial deve ser dada na liberação da pleura mediastinal anterior com a artéria mamária interna que quando possível deve ser preservada, o mesmo cuidado deve ser feito na dissecção superior com os vasos subclávios, veia cava e veia ázigos.

Tempo 4 — Após liberação superior e anterior realizamos a liberação do plano extrapleural posterior. Nesse tempo devemos atentar para o plano esofágico que pode ser difícil de identificar (a palpação da sonda nasogástrica facilita nessa identificação). Do lado esquerdo, a aorta que deve ser cuidadosamente dissecada. A região apical é geralmente mais livre de tumor em comparação com a superfície diafragmática, sendo assim, a dissecção apical incialmente facilitará a posterior dissecção ou ressecção do diafragma.

Tempo 5 — A dissecção da pleura diafragmática normalmente é trabalhosa pois é a região que tem mais aderências. Nessa dissecção o auxiliar traciona o pulmão superiormente enquanto o cirurgião tenta a liberação da pleura parietal diafragmática. No entanto, na maioria dos casos é necessário a ressecção do diafragma. Se houver abertura do peritônio, este deve ser suturado. Naqueles casos em que a doença diafragmática é discreta é possível realizar liberação da pleura parietal do diafragma com preservação deste.

Tempo 6 — Tenta-se liberação da pleura parietal sobre o pericárdio, se não for possível realizamos ressecção do pericárdio envolvido, a manipulação pericárdica deve ser delicada para evitar arritmia. Se a ressecção pericárdica for ampla optamos com reconstrução com pericárdio bovino.

Tempo 7 — Inicia-se a fase de decorticação. Uma vez que a pleura parietal foi liberada inicia-se a liberação da pleura visceral, com bisturi ou tesoura incisa-se o tumor que recobre o pulmão na face lateral do pulmão (distante do hilo), com cuidado para não lesar o parênquima pulmonar. Aparece então um plano entre a pleura visceral aderida ao tumor e o tecido subjacente do parênquima pulmonar, a dissecção no plano correto evita sangramentos e reduz a fístula aérea no pós-operatório, a ventilação intermitente do pulmão pode auxiliar na identificação do plano correto (Figura 29.2)

Tempo 8 — A decorticação é realizada com tesoura ou bisturi elétrico. Primeiro realizamos superiormente onde o plano costuma ser mais frouxo e depois inferiormente em direção ao diafragma.

Tempo 9 — Após isso a decorticação é estendida anteriormente até a reflexão hilar da pleura, onde é necessária uma dissecção minuciosa sobre os vasos do hilo pulmonar.

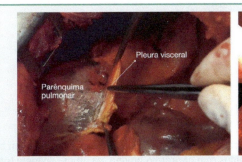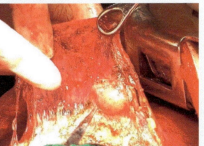

Figura 29.02 — Na imagem à esquerda plano entre a pleura visceral e o parênquima pulmonar, na imagem à direita ressecção de pleura visceral acometida por tumor.

Fonte: Acervo do autor do capítulo.

Tempo 10 É realizado decorticação no plano da fissura até o nível da artéria pulmonar se possível.

Tempo 11 Após a decorticação completa do pulmão (Figura 29.3), realizamos uma linfadenectomia extensa para estadiamento da doença. Do lado direito devem ser ressecados os linfonodos cadeias 2 R, 4 R, 7, 8, 9, 10 R e 11 R e do lado esquerdo os linfonodos 5, 6, 7, 8, 9, 10 L e 11 L.

Tempo 12 Caso o diafragma tenha sido ressecado, realizamos então a sua reconstrução com tela de PTTE (material não absorvível) ou com pericárdio bovino, se a tela não estiver disponível. A tela deve ser colocada no mesmo nível anatômico do diafragma – décimo espaço intercostal posteriormente, nono lateralmente e oitavo anteriormente. Na face medial fixamos a tela na confluência do pericárdio com o diafragma, na face lateral fixamos com pontos transfixantes ao redor da costela, posteriormente fixamos na fáscia endotorácia e anteriormente a uma porção não ressecada do diafragma. Se apenas um fragmento menor do diafragma tiver sido ressecado sua reconstrução pode ser feita apenas com plicatura diafragmática. A tela não deve tensa. No lado direito, é fundamental que a fixação da tela não comprima a veia cava inferior, a manutenção do diâmetro do hiato esofágico também é essencial.

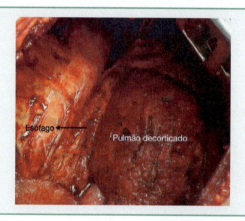

Figura 29.03 — Decorticação completa da pleural visceral tumoral separando-a do pulmão.

Fonte: Acervo do autor do capítulo.

Tempo 13 Se a ressecção do pericárdio tiver sido ampla, realizamos reconstrução com pericárdio bovino com pontos separados no pericárdio remanescente.

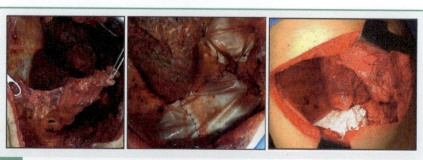

Figura 29.04 — Na primeira imagem ressecção diafragmática, na imagem ao centro diafragma e pericárdio reconstruídos com pericárdio bovino, na última imagem toracotomia com diafragma reconstruído com prótese de PTFF e pulmão decorticado ao fundo.

Fonte: Acervo do autor do capítulo.

DICA

Tempo 14 — Revisão de hemostasia extensiva é realizada, o plasma argônio se disponível ajuda bastante na hemostasia da parede torácica.

Tempo 15 — Realizamos toracostomia com drenagem fechada com a utilização de dois drenos um posterior de 32 fr e um anterior de 28 fr. Quando disponível utilizamos o sistema de aspiração digital que permite um melhor controle da pressão de aspiração de do volume da fístula aérea.

Tempo 16 — Realizado fechamento por planos.

REFERÊNCIAS

1. Ceresoli GL, Locati LD, Ferreri AJM, Cozzarini C, Passoni P, Melloni G, et al. Therapeutic outcome according to histologic subtype in 121 patients with malignant pleural mesothelioma. Lung Cancer. 2001;34(2):279–87.

2. Kindler HL, Ismaila N, Armato SG, Bueno R, Hesdorffer M, Jahan T, et al. Treatment of malignant pleural mesothelioma: American society of clinical oncology clinical practice guideline. J Clin Oncol. 2018;36(13):1343–73.

3. Flores RM, Pass HI, Seshan VE, Dycoco J, Zakowski M, Carbone M, et al. Extrapleural pneumonectomy versus pleurectomy/decortication in the surgical management of malignant pleural mesothelioma: Results in 663 patients. J Thorac Cardiovasc Surg. 2008;135(3).

4. Kaufman AJ, Flores RM. Technique of Pleurectomy and Decortication. Oper Tech Thorac Cardiovasc Surg [Internet]. 2010;15(4):294–306. Disponível em: http://dx.doi.org/10.1053/j.optechstcvs.2010.12.002. (Acesso jul. 2021).

5. Wolf AS, Daniel J, Sugarbaker DJ. Surgical Techniques for Multimodality Treatment of Malignant Pleural Mesothelioma: Extrapleural Pneumonectomy and Pleurectomy/Decortication. Semin Thorac Cardiovasc Surg [Internet]. 2009;21(2):132–48. Disponível em: http://dx.doi.org/10.1053/j.semtcvs.2009.07.007. (Acesso jul. 2021).

6. Rusch VW. Pleurectomy and Decortication: How I Teach It. Ann Thorac Surg [Internet]. 2017;103(5):1374–7. Disponível em: http://dx.doi.org/10.1016/j.athoracsur.2017.02.042. (Acesso jul. 2021).

Mediastino e Diafragma

Seção 9

Procedimentos Mediastinais em Oncologia

30

Timectomia Videoassistida e Robótica

PEDRO HENRIQUE CUNHA LEITE | RICARDO MINGARINI TERRA | ALESSANDRO WASUM MARIANI

Resumo

Por muito tempo a principal via de acesso para a timectomia era através de grandes incisões. No entanto, desenvolvimento da cirurgia minimamente invasiva abriu novos horizontes e promoveu quebras de paradigmas na cirurgia torácica. Apesar da resistência inicial para adoção das novas técnicas por parte de alguns cirurgiões, principalmente pela preocupação em relação a implantação de focos de células tumorais e ressecção incompleta do timo, a cirurgia minimamente invasiva vem se consolidando como importante alternativa para o tratamento cirúrgico das doenças tímicas. Trata-se de um procedimento seguro, de baixa morbidade, sendo oncologicamente eficaz e proporcionando o controle da miastenia gravis semelhante as técnicas convencionais. Além disso, está associada a menor taxa de complicações, menor tempo de internação e menor perda sanguínea quando comparada a via aberta.

Palavras-chave

Cirurgia minimamente invasiva, timectomia robótica, timectomia por videotoracoscopia, timo.

Introdução

A timectomia consiste em uma das modalidades de tratamento para as neoplasias do timo, assim como da miastenia gravis. Por muitos anos ela foi realizada através de grandes incisões como esternotomia mediana, *Clamshell* ou toracotomia anterolateral. No entanto, com o desenvolvimento da cirurgia minimamente invasiva, os cirurgiões torácicos migraram gradualmente para a adoção de técnicas associadas a videotoracoscopia e cirurgia robótica.

Atualmente, a cirurgia minimamente invasiva vem se consolidando como importante alternativa para o tratamento cirúrgico das doenças tímicas. Os estudos mostram que a timectomia minimamente invasiva é oncologicamente eficaz e proporciona o controle da miastenia gravis semelhante as técnicas convencionais. Além disso, está associada a menor taxa de complicações, menor tempo de internação e menor perda sanguínea.

Por essas razões, optamos pela abordagem minimamente invasiva sempre que possível. Tumores maiores que 8 a 10 cm, invasão cardíaca ou de grandes vasos geralmente são abordados pela via aberta. Invasão pulmonar, pericárdio e parede torácica não são contraindicação absoluta para adoção de VATS/RATS em nosso serviço.

Descrição da técnica Videotoracoscópica

Acesso, Posicionamento e Portais

Preferencialmente realizamos o acesso pela esquerda devido a questões anatômicas. No hemitórax esquerdo o timo está mais próximo do nervo frênico e até mesmo envolvido por ele em alguns casos, tornando a dissecção deste lado mais desafiadora. Dessa forma, acreditamos que o acesso a esquerda facilitaria este passo. Nos casos de tumores tímicos localizados mais à direita do hemitórax, optamos pela abordagem por esse lado, para garantir uma ressecção oncológica mais adequada.

Outro aspecto técnico importante é a insuflação de CO_2. Além de promover o aumento do espaço na cavidade intratorácica, é capaz de reduzir sangramento e ajudar na dissecção dos tecidos.

Após anestesia geral com intubação seletiva checado por broncoscopia, o paciente é posicionado em decúbito dorsal com coxim elevando o hemitórax esquerdo e o braço ipsilateral posicionado ao longo do corpo (Figura 30.1). Vale ressaltar que o campo cirúrgico deve estar devidamente preparado para uma conversão através de uma esternotomia, cervicotomia acessória ou videotoracoscopia direita.

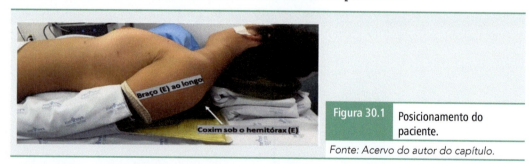

Figura 30.1 Posicionamento do paciente.
Fonte: Acervo do autor do capítulo.

Em nosso serviço realizamos a videotoracoscopia através de 3 portais. Usando ventilação monopulmonar a direita, o trocater de 12 mm (câmera) é posicionado no 4° EIC ao nível da linha axilar anterior (LAA). Após a introdução da óptica de 30° e inspeção da cavidade, os outros 2 trocateres são posicionados sob visão direta. O cranial (5 mm) e o caudal (10 mm) são posicionados no 3° EIC e 5° EIC respectivamente, ambos ao nível da linha hemiclavicular (LHC), conforme Figura 30.2.

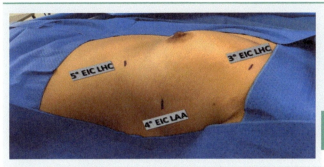

Figura 30.2 Pontos de referência para colocação dos trocateres.
Fonte: Acervo do autor do capítulo.

> **DICA**
>
> Antes da primeira incisão na pele, realizamos uma anestesia local com solução anestésica composta por Ropivacaína 7,5 mg/ml + 20 ml de Sulfato de Magnésio 10% + 2,5 ml de Decadron 4 mg/ml + 1 ml de Clonidina 150 mcg + 0,2 ml de Adrenalina 200 mcg. Após a introdução da óptica e inspeção da cavidade, realizamos sob visualização direta um bloqueio intercostal amplo. Essa estratégia de analgesia preemptiva tem promovido um controle álgico adequado. O racional para a adição das medicações adjuvantes ao anestésico local é o prolongamento do efeito analgésico durantes as primeiras horas após o procedimento.

Tempo 1 (00:00) O ponto de referência para o início da dissecção é o nervo frênico esquerdo em direção ao ápice. Nesse momento, o timo pode ser visível a depender da quantidade gordura mediastinal do paciente. Além do uso da energia bipolar através da pinça Maryland, uso do CO_2, o aumento do campo de visão e a imagem em 3 D facilitam a identificação dos planos anatômicos e a dissecção. Na Figura 30.14 observa-se a dissecção do nervo frênico esquerdo.

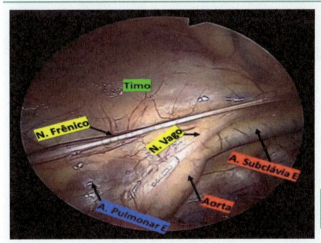

Figura 30.3 Pontos de referência anatômicos.
Fonte: Acervo do autor do capítulo.

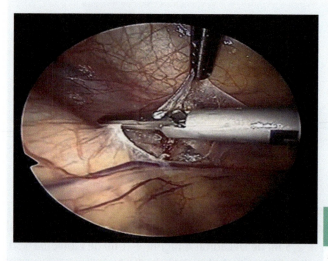

Figura 30.4 — Abertura da pleura mediastinal.
Fonte: Acervo do autor do capítulo.

Tempo 2 (00:50) Após a abertura da pleura mediastinal e liberação da face medial do nervo frênico, o passo seguinte consiste na identificação da veia braquiocefálica esquerda (Figura 30.5).

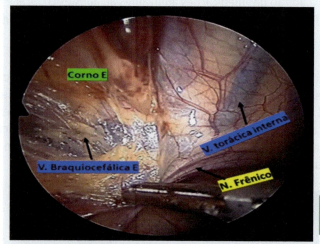

Figura 30.5 — Identidicação da veia braquiocefálica esquerda.
Fonte: Acervo do autor do capítulo.

Tempo 3 (00:59) Seguimos a dissecção com a abertura da pleura retroesternal e a liberação superior do timo conforme a Figura 30.6.

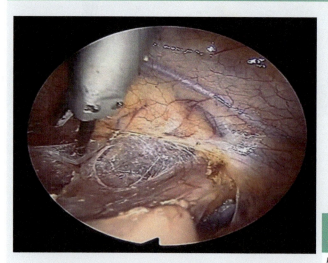

Figura 30.6 — Abertura da pleura retroesterna l.
Fonte: Acervo do autor do capítulo.

Tempo 4 (01:39)   O passo seguinte consiste na dissecção do corno tímico esquerdo como mostra a Figura 30.7.

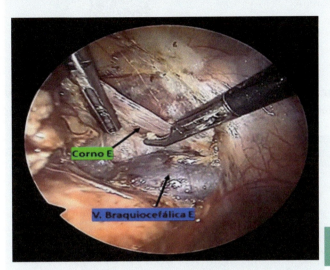

Figura 30.7   Dissecção do corno tímico esquerdo.
Fonte: Acervo do autor do capítulo.

Tempo 5 (02:39)   Ao passo que evoluímos na liberação do corno esquerdo e avançamos na dissecção seguindo o trajeto da veia braquiocefálica, identificamos e ligamos as veias tímicas (Figura 30.8)

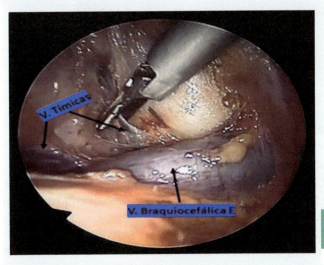

Figura 30.8   Dissecção e ligadura das veias tímicas.
Fonte: Acervo do autor do capítulo.

Tempo 6 (03:38) Ao finalizar a liberação do corno tímico esquerdo e ligadura das veias tímicas, partimos para a dissecção e liberação do corno tímico direito, conforme Figura 30.9.

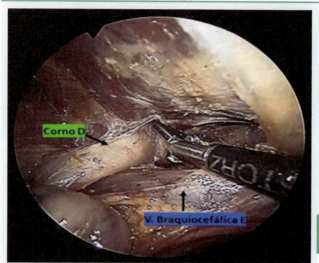

Figura 30.9 — Dissecção do corno tímico direito.

Fonte: Acervo do autor do capítulo.

Tempo 7 (03:53) Após término da dissecção do polo superior do timo, prosseguimos com a liberação da pleura direita e pericárdio (Figura 30.10)

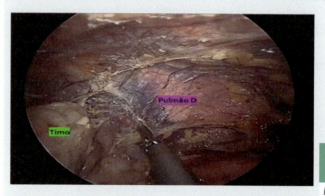

Figura 30.10 — Liberação da pleura direita.

Fonte: Acervo do autor do capítulo.

Tempo 8 Com liberação de todo timo, a peça é retirada com o auxílio de um saco coletor, através do portal caudal de 10 mm. Realizada contagem de gazes e revisão da hemostasia seguida de drenagem da cavidade pleural com dreno tubular n° 28, introduzido pelo portal da ótica.

A Figura 30.11 mostra o aspecto cirúrgico final e os pontos anatômicos relevantes.

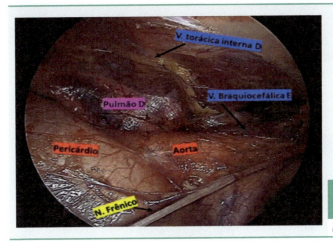

Figura 30.11 Aspecto cirúrgico final.
Fonte: Acervo do autor do capítulo.

Descrição da técnica Robótica

Posicionamento e Portais

O posicionamento do paciente segue os mesmos princípios da videotoracoscopia e assim como na VATS, idealmente realizamos a dissecção pelo lado esquerdo. Na robótica, utilizamos preferencialmente 3 braços robóticos associado a 1 portal para o cirurgião assistente.

Iniciamos pela introdução do trocater de 12 mm usado pela óptica de 30° em posição "UP" no 4° EIC ao nível da linha axilar anterior (LAA). Após a inspeção da cavidade pleural, ligamos a insuflação de CO_2 e sob visão direta realizamos o bloqueio intercostal amplo seguida da colocação do trocater de 12 mm usado pelo auxiliar. Este trocater é posicionado geralmente no 6° e 7° EIC triangulado com o portal da câmera e o portal mais caudal.

Após esse passo, passamos a óptica para o portal do auxiliar, para melhor visualização da passagem dos trocateres de 8 mm. O cranial utilizado pela Maryland bipolar (pinça de dissecção) e o caudal utilizado pelo Cardiere (pinça de preensão) são posicionados no 3° EIC e 5° EIC respectivamente, ambos ao nível da linha hemiclavicular (LHC). Na Figura 30.12 mostramos a disposição dos portais.

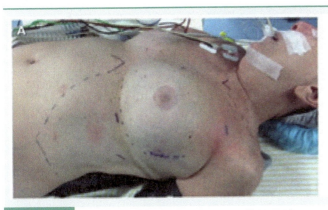
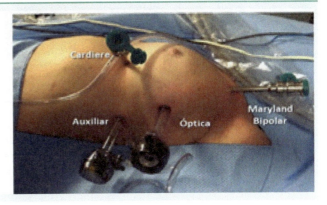

Figura 30.12 Robótica Posição dos trocateres para Timectomia.
Fonte: Acervo do autor do capítulo.

Vale ressaltar que nas cirurgias mediastinais optamos pelo uso dos braços robóticos 1 e 2, especialmente quando utilizamos a plataforma Si da *Intuitive Surgical*.

Docking

Para facilitar o *docking* do robô a maca deve estar com uma rotação cerca de 30° para baixo do lado direito do paciente. A coluna do carrinho do paciente deve estar alinhada com o ombro direito do paciente e o trocater da câmera. A Figura 30.13 mostra a disposição da sala e o *docking* do robô.

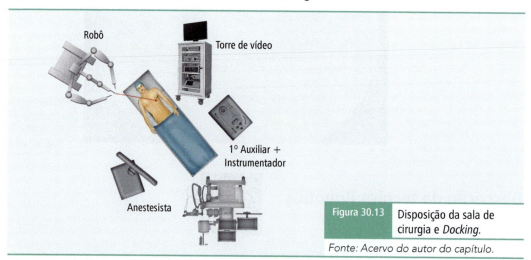

Figura 30.13 Disposição da sala de cirurgia e *Docking*.
Fonte: Acervo do autor do capítulo.

Tempo 1 (00:00) O ponto de referência para o início da dissecção é o nervo frênico esquerdo em direção ao ápice. Nesse momento, o timo pode ser visível a depender da quantidade gordura mediastinal do paciente. Além do uso da energia bipolar através da pinça Maryland, uso do CO_2 o aumento do campo de visão e a imagem em 3 D facilitam a identificação dos planos anatômicos e a dissecção. Na Figura 30.14 observa-se a dissecção do nervo frênico esquerdo.

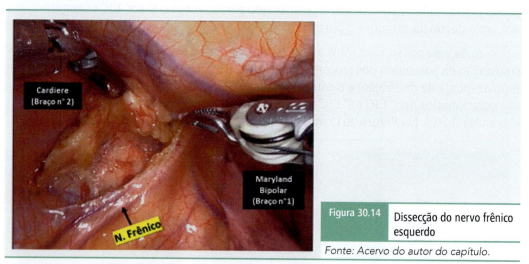

Figura 30.14 Dissecção do nervo frênico esquerdo
Fonte: Acervo do autor do capítulo.

Tempo 2 (00:35) Seguimos a dissecção medialmente ao nervo frênico em direção ao ápice até a identificação da veia braquiocefálica esquerda, como demonstrando na Figura 30.15.

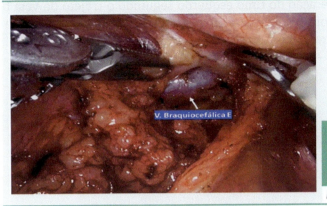

Figura 30.15 — Identificação da veia braquiocefálica esquerda após liberação do nervo frênico.

Fonte: Acervo do autor do capítulo.

Tempo 3 (00:41) Após identificar a veia braquiocefálica, prosseguimos com a liberação da pleura retroesternal e liberação superior do timo (Figura 30.16). Esta manobra ajuda a identificarmos os cornos tímicos superiores.

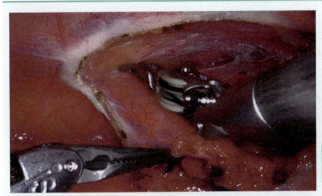

Figura 30.16 — Liberação da pleura retroesternal.

Fonte: Acervo do autor do capítulo.

Tempo 4 (01:01) Consiste na dissecção do corno tímico esquerdo, observada na Figura 30.17.

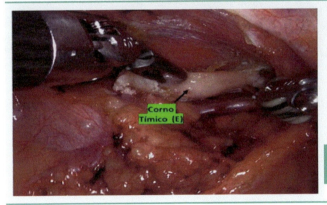

Figura 30.17 — Liberação do corno tímico esquerdo.

Fonte: Acervo do autor do capítulo.

Tempo 5 (02:16) Após a liberação do timo esquerdo seguindo o trajeto da veia braquiocefálica, identifica-se o corno tímico direito que deve ser dissecado de forma semelhante ao corno contralateral (Figura 30.18).

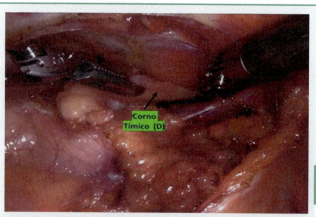

Figura 30.18 — Liberação do corno tímico direito.
Fonte: Acervo do autor do capítulo.

Tempo 6 (02:43) Após a liberação dos cornos tímicos superiores, realizamos a dissecção e ligadura das veias tímicas, com clipagem proximal a origem da veia seguida do uso da energia bipolar, como mostra a Figura 30.19.

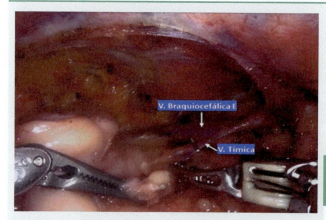

Figura 30.19 — Ligadura das veias tímicas com uso do clipe e energia bipolar.
Fonte: Acervo do autor do capítulo.

Tempo 7 (03:00) Complementamos a dissecção com a liberação do timo da pleura direita e do pericárdio (Figura 30.20).

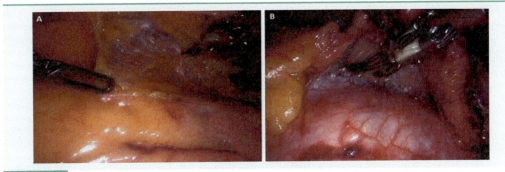

Figura 30.20 — Em (A) liberação do timo da pleura direita. Em (B) liberação do timo do pericárdio.

Fonte: Acervo do autor do capítulo.

Tempo 8 (04:42) — Após liberação total do timo, a peça é retirada com o auxílio de um saco coletor, através do portal do auxiliar. Realizada contagem de gazes e revisão da hemostasia seguida de drenagem da cavidade pleural com dreno tubular nº 28. Na Figura 30.21 observamos o aspecto final da cirurgia.

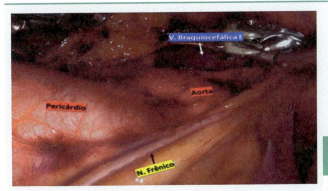

Figura 30.21 — Aspecto cirúrgico final..

Fonte: Acervo do autor do capítulo.

Conclusão

Apesar da resistência inicial para adoção das novas técnicas por parte de alguns cirurgiões, principalmente pela preocupação em relação a implantação de focos de células tumorais e ressecção incompleta do timo, a cirurgia minimamente invasiva vem se consolidando como importante alternativa para o tratamento cirúrgico das doenças tímicas.

Com os avanços e democratização da tecnologia, aumenta cada vez mais a sua adesão entre os cirurgiões torácicos. Trata-se de um procedimento seguro, de baixa morbidade, oncologicamente eficaz e que proporciona bom controle da miastenia gravis.

REFERÊNCIAS

1. Terra RM. Thymic minimally invasive surgery: state of the art across the world: Central-South America. J Vis Surg 2017;3:124. doi: 10.21037/jovs.2017.07.13

2. Terra RM, Milanez-de-Campos JR, Haddad R. Robotic thoracic surgery for resection of thymoma and tumors of the thymus: technical development and initial experience. J Bras Pneumol. 2020;46(1):e20180315. Disponível em: http://dx.doi.org/10.1590/1806-3713/e20180315. (Acesso jul. 2021).

3. Friedant AJ, Handorf EA, Su S, et al. Minimally Invasive versus Open Thymectomy for Thymic Malignancies: Systematic Review and Meta-Analysis. J Thorac Oncol 2016;11:30-8.

4. Wolfe GI, Kaminski HJ, Aban IB, et al. Randomized Trial of Thymectomy in Myasthenia Gravis. N Engl J Med 2016;375:511-22.

5. Meyer DM, Herbert MA, Sobhani NC, et al. Comparative clinical outcomes of thymectomy for myasthenia gravis performed by extended transsternal and minimally invasive approaches. Ann Thorac Surg 2009;87:385-90/390-1.

6. Rueckert J, Swierzy M, Badakhshi H, et al. Robotic-Assisted Thymectomy: Surgical Procedure and Results. Thoracic and Cardiovascular Surgeon. 2015;63(3). Disponível em: http://dx.doi.org/10.1055/s-0035-1549007. (Acesso jul. 2021).

31

Ressecções de Tumores Invasivos de Mediastino

CAIO BARBOSA CURY | LUIS GUSTAVO ABDALLA | PAULO M. PÊGO-FERNANDES
PEDRO HENRIQUE XAVIER NABUCO DE ARAÚJO

Resumo

O mediastino é dividido em compartimentos e, embora existam mais de uma classificação anatômica, usamos habitualmente aquela cujo mesmo é dividido em anterior, médio e posterior. Essa divisão ajuda a estabelecer hipóteses diagnósticas, pois, cada compartimento apresenta tipos de tumores mais comuns.[1]

O acesso às massas mediastinais pode ser feito através de diversas incisões, de abordagens minimamente invasivas até acessos por toracotomias amplas, desde que, o campo cirúrgico seja suficientemente amplo para ressecção. Nesse contexto, o planejamento cirúrgico deve ser cuidadoso. Prever possíveis complicações ou contra tempos e, principalmente, se haverá necessidade de suporte com circulação extracorpórea é de suma importância e pode aumentar as chances de sucesso terapêutico.

O diagnóstico das lesões mediastinais pode ser estabelecido no pré-operatório, através amostras de tecido obtidos por meio de biópsias, ou no pós-operatório através da análise de anatomia patológica.[2] As massas em que se opta pelo diagnóstico presuntivo necessitam de uma combinação de fatores para que seja aceitável a indicação de ressecção sem o diagnóstico definitivo, entre eles, a localização do tumor, o tamanho, dados clínicos e exames laboratoriais.[2]

As lesões localizadas no mediastino anterior cujo tamanho não excede 3,0 cm ou àquelas císticas, são, em sua maioria, passíveis de ressecções por videotoracoscopia (VATS). Lesões no mediastino médio também são passíveis, em boa parte dos casos, de abordagem por VATS. As lesões localizadas no compartimento posterior do mediastino, circunscritas, com até 3,0 cm (em nosso serviço, usamos 5,0 cm) e que não apresentam invasão de estruturas da parede torácica podem ser ressecadas por VATS.[3]

Palavras-chave

Tumores invasivos de mediastino, circulação extracorpórea, vias de acesso.

O manejo de grandes massas localizadas no mediastino, escopo desse capítulo, representa um desafio aos cirurgiões torácicos. Esses tumores podem exercer efeito de massa sobre estruturas torácicas gerando instabilidade hemodinâmica e respiratória durante a indução anestésica e/ou durante a ressecção.[1]

As alterações hemodinâmicas e respiratórias induzidas pela anestesia podem ser minimizadas com uso da circulação extracorpórea. O uso desse recurso representa uma alternativa segura para auxílio nas ressecções de grandes massas mediastinais.[1]

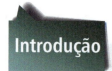

Introdução

As lesões expansivas do mediastino são heterogêneas e a maioria têm comportamento e histologia considerados benignos. Massas benignas ou malignas localizadas no mediastino podem se desenvolver a partir das estruturas habitualmente localizadas nessa região ou ainda de estruturas que passam pelo mediastino durante o desenvolvimento embrionário. Além disso, lesões metastáticas também podem acometer o mediastino.[2]

A apresentação desses tumores pode ser através de um achado de exame de imagem solicitado por outro motivo, ou podem ser descobertos após início de sintomas. Os sintomas podem ser relacionados ao efeito de massa, impondo compressão de estruturas tais como traqueia, grandes vasos ou esôfago causando síndrome da veia cava superior, disfagia, rouquidão e dispneia ou podem ser sistêmicos como febre, sudorese, perda de peso e síndromes paraneoplásicas.[2]

Técnica cirúrgica

Independente da via de acesso utilizada exames de imagem pré-operatórios são de extrema importância. Podemos avaliar os limites da lesão, sua relação com estruturas mediastinais e, dessa forma planejar a tática operatória.

Tempo 1

Acesso por esternotomia mediana, A esternotomia (Figura 31.1) mediana é uma incisão pode ser usada para ressecar lesões que estejam localizadas em região retroesternal e que, preferencialmente não acometam nenhum dos hilos pulmonares.

Por meio desse acesso podemos realizar ressecções em bloco de tumores de mediastino anterior podendo ampliar a ressecção às estruturas desse compartimento como o timo e pericárdio.

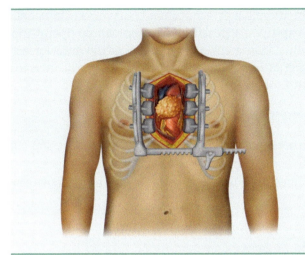

Figura 31.1 Esquema mostrando esternotomia mediana para acesso do mediastino anterior.
Fonte: Acervo do autor do capítulo.

Podemos utilizar a esternotomia mediana com auxílio de retratores de esterno para acessar o hilo pulmonar e ampliar a ressecção em tumores com invasão de parênquima pulmonar Figura 31.2.

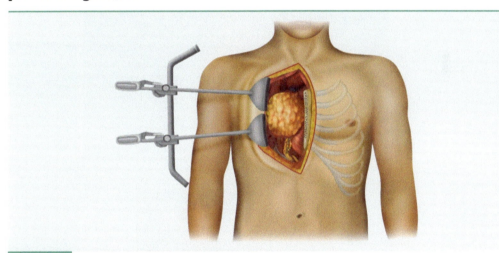

Figura 31.2 Ampliação da esternotomia com auxílio de retratores para acesso ao hilo.
Fonte: Acervo do autor do capítulo.

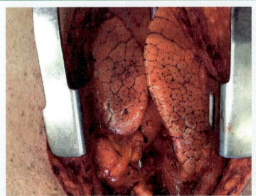
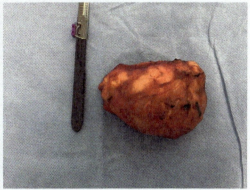

Figura 31.3 Aspecto do sítio cirúrgico após retirada da massa localizada em mediastino anterior e ao lado a peça cirúrgica.
Fonte: Acervo do autor do capítulo.

Tempo 2

Acesso por bitoracotomia e esternotomia transversa (Clamshell) Esse acesso, descrito em detalhes no capítulo 53, possibilita amplo campo operatório e pode ser usado em grandes massas que acometem, além do mediastino anterior, estruturas dos hilos pulmonares e/ou parênquima. A abordagem por esse tipo de incisão necessita de dois afastadores Finochetto.

> **DICA**
>
> Durante o acesso deve-se tomar cuidado com o tumor, pois o mesmo pode apresentar aderências com a parede torácica. Tumores cuja extensão excede um hemitórax representam uma boa indicação para essa abordagem Figura 31.3.

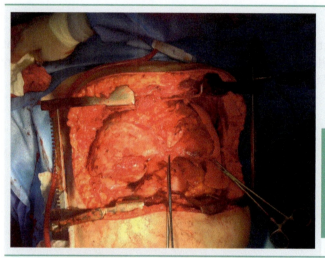

Figura 31.4 Acesso por bitoracotomia com esternotomia transversa (Clamshell) para acesso a tumor de mediastino anterior acometendo os dois hemitórax.

Fonte: Acervo do autor do capítulo.

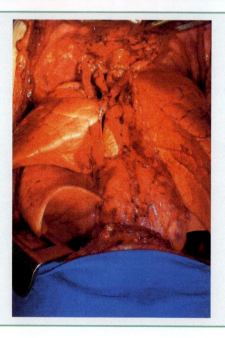

Figura 31.5 Aspecto do mediastino e cavidade pleural bilateral após ressecção de volumoso tumor de mediastino anterior. Na Figura 31.5 é possível visualizar a grande exposição obtida após a bitoracotomia e esternotomia transversa (Clamshell).

Fonte: Acervo do autor do capítulo.

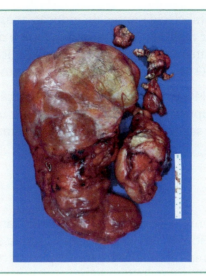

Figura 31.6 | Aspecto da peça cirúrgica.
Fonte: Acervo do autor do capítulo.

Tempo 3

Toracotomias anteriores. As toracotomias anteriores possibilitam acesso ao mediastino e suas estruturas e à cavidade pleural. Pare realizar ressecções pulmonares associadas e/ou de parede em tumores confinados a um hemitórax, esse tipo de acesso pode ser suficiente. Não há um fluxograma estabelecido para determinar o tipo de acesso dessas massas. A decisão deve ser tomada com base em estudo prévio através de exames de imagem.[4]

O paciente é posicionado em decúbito dorsal horizontal com uso de coxim para vertebral, elevando o hemitórax ipsilateral ao coxim em 20° a 30°. Os membros superiores são fixados ao longo do paciente.

> **DICA**
> O cotovelo ipsilateral deve ser levemente elevado para não comprometer a articulação do ombro.

Após a fixação do paciente na mesa com esparadrapo e faixa específica, o ângulo de Louis deve ser identificado para assim determinar a altura do segundo espaço intercostal. A partir do segundo espaço pode-se escolher a altura em que será realizada a incisão. O músculo peitoral maior é dividido no sentido das suas fibras. Os tecidos mamários são separados da fáscia do músculo peitoral maior com uso do eletrocautério. O eletrocautério é usado para incisar os músculos intercostais. Lateralmente, o músculo serrátil é dividido no sentido de suas fibras possibilitando acesso mais amplo da cavidade.

Tempo 4

Suporte de circulação extracorpórea conforme exposto anteriormente, alguns tumores localizados no mediastino apresentam tamanho volume que comprometem a função cardiorespiratória do paciente. Alguns apresentam restrição em determinadas posições tais como em decúbito dorsal horizontal. Nesses casos, podemos utilizar suporte de circulação extracorpórea como a Circulação extracorpórea (CEC), tema abordado no capítulo 58 ou a *Extracorporeal membrane oxygenation* (ECMO), assunto do capítulo 59.

> **DICA**
> Nesses pacientes o suporte de circulação extracorpórea deve estar preparado em sala para uso imediato caso necessário. A região femoral do paciente já deve ser previamente preparada para essa possibilidade.

A ECMO deve ser estabelecida antes da indução anestésica e intubação orotraqueal. A canulação pode ser realizada com anestesia local e o paciente pode ser mantido em posição na qual haja menos repercussão hemodinâmica e/ou respiratória. Após o estabelecimento da ECMO procede-se com o procedimento anestésico.[5]

A modalidade da ECMO e o momento de sua utilização podem variar conforme a necessidade. A ECMO apresenta a vantagem da menor necessidade de uso de heparina, possibilitando maior segurança para ressecção dos grandes tumores.[5]

Conclusão

Os tumores de mediastino se apresentam de diversas formas e tamanhos, levando a graus diferentes de comprometimento de estruturas mediastinais. Em casos onde essas massas são volumosas as abordagens minimamente invasivas devem ser substituídas por abordagens amplas do compartimento. O uso da CEC e/ou da ECMO pode representar grande auxílio, possibilitando ressecções mais amplas e oncológicas além de minimizar os riscos operatórios.

REFERÊNCIAS

1. Said MS, Telesz BJ, Makdisi G, Quevedo FJ, Suri RM, Allen MS, et al. cardiopulmonary bypass to prevent hemodynamic collapse and loss of airway in a severely symptomatic patient with a mediastinal mass; 2014;98(4):87–90.

2. Lardinois D, Weder W. Diagnostic strategies in mediastinal mass. In: Pearson's Thoracic & Esophageal Surgery, 3rd ed, Patterson GA, Pearson FG, Cooper JD, et al (Eds), Churchill Livingstone, Elsevier, Philadelphia 2008(1):1506.

3. Hoyos A, Sundaresan RS. Videoscopic Removal of Mediastinal Tumors. Operative Techniques in Thoracic and Cardiowtscular SI.rgery; 2001;6(4):237-2/19.

4. Kesler KA, Rieger KM, Einhorn L, et al: A 25-year single institution experience with surgery for primary mediastinal nonseminomatous germ cell tumors. Ann Thorac Surg 2008;85:371–378.

5. Shao Y, Shen M, Ding Z, Liang Y, Zhang S. Extracorporeal membrane oxygenation-assisted resection of goiter causing severe extrinsic airway compression. Ann Thorac Surg 2009;88:659–61.

32

Ressecções de Tumores Neurogênicos

MARIANA SCHETTINI SOARES | ALBERTO JORGE MONTEIRO DELA VEGA

Resumo

Os tumores neurogênicos correspondem a 4% dos tumores mediastinais, e se localizam principalmente no mediastino posterior. São em geral assintomáticos em adultos e benignos. O tratamento cirúrgico está indicado pelo risco de malignidade e pela possibilidade de crescimento. A tomografia de tórax é o principal exame diagnóstico, sendo importante para definição de características, localização e margens do tumor. A ressonância magnética de tórax é indicada principalmente nas lesões com suspeita de invasão do forame intervertebral.

Durante a cirurgia devemos atentar para as estruturas vasculares, principalmente dos ramos intercostais e artérias segmentares, assim como estruturas nervosas circunjacentes, que podem ser a potencial origem do tumor e devem ser poupadas quando possível. A atenção deve ser redobrada na dissecção de tumores próximos ao forame intervertebral, principalmente na suspeita de invasão do canal medular.

Palavras-chave

Neoplasias do mediastino; mediastino; tumores neurogênicos.

Introdução

Os tumores neurogênicos constituem aproximadamente 4% dos tumores mediastinais,[1] sendo encontrados em 90 e 95% dos casos no mediastino posterior, predominantemente em região costovertebral,[2] onde são o tipo mais comum de lesão.[1] São na maioria dos casos assintomáticos e benignos

em adultos, entretanto a ressecção cirúrgica está sempre indicada pelo risco de malignidade e crescimento progressivo.[3] A tomografia de tórax é fundamental para avaliar localização, margens e características do tumor, assim como a possibilidade de invasão do canal medular.[4] Se imagem sugestiva de invasão, devemos realizar uma ressonância magnética para melhor avaliação da presença e extensão da mesma.

Nestes pacientes é recomendada a cirurgia em conjunto com a neurocirurgia/ortopedia para abordagem posterior concomitante.[4-6] Em tumores grandes, com suspeita de malignidade ou localizados no estreito torácico superior, devemos reconsiderar a via minimamente invasiva.[5]

Descrevemos a seguir a ressecção de um tumor neurogênico por videotoracoscopia, sendo os tempos cirúrgicos semelhantes na via robótica.

Técnica videoassistida (VATS)

Tempo 1 (00:00) O número de portais varia de acordo com a preferência do cirurgião e localização do tumor, sendo os locais de incisão semelhantes aos realizados nas lobectomias.

Tempo 2 (00:02) Abertura da pleura parietal na junção do tumor com a parede torácica (Figura 32.1).

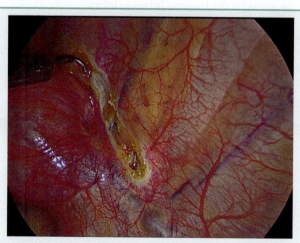

Figura 32.1 Local de abertura da pleura parietal..
Fonte: Acervo do autor do capítulo.

Tempo 3 (00:23) Acesse o Qrcode ao lado.

Tempo 4 (00:40) Dissecção romba ou com uso de energia no plano entre a lesão e parede torácica, mobilizando-o.

Tempo 5 (01:10) Tração do tumor com fórceps, separando-se o restante do tumor da parede.

Tempo 6 (01:15) Melhor visão da anatomia e relação entre o tumor neurogênico e estruturas adjacentes (Figura 32.2).

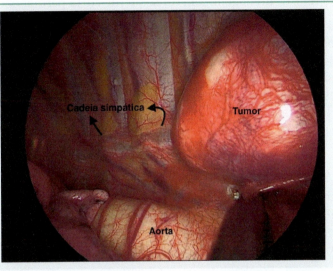

Figura 32.2 Correlação entre o tumor neurogênico e estruturas da região posterior do tórax. Aqui é possível ver claramente a íntima relação do tumor com a cadeia simpática..

Fonte: Acervo do autor do capítulo.

Tempo 7 (01:47) Clipagem de ramo intercostal que irriga o tumor (Figura 32.3).

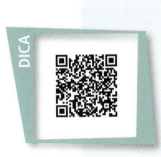

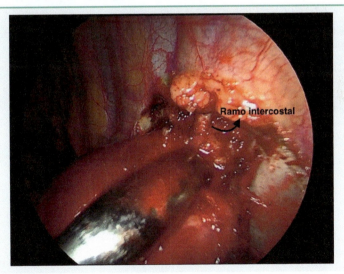

Figura 32.3 Atenção a vascularização do tumor neurogênico, principalmente ramos mais calibrosos intercostais e paravertebrais..

Fonte: Acervo do autor do capítulo.

Tempo 8 (02:40) Retirada da peça.

Tempo 9 (02:45) Revisão da hemostasia.

Tempo 10 (02:54) Drenagem da cavidade.

Conclusão

A peça é removida pela incisão de trabalho, com auxílio de bolsa apropriada. É realizada drenagem da cavidade com dreno torácico tubular através da incisão da câmera, posicionado posteriormente, próximo ao sítio de ressecção. Após confirmação de expansão pulmonar satisfatória procede-se o fechamento da cavidade. Como não há grande manipulação pulmonar ou grande área cruenta, não é esperado escape aéreo significativo ou grande volume de drenagem, com consequente curta permanência do dreno.

Em geral os tumores neurogênicos se apresentam encapsulados, sem invasão adjacente, sendo de fácil dissecção e mobilização. Entretanto, devemos atentar para possibilidade diagnóstica de um paraganglioma, um tipo raro de tumor neurogênico derivado das células cromafins, raramente produtor de catecolaminas.[7] É uma neoplasia ricamente vascularizada, demandando atenção no controle da hemostasia, e com invasão frequente de estruturas (usualmente) nobres adjacentes.[8] Estes fatores em geral inviabilizam a abordagem minimamente invasiva.

REFERÊNCIAS

1. Roden AC, Fang W, Shen Y, Carter BW, White DB, Jenkins SM, et al. Distribution of Mediastinal Lesions Across Multi-Institutional, International, Radiology Databases. J Thorac Oncol. 2020;15(4):568–79.

2. Takeda SI, Miyoshi S, Minami M, Matsuda H. Intrathoracic neurogenic tumors - 50 Years' experience in a Japanese institution. Eur J Cardio-thoracic Surg. 2004;26(4):807–12.

3. Galetta D, Spaggiari L. Primary Intrathoracic Neurogenic Tumors: Clinical, Pathological, and Long-Term Outcomes. Thorac Cardiovasc Surg. 2020.

4. Bicakcioglu P, Demirag F, Yazicioglu A, Aydogdu K, Kaya S, Karaoglanoglu N. Intrathoracic Neurogenic Tumors. Thorac Cardiovasc Surg. 2013;62(02):147–52.

5. Chen X, Ma Q, Wang S, Zhang H, Huang D. Surgical treatment of posterior mediastinal neurogenic tumors. J Surg Oncol. 2019;119(6):807–13.

6. Chen X, Ma Q, Wang S, Zhang H, Huang D. Surgical treatment of thoracic dumbbell tumors. Eur J Surg Oncol. 2019;45(5):851–6.

7. Buchanan SN, Radecki KM, Chambers LW. Mediastinal Paraganglioma. Ann Thorac Surg. 2017;103(5):e413–4.

8. Wald O, Shapira OM, Murar A, Izhar U. Paraganglioma of the mediastinum: Challenges in diagnosis and surgical management. J Cardiothorac Surg. 2010;5(1):2–4.

33

Mediastinoscopia (Vamla)

ALBERTO JORGE MONTEIRO DELA VEGA | PEDRO H. X. NABUCO DE ARAÚJO | PRISCILA LORIA DA SILVA

Resumo

Desde que foi descrita por Eric Carlens em 1959, a mediastinoscopia permanece como padrão ouro no estadiamento invasivo do câncer de pulmão.[1,2] Entretanto, o procedimento pode ser usado também para diagnóstico de tumores mediastinais e lesões benignas do mediastino além de uma variedade de outras finalidades. O desenvolvimento de novos mediastinoscópios, especialmente os dotados de duas lâminas a partir de 1992 e a possibilidade do uso do vídeo tem melhorado de forma relevante a técnica e a capacidade de ensino.[2-4] Complicações podem ocorrer em 0,6% a 3,7% dos casos. Entre as complicações estão descritos lesão do nervo laríngeo recorrente, árvore brônquica e lesões vasculares sendo as mais frequentes, tronco braquicefálico, veia ázigos e artéria pulmonar. A mortalidade atribuída ao procedimento é de até 0,3%.[5] São contraindicações relativas ao procedimento deformidade cérvico-torácica acentuada, aneurisma de aorta ascendente, bócios tireoidianos volumosos.[5]

Palavras-chave

Videomediastinoscopia, VAMLA, mediastinoscopia, estadiamento mediastinal.

Introdução

Dentre as múltiplas aplicações da mediastinoscopia na prática clínica, o estadiamento invasivo do mediastino é o procedimento que tem a maior padronização. Nesse capítulo descreveremos as etapas de uma mediastinoscopia utilizando um videomediastinoscópio com a finalidade de estadiamento invasivo do câncer de pulmão. Para essa finalidade, recomenda-se uma dissecção sistemática e completa. As cadeias que devem ser amostradas no estadiamento são as paratraqueais bilaterais e a subcarinal.[7]

Descrição técnica

O procedimento de videomediastinoscopia deve ser realizado sob anestesia geral, com uso de bloqueadores neuromusculares, a fim de evitar movimentos inesperados com risco de lesões inadvertidas. Intubação oro-traqueal deve ser realizada preferencialmente com tubo aramado, para evitar prejuízo à ventilação pela compressão do tubo.

É recomendada fixação do oxímetro de pulso em um dos dedos da mão direita, pois o mediastinoscópio pode comprimir a artéria braquiocefálica da direita e comprometer o fluxo arterial ao membro superior direito. Assim, sendo detectada a compressão, o cirurgião pode reposicionar o aparelho para reestabelecer o fluxo arterial.

Com paciente anestesiado, coloca-se coxim interescapular para promover extensão cervical e permitir mobilidade do mediastinoscópio, sem que o queixo do paciente venha a restringir a amplitude de movimentos do aparelho. Outra opção é posicionar o paciente na mesa permitindo a extensão cervical e ao mesmo tempo flexão do tronco. Após isso ajustamos a altura da mesa cirúrgica de modo a garantir uma melhor ergonomia para o cirurgião.

Em seguida, é realizada incisão transversa na região cervical anterior, aproximadamente 2 centímetros acima da fúrcula esternal, com cerca de 3 a 5 centímetros de extensão (Figura 33.1).

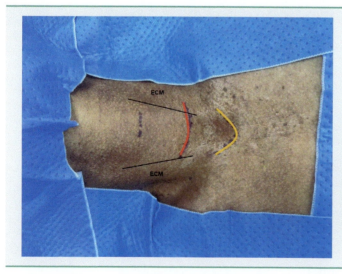

Figura 33.1 Região cervical. Linha amarela corresponde à fúrcula esternal, e a linha vermelha, ao local da incisão para o procedimento. As linhas pretas correspondem à borda medial do músculo esternocleidomastoideo (ECM).

Fonte: Acervo do autor do capítulo.

A dissecção segue pela linha mediana, afastando-se os músculos pré-tireoidianos, com abertura das fáscias superficial do pescoço, cervical profunda e pré-traqueal. O istmo da tireóide é afastado superiormente. A seguir da abertura da fáscia pré-traqueal e visualização da parede anterior da traqueia (Figura 33.2), coloca-se o dedo indicador na incisão e realiza-se dissecção romba e cuidadosa do plano pré-traqueal em direção caudal o mais distalmente possível. A seguir descreveremos as etapas de uma videomediastinoscopia para estadiamento do câncer de pulmão em que se realizou ressecção de linfonodos cadeias 7/ 4 R/ 4 L/ 2 R

> **DICA**
> A realização da manobra digital é fundamental antes da colocação do aparelho pois facilita a introdução do mesmo e o início da dissecção.

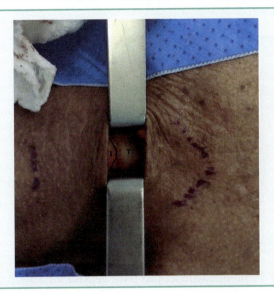

Figura 33.2 — Músculos paratraqueais afastados com Farabeuf, para exposição da parede anterior da traqueia (T). O istmo da tireoide (I) está rebatido cranialmente.

Fonte: Acervo do autor do capítulo.

Tempo 1 (00:01) Para realização da dissecção romba do plano pré-traqueal, deve-se segurar o aparelho de mediastinoscopia com a mão não dominante e, com a mão dominante, realizar dissecção do plano pré-traqueal com o aspirador e cauterizador, até identificação da carina principal. A pulsação da artéria pulmonar pode ser identificada superiormente à região subcarinal. A dissecção prossegue, até que se possa identificar a emergência dos brônquios principais. O videomediastinoscópio é, então, posicionado de forma a expor a carina, o aparelho é fixado e suas pás são abertas.

Tempo 2 (00:16) Segue-se com dissecção do tecido frouxo para abertura do compartimento subcarinal. Então, realizando-se tração cranial com a pinça de preensão, deve-se prosseguir dissecção romba em bloco do conteúdo do compartimento subcarinal, que é limitado lateralmente pelas margens mediais dos brônquios principais e posteriormente pela parede anterior do esôfago (Figura 33.3). Neste momento, deve-se realizar dissecção cuidadosa e evitar uso de energia próximo ao esôfago. Então, um limite caudal é estabelecido e a cadeia linfonodal 7 (subcarinal) é ressecada.

> **DICA**
> Atenção deve ser tomada pois, nesta topografia, eventualmente são encontradas artérias brônquicas, que podem ser clipadas ou cauterizadas.

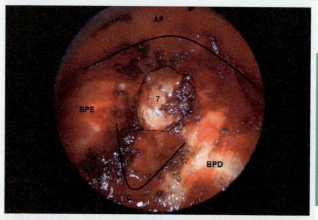

Figura 33.3 Com a dissecção do compartimento subcarinal, é possível identificar e dissecar o linfonodo da cadeia 7. AP: artéria pulmonar; 7: linfonodo cadeia 7; C : carina principal; BPE: brônquio principal esquerdo; BPD: brônquio principal direito.

Fonte: Acervo do autor do capítulo.

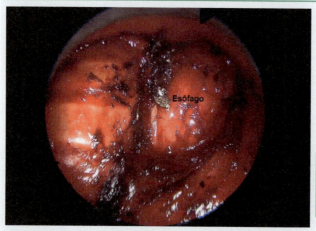

Figura 33.4 Após ressecção do linfonodo da cadeia 7, a parede anterior do esôfago é exposta.

Fonte: Acervo do autor do capítulo.

Tempo 3 (00:58) Fecha-se as pás do mediastinoscópio para reposicionamento do mesmo. O aparelho é tracionado até o nível da veia ázigos e fixado. Neste ponto, deve-se divulsionar cuidadosamente a gordura mediastinal à direita, (Figura 33.5). Ventralmente à ázigos, sentido caudal, entre a veia e a traqueia, encontraremos a cadeia linfonodal 10 R (hilar direita). Dissecção romba é mantida para ressecção desta cadeia.

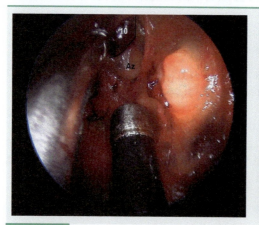
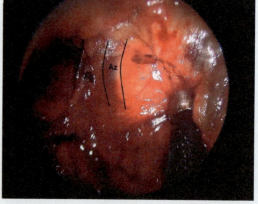

Figura 33.5 Deve-se realizar dissecção cuidadosa da cadeia 10 R (10), pela proximidade com a veia ázigos (Az).

Fonte: Acervo do autor do capítulo.

Tempo 4 (01:59) Mediastinoscópio é novamente tracionado cranialmente e fixado. Acima do nível da veia ázigos, encontra-se a cadeia linfonodal 4 R (paratraqueal inferior direita). A gordura mediastinal é dissecada, utilizando-se o instrumento de aspiração e cauterização, tracionando, divulsionando cuidadosamente para ressecção da cadeia 4 R da superfície da veia cava superior, que estará localizada lateral e posteriormente. Durante esta dissecção, é possível identificar a pleura mediastinal entre a veia cava superior e a traqueia (Figura 33.6).

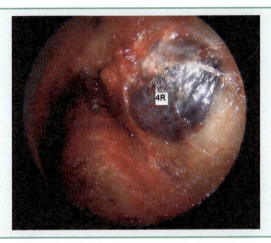

Figura 33.6 — A cadeia linfonodal 4 R encontra-se cranialmente à veia ázigos.

Fonte: Acervo do autor do capítulo.

Tempo 5 (02:56) Novamente as pás do mediastinoscópio são fechadas e este é levemente tracionado cranialmente, para manipulação da cadeia 2 R (paratraqueal superior direita), que está situada no nível acima da margem inferior da veia braquiocefálica da esquerda (Figura 33.7). Os linfonodos desta cadeia são cuidadosamente dissecados e removidos.

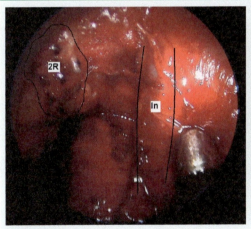 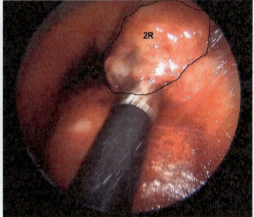

Figura 33.7 — Dissecção da cadeia Linfonodal 2 R.

Fonte: Acervo do autor do capítulo.

Tempo 6 (03:08) Neste momento, realizamos a abertura do compartimento esquerdo. Deve-se dissecar a gordura mediastinal à esquerda próxima ao ângulo traqueobrônquico com especial cuidado para não lesar o nervo laríngeo recorrente que pode ser encontrado nessa região. As cadeias linfonodais, 4 L e 2 L devem ser dissecadas utilizando-se aspiração, e pequenos vasos podem ser clipados. Deve-se evitar o uso de energia neste lado para não ocorrer lesão ao nervo.

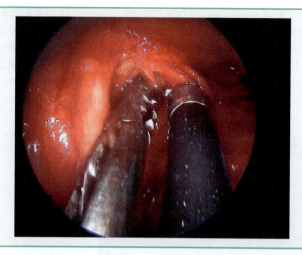

Figura 33.8 Abertura do compartimento mediastinal esquerdo para dissecção do linfonodo cadeia 4 L..

Fonte: Acervo do autor do capítulo.

Tempo 7 Realiza-se revisão da hemostasia. Para este fim, utilizamos em nosso serviço preferencialmente uma malha hemostática absorvível (Surgicel®). Quando sangramentos ativos de pequena monta são identificados, na maioria das vezes a compressão com gaze por cerca de 5 minutos é suficiente para conter o sangramento. Instilação de soro gelado também pode ser uma medida efetiva de hemostasia. Se não há sangramento ativo, o videomediastinoscópio é retirado para término do procedimento.

Conclusão

A videomediastinoscopia ainda é o procedimento padrão-ouro para estadiamento mediastinal. Trata-se de procedimento relativamente rápido, com elevadas especificidade e sensibilidade, além de baixas taxas de complicações, quando realizada por cirurgiões experientes.

REFERÊNCIAS

1. Carlens E. Mediastinoscopy: a method for inspection and tissue biopsy in the superior mediastinum. Dis Chest. 1959;36(4):343–52.

2. Walles T, Friedel G, Stegherr T, et al. Learning mediastinoscopy: The need for education, experience and modern techniques - Interdependency of the applied technique and surgeon's training level. Interact Cardiovasc Thorac Surg. 2013;16(4):450–4.

3. Witte B, Hurtgen M. Video-assisted mediastinoscopic lymphadenectomy. Multimed Man Cardio-Thoracic Surg. 2007(1018).

4. Witte B, Hürtgen M. Video-assisted mediastinoscopic lymphadenectomy (VAMLA). J Thorac Oncol. 2007;2(4):367–9.

5. Rami-Porta R, Call S. Invasive Staging of Mediastinal Lymph Nodes: Mediastinoscopy and Remediastinoscopy. Thorac Surg Clin. 2012;22(2):177–89.

34

Pericardiectomia Subxifoídea e por Pleuroscopia

PAULO M. PÊGO-FERNANDES | THAMARA KAZANTZIS

Resumo

A drenagem de líquido do pericárdio frequentemente caracteriza ação de urgência: é comum que o derrame pericárdico promova tamponamento cardíaco e, consequentemente, instabilidade hemodinâmica. Doença pericárdica primária é rara e o acúmulo de líquido nesta estrutura geralmente costuma ser secundário a algum distúrbio sistêmico. As primeiras descrições do pericárdio datam de 460 ac, por Hipócrates. Trata-se de um saco fibrosseroso que envolve o coração a as raízes dos grandes vasos. Possui duas camadas, o pericárdio fibroso, a camada externa, e o pericárdio seroso, a camada interna, que, por sua vez, divide-se em pericárdio parietal - reveste internamente o pericárdio fibroso - e visceral, o qual forma o epicárdio (Figura 34.1). Em condições normais, o conteúdo no pericárdio é de 25 a 50 ml de líquido claro. Condições reumatológicas, oncológicas, inflamatórias, infecciosas ou traumáticas podem levar ao aumento do líquido armazenado no pericárdio (Figura 34.2). Os sintomas dependem tanto da velocidade de retenção quanto do volume total de líquido acumulado.

Palavras-chave

derrame pericárdico; drenagem pericárdica; drenagem subxifoídea; VATS.

Introdução

O pericárdio pode ser acessado por incisão subxifoídea, por toracotomia e por toracoscopia, direita ou esquerda. A punção pericárdica (punção de Marfan) ou pericardiocentese tem grande utilidade em situações de emergência - como no tamponamento cardíaco, ou como ferramenta diagnóstica, porém não é o escopo deste capítulo, em que abordaremos somente os acessos cirúrgicos minimamente invasivos.

Detalharemos a drenagem via subxifoídea ou janela pericárdica e a drenagem pericárdica por videotoracoscopia. A primeira é realizada com o paciente em decúbito dorsal horizontal ou a até 45°, através de uma incisão longitudinal ao nível do processo xifoide (Figura 34.3). A abertura do pericárdio ocorre sob visão direta; pode-se adicionar pericardioscopia ao procedimento. A drenagem toracoscópica pode ser realizada com o paciente em decúbito lateral direito ou esquerdo. É frequente que haja derrame pleural concomitante e a lateralidade deste define o lado a ser abordado.

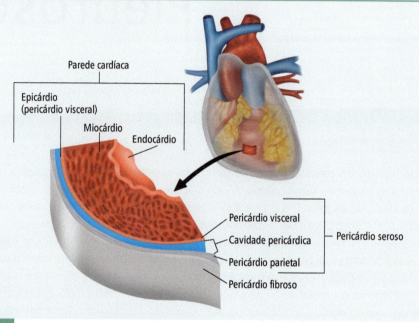

Figura 34.1 Anatomia dos folhetos pericárdicos.
Fonte: Acervo do autor do capítulo.

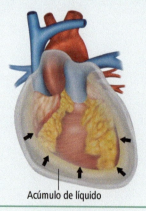

Figura 34.2 Derrame pericárdico entre os folhetos pericárdicos.
Fonte: Acervo do autor do capítulo.

PERICARDIECTOMIA SUBXIFOÍDEA E POR PLEUROSCOPIA

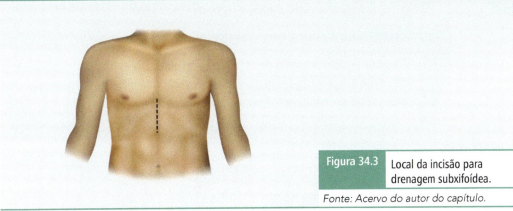

Figura 34.3 — Local da incisão para drenagem subxifoídea.
Fonte: Acervo do autor do capítulo.

Janela pericárdica/drenagem subxifoídea

Tempo (00:00) — Palpa-se o processo xifoide e realiza-se incisão longitudinal de 4 a 6 cm inferiormente, a partir da inserção do xifoide no esterno;

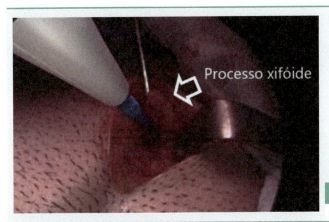

Figura 34.4 — Processo xifóide.
Fonte: Acervo do autor do capítulo.

Tempo (00:14) — Disseca-se e resseca-se o processo xifoide;

DICA: O processo xifoide pode ser preservado ou até seccionado longitudinalmente, mas sua retirada facilita a visualização e abordagem do saco pericárdico.

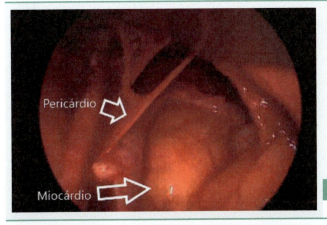

Figura 34.5 — Pericárdio, Miocárdio.
Fonte: Acervo do autor do capítulo.

Tempo (00:46) Apreensão e abertura do saco pericárdico, com saída de derrame pericárdico.

> **DICA**
> É comum que o derrame pericárdico seja hemático, o que pode causar preocupação e até suspeita de lesão miocárdica, portanto é importante observar a melhora dos parâmetros hemodinâmicos, que ocorre quando o derrame é drenado.

Tempo (01:16) Ampliação da abertura do pericárdio (pericardiectomia parcial e confecção da janela pericárdica). Pode-se observar a contração miocárdica;

Tempo (02:24) Secção do ligamento esterno-pericárdico e ressecção final da janela pericárdica;

Tempo (02:46) Pericardioscopia;

Tempo (03:22) Drenagem pericárdica com exteriorização do dreno por contra-abertura na pele;

Tempo (03:30) Inserção do dreno na cavidade pericárdica.

Drenagem Pericárdica por Videotoracoscopia

Aqui descrevemos a drenagem pericárdica via videotoracoscopia direita. O paciente foi posicionado em decúbito lateral esquerdo (Figura 34.6) e foram realizadas 3 incisões, ao nível do 6º, 10º e 7º espaços intercostais, respectivamente incisões anterior, inferior e posterior. Através da incisão inferior é inserida a ótica e as outras incisões servem para inserção das pinças de trabalho. A critério do cirurgião, podem ser realizadas somente duas ou até apenas uma incisão (uniportal).

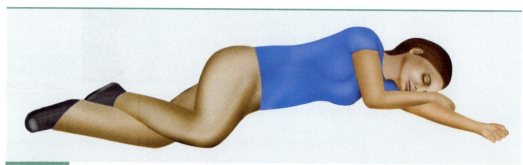

Figura 34.6 Posicionamento para toracoscopia lateral direita (decúbito lateral esquerdo)
Fonte: Acervo do autor do capítulo.

Tempo (00:00) Abertura do pericárdio com tesoura e eletrocautério. Observa-se saída de líquido com aspecto linfático (o paciente tinha quilopericárdio, que não é comum).

Tempo (00:29) Ressecção parcial do pericárdio (pericardiectomia) para confecção da janela pericárdica, que drenará para a cavidade pleural.

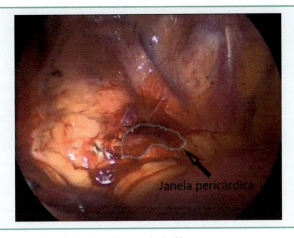

Figura 34.7 Janela pericárdica.
Fonte: Acervo do autor do capítulo.

Tempo (01:00)	Aspecto final da janela pericárdica.
Tempo (01:06)	Drenagem da cavidade pleural anteriormente com dreno de fino calibre, posicionado sobre a abertura pericárdica.
Tempo (01:13)	Drenagem pleural com dreno tubular nº 24, posicionado posteriormente na cavidade.
Tempo (01:25)	Reexpansão pulmonar sob visão.

Fechamento por planos e curativo.

Conclusão

O derrame pericárdico pode representar uma condição grave e ameaçadora à vida, de forma que deve ser tratado em caráter de urgência. A abordagem subxifoídea permite acesso mais rápido e drenagem eficaz através de incisão pequena. A videotoracoscopia requer mudança de decúbito para o posicionamento do paciente, no entanto o pericárdio pode ser abordado tanto pelo lado direito quanto pelo esquerdo e esta é a abordagem mais recomendada nos casos em que há derrame pleural associado.

> **DICA**
>
> A maior parte dos derrames pericárdicos costuma ser de aspecto hemático. se há lesão miocárdica na abertura, o sangramento será volumoso e o paciente pode rapidamente entrar em choque. O contrário ocorre quando o derrame pericárdico é aliviado, sendo comum melhora dos parâmetros hemodinâmicos (como redução da frequência cardíaca, estabilização da pressão arterial).

REFERÊNCIAS

1. Lavini C, Ruggiero C, Morandi U. Chirurgia torácica videoassistita: 1ª ed. Modena: Editora Springer, 2006.
2. Moore KL, Dalley AF. Anatomia orientada para a clínica: 4ª ed. Rio de Janeiro: Editora Guanabara Koogan, 2001
3. Martins HS et al. Emergências clínicas: 3ª ed. Barueri: Editora Manole, 2008.
4. Pêgo Fernandes PM, Mariani AW, Fernandes F, et al. The role of videopericardioscopy in evaluating indeterminate pericardial effusions. Heart Surg Forum. 2008;11(1):E62-E65.
5. Kazantzis T, Bibas BJ, Dela Vega AJ et al. Predictors of hospital discharge in cancer patients with pericardial effusion undergoing surgical pericardial drainage. J Surg Oncol. 2018;1–5. Disponível em: https://doi.org/10.1002/jso.25283. (Acesso jul. 2021).

Seção 10

Procedimentos Mediastinais em Doença Benigna

35

Tratamento da Mediastinite Descendente

ORIVAL DE FREITAS FILHO | HÉLIO MINAMOTO | LUIS MIGUEL MELERO SANCHO

Resumo

A mediastinite necrotizante descendente é uma forma incomum de infecção do mediastino. Mostra-se uma afecção grave e de mortalidade elevada. A etiopatogenia está relacionada às infecções de origem orofaríngeas que descendem para o mediastino. O tratamento cirúrgico é um dos pilares fundamentais que impacta da redução da morbi-mortalidade.

Palavras-chave

Mediastinite necrotizante descendente, cervicotomia, toracotomia bilateral sequencial, sepsis.

Introdução

A mediastinite necrotizante descendente (MND) é rara, mas uma complicação grave que ameaça a vida do paciente. Quadro clínico infeccioso inicial da região orofaríngea que decente até o mediastino através das fáscias cervicais superficiais e profundas, causando necrose tecidual. A taxa de mortalidade variando de 10% a 40% por sépsis e falência múltiplas de órgãos se não tratada de forma adequada e rápida.[1] Em uma revisão sistemática foram analisado 207 estudos abrangendo 1235 pacientes relataram a fontes infecciosas (odontogénicas 47,4% laringofaringea 28,34%, tonsila/peritonsilar 6,7%, traumática/iatrogênica/pós-operatória 4,86%, glândula salivar 2,43%, pele 1,7% e desconhecido 9,39%).[2] Os sinais e sintomas iniciais são universalmente leves e não específicos. Os sinais clínicos relacionados á localização cervical são dor, disfagia, anorexia, dispneia,taquipneia, febre, odinofagia, rouquidão, eritema, edema cervical anterior e crepitações. O diagnóstico de MND pode ser difícil, devido a imprecisão dos sintomas, em que os sintomas da infecção mediastinal incluem o incomodo da caixa torácica, a insuficiencia respiratoria, e todos sintomas de sepsis.[3] O diagnóstico da MND é feito com a TC de Pescoço e Tórax, mostra sinais de edema e coleções cervicais, linfadenopatia reacional, coleções mediastinais com ou sem gás, bem como derrame pleural ou pericárdico. A tomografia é tradicionalmente considerada uma ferramenta diagnóstica confiável para detecção precoce da MND (sensibilidade 100% e especificidade 90%) e para a definição de sua extensão.[4] Mediante a avaliação com tomografia foi desenvolvido a Classificação de Endo que de acordo com a extensão classificou em 03 subtipos: Tipo I localizado no mediastino superior acima da carina traqueal; Tipo II A estende abaixo Carina traqueal para o mediastino anterior inferior; Tipo II B estende abaixo da Carina traqueal para o mediastino anterior e posterior.[5] Portanto descreveremos o procedimento cirúrgico seguindo a classificação de Endo Tipo IIB.

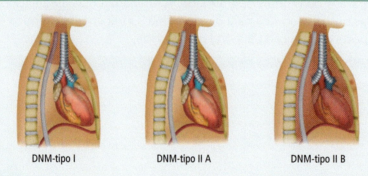

Figura 35.1 Esquema: Demostra a classificaçao de Endo na Mediastinite Necrotizante Descendente.
Fonte: Acervo do autor do capítulo.

Descrição

Tempo 01

Paciente em decúbito dorsal horizontal, para primeira etapa (Cervicotomia exploradora). Monitorização, PAi radial, sondagem vesical de demora, acesso calibroso periférico, acesso venoso central e intubação com tubo aramado.

> **DICA**
> Via aérea é um ponto importante que deve ser avaliado por equipe multidisciplinar (Cirurgiões torácicos, Cabeça e Pescoço ou Otorrinolaringologistas, anestesistas, broncoscopistas) de considerá-la Via Aérea Difícil e estar com todo material na sala de operações.

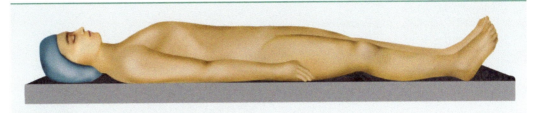

Figura 35.2 | Paciente em decúbito dorsal horizontal para início do procedimento no pescoço.
Fonte: Acervo do autor do capítulo.

Tempo 02

Assepsia e antissepsia de todo o pescoço, face anterior e lateral. Colocar os campos cirúrgicos estéreis, tendo cuidado que o pescoço será mobilizado durante a cervicotomia exploradora. Utilizar tubo orotraqueal aramado para manter ventilação adequada e não lesar a via aérea durante a mobilização cervical.

DICA

Passagem de SNG maior calibre possível, ajuda identificar o trajeto esofágico cervical e torácico.

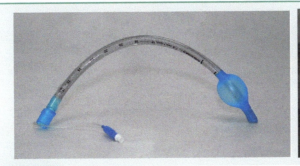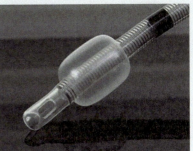

Figura 35.3 | Mostra o tubo orotraqueal aramado apropriado para facilitar a manipulação do pescoço.
Fonte: Acervo do autor do capítulo.

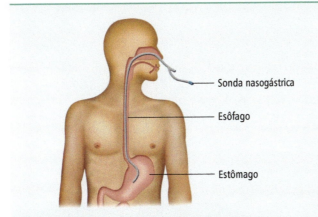

— Sonda nasogástrica
— Esôfago
— Estômago

Figura 35.4 | Mostra a passagem da Sonda Nasogastrica, que nos orientaram durante a exploração cervical e mediastinal.

Fonte: Acervo do autor do capítulo.

DICA

O cirurgião deve estar familiarizado com a anatomia cervical (planos musculares infra hióideos e supra hióideos, estruturas vasculares venosas e arteriais, planos profundos) e as diferentes vias de acesso.

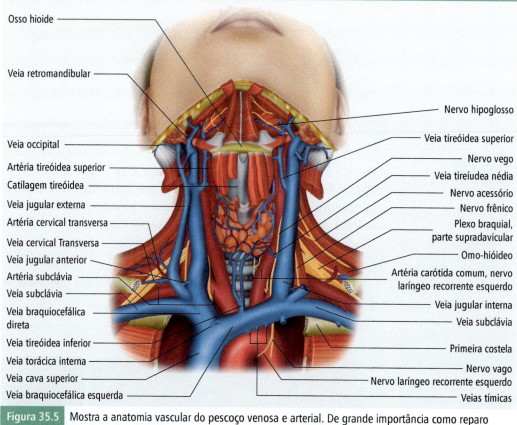

Figura 35.5 Mostra a anatomia vascular do pescoço venosa e arterial. De grande importância como reparo anatômico na dissecção cervical para a drenagem e debridamento cervical da Mediastinite Necrotizante Descedente.

Fonte: Acervo do autor do capítulo.

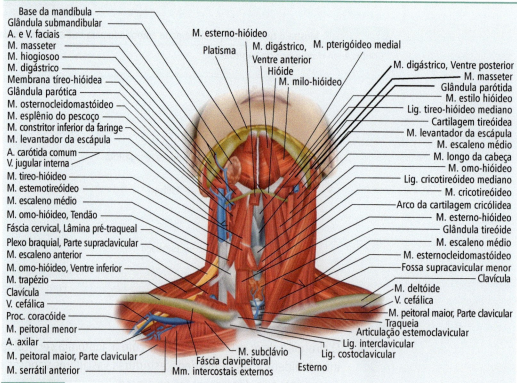

Figura 35.6 Aborda os planos musculares do pescoço, que dimensionaram os planos de dissecção para o debridamento e drenagem.

Fonte: Acervo do autor do capítulo.

Tempo 03

Cervicotomia em colar, quando as coleções e fasciitis difusas bilaterais no pescoço. Muitas vez temos coleções e fasciitis com foco unilateral, realizando uma cervicotomia em J. Importante e acessar, debridar e drenar as coleções de todas os planos cervicais superficiais e profundos.

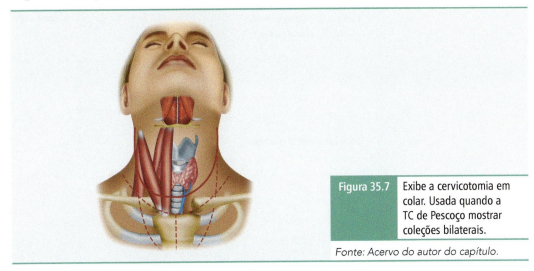

Figura 35.7 Exibe a cervicotomia em colar. Usada quando a TC de Pescoço mostrar coleções bilaterais.

Fonte: Acervo do autor do capítulo.

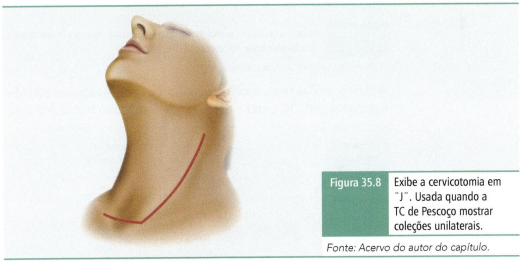

Figura 35.8 Exibe a cervicotomia em ¨J¨. Usada quando a TC de Pescoço mostrar coleções unilaterais.

Fonte: Acervo do autor do capítulo.

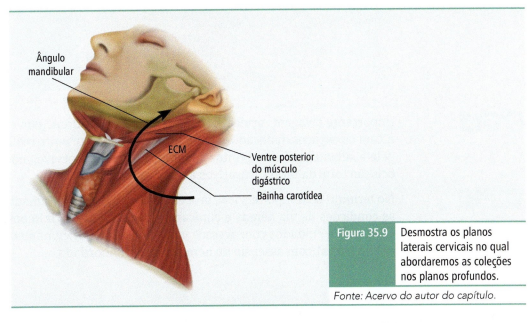

Figura 35.9 Desmostra os planos laterais cervicais no qual abordaremos as coleções nos planos profundos.

Fonte: Acervo do autor do capítulo.

Tempo 04 — Nas coleções e fasciitis dos espaços superficiais importante acessar até a face pre-traqueal, comunicando o mediastino anterior para facilitar a drenagem e desbridamento.

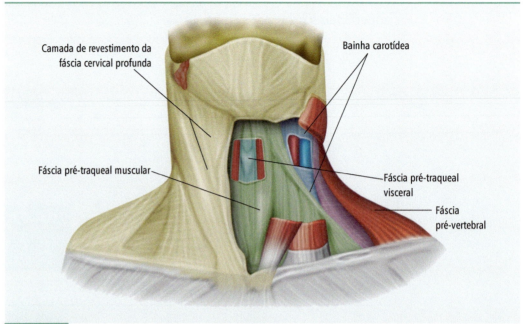

Figura 35.10 Fascias superficiais e profundas do pescoço que devem ser drenadas e debridadas nos pacientes com Mediastinite Necrotizante Descedente.

Fonte: Acervo do autor do capítulo.

Tempo 05 — A dissecção das faces cervicais profundas até os espaços retrofaríngeo, ¨*danger space*¨ e prevertebral. Debridar e drenar esses espaços e comunicá-los com mediastino.

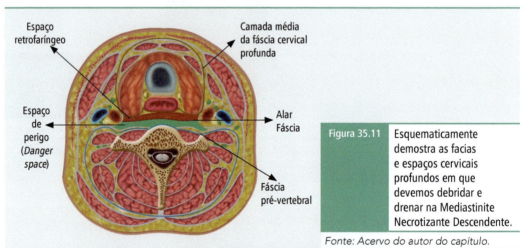

Figura 35.11 Esquematicamente demostra as facias e espaços cervicais profundos em que devemos debridar e drenar na Mediastinite Necrotizante Descendente.

Fonte: Acervo do autor do capítulo.

Tempo 06 — Importante lavagem cervical com SF 0,9% aquecida, drenagem com drenos que comunicam os espaços dissecados com o mediastino. Importante realizar a aproximação da pele e subcutâneo com pontos separados e fio inabsorvível; não realizar sutura com oclusão total da ferida. Curativos a nível cervical.

Tempo 07 — No término do tempo cervical, procede-se troca de tubo aramado para tubo seletivo se as condições de via aéreas e clínicas do paciente permitir. Reposição da monitoração, checagem e cuidados com acessos venosos e SVD. Posicionamento do paciente em decúbito lateral, com assepsia do hemitórax a ser abordado.

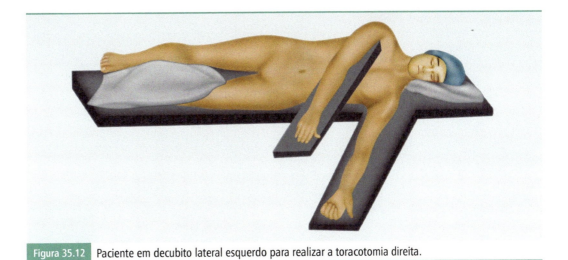

Figura 35.12 Paciente em decubito lateral esquerdo para realizar a toracotomia direita.

Fonte: Acervo do autor do capítulo.

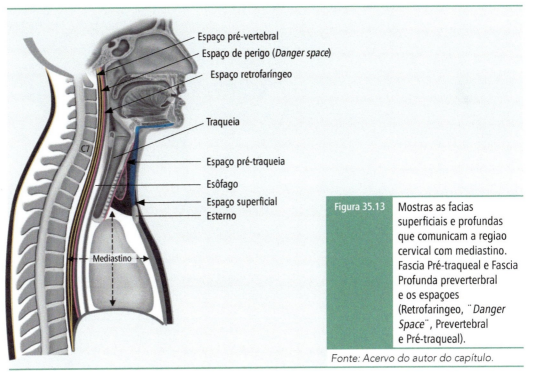

Figura 35.13 Mostras as facias superficiais e profundas que comunicam a regiao cervical com mediastino. Fascia Pré-traqueal e Fascia Profunda preverterbral e os espaçoes (Retrofaringeo, "*Danger Space*", Prevertebral e Pré-traqueal).

Fonte: Acervo do autor do capítulo.

Tempo 08 Via de acesso dependerá da condições clínicas e hemodinâmicas do paciente, por V.T.A.S. ou por Toracotomia. De acordo com a extensão das coleções no mediastino a abordagem preferencial é toracotomia de ambos os lados.

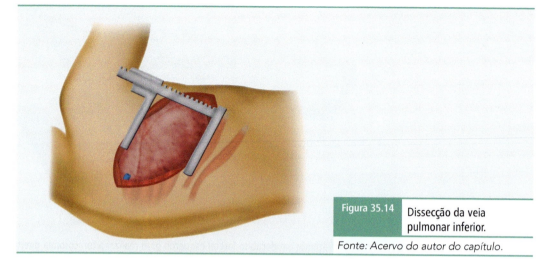

Figura 35.14 Dissecção da veia pulmonar inferior.
Fonte: Acervo do autor do capítulo.

Figura 35.15 Esquemas das estruturas vasculares e as realações anaotomicas do estreito cervico-torárico.
Fonte: Acervo do autor do capítulo.

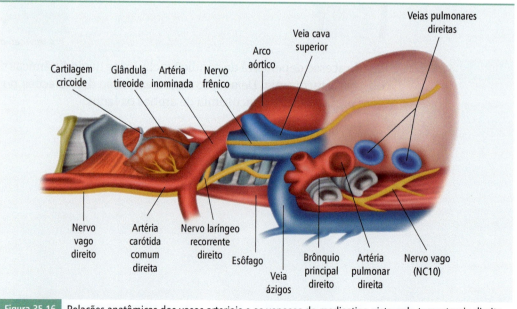

Figura 35.16 Relações anatômicas dos vasos arteriais e os venosos do mediastino visto pela toracotomia direita.
Fonte: Acervo do autor do capítulo.

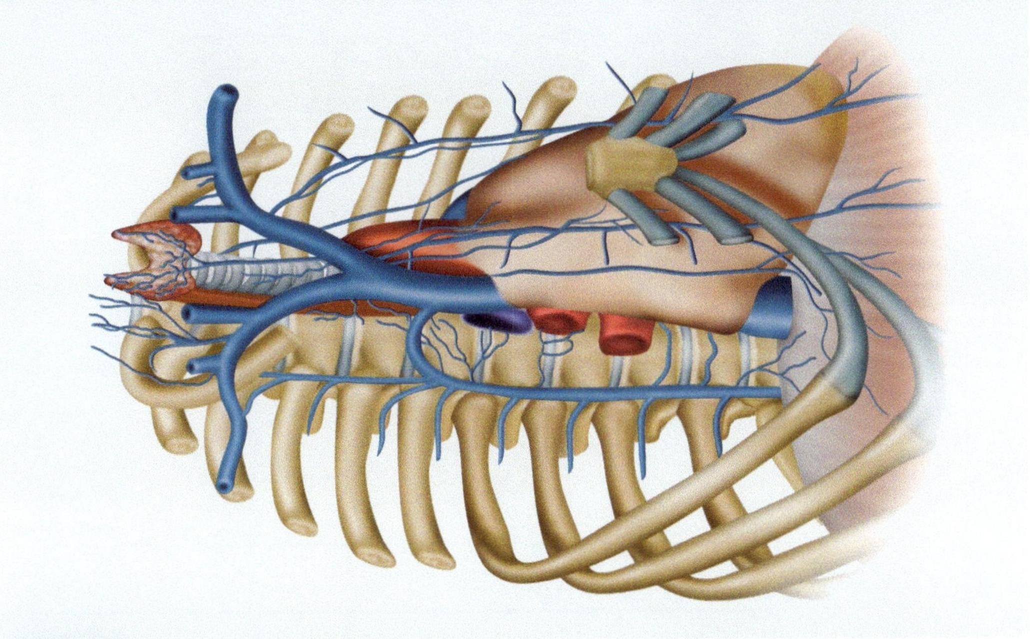

Figura 35.17 | Mostra pelo lado direito a disposição anatômica do sistema venoso mediastinal. Um dos pontos necessarios do conhecimento anatomicos para abordar o mediastino em uma Mediastinite Necrotizante Descendente.

Fonte: Acervo do autor do capítulo.

Tempo 09

Toracotomia postero-lateral direita, faz se o inventário sistematizado da cavidade pleural e do mediastino; identificar as estruturas anatômicas, muitas vezes visualizamos a projeção do nervo frênico e pericárdio.

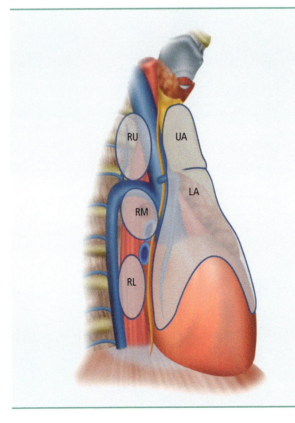

Figura 35.18 | Esquema do Mediastno visualizado pelo lado direito os locais mais comuns das lojas de debris na Mediastinite Necrotizante Descendente.

Fonte: Acervo do autor do capítulo.

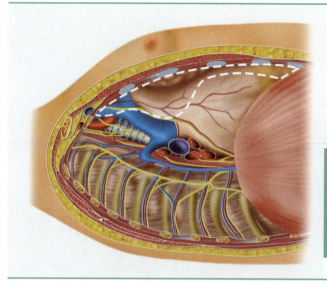

Figura 35.19 Exibe a localização comum dos debris e lojas da Mediastinite Necrotizante Descendente no compartimento anterior do Mediastino vizualizado pela toracotomia direita.

Fonte: Acervo do autor do capítulo.

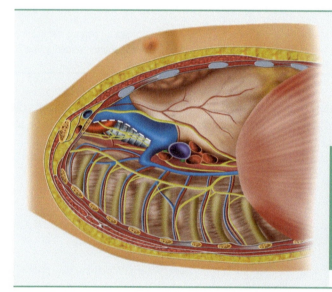

Figura 35.20 Exibe a localização comum dos debris e lojas da Mediastinite Necrotizante Descendente no compartimento visceral do Mediastino (Fascia Pre-traqueal), vizualizado pela toracotomia direita.

Fonte: Acervo do autor do capítulo.

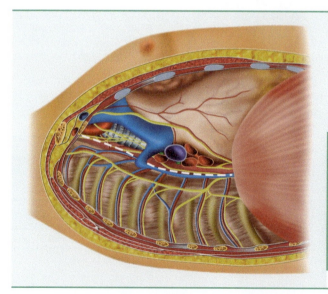

Figura 35.21 Exibe a localização comum dos debris e lojas da Mediastinite Necrotizante Descendente no compartimento visceral do Mediastino (seguindo o Esôsfago em sua porção torácica), vizualizado pela toracotomia direita.

Fonte: Acervo do autor do capítulo.

Tempo 10

A Sistematização consiste em abordar primeiramente o mediastino no seu compartimento anterior anterior, dissecção da pleura mediastinal. Drenagem e desbridamento da loja tímica e gordura pré-pericárdica. Neste tempo cirúrgico a abertura da pleura contralateral faz necessário. Importante ter a referência do saco pericardio da Veia Cava Superior, Veia Inominada e o Vasos mamários internos quanto ao trajeto para esternal e a transição cérvico-torácica.

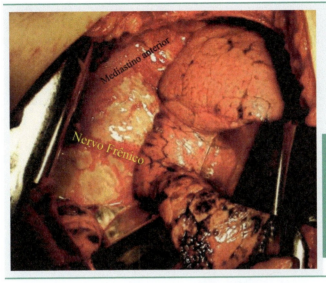

Figura 35.22 Mostra mediastino com lojas de debris nos compartimentos anteriores e viscerais. Comprometimento medistinal proprio da Mediastinite Necrotizante Descendente.

Fonte: Acervo do autor do capítulo.

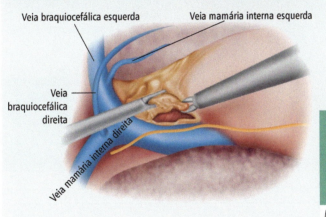

Figura 35.23 Mostra o início do desbridamento e drenagem do mediastino no compartimento anterior entre a Veia Cava Superior e o Esterno.

Fonte: Acervo do autor do capítulo.

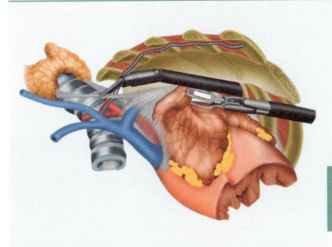

Figura 35.24 Dissecção da do Mediastino Anterior do estreito cervical até a gordura pré-pericárdica.

Fonte: Acervo do autor do capítulo.

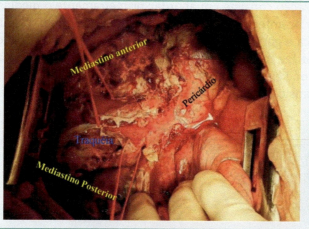

Figura 35.25 — Exibe o compartimento anterior do mediastino e parte do compartimento visceral. Areas de debris em todos os compartimentos comuns na Mediastinite Necrotizante Descendente.

Fonte: Acervo do autor do capítulo.

Tempo 11 — Na sequência abordar o mediastino visceral; abrir a pleural na borda posterior da veia cava superior e suas tributárias, como o contorno da Ázigos (lembrar da formação da Veia Ázigos, com suas tributárias superiores). Expondo da Traquéia intratorácica e o Brônquio direito, a posterior o Esôfago. Na face anterior da traqueia temos o Arco Aórtico com seus ramos. Observação: fragmentos de tecidos necróticos devem ser enviados para para culturas e antiobiograma.

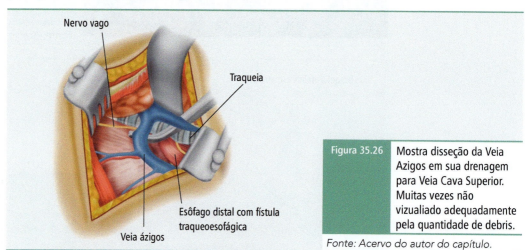

Figura 35.26 — Mostra disseção da Veia Azigos em sua drenagem para Veia Cava Superior. Muitas vezes não vizualiado adequadamente pela quantidade de debris.

Fonte: Acervo do autor do capítulo.

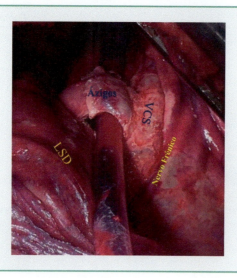

Figura 35.27 — Mostra o debridamento do compartimento visceral, com exposiçao da Veia Azigos e Veia Cava Superior.

Fonte: Acervo do autor do capítulo.

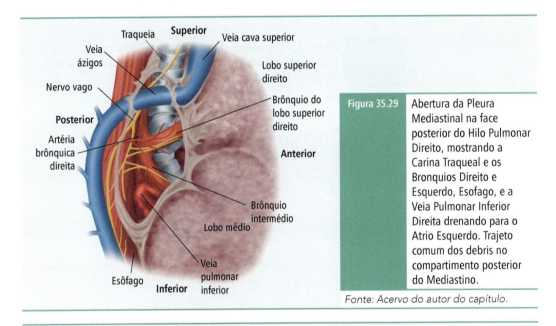

Figura 35.28 — Mostra a ligadura da Veia Azidos proximo a sua drenagem para Veia Cava Superior. Esse tempo cirurgico não é obrigatório, mas as vezes necessário.

Fonte: Acervo do autor do capítulo.

Tempo 12 — Identificar o hilo pulmonar direito, drenar e debridar a porção posterior do hilo e seguir o trajeto do esofago distal. Comunicar o lado contralateral com abertura da pleura mediastinal, encontrando aorta torácica descendente como reparo anatômico.

Figura 35.29 — Abertura da Pleura Mediastinal na face posterior do Hilo Pulmonar Direito, mostrando a Carina Traqueal e os Bronquios Direito e Esquerdo, Esofago, e a Veia Pulmonar Inferior Direita drenando para o Atrio Esquerdo. Trajeto comum dos debris no compartimento posterior do Mediastino.

Fonte: Acervo do autor do capítulo.

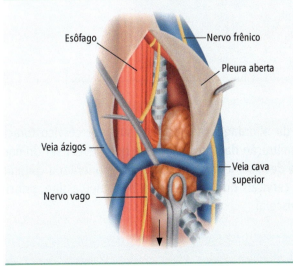

Figura 35.30 — Abertura da Pleura Mediastinal no compartimento visceral do mediastino, desbridamento e drenagem das lojas hilar trás do brônquio principal direito, pré-traqueal e com exposição do esofago na porção proximal da cavidade torácica.

Fonte: Acervo do autor do capítulo.

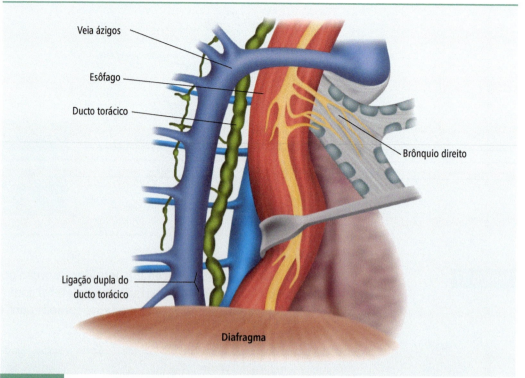

| Figura 35.31 | Mostra a pleura visceral aberta com exposição do mediastino no compartimento posterior. Vizualizamos o Esôfago na sua porçao distal, a Veia Ázigos e Aorta Torácica Descendente na cavidade pleural contralateral. |

Fonte: Acervo do autor do capítulo.

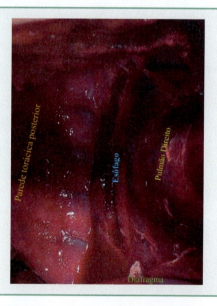

| Figura 35.32 | Visualiza a parede torácica e exposição do Esôfago após debridamento do compartimento visceral e posterior do mediastino. |

Fonte: Acervo do autor do capítulo.

DICA

Detalhes da abordagem do estreito superior cérvico torácico, muitas vezes existem infiltração da parede torácica que devem ser drenadas e debridadas. Ponto que deve ser lembrado, comunicar e orientar a continuidade das fáscias profunda cervicais que se estendem pelo mediastino, principalmente no mediastino visceral.

Tempo 14 — Lavar a cavidade pleural direita com Solução Fisiológica aquecida exaustivamente, na sequência drenar o mediastino anterior e posterior, como também a cavidade pleural. Com a síntese da parede torácica e curativos.

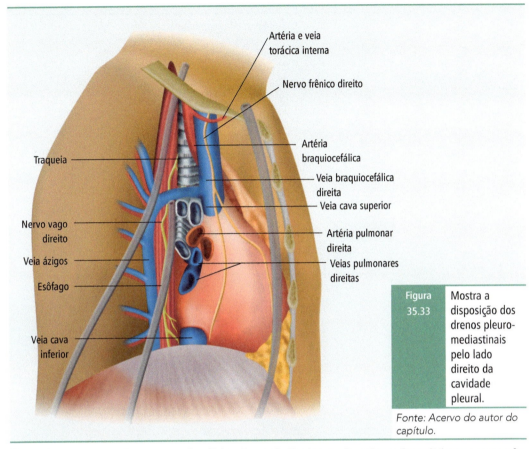

| Figura 35.33 | Mostra a disposição dos drenos pleuro-mediastinais pelo lado direito da cavidade pleural. |

Fonte: Acervo do autor do capítulo.

Tempo 15 — Reposicionar o paciente em decúbito lateral direito e abordar o hemitórax esquerdo com Toracotomia Póstero-lateral esquerda. Faz se o inventário sistematizado da cavidade pleural e do mediastino; identificar as estruturas anatômicas, visualizamos o Arco Aórtico e seu ramo Art. Subclávia Esquerda, Aorta torácica descendente.

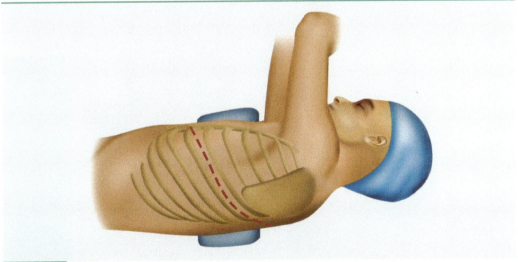

Figura 35.34 | Paciente em decubito lateral direito para realizar a toracotomia esquerda.

Fonte: Acervo do autor do capítulo.

Tempo 16 — Dar continuidade da drenagem e desbridamento do mediastino sistematizada; primeiro o mediastino anterior, depois o mediastino visceral e posterior.

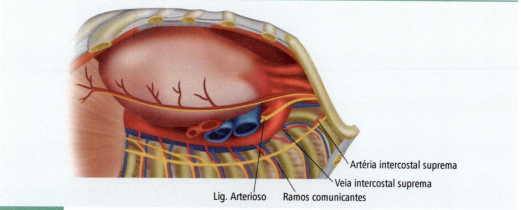

Figura 35.35 Mostra os compartimentos anterior, visceral e posterior. Visualizados pela toracotomia esquerda.
Fonte: Acervo do autor do capítulo.

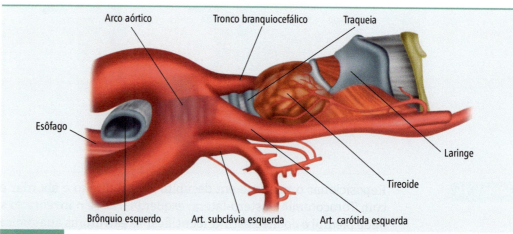

Figura 35.36 Exibe a anatomia vascular arterial cervico-torácica, pelo lado esquerdo do mediastino.
Fonte: Acervo do autor do capítulo.

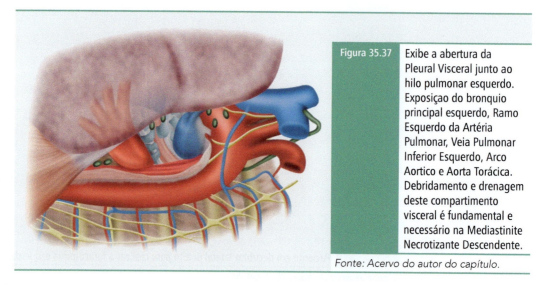

Figura 35.37 Exibe a abertura da Pleural Visceral junto ao hilo pulmonar esquerdo. Exposiçao do bronquio principal esquerdo, Ramo Esquerdo da Artéria Pulmonar, Veia Pulmonar Inferior Esquerdo, Arco Aortico e Aorta Torácica. Debridamento e drenagem deste compartimento visceral é fundamental e necessário na Mediastinite Necrotizante Descendente.
Fonte: Acervo do autor do capítulo.

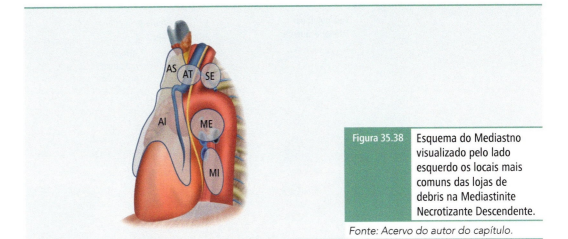

Figura 35.38 Esquema do Mediastno visualizado pelo lado esquerdo os locais mais comuns das lojas de debris na Mediastinite Necrotizante Descendente.

Fonte: Acervo do autor do capítulo.

Figura 35.39 Mostra a antomia do mediastino superior e suas principais estruturas anatomicas que nos servem de referencia para dissecção, debridamento e drenagem na Mediastinite Necrotizante Descendente.

Fonte: Acervo do autor do capítulo.

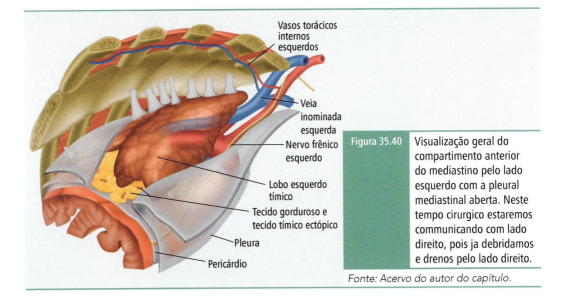

Figura 35.40 Visualização geral do compartimento anterior do mediastino pelo lado esquerdo com a pleural mediastinal aberta. Neste tempo cirurgico estaremos communicando com lado direito, pois ja debridamos e drenos pelo lado direito.

Fonte: Acervo do autor do capítulo.

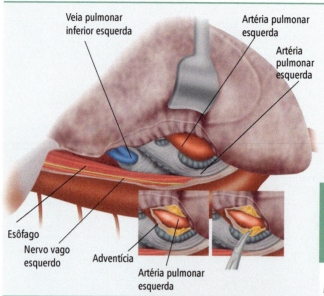

Figura 35.41 — Mostra a abertura da pleural medistinal do compartimento visceral, desde o Arco Aortico até o músculo Diafragma.

Fonte: Acervo do autor do capítulo.

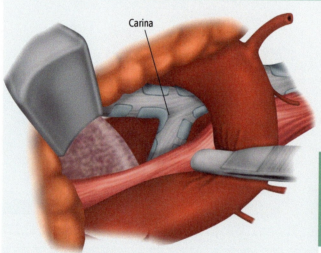

Figura 35.42 — Esquema da abordagem para debridamento pela lado esquerdo das coleções carinais e que seguem entre o Esôfago e Aorta toracica.

Fonte: Acervo do autor do capítulo.

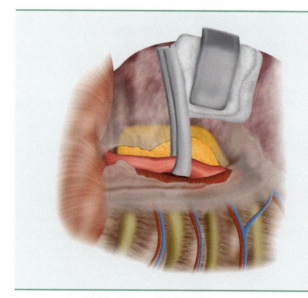

Figura 35.43 — Mostra a pleura mediastinal aberta. Exposição do Esôfago distal e Aorta Torácica para a drenagem e debridamento dos debris.

Fonte: Acervo do autor do capítulo.

Tempo 17 — Lavar a cavidade pleural esquerdo com Solução Fisiológica aquecida exaustivamente, na sequência drenar o mediastino anterior e posterior, como também a cavidade pleural. Com a síntese da parede torácica e curativos. Similar ao lado direito.

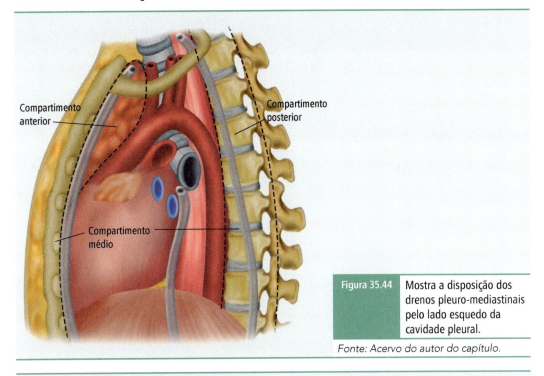

Figura 35.44 — Mostra a disposição dos drenos pleuro-mediastinais pelo lado esquedo da cavidade pleural.

Fonte: Acervo do autor do capítulo.

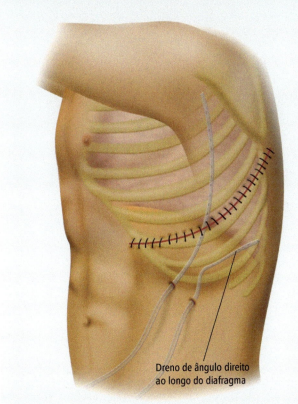

Figura 35.45 — Mostra a Sintese da parede toracica esquerda e disposição dos drenos pleuro-madiastinais.

Fonte: Acervo do autor do capítulo.

Conclusão

O tratamento cirúrgico da mediastinite necrotizante descendente de forma agressiva, abordagem cervical e torácica bilateral combinada impactou na redução da mortalidade. Rastreabilidade utilizando a TC de Pescoço e Tórax ajuda o cirurgião na estratégia. Importante o uso da classificação de Endo, que direciona o cirurgião torácico na tomada de decisões.

REFERÊNCIAS

1. Kocher GJ, Hoksch B, Caversaccio M, Wiegand J, Schmid RA. Diffuse descending necrotizing mediastinitis: surgical therapy and outcome in a single centre series. Eur J Cardiothorac Surg 2012;42:e66–e72.

2. Gunaratne DA, Tseros EA, Hasan Z, Kudpaje AS, Suruliraj A, Smith MC. Et al. Cervical necrotizing fasciitis: Systematic review and analysis of 1235 reported cases from the literature. Head and Neck. 22 June 2018

3. Ochi N, Wakabayashi T, Urakami A, Yamatsuji T, Ikemoto N, Nagasaki Y, et al. Descending necrotizing mediastinitis in a healthy young adult. Ther Clin Risk Manag. 2018;14:2013-2017.

4. Prado-Calleros HM, Jiménez-Fuentes E, Jiménez-Escobar I (2016) Descending necrotizing mediastinitis: systematic review on its treatment in the last 6 years, 75 years after its description. Head Neck 2016;38(1):E2275–E2283.

5. Endo S, Murayama F, Hasegawa T et al (1999) Guideline of surgical management based on diffusion of descending necrotizing mediastinitis. Jpn J Thorac Cardiovasc Surg 1999;47:14–19

36

Ligadura de Ducto Torácico

PAULO M. PÊGO-FERNANDES | FABIO EITI NISHIBE MINAMOTO | RICARDO BEYRUTI

RESUMO

A ligadura do ducto torácico é uma das modalidades do tratamento do quilotórax persistente e consiste na ligadura das estruturas linfáticas que levam o quilo até o sistema venoso no tórax. O advento da videotoracoscopia e equipamentos com alta definição de imagem permitiram que o procedimento passasse a ser feito também por uma técnica minimamente invasiva e com menor trauma cirúrgico.

A maioria dos autores descreve sua abordagem pelo lado direito, podendo também ser realizada pela esquerda. Dá-se preferência ao lado que apresenta o derrame pleural quiloso. A ligadura é realizada de maneira padronizada acima do diafragma onde sua anatomia é mais previsível, porém por vezes pode não ser possível a identificação do ducto torácico, sendo então preconizada a ligadura em bloco com os tecidos situados na sua topografia.

Palavras-chave

quilotórax; ligadura de ducto torácico; videotoracoscopia.

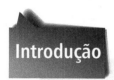

Introdução

Quilotórax é uma afecção caracterizada pelo acúmulo de quilo na cavidade pleural, sendo diagnosticado pela análise do líquido obtido geralmente por toracocentese. Macroscopicamente tem aspecto leitoso e a análise laboratorial mostra aumento da dosagem dos triglicerídeos e a presença de quilomícrons.

A maioria dos casos é inicialmente conduzida com tratamento conservador envolvendo uma dieta específica com triglicérides de cadeia média, porém por vezes é necessária a introdução de jejum absoluto e aporte nutricional parenteral (NPT) minimizando assim o risco de evolução a quadros de desequilíbrio hidroeletrolítico e desnutrição severa. O esvaziamento da pleura é parte importante do manejo desses casos pois cursa com alívio dos sintomas respiratórios e pode ser feito através da colocação do dreno pleural o que também permite uma quantificação precisa do débito diário e avaliação da efetividade do tratamento.

Antes de se considerar a abordagem cirúrgica, deve ser realizado sempre que possível o estudo da anatomia do ducto torácico por exames de imagem (tomografia, linfocintilografia e linfografia), o que pode ajudar na identificação dos fatores etiológicos, os mais comuns deles, estão citados no Quadro 36.1.

A operação para ligadura do ducto torácico torna-se uma opção de tratamento, sobretudo em pacientes com débito quiloso elevado (>1.5 L/dia ou 100 ml por ano de idade), pacientes com piora clínica por espoliação hidroeletrolítica, falência do tratamento clínico ou que não tolerem jejum e NPT e nos casos de encarceramento pulmonar. Para facilitar a identificação do ducto principalmente nos casos de fístula quilosa, recomenda-se a administração por sonda naso-gástrica de 150 a 200 mL de azeite de oliva duas a três horas antes da operação. O acesso deve ser preferencialmente pela direita, porém a abordagem pode ser orientada pelo lado acometido pelo derrame (casos unilaterais). Quando não se identifica o ducto em sua posição habitual é recomendada a ligadura em bloco dos tecidos em seu trajeto, sendo esta efetiva em 80% dos casos após a cirurgia o débito pleural deve se reduzir rapidamente e o dreno pode ser retirado um a dois dias após constatação com reintrodução da dieta oral, de sua resolução.

Quadro 36.1 Possíveis causas de quilotórax

Congênitas
Atresia do ducto torácico
Fístula congênita do ducto torácico
Trauma no parto
Linfangiectasia
Linfangiomatose
Traumática
Trauma fechado
Trauma penetrante
Trauma cirúrgico cervical
    Excisão de linfonodos, Dissecção radical do pescoço
Trauma cirúrgico torácico
    Ligadura de ducto torácica persistente; Correção de coarctação de aorta; Esofagectomia; Ressecção de aneurisma de aorta torácica; Ressecção de tumor mediastinal; Pneumonectomia esquerda; Cirurgias de artéria subclávia esquerda; Simpatectomia
Trauma cirúrgico abdominal
    Simpatectomia; Dissecção radical de linfonodos
Procedimentos diagnósticos
    Arteriografia lombar; Cateterização de câmaras cardíacas esquerdas
Clínicas
Neoplasias benignas
Neoplasias malignas
    Linfoproliferativas; Neoplasia pulmonar;
    Neoplasia Gástrica; Neoplasia esofágica;
Infecções
    Linfadenite Tuberculosa Mediastinite inespecífica
    Linfangite ascendente; Filariose
Miscelânia
    Aneurisma de aorta; Trombose venosa; Veia subclávia;
    Veia jugular interna esquerda; Veia cava superior; secundária á ascite quilosa; Pancreatite; Síndrome de unhas amarelas; Linfangioleiomiomatose; Sarcoidose; Síndrome de Noonan; Síndrome de Gorhan; Amiloidose; Cirrose hepática; Espontânea.

Fonte: Desenvolvido pela autoria.

Anatomia

O ducto torácico é uma estrutura tubular que se origina na cisterna quilosa e adentra o tórax através do hiato aórtico e direcionando-se para o lado direito, sendo envolvido pela veia ázigos (limite lateral), aorta (limite medial), esôfago (limite anterior) e coluna (limite posterior) imediatamente acima do diafragma. Segue cranialmente pelo mediastino posterior e cruza para o lado esquerdo na altura de T4, para finalmente desembocar no ângulo entre as veias jugular interna e subclávia esquerda. (Figura 36.1 e 36.2).

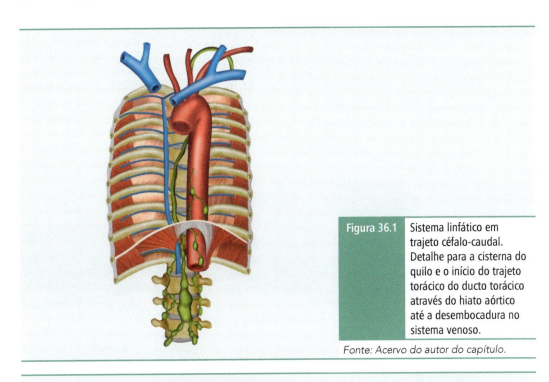

Figura 36.1 Sistema linfático em trajeto céfalo-caudal. Detalhe para a cisterna do quilo e o início do trajeto torácico do ducto torácico através do hiato aórtico até a desembocadura no sistema venoso.

Fonte: Acervo do autor do capítulo.

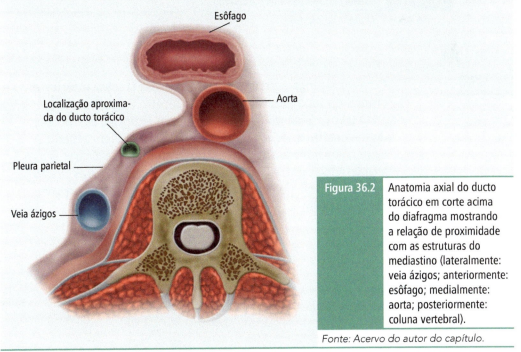

Figura 36.2 Anatomia axial do ducto torácico em corte acima do diafragma mostrando a relação de proximidade com as estruturas do mediastino (lateralmente: veia ázigos; anteriormente: esôfago; medialmente: aorta; posteriormente: coluna vertebral).

Fonte: Acervo do autor do capítulo.

DESCRIÇÃO TÉCNICA

Técnica vídeo-assistida pela DIREITA

Posicionamento e acesso

- Decúbito lateral esquerdo com coxim axilar (Figura 36.3);
- Intubação orotraqueal com tubo duplo lúmen;
- Sonda esôfago-gástrica para auxiliar a do esôfago intra-operatória;
- Toracotomia limitada lateral direita no 6º espaço intercostal;
- Posicionamento da óptica 10 mm 30º: linha axilar média no 8º espaço intercostal;
- O cirurgião e o auxiliar se posicionam na região ventral do paciente e o rack de vídeo e a mesa cirúrgica na região dorsal do paciente.

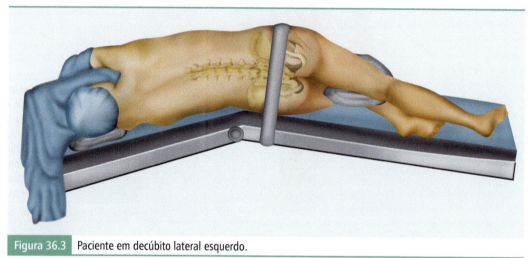

Figura 36.3 | Paciente em decúbito lateral esquerdo.
Fonte: Acervo do autor do capítulo.

Estratégia

Tempo 1

Com uma pinça atraumática, realiza-se a tração anterior e cranial do lobo pulmonar inferior direito (Figura 36.4). (VÍDEO 00:04). Essa manobra é feita para expor as estruturas do mediastino médio através da abertura da pleura mediastinal posteriormente ao hilo. Nesse momento são desfeitas as aderências entre a parede torácica e o pulmão e aspirado liquido pleural, podendo-se procurar pelo local de extravasamento de linfa.

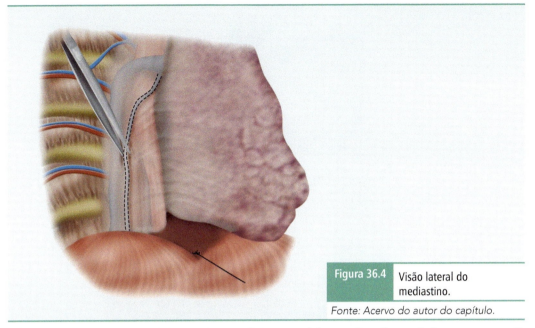

Figura 36.4 Visão lateral do mediastino.
Fonte: Acervo do autor do capítulo.

Tempo 2 Liberação do ligamento pulmonar com eletrocautério ou pinça harmônica para exposição do recesso ázigo-esofágico e abertura da pleura mediastinal [Vídeo 00:16] anteriormente a veia áziga e posteriormente ao esôfago (Figura 36.5). O limite da liberação do ligamento é a veia pulmonar inferior e deve-se prosseguir com cautela para evitar uma lesão vascular inadvertida.

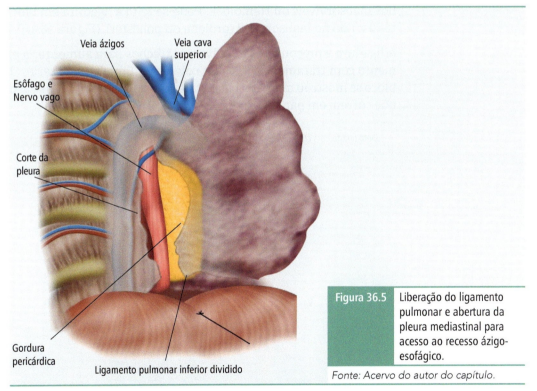

Figura 36.5 Liberação do ligamento pulmonar e abertura da pleura mediastinal para acesso ao recesso ázigo-esofágico.
Fonte: Acervo do autor do capítulo.

Tempo 3 Dissecação do ducto torácico entre a veia ázigos (posteriormente), esôfago (anteriormente) e aorta descendente (assoalho), acima do diafragma. (Figura 36.6) [Vídeo 00:40]. Através de dissecção romba (pode ser usado o aspirador laparoscópico) são individualizadas as estruturas do mediastino. O ducto torácico é uma estrutura tubular situada posteriormente ao esôfago e a confirmação se dá quando é visto vazamento de linfa durante sua manipulação.

Figura 36.6 Dissecção do ducto torácico em meio a gordura mediastinal.
Fonte: Acervo do autor do capítulo.

Tempo 4 — Ligadura individual do ducto torácico com clipes metálicos (Figura 36.7) [Vídeo 01:21], fios inabsorvíveis ou Hemolock. Pode-se feita a ligadura em bloco dos tecidos adjacentes usando fio inabsorvível (prolene ou poliéster). (Figura 36.8) [Vídeo 01:45].

A ligadura é preconizada em diversos trechos para aumentar a efetividade do procedimento com tratamento de vasos colaterais. Em algumas séries de casos a ligadura em bloco se mostrou mais efetiva justamente por contemplar os vasos linfáticos acessórios que correm em paralelo ao ducto torácico.

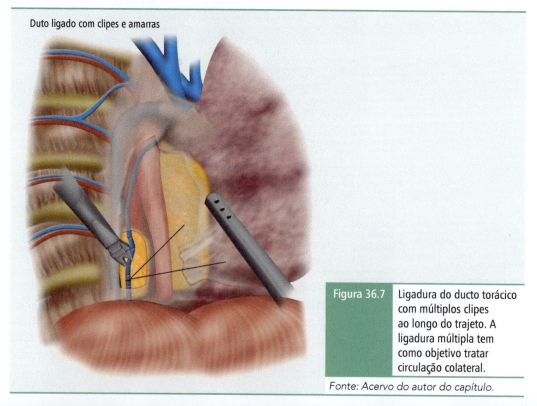

Figura 36.7 Ligadura do ducto torácico com múltiplos clipes ao longo do trajeto. A ligadura múltipla tem como objetivo tratar circulação colateral.
Fonte: Acervo do autor do capítulo.

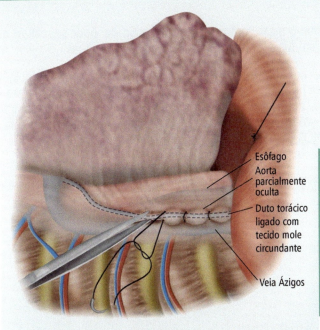

Figura 36.8 Ligadura em bloco da gordura na posição aproximada do ducto torácico, importante a presença da sonda esofágica para identificação precisa do esôfago. Tal técnica é possível quando não se identifica o ducto em sua posição habitual.

Fonte: Acervo do autor do capítulo.

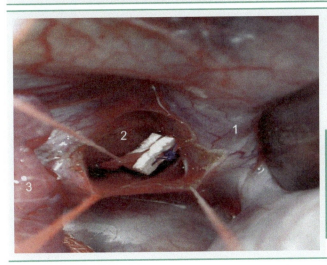

Figura 36.9 Aspecto final, observa-se ao centro da imagem o ducto ligado com fios inabsorvíveis. (1)- Diafragma afastado; (2) - esôfago; (3) - lobo pulmonar inferior direito.

Fonte: Acervo do autor do capítulo.

Tempo 5 — Revisão da cavidade e drenagem pleural em sistema de selo d'água. Após o posicionamento do dreno, testa-se a expansibilidade pulmonar e ocupação da cavidade pleural.

Tempo 6 — Sutura da parede torácica por planos. Com pulmão completamente expandido, procede-se com fechamento da ferida operatória, aproximação dos planos musculares e subcutâneo e finalmente sutura da pele.

Após a cirurgia, é reiniciada a dieta geral oral para avaliar efetividade do procedimento.

> **DICA**
>
> A administração de 100 ml de azeite de oliva de 2 a 3 horas antes do procedimento é uma estratégia para facilitar a identificação intra-operatória da estrutura.
>
> Pode-se induzir pneumotórax com gás carbônico em pressão de até 8 mmHg para aumentar o espaço e facilitar dissecação das estruturas mediastinais. A insuflação do gás deve ser feita com fluxo controlado para evitar repercussões hemodinâmicas.

> **DICA**
>
> Quando o ducto torácico não for identificado, pode-se realizar a ligadura em bloco das estruturas localizadas na sua topografia habitual.
>
> A aplicação do verde de indocianina (ICG) em linfododos inguinais e uso da fluorescência na toracoscopia é uma ferramenta útil para identificação intra-operatória do trajeto do ducto torácico. Depende da disponibilidade de equipamento de imagem endoscópica que combina as imagens da toracoscopia com a fluorescência emitida pela ICG, no entanto tem grande valor para identificação precisa do ducto torácico e seus colaterais. (Figura 36.10).

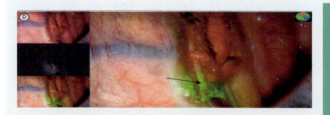

Figura 36.10 — Visão intra-operatória da videotoracoscopia após dissecção do ducto torácico; observa-se a sobreposição das imagens com captação sobre a aérea do ducto torácico (seta).

Fonte: Acervo do autor do capítulo.

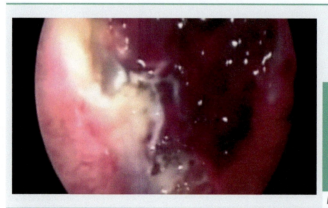

Figura 36.11 — A ligadura do ducto ou de colaterais pode ser realizado com o uso de energia através de bisturís elétricos bipolares avançados (Ligasure® ou Enseal®).

Fonte: arquivo pessoal Dr. Ricardo Beyruti.

Fístula quilosa esquerda pós simpatectomia corrigida endoscopicamente com utilização de pinça Ligasure®. O fornecimento de energia e sua interrupção são controlados pelo dispositivo e sua dissipação térmica é muito baixa, não causando lesão térmica adjacente

Conclusão

A ligadura do ducto torácico é uma opção bem estabelecida para o tratamento do quilotórax e o avanço da cirurgia torácica minimamente invasiva permitiu que o procedimento seja realizado agregando menor trauma cirúrgico e menos complicações pós-operatórias. Além do estudo aprofundado da anatomia do ducto torácico com exames de imagem, as estratégias para facilitar a identificação intra-operatória devem ser consideradas para aumentar a precisão e eficácia do procedimento cirúrgico.

REFERÊNCIAS

1. Pearson F, Patterson G, Cooper J, Deslauriers J, Lerut A, Luketich J. et al. 2008. Pearson's Thoracic And Esophageal Surgery. 3rd ed. Philadelphia: Churchill Livingstone/Elsevier, 2008;108-1120.

2. Vaz Marcelo Alexandre Costa, Fernandes Paulo Pêgo. Quilotórax. J. bras. pneumol. [Internet]. 2006;32(4):S197-203. Disponível em: http://dx.doi.org/10.1590/S1806-37132006000900006.(Acesso jul. 2021).

3. Ferguson M. Thoracic surgery atlas. Philadelphia, Pa.: Elsevier Saunders; 2007.

4. Devulapalli C, Anderson J, Llore N, Hechenbleikner E. and Marshall, M., 2016. Thoracic Duct Ligation: Right Video-assisted Thoracoscopic Surgery Approach. Operative Techniques in Thoracic and Cardiovascular Surgery, 2016;21(2):152-159.

5. Meguid R, 2016. Chylothorax: Surgical Ligation of the Thoracic Duct Through Thoracotomy. Operative Techniques in Thoracic and Cardiovascular Surgery, 2016;21(2):139-151 .

6. Pego-Fernandes P, Nascimbem M, Ranzani O, Shimoda M, Monteiro R, Jatene F. Videotoracoscopia como uma opção no tratamento cirúrgico do quilotórax após cirurgia cardíaca pediátrica. Jornal Brasileiro de Pneumologia. 2011;37(1):28-35 .

7. Bibas BJ A, Costa-de-carvalho RL B, Pola dos Reis F C, et al. Fluorescência com verde de indocianina para auxiliar na ligadura do ducto torácico por videotoracoscopia. J Bras Pneumol. 2019;45(4):e20180401

8. Pêgo-Fernandes PM, Ebaid GX, Nouer GH, Munhoz RT, Jatene FB, Jatene AD. Chylothorax after myocardial revascularization with the left internal thoracic artery. Arq. Bras. Cardiol. [Internet]. 1999;73(4):387-390.

Seção 11

Diafragma

37

Plicatura e Correção de Hérnia Diafragmática Minimamente Invasiva

JOÃO PAULO C. DE MACEDO | ESERVAL ROCHA JUNIOR | ALESSANDRO WASUM MARIANI

Resumo

A plicatura diafragmática consiste na correção da redundância diafragmática por meio de sucessivas linhas de sutura no músculo, seja de forma contínua ou separada. Está indicada em pacientes com elevação diafragmática associada à dispneia.

A correção de hérnia diafragmática deve sempre ser considerada no momento do diagnóstico, independente da sua classificação. O objetivo da cirurgia é reduzir o conteúdo herniado seja qual for a via de acesso.

Palavras-chave

Eventração diafragmática; Paralisia frênica; Hérnia diafragmática.

Introdução

A plicatura diafragmática consiste no tratamento cirúrgico da paralisia frênica ou eventração diafragmática. Devido à sintomatologia pouco específica, a avaliação pulmonar pré-operatória é mandatória e deve ser minuciosa. Como se trata de um músculo desfuncionalizado, o intuito da cirurgia não é recuperar a sua função. Logo, o objetivo é: otimizar a pressão negativa intratorácica, melhorar a relação ventilação/perfusão do lobo inferior por meio da sua reexpansão e reduzir a movimentação paradoxal do músculo, o que impacta na função diafragmática contralateral.

A Hérnia diafragmática consiste na presença intratorácica de conteúdo abdominal, que ocorre por meio de uma falha no diafragma, ou seja, presença de solução de continuidade entre o abdome e tórax. Dentre inúmeras classificações, podem ser divididas em congênitas (Boschdalek/Morgagni) ou adquiridas. O objetivo da cirurgia é evitar um possível quadro obstrutivo-isquêmico em decorrência da constrição e sofrimento das alças intestinais. A correção é feita por meio da redução do conteúdo herniado e fechamento do defeito diafragmático.

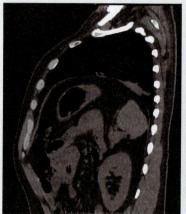
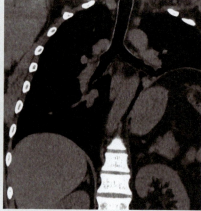

Figura 37.1 Tomografia com reconstrução sagital e coronal em paciente adulto com de paralisia frênica à esquerda.

Fonte: Acervo do autor do capítulo.

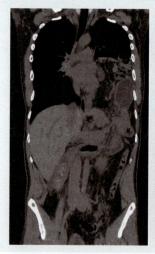
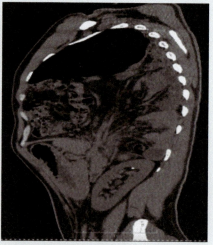

Figura 37.2 Tomografia com reconstrução coronal e sagital de hérnia diafragmática congênita à esquerda em paciente adulto.

Fonte: Acervo do autor do capítulo.

Descrição da técnica

Posicionamento: Paciente é posicionado em decúbito lateral sob intubação seletiva. O cirurgião e o primeiro auxiliar são posicionados próximos ao dorso, enquanto o rack de vídeo deve ser colocado à frente e perto dos pés do paciente. (Figura 37.3).

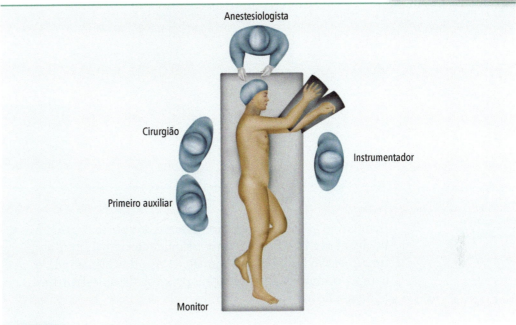

Figura 37.3 — Posicionamento do paciente e da equipe cirúrgica.

Fonte: Acervo do autor do capítulo.

Tempo 1

As incisões para plicatura diafragmática assim como correção de hérnia diafragmática via toracoscópica obedecem a um padrão. A primeira incisão deve ser posicionada no quinto espaço intercostal logo abaixo da ponta da escapula. Local da ótica 10 mm 30°. Sob visualização direta o segundo portal deve ser posicionado no quinto espaço intercostal anterior à linha axilar anterior. Por fim o terceiro e último portal deve ser posicionado no 7° e 8° espaço intercostal, colocado o mais próximo da inserção do diafragma. (Figura 37.4) (Figura 37.5).

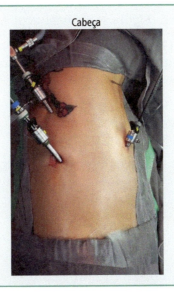

Figura 37.4 — Imagem com o posicionamento dos portais.

Fonte: Acervo do autor do capítulo.

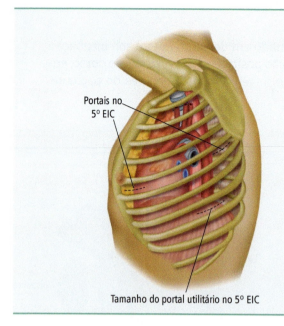

Figura 37.5 — Ilustração mostrando o posicionamento dos portais de acordo com os espaços intercostais.

Fonte: Acervo do autor do capítulo.

Tempo 2

Insuflando gás. Após o posicionamento dos portais, o CO2 é inicialmente insuflado a uma velocidade de 3 L/min até uma pressão limite de 6-8 mmHg. O uso do CO2 amplia o campo, otimiza a apresentação, pois rebate as estruturas abdominais para o seu domicílio.

Tempo 3

Sutura. A plicatura diagramática é feita com fio não absorvível, poliéster 2.0, não necessariamente associada ao uso de pledged. A disposição dos pontos deve ser feita lateralmente ao centro tendíneo. (Figura 39.6). Vídeo 20:16 min.

A sutura no sentido costal-mediastinal favorece a apresentação para os pontos subsequentes. As bordas vão se apresentando à medida que os pontos são realizados.

A sutura em "U" é a mais indicada, mas o ponto em "X" também é aceitável. Em alguns momentos a sutura simples pode ser considerada, a exemplo do primeiro ponto, apenas para facilitar a apresentação. Vídeo 21:10 min.

A contra tração da musculatura redundante minimiza o risco de lesão de estruturas abdominais. Vídeo 20:02 min.

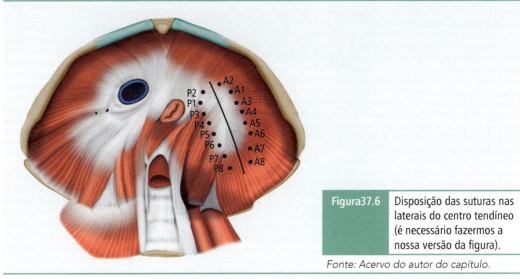

Figura37.6 — Disposição das suturas nas laterais do centro tendíneo (é necessário fazermos a nossa versão da figura).

Fonte: Acervo do autor do capítulo.

Tempo 4 — Quando parar. A necessidade de confecção de mais de uma linha de sutura é quase sempre necessária. Vídeo 25:20 min. O ato de insuflar e desinsuflar o gás observando assim a mobilidade do músculo já plicado, é uma ferramenta muito útil e que ajuda a saber o real momento de pararmos. Vídeo 26:53 min.

Tempo 5 — Drenagem torácica e Fechamento. Drenagem pleural é feita através do portal anterior. Optamos quase sempre por drenos de calibre entre 24-28 Fr. Vídeo 28:06 min.

A drenagem é mantida até o debito diário por volta de 150 ml, associado a um bom aspecto radiológico.

Considerações e alterações técnicas para correção da Hérnia Diafragmática

O CO_2 auxilia na redução do conteúdo herniário. Vídeo 3 0:04 min.

Em alguns casos existe a necessidade de dissecar as bordas do diafragma para melhor acomodação da sutura Vídeo 4 0:21 min.

A abertura do saco herniário nem sempre é necessária. O conteúdo pode ser reduzido sem ser violado. Vídeo 3 0:26 min.

O orifício das hérnias congênitas é quase sempre muito próximo à parede seja anterior (Morgagni) ou posterior (Boschdalek). A sutura pericostal é uma boa alternativa para fixação da borda diafragmática na parede torácica. Vídeo 3 2:20 min.

A exploração do saco herniário seguida de omentectomia pode ser taticamente útil em casos com conteúdo herniário exuberante.

Caso a sutura fique tensa, a interposição de material protético deve sempre ser considerada. Buscando uma sutura "tension free", sugerimos a colocação de pericárdio bovino ou telas de dupla superfície, cujo material seja compatível com o contato de alças intestinais. (Figura 39.7).

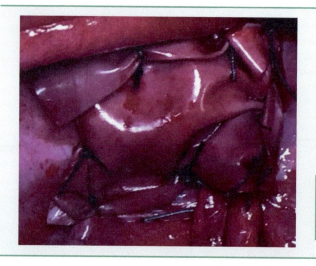

Figura 37.7 — Imagem mostrando a interposição de pericárdio bovino no defeito diafragmático.

Fonte: Acervo do autor do capítulo.

Considerações e alterações técnicas para correção Robótica

Assim como na cirurgia diafragmática via toracoscópica, a plataforma robótica também faz uso de CO_2. A imagem em 3D e a destreza proporcionada pelo instrumental são alguns de seus grandes diferenciais.

Embora existam na literatura algumas variações técnicas, preferimos a técnica com o uso dos quatro portais sendo Figura 37.8:

- Primeiro braço robótico no 4º espaço intercostal
- Câmera no 5° espaço intercostal, entre a linha axilar média e posterior
- Segundo braço robótico no 6º espaço intercostal não tão próximo à ótica (10 cm)
- Quarto portal no 9º espaço intercostal linha axilar posterior, para auxílio na apresentação.

Após o posicionamento dos portais, seguimos então para o docking do robô que vem pela anteriormente pelos "pés" do paciente.

A tática operatória, os cuidados durante o procedimento e a disposição dos pontos são idênticos nas duas vias de acesso.

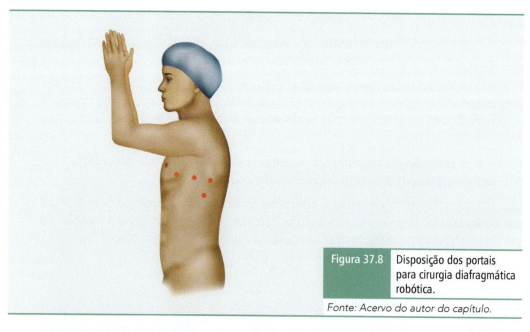

Figura 37.8 — Disposição dos portais para cirurgia diafragmática robótica.

Fonte: Acervo do autor do capítulo.

Conclusão

O uso das técnicas minimamente invasivas no tratamento das afecções diafragmáticas é perfeitamente factível e reprodutível. Considerações sobre treinamento do cirurgião, material disponível e especialmente volume do conteúdo herniado são importantes na decisão da via de acesso.

REFERÊNCIAS

1. Blackmon SH .Technique of Video-Assisted Thoracoscopic Surgery Diaphragm Plication, j.optechstcvs. 2013;1(2):1-9.

2. Homma T, Yamamoto Y, Doki Y et al, Complete thoracoscopic diaphragm plication using carbon dioxide insufflation: report of a case, Surg Today 2015;45:915–918 .

3. Kocher GJ, Zehnder A, Schmid RA .Completely Thoracoscopic Diaphragmatic Plication .World J Surg 2017;41:1019–1022.

4. Kim MP,Chan EY. Knotless suture allows for successful thoracoscopic diaphragm plication, Journal of Surgical Case Reports, 2017;11:1–2 .

5. Kara H V, Roach M J, Balderson S S, D'Amico TA. Thoracoscopic diaphragm plication, Ann Cardiothorac Surg 2015;4(6):573-575.

6. Visouli AN, Mpakas A, Zarogoulidis P, Machairiotis N, Stylianaki A, Katsikogiannis N. Video assisted thoracoscopic plication of the left hemidiaphragm in symptomatic eventration in adulthood. J Thorac Dis 2012;4(S1):6-16.

7. Kwak T, Lazzaro R, Pournik H, Ciaburri D, Tortolani A, Gulkarov I. Robotic thoracoscopic plication for symptomatic diaphragm paralysis. J Robot Surg. 2012;6(4):345-348. doi:10.1007/s11701-011-0328-x.

Implante de Marca-passo Diafragmático

MIGUEL LIA TEDDE | ANA MARIA THOMAZ | VANESSA MOREIRA SOUSA

Resumo

De 2% a 5% dos pacientes que sofrem lesão medular e perdem a função respiratória, tornam-se dependentes crônicos de um ventilador mecânico, com significativo comprometimento de sua qualidade de vida. Um outro grupo que também pode depender da ventilação mecânica são os portadores da síndrome da hipoventilação central (também referida como síndrome de Ondine) ou lesões adquiridas por doença infecciosa ou vascular. Embora a ventilação mecânica seja mantenedora da vida nessas situações, existem complicações relacionadas como obstrução mecânica, risco aumentado de infecção pulmonar e redução da expectativa de vida. É nestas situações que o marca passo diafragmático pode ser indicado para substituir parcialmente a ventilação mecânica com pressão positiva e restabelecer uma ventilação mais fisiológica obtida pela contração diafragmática. Apesar de haver casos que conseguem permanecer durante dias ventilando exclusivamente com o marca passo diafragmático, diferentemente do marca passo cardíaco, o principal objetivo do estimulador diafragmático é melhorar a qualidade de vida por meio da diminuição do tempo diário de ventilação mecânica. Uma das condições essenciais para a indicação do implante do marca passo é a integridade do eixo frênico-diafragma. Recentemente nosso grupo propôs que, casos cuja avaliação pré-operatória indique lesão do nervo frênico, possam ser submetidos a exploração cirúrgica com estimulação direta do nervo e, se confirmada lesão nervosa, sejam submetidos a transferência do nervo espinhal para o frênico e implante dos eletrodos, para após seis meses, caso a reinervação seja efetiva, possam iniciar estimulação.

Palavras chave

Marcapasso diafragmático; marca passo frênico;
paralisia diafragmática; tetraplegia;
ventilação mecânica

Introdução

A incidência de lesões traumáticas da medula espinhal no mundo está entre 8 e 250 casos por milhão de pessoas por ano, sendo a região cervical a mais comumente acometida.[1,2] De 2 a 5% dos lesados medulares que perdem a função respiratória, tornam-se dependentes crônicos de um ventilador mecânico, com significativo comprometimento de sua qualidade de vida.[3,4] Nos Estados Unidos existem mais de 11.000 novos casos de lesão medular por ano e aproximadamente 4% desses casos necessitam de ventilação mecânica prolongada.[5]

Um outro grupo que também pode depender da ventilação mecânica são os portadores da síndrome da hipoventilação central, que pode ser congênita (cuja sigla na literatura médica é CCHS), também referida como síndrome de Ondine, ou adquirida por doença infecciosa ou vascular. Estes pacientes são caracterizados pela perda da automação da respiração, sendo que os nervos frênicos, diafragma e pulmões estão preservados e funcionais.

Embora a ventilação mecânica seja mantenedora da vida nessas situações, existem complicações relacionadas como obstrução mecânica, risco aumentado de infecção pulmonar e redução da expectativa de vida. É nestas situações que o marca passo diafragmático pode ser indicado para substituir parcialmente a ventilação mecânica com pressão positiva e restabelecer uma ventilação mais fisiológica obtida pela contração diafragmática.

Apesar de haver casos que conseguem permanecer durante dias ventilando exclusivamente com o marca passo diafragmático, diferentemente do marca passo cardíaco, o principal objetivo do estimulador diafragmático é melhorar a qualidade de vida por meio da diminuição do tempo diário de ventilação mecânica, redução dos episódios de infecção pulmonar por melhora da ventilação dos segmentos posteriores dos lobos inferiores, e aumento da mobilidade desses pacientes. Assim, há que ter claro que o marca passo e a ventilação mecânica irão conviver como suporte ventilatório desses pacientes.

Nosso objetivo é relatar as indicações, técnicas de implante e complicações do marca passo diafragmático conforme realizamos pelo Grupo de Estimulação Diafragmática do InCor/Hospital das Clínicas da Faculdade de Medicina da Universidade de São Paulo.[6-8]

Fisiologia da respiração.

O diafragma é inervado pelos neurônios motores do nervo frênico e seu tronco se forma na margem lateral superior do músculo escaleno anterior e cursa superficialmente ao mesmo. Em seu trajeto descendente, penetra na caixa torácica entre a artéria e veia subclávias e termina no diafragma. No evento de um trauma raquimedular alto, a interrupção das rotas bulboespinhais respiratórias pode levar à paralisia respiratória. Esses pacientes irão definitivamente necessitar de ventilação mecânica o que os torna susceptíveis a uma morbidade aumentada por pneumonia e a mortalidade precoce fazendo deles candidatos à estimulação diafragmática.

Critério de seleção.

Nos pacientes com trauma raquimedular a seleção busca determinar se o eixo nervo frênico-diafragma encontra-se íntegro, enquanto na síndrome da hipoventilação esse problema não existe, uma vez que são pacientes que perderam a automação da respiração, mas que conseguem gerar inspiração espontânea, o que confirma a integridade do frênico e diafragma.[9]

Nos casos de trauma raquimedular o implante do marca passo deve obedecer a critérios específicos para a seleção de pacientes. Em casos de lesões medulares cervicais mais baixas incluindo os segmentos de C3 a C5 pode haver destruição dos motoneurônios dos nervos frênicos, localizados no corno anterior da medula. Nesta situação, a estimulação elétrica dos nervos frênicos não será benéfica, pois ocorrerá degeneração walleriana axonal destes, tornando-os inexcitáveis, e a estimulação diafragmática direta também não é uma opção. Assim, a viabilidade dos nervos frênicos é um determinante primário para os candidatos à estimulação.

Testes eletro diagnósticos.

Para um paciente ser considerado candidato a implante de marca passo, a função adequada do nervo frênico deve ser comprovada. Estudos de condução motora do nervo frênico são usados na avaliação pré-operatória dos candidatos à estimulação diafragmática. O nervo frênico é acessível à estimulação percutânea com estimulador bipolar convencional na região supraclavicular, entre as cabeças esternal e clavicular do músculo esternocleidomastoide.[10-12]

Idealmente, o estudo de condução motora do nervo frênico pode ser feito em conjunto com a fluoroscopia para observar a movimentação na qual o diafragma deve descer em torno de 3 a 4 cm. Isso torna o exame menos operador dependente e mais confiável.[13,14]

Período ideal para o implante.

Nosso grupo não faz indicações precoces e considera que os melhores efeitos são alcançados quando a cirurgia é realizada de 3 a 6 meses após a lesão.[15-17] Outro cuidado a ser tomado é que quando os testes iniciais de estimulação não mostram condução do frênico, eles devem ser retestados 6 meses e um ano após a avaliação inicial.

Marcapasso diafragmático.

São sistemas que funcionam por meio de um eletrodo que é implantado diretamente no nervo frênico e que são compostos por quatro componentes: (a) eletrodos; (b) estimulador implantável, que são os componentes que são cirurgicamente implantados no nervo frênico (Figura 38.1); e (c) transferidor de energia, e (d) controlador de estimulação portátil, que são os elementos externos do sistema (Figura 38.2).

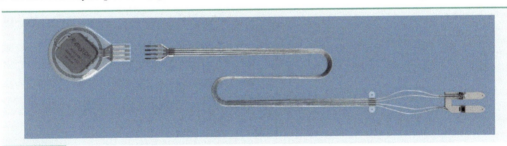

Figura 38.1 Estrutura com duas abas de Teflon™ do eletrodo quadripolar e estimulador implantável.

Fonte: Acervo do autor do capítulo.

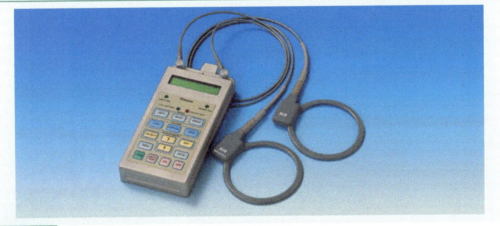

Figura 38.2 Controlador de estimulação portátil e os dois transferidores de energia.

Fonte: Acervo do autor do capítulo.

O Serviço de Estimulação Diafragmática do InCor/HC indica o modelo *Atrostim PNS V2.0* (Atrotech Ltd., Tampere, *Finland*. Website: www.atrotech.com) por ser o único quadripolar disponível. Esse modelo divide a corrente a ser liberada em quatro frações iguais que são aplicadas sequencialmente no nervo (Figura 38.3).

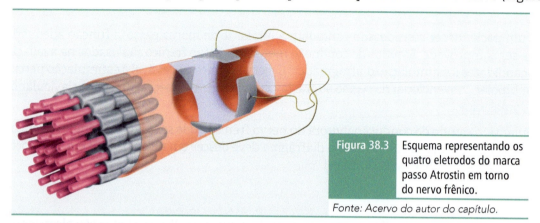

Figura 38.3 — Esquema representando os quatro eletrodos do marca passo Atrostin em torno do nervo frênico.

Fonte: Acervo do autor do capítulo.

Esta estimulação alternante em cada quarto do nervo reduz o risco de fadiga neuromuscular, o que teoricamente permite que o paciente possa permanecer mais horas por dia sob estimulação diafragmática. Informações detalhadas e o manual dos dispositivos podem ser encontrados no website da empresa.

Descrição Técnica

Tempo 1

A abordagem pode ser por mini toracotomia anterior ou por videotoracoscopia bilateral. O paciente é posicionado em DDH com os braços abduzidos na mesa cirúrgica. Como esses pacientes são traqueostomizados, a cânula de traqueostomia deve ser retirada para evitar contaminação do campo cirúrgico dada a proximidade do traqueostoma e da mini toracotomia que será realizada no 2º espaço intercostal. Deve ser realizada antissepsia no orifício da traqueostomia que deverá ser vedado com fita cirúrgica.

Se possível o paciente é intubado com cânula de duplo lúmen, embora seja possível realizar o procedimento com cânula de intubação orotraqueal simples. Agentes bloqueadores neuromusculares não devem ser usados para permitir a realização dos testes de estimulação intra-operatórios.[7]

Tempo 2

Após incisão no 2º espaço intercostal do lado direito, um afastador de partes moles é posicionado. Se o cirurgião julgar necessário uma segunda incisão pode ser feita na linha axilar média ou para auxiliar na mobilização do pulmão ou para introduzir a ótica de 5 mm 30 graus que vai auxiliar na visualização do campo cirúrgico (Figura 38.4).

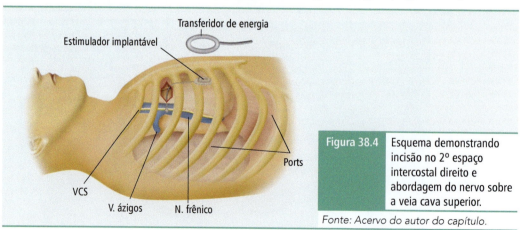

Figura 38.4 — Esquema demonstrando incisão no 2º espaço intercostal direito e abordagem do nervo sobre a veia cava superior.

Fonte: Acervo do autor do capítulo.

> **DICA**
> O nervo frênico é identificado sobre a veia cava superior ou sobre o pericárdio. Nesse intercosto, o nervo tem uma posição bem anterior de forma que sua dissecção sem a utilização de energia, pode ser realizada sem dificuldade (Figura 38.5 e 40.6).

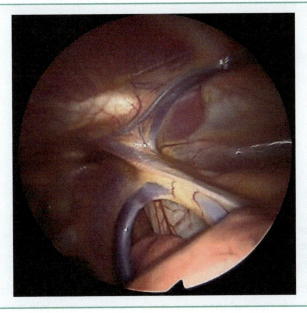

Figura 38.5 Nervo frênico direito sobre a veia cava. Nota-se a proximidade entre a porção proximal do nervo e a parede torácica anterior. Presença de lobo ázigos.

Fonte: Acervo do autor do capítulo.

Tempo 3 A dissecção do nervo se inicia pela abertura da pleura superiormente e paralelamente a ele, mas mantendo distância segura para reduzir o risco de lesão nervosa.

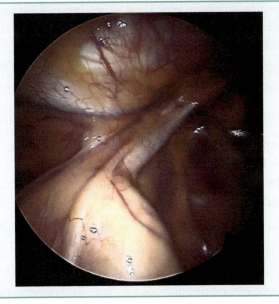

Figura 38.6 Visão toracoscópica do nervo frênico (anterior) e nervo vago no trajeto intratorácico. Note-se a proximidade da porção proximal do frênico com a parede torácica anterior.

Fonte: Acervo do autor do capítulo.

Uma pinça mixter é passada sob o frênico descolando-o da face mediastinal do pericárdio, mas mantendo um coxim gorduroso junto ao nervo.

Tempo 4 A seguir uma aba do Teflon™ que sustenta os eletrodos (Figura 38.7) é introduzida por cima e a outra por baixo do nervo frênico. Nesse momento, antes da fixação do eletrodo é realizado o teste de estimulação do frênico. Para tanto o estimulador implantável (Figura 38.8) é fixado no conector do eletrodo, completando o conjunto que permanece implantado no paciente. A seguir, o transferidor de energia (Figura 38.9) que já está conectado no controlador de estímulos, é protegido por plástico estéril é posicionado sobre o estimulador implantável no campo cirúrgico e é iniciada a estimulação do nervo para avaliar se ocorre contração do diafragma. Caso as contrações diafragmáticas estejam presentes, o eletrodo é fixado no pericárdio com pontos de fio inabsorvível de forma que o eletrodo não se desloque do nervo.

Tempo 5

A seguir as abas do eletrodo são fixadas na face interna da parede torácica com pontos inabsorvíveis para minimizar deslocamentos do eletrodo (Figura 38.7).

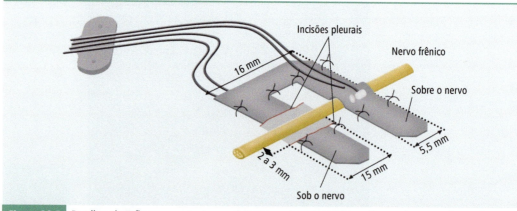

Figura 38.7 Retalhos de Teflon que sustentam o eletrodo quadripolar posicionado por cima e por baixo do nervo frênico.

Fonte: Acervo do autor do capítulo.

Tempo 6

É realizada uma incisão de 4 cm na região do hipocôndrio direito, não próxima da linha média e em áreas mais planas da parede torácica, uma loja subcutânea é feita por dissecção romba abaixo da incisão.

Tempo 7

A seguir, um trajeto é tunelizado pelo plano supracostal e submuscular desde a incisão torácica até a região submamária. Uma pinça longa é introduzida pela incisão do hipocôndrio e traciona o estimulador implantável desde a incisão torácica. Com a placa posicionada na loja subcutânea um novo teste de estimulação é realizado. Caso o teste seja positivo as incisões são fechadas após drenagem da cavidade torácica.

Tempo 8

Um procedimento semelhante é realizado no lado contralateral.

DICA

No pós-operatório a estimulação só é iniciada após a cicatrização das feridas, em torno do 14º dia. Para tanto o transferidor de energia é fixado com fita adesiva hospitalar sobre a loja do receptor, o controlador de estímulos é ligado e a ventilação mecânica é desconectada.

Conduta em casos de suspeita de lesão bilateral do nervo frênico.

Não é incomum que o resultado do estudo de condução dos nervos frênicos, por diferentes motivos, seja falso negativo, e isso tem uma implicação muito seria porque corresponde à contraindicação do implante, o que é uma situação angustiante porque elimina qualquer possibilidade de que esses pacientes possam vir a desmamar da ventilação mecânica algum dia. Nesse cenário, o próximo passo seria propor a estimulação intra-operatória direta do frênico por acesso torácico ou cervical, mas que se persistisse com resposta negativa, representaria um procedimento invasivo desnecessário em pacientes que já são debilitados.

No sentido de tentar ampliar a chance de que os pacientes ainda tenham a oportunidade de receber o implante, temos optado por discutir com o paciente e familiares a possibilidade de realizar um procedimento conjunto com o Grupo de Nervos Periféricos da Neurocirurgia do Hospital das Clinicas da USP. A ideia básica é acessar o nervo frênico por cervicotomia e realizar a estimulação direta do nervo frênico por via cervical. Se houver contração diafragmática com a estimulação direta do nervo o paciente terá os eletrodos implantados no frênico cervical, e poderá iniciar a estimulação em duas semanas.

Caso a resposta a estimulação seja negativa, seria realizada uma transferência de nervos (ou neurotização), que consiste na transferência do espinhal acessório para o frênico e no mesmo ato cirúrgico o eletrodo é implantado. Após 6 meses, que corresponde ao período necessário para que possa ocorrer a reinervação, caso a transferência tenha sucesso, o paciente poderia iniciar a estimulação do frênico com o marca passo diafragmático.

O racional dessa estratégia é porque mesmo após a degeneração axonal motora do nervo, os tubos endoneurais são mantidos nas porções distais ao sítio de lesão. Estes tubos endoneurais são receptivos a brotos axonais e permitem regeneração longitudinal do nervo. Sendo assim, secciona-se um nervo doador viável e conecta-se seu coto proximal à porção distal do frênico. A recuperação distal do nervo frênico não é imediata e requer o crescimento axonal longitudinal, que é de cerca de 1 milímetro por dia.[18] Quando os brotos axonais alcançarem o diafragma, o nervo frênico pode ser estimulado, mesmo nos pacientes com destruição dos motoneurônios nos segmentos cervicais de C3 a C5.[19] A literatura registra resultados clínicos obtidos em torno de 50% dos pacientes tetraplégicos nos quais a transferência foi do nervo espinhal acessório para o frênico.[17,20,21] No entanto, essa técnica não pode ser utilizada quando a lesão envolve os níveis medulares C3 a C5, com subsequente perda do grupo de neurônios motores associados com a degeneração do nervo frênico.[22,23]

O nervo acessório é supralesional, mas não recebe estímulos de centros respiratórios. Portanto, embora a respiração volitiva seja possível com essa técnica, não ocorrerá respiração automática, havendo necessidade de estimulação frênica para recondicionar o diafragma.[17,20] Quando a técnica de transferência do nervo acessório para o nervo frênico é cogitada, deve ser lembrado que a viabilidade do nervo acessório deve sempre ser testada, pois seu núcleo também pode ter sido afetado pela lesão que compromete o nervo frênico.

Conclusões

A estimulação diafragmática com marca passo é uma técnica que tem sido usada nos últimos 50 anos, que apresenta vantagens quando comparada com a ventilação mecânica, e que pode apresentar excelentes resultados em pacientes com tetraplegia ou síndrome da hipoventilação congênita central adequadamente selecionados.

O principal benefício consiste na restauração de um mecanismo mais próximo do fisiológico de respiração em decorrência da contração do diafragma, permitindo o desmame da ventilação mecânica com redução da pressão da via aérea, aumento da ventilação dos segmentos posteriores dos lobos inferiores e manutenção da pressão negativa torácica. Além disso, pode-se evitar o maquinário e tubos do ventilador mecânico o que contribui muito para aumentar a mobilidade do paciente. A fonação e o olfato também melhoram e a eliminação do ruído do ventilador mecânico contribui para a melhor qualidade de vida do paciente.

REFERÊNCIAS

1. Singh A, Tetreault L, Kalsi-Ryan S, Nouri A, Fehlings MG. Global prevalence and incidence of traumatic spinal cord injury. Clin Epidemiol 2014;6:309-331.

2. Furlan JC, Sakakibara BM, Miller WC, Krassioukov AV. Global incidence and prevalence of traumatic spinal cord injury. Can J Neurol Sci 2013;40:456-464.

3. DeVivo MJ. Epidemiology of traumatic spinal cord injury: trends and future implications. Spinal Cord 2012;50:365-372.

4. Shavelle RM, DeVivo MJ, Strauss DJ et al. Long-term survival of persons ventilator dependente after spinal cord injury. J Spinal Cord Med 2006;29:511-519.

5. DeVivo MJ, Go BK, Jackson AB. Overview of the national spinal cord injury statistical center database. J Spinal Cord Med 2002;25:335–8.

6. Filho Pinto DR, Tedde ML, Avino AJ, Brandão SL, Zanatta I, Hahn R. Video-assisted thoracoscopic implantation of a diaphragmatic pacemaker in a child with tetraplegia: indications, technique, and results. J Bras Pneumol. 2015;41(1):90-4.

7. Tedde ML, Vasconcelos Filho P, Hajjar LA, de Almeida JP, Flora GF, Okumura EM. et al. Diaphragmatic pacing stimulation in spinal cord injury: anesthetic and perioperative management. Clinics (São Paulo). 2012;67(11):1265-9.

8. Tedde ML, Onders RP, Teixeira MJ, Lage SG, Ballester G, Brotto MW, et al. Electric ventilation: indications for and technical aspects of diaphragm pacing stimulation surgical implantation. J Bras Pneumol. 2012;38(5):566-72.

9. Weese-Mayer DE, Berry-Kravis EM, Ceccherini I, Keens TG, Loghmanee DA, Trang H; ATS Congenital Central Hypoventilation Syndrome Subcommittee. An official ATS clinical policy statement: Congenital central hypoventilation syndrome: genetic basis, diagnosis, and management. Am J Respir Crit Care Med 2010;181:626–44.

10. Duguet A, Demoule A, Gonzalez J, et al. Predicting the recovery of ventilatory activity in central respiratory paralysis. Neurology 2006;67:288-92.

11. Hirschfeld S, Exner G, Luukkaala T, et al. Mechanical ventilation or phrenic nerve stimulation for treatment of spinal cord injury-induced respiratory insufficiency. Spinal Cord 2008;46:738-42.

12. Boon AJ, O'Gorman C. Ultrasound in assessment of respiration. J Clin Neurophysiol 2016;33:112-119 .

13. Dalal K, DiMarco AF. Diaphragmatic pacing in spinal cord injury. Phys Med Rehabil Clin N Am. 2014;25(3):619-29, viii.

14. DiMarco AF. Diaphragm pacing in patients with spinal cord injury. Top Spinal Cord Inj Rehabil 1999;5(1):6–20.

15. Le Pimpec-Barthes F, Gonzalez-Bermejo J, Hubsch JP, et al. Intrathoracic phrenic pacing: a 10-year experience in France. J Thorac Cardiovasc Surg 2011;142:378-83.

16. Midha R. Nerve transfers for severe brachial plexus injuries: a review. Neurosurg Focus 2004;16:E5 .

17. Yang ML, Li JJ, Zhang SC, Du LJ, Gao F, Li J. Functional restoration of the paralyzed diaphragm in high cervical quadriplegia via phrenic nerve neurotization utilizing the functional spinal accessory nerve. Case report. J Neurosurg Spine 2011;15:190-194.

18. Spinner RJ, Kline DJ. Surgery for peripheral nerve and brachial plexus injuries and other nerve lesions. Muscle Nerve 2000;23:680-695.

19. Wang C, Liu J, Yuan W, et al. Anatomical feasibility of vagus nerve esophageal branch transfer to the phrenic nerve. Neural Regen Res 2012;7:703–707.

20. Kaufman MR, Elkwood AI, Aboharb F, et al. Diaphragmatic reinnervation in ventilator-dependent patients with cervical spinal cord injury and concomitant phrenic nerve lesions using simultaneous nerve transfers and implantable neurostimulators. J Reconstr Microsurg 2015;31:391–395.

21. Verin E, Morelot-Panzini C, Gonzalez-Bermejo J, Veber B, Perrouin Verbe B, Soudrie B, et al. Reinnervation of the diaphragm by the inferior laryngeal nerve to the phrenic nerve in ventilator-dependent tetraplegic patients with C3-5 damage. ERJ Open Res. 2017;3(4):00052-2017.

22. Krieger LM, Krieger AJ. The intercostal to phrenic nerve transfer: an effective means of reanimating the diaphragm in patients with high cervical spine injury. Plast Reconstr Surg 2000;105:1255–1261.

23. Morgan JA, Ginsburg ME, Sonett JR, et al. Advanced thoracoscopic procedures are facilitated by computer-aided robotic technology. Eur J Cardiothorac Surg 2003;23:883-7; discussion 887.

Parede Torácica

Seção 12

Ressecção e Reconstrução da Parede Torácica

39

Esternectomia e Toracectomia: Reconstruções da Parede

JOÃO PAULO C. DE MACEDO | EDUARDO MONTAG
CARLOS HENRIQUE CHIRNEV FELICIO | PEDRO HENRIQUE XAVIER NABUCO DE ARAÚJO

Resumo

Toracectomia consiste na ressecção de parte da parede torácica independente da sua topografia. É indicada no tratamento infeccioso ou oncológico, podendo estar associada a outro procedimento como, por exemplo: lobectomia com toracectomia.

Esternectomia é o ato de remover o esterno, seja em parte ou na sua totalidade. Embora o intuito da cirurgia seja ressecção, a reconstrução deve ser tão bem planejada quanto o tempo cirúrgico principal.

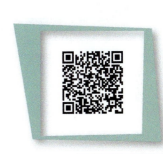

Palavras-chave

Toracectomia; esternectomia; reconstrução de parede torácica; retalho miocutâneo.

Introdução

As infecções da parede torácica compreendem osteomielite, condrite e infecções de partes moles. Em grande parte, são tratadas de forma medicamentosa, sendo o tratamento cirúrgico necessário em caso de falência terapêutica. O procedimento consiste em ressecar o foco infeccioso, debridar os tecidos e reconstruir o defeito.

O cenário oncológico pode ser desafiador, em especial nos casos com grandes lesões e ressecções extensas. São frequentemente atreladas à grande excisão músculoesquelética, sendo a reconstrução um ponto importante.

A reconstrução bem-sucedida é resultado de um bom planejamento cirúrgico, pautado em exames de imagem, diagnóstico pré-operatório e avaliação multiprofissional.

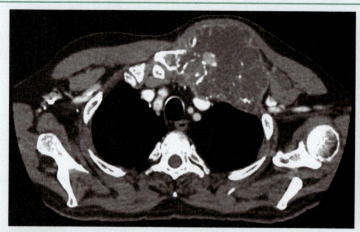
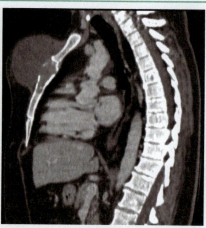

Figura 39.1 (1) Tomografia com reconstrução axial cuja lesão acomete primeiro arco costal e manúbrio.
(2) Tomografia com reconstrução sagital mostrando lesão em manúbrio e 2/3 do corpo esternal.

Fonte: Acervo do autor do capítulo.

Descrição da técnica

Tempo 1: posicionamento do paciente

Sob anestesia geral, o paciente é posicionado de acordo com a topografia da lesão e a cirurgia programada. A exemplo de lesões em parede anterior, que são abordadas através do decúbito dorsal horizontal.

> **DICA**
> Os bloqueios regionais tais como eretor da espinha, paravertebral têm sido importantes no manejo pós-operatório da dor.

Tempo 2: incisões

O tratamento cirúrgico das lesões infecciosas é guiado pelo aspecto macroscópico durante o intra-operatório.

ESTERNECTOMIA E TORACECTOMIA: RECONSTRUÇÕES DA PAREDE

> **DICA**
>
> O curativo com pressão negativa ou terapia à vácuo, surge como uma boa alternativa na dúvida da viabilidade dos tecidos ou como ponte para reconstrução definitiva (Figuras 39.2, 39.3, 39.4 e 39.5).
>
> O contato direto da esponja com o pericárdio deve ser evitado devido ao risco de lesão cardíaca.

Ressecções oncológicas com objetivo curativo devem ser realizadas em bloco, buscando margens profundas livres. É recomendado uma margem de até 5 cm para lesões primárias e 2 cm para ressecções não curativas.

> **DICA**
>
> Durante a esternectomia nós iniciamos a secção por um local seguro, habitualmente pelas das bordas laterais entre espaços intercostais. Seguida da extremidade distal (atentar para A/V torácica interna) e por fim a porção proximal. Sempre que possível, preconizamos essa sequência, uma vez que ocorra algum acidente vascular, a maior parte da lesão já se encontrar ressecada, o controle ou reparo da lesão se torna mais fácil.

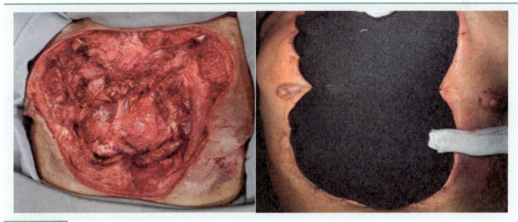

Figura 39.2 As figuras (A) e (B) representam a ressecção extensa na qual o curativo à vácuo foi utilizado como ponte para fechamento definitivo.

Fonte: Acervo do autor do capítulo.

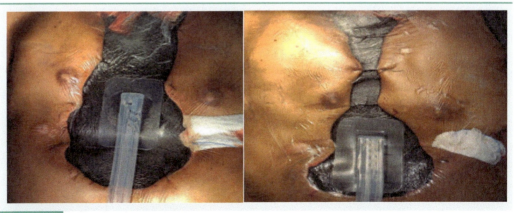

Figura 39.3 As figuras (A) e (B) representam a redução do diâmetro da lesão após sucessivas trocas do curativo.

Fonte: Acervo do autor do capítulo.

Tempo 3: escolha da prótese

De um modo geral os defeitos na parede anterolateral até com 5 cm ou menor que 3 arcos costais não necessitam reconstruções elaboradas.

Quando localizados na parede posterior esse limite pode ser elevado.

> **DICA**
> No caso de ressecções posteriores abaixo do quinto espaço intercostal ou da ponta da escápula, atentar para a possibilidade de *"Trapped Scapula"*. Acontece quando a escápula fica presa no defeito da parede. Buscando evitar tal complicação, considerar uso de prótese mesmo em diâmetro 5 cm.

Existe uma vasta lista de opções para reconstrução, cada qual com suas vantagens e desvantagens. Entre as mais utilizadas são: tela de polipropileno associada ou não ao metacrilato, materiais de osteossíntese (barras metálicas ou placa e parafuso) junto a tela ou não, pericárdio bovino além das próteses feitas sob medida com auxílio de impressão 3D.

> **DICA**
> Acreditamos que a tela de polipropileno em associação a um retalho miocutâneo robusto, consegue unir segurança, efetividade e eficácia a um baixo valor agregado. Essa associação se mostrou tolerante as complicações locais, sendo eventual a necessidade de remoção da tela, embora o movimento paradoxal possa ser observado sem repercussão ventilatória.

> **DICA**
> A aplicação da tela com metacrilado no modo "sanduíche" é frequentemente ligada à infecção de ferida operatória. A reconstrução e estabilização da parede por meio de osteossíntese (barras metálicas ou placa e parafuso) produz um bom efeito cosmético, porém em algumas vezes associado à fadiga e fratura do material.

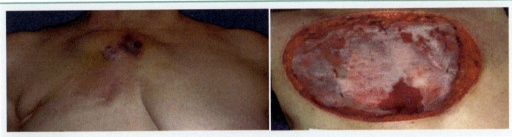

Figura 39.4 As figuras (A) e (B) representam o aspecto pré-operatório e colocação da tela de polipropileno no leito cirúrgico.

Fonte: Acervo do autor do capítulo.

Tempo 4: escolha do retalho

A escolha do tipo de retalho para reconstrução depende principalmente da localização da lesão.

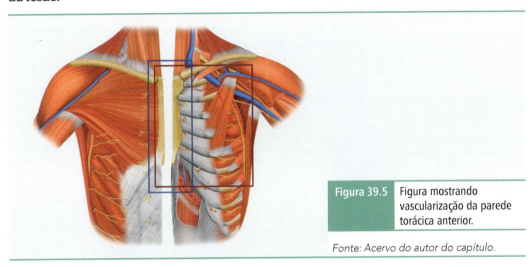

Figura 39.5 Figura mostrando vascularização da parede torácica anterior.

Fonte: Acervo do autor do capítulo.

Região esternal

Peitoral maior: É uma boa alternativa nas ressecções de lesões que acometem a linha média, esternectomia parcial e subtotal. Dispensa a necessidade absoluta de prótese quando utilizado como fechamento primário nos casos onde o manúbrio é ressecado (Vídeo 29.2). Pode também ser associado a ressecções extensas. Figura 39.9 a 39.11.

> **DICA**
>
> A manutenção do pedículo toracoacromial permite um movimento de avanço enquanto a ligadura do mesmo possibilita um movimento semelhante a uma "folha de livro".
>
> A radioterapia prévia pode inviabilizar o seu uso assim como em qualquer outro retalho.

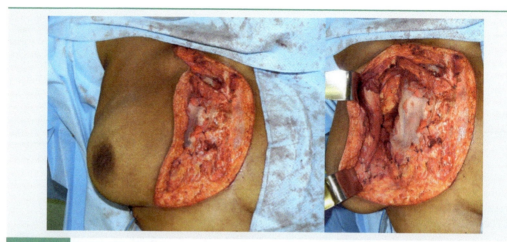

Figura 39.6 Figuras (A) e (B) representam a esternectomia associada a reconstrução com prótese.
Fonte: Acervo do autor do capítulo.

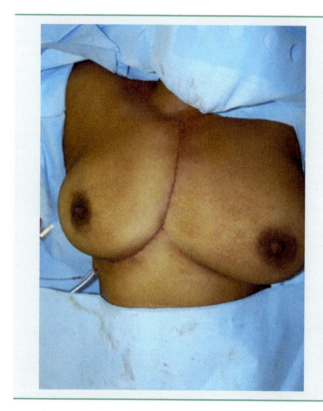

Figura 39.7 Reconstrução com peitoral maior.
Fonte: Acervo do autor do capítulo.

Região torácica anterior e lateral

Retalho grande dorsal avanço em V-Y: retalho muito útil para grandes defeitos de pele e parede torácica nas regiões torácica anterior e lateral. Pode ser realizado fechamento da área doadora ou enxertia da área doadora em caso de retalhos muito extensos. Figura 39.8 a 39.9.

> **DICA:** Atenção para viabilidade do pedículo artério-venoso tóraco-dorsal, visto que, muitas vezes, pode estar comprometido em ressecções muito extensas.

Retalho da parede abdominal

O retalho abdominal pode ser planejado em forma vertical ou transversal, escolha feita de acordo com a disponibilidade de área doadora. O retalho abdominal geralmente é utilizado para reconstrução de grandes lesões, quando é necessário retalho de dimensões maiores. Pode ser transferido de modo microcirúrgico com anastomose da artéria e veias epigástricos inferiores profundos do retalho com artéria e veia torácicas internas da região torácica. (Figuras 39.10 e 39.11). O retalho também pode ser transferido de modo pediculado pelo músculo reto abdominal, o qual contém os vasos epigástricos superiores.

> **DICA:** Para ser possível a rotação do retalho abdominal pediculado, é necessária a preservação dos vasos torácicos internos ipsilaterais ao retalho, os quais podem ter sido acometidos durante a ressecção tumoral. Desse modo, geralmente é utilizado o retalho abdominal contralateral a ressecção tumoral.
>
> Independente da região acometida, em lesões muito extensas pode ser necessária a associação de retalhos. Retalhos microcirúrgicos são uma boa opção em casos de ligadura dos pedículos dos retalhos regionais. Os retalhos microcirúrgicos mais utilizados são grande dorsal, retalho abdominal e anterolateral da coxa.

Retalho de grande omento pode ser utilizado na reconstrução de parede torácica bem como no tratamento de afecções intrapleurais devido às suas propriedades angiogênicas.

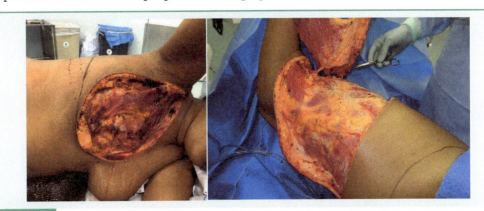

Figura 39.8 (A) representa a toracectomia anterior (B) representa a dissecção do retalho.

Fonte: Acervo do autor do capítulo.

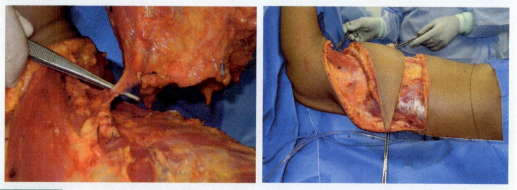

Figura 39.9 — (A) representa detalhe o pedículo toracodorsal do retalho já dissecado. (B) representa a colocação do retalho no leito cirúrgico.

Fonte: Acervo do autor do capítulo.

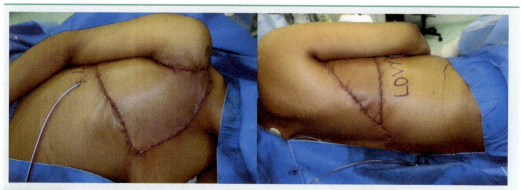

Figura 39.10 — As figuras (A) e (B) representam o Aspecto final anterior e posterior do retalho grande dorsal VY, respectivamente.

Fonte: Acervo do autor do capítulo.

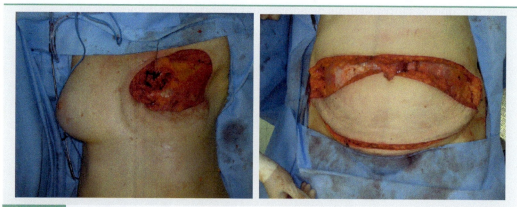

Figura 39.11 — (A) representa a toracectomia anterior para tratamento de neoplasia de mama. (B) representa o retalho abdominal microcirúrgico já dissecado.

Fonte: Acervo do autor do capítulo.

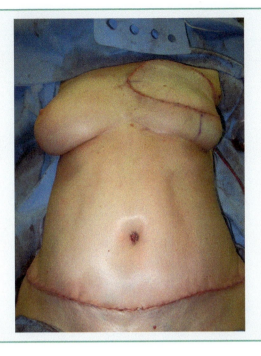

Figura 39.12 Aspecto final do retalho abdominal microcirúrgico no leito de ressecção e da área doadora.

Fonte: Acervo do autor do capítulo.

Conclusão

A discussão multidisciplinar dos casos candidatos a ressecção de parede torácica é fundamental, não só pelo o que a oncologia pode acrescentar, mas pelo planejamento cirúrgico. A escolha da prótese e a decisão do retalho por parte da equipe encarregada da reconstrução são pontos importantes.

As complicações locais são as mais frequentes (Vídeo 39.4), grande parte das vezes sem a necessidade de outras intervenções. Mesmo sendo infrequente, o comprometimento ventilatório é a complicação mais temida e está geralmente associado a ressecções extensas.

REFERÊNCIAS

1. Ferraro P et al, Principles of Chest Wall Resection and Reconstruction, Thorac SurgClin 202010:465–473.
2. Merritt, Robert E. Chest Wall Reconstruction Without Prosthetic Material, Thorac Surg Clin 27 2017:165–169
3. Cipriano A, Burfeind Jr, William. Management of Primary Soft Tissue Tumors of the Chest Wall, Thorac Surg Clin 27 2017:139–147
4. Thomas M, Shen KR. Primary Tumors of the Osseous Chest Wall and Their Management, Thorac Surg Clin 27 2017:181–193

40

Acessos à Coluna (Vídeo e Aberta) e Vertebrectomia Posterior

JOÃO PAULO C. DE MACEDO | PEDRO HENRIQUE XAVIER NABUCO DE ARAÚJO

DOUGLAS KENJI NARAZAKI | WILLIAM GEMIO JACOBSEN TEIXEIRA

Resumo

A cirurgia torácica surge como um fator adjuvante no tratamento das patologias associadas à coluna, seja no contexto inflamatório, degenerativo ou oncológico.

O acesso à coluna via toracotomia adiciona morbidade ao procedimento e aumenta o tempo cirúrgico, uma vez que os pacientes em grande parte são submetidos também a abordagem por via posterior. Por outro lado, a via minimamente invasiva acarreta num menor impacto e está associada a bons resultados

Palavras-chave

discite; espodilite; neoplasia primaria da coluna; neoplasia metastática da coluna.

Introdução

O acesso anterior à coluna torácica pode ser necessário para o tratamento cirúrgico diversas doenças da coluna torácica como fraturas traumáticas, tumores, infecções ósseas ou do disco intervertebral.

Exames de imagem como radiografia simples, tomografia e ressonância magnética são necessários para o planejamento cirúrgico. O estudo angiográfico pode ser necessário para compreender a localização da artéria de Adamkiewicz, quando houver necessidade de ligaduras vasculares em múltiplos níveis, especialmente quando a lesão alvo do tratamento estiver localizada entre T5 e L2.

A opção pela via de acesso guarda algumas particularidades de acordo com a vértebra alvo.

- Transição cervicotorácica (C7-T1-T2): Os acessos via cérvico-esternotomia parcial, trans-manubrial ou hemi-clamshell são pouco difundidos. A coluna é acessada através de uma dissecção mediastinal com reparo da traqueia e tronco braquiocefálico (Figura 40.1). A toracotomia póstero-lateral com incisão desde C7 e abertura no segundo espaço intercostal (EIC) garante um bom acesso à T1 que pode ser melhorada pela ressecção de um arco costal.

- T2-T9: Toracotomia posterolateral deve ser realizada à direita com intuito de evitar a aorta e grandes vasos.

- Transição toracolombar (T10-L1-L2): Toracotomia posterolateral deve ser realizada à esquerda com rebaixamento do diafragma.

- Costotransversectomia: Devido à necessidade posicionado em decúbito ventral, garante um acesso limitado ao corpo vertebral.

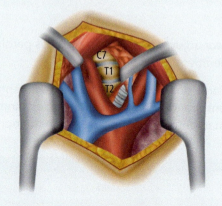

Figura 40.1 Desenho esquemático mostrando acesso anterior à coluna via transesternal.

Fonte: Acervo do autor do capítulo.

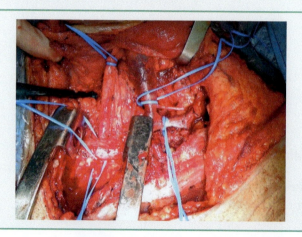

Figura 40.2 Acesso anterior via cérvico-esternotomia.

Fonte: Acervo do autor do capítulo.

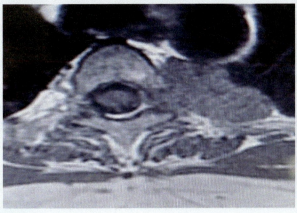 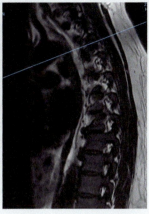

Figura 40.3 Figura (A) representa a tomografia com reconstrução axial mostrando lesão com acometimento da vértebra; Figura (B) representa a Ressonância magnética com reconstrução sagital evidenciando lesão ao nível de T3-T4

Fonte: Acervo do autor do capítulo.

Descrição do acesso via toracotomia

Tempo 1: posicionamento do paciente

A monitorização neurofisiológica deve ser preparada antes do posicionamento do paciente.

O paciente é posicionado sob intubação seletiva em decúbito lateral esquerdo (T1-T9) ou em decúbito lateral direito (T10-L2).

> **DICA**
>
> O posicionamento do paciente deve ser discutido com a equipe responsável pelo tratamento cirúrgico da patologia de base. Existem algumas contraindicações para o posicionamento em decúbito lateral.
>
> Embora o uso da sonda orotraqueal duplo lúmen não seja obrigatório, o colapso do pulmão ipsilateral auxilia na tática operatória.

Tempo 2: incisão toracotomia

Se realizada na altura do segundo EIC, músculos como trapézio, grande dorsal e rombóide devem ser seccionados e a escápula mobilizada da parede torácica para assegurar o acesso à T1.

Quando realizada à esquerda para acesso de T10 - L2 o diafragma deve ser mobilizado. Caso a exposição se mantenha inadequada, o diafragma pode ser desinserido ou seccionado na sua periferia a 1 cm da borda. Após o procedimento o mesmo pode ser fixado junto à parede ou suturado na borda remanescente.

Tempo 3: dissecção

Abertura da pleura mediastinal auxilia na exposição do corpo vertebral. Dissecção do esôfago e ligadura da veia ázigos podem ser consideradas para melhorar a exposição.

A secção do ligamento pulmonar inferior deve ser considerada para uma melhor apresentação.

> **DICA**
>
> Toracotomia poupadora de musculatura tem sido amplamente utilizada na cirurgia torácica. A não-secção do músculo grande dorsal torna o acesso menos traumático e mórbido. Por outro lado, não garante uma boa exposição aos elementos posteriores, sendo desestimulada no acesso à coluna.
>
> O uso da fluoroscopia/radioscopia pode ser de grande valia para guiar a localização da incisão após a visualização da vértebra acometida. A incisão pode ser realizada até dois EIC acima da vértebra escolhida, devido à disposição oblíqua dos arcos costais.
>
> A sondagem nasogástrica calibrosa contribui para redução da pressão abdominal e rebaixamento da cúpula frênica à esquerda.
>
> A ressecção de um arco costal amplia o campo operatório e pode ser utilizada como enxerto ósseo.

Tempo 4: término e seguimento

Ao final do tempo principal, o dreno pleural é posicionado e a síntese da parede torácica é feita por planos.

O manejo do dreno segue os critérios habituais.

Considerações sobre o acesso minimamente invasivo e vertebrectomia

A vertebrectomia, também conhecida como espondilectomia é mais frequente no âmbito oncológico e consiste na ressecção em bloco de uma ou mais vértebras. Estratégias modernas como embolização pré-operatória auxiliam no controle do sangramento e tornam possíveis abordagens mais agressivas com ressecções extensas.

A grande contribuição da cirúrgica torácica na vertebrectomia é a ligadura das artérias segmentares (Figura 40.4). Quando realizada via minimamente invasiva esse procedimento pode ser bilateral, sequencial associado a mínima morbidade.

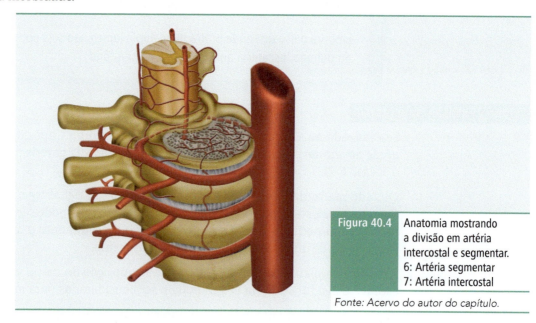

Figura 40.4 Anatomia mostrando a divisão em artéria intercostal e segmentar.
6: Artéria segmentar
7: Artéria intercostal

Fonte: Acervo do autor do capítulo.

Descrição da ligadura das artérias segmentares via minimamente invasiva – Toracoscopia

Tempo 1: posicionamento

Paciente deve ser posicionado em decúbito lateral sob intubação seletiva. O decúbito ventral pode ser considerado no caso de abordagens combinadas.

Tempo 2: colocação dos portais

Os portais devem ser voltados para o recesso costovertebral. Sugerimos que a colocação da seguinte forma:

- o primeiro portal de acesso deve ser posicionado ao nível do 5°EIC, linha axilar anterior, local pelo qual será inserido ótica de 10 mm 30°.

- a segunda incisão deve ser cuidadosamente posicionada sob visualização direta ao nível do 3° EIC.

- o terceiro portal deve ser feito próximo a linha axilar média ao nível do 6°/7° EIC (Figura 40.5).

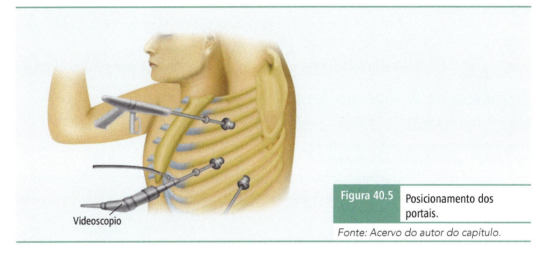

Figura 40.5 Posicionamento dos portais.

Fonte: Acervo do autor do capítulo.

> **DICA**
> Variações quanto à colocação dos portais devem ser consideradas de acordo com a vértebra acessada. Em especial quando localizada próxima a transição cervicotorácica ou toracolombar.

Tempo 3: tática

A abertura da pleura mediastinal buscando o recesso costovertebral (Vídeo 40.1 0:19 min.).

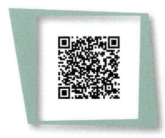 

> **DICA**
> A identificação da artéria intercostal na sua porção mais proximal serve como guia para a artéria segmentar.

Depois de dissecada, a artéria segmentar deve ser ligada. Procuramos dar preferência ao uso de clipadores endoscópicos, sendo a artéria seccionada entre os clips (Vídeo 40.1 0:43 min.).

Quando necessário é recomendado a ligadura de 3 pares de segmentares, embora exista na literatura resseções em bloco de 4 e 5 vértebras.

Ao término do procedimento, o mesmo pode ser repetido do lado contralateral no mesmo ato cirúrgico.

Tempo 4: término e seguimento

O dreno pleural é posicionado após o término do procedimento e o fechamento dos portais é feito por planos.

O manejo do dreno segue critérios habituais assim como no acesso via toracotomia.

Considerações da ligadura das artérias segmentares via minimamente invasiva – Robótica

Tempo 1: posicionamento do paciente

O posicionamento do paciente e a tática operatória é semelhante à toracoscopia, sendo diferente o arranjo dos portais.

Tempo 2: colocação dos portais

A colocação dos portais guarda semelhança a abordagem de lesões de mediastino posterior alto. Consideramos a plataforma robótica da Vinci Xi® e recomendamos o arranjo:

- posterior a linha axilar média, ao nível do 8° EIC
- braço n° 3 deve ser posicionado a 3 cm da coluna
- braço n° 1 (direito) deve ser colocado a 9 cm do braço n° 3
- câmera a 9 cm do braço n° 1
- braço n° 2 a 9 cm do braço n° 1
- port assistente colocado atrás do braço n° 2 próximo à inserção do diafragma.

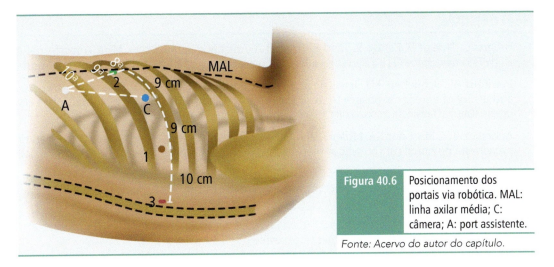

Figura 40.6 Posicionamento dos portais via robótica. MAL: linha axilar média; C: câmera; A: port assistente.

Fonte: Acervo do autor do capítulo.

DICA Vale ressaltar que assim como na videotoracoscopia, o posicionamento dos portais deve ser relacionado a topografia vertebra.

Tempo 3: tática A abertura da pleura mediastinal, seguida da dissecção da artéria (Vídeo 40.2 0:02 min.).

Ligadura da artéria segmentar através de clipadores endoscópicos. A secção deve ser realizada entre os clips (Vídeo 40.2 1:10 min.).

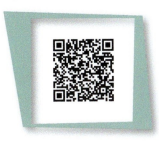

Tempo 4: término O dreno pleural é posicionado ao fim do procedimento, seguido do fechamento por planos.

Conclusão

A necessidade da cirurgia torácica no acesso à coluna resultado de uma abordagem multidisciplinar. Detalhes como posicionamento, lateralidade, local incisão ou portais devem ser decididos antes do procedimento.

Complicações como: piora do quadro neurológico, quilotórax, sepse, pneumonia, infecção de ferida operatória, intubação prolongada e derrame pleural podem ser observados no seguimento dos pacientes.

REFERÊNCIAS

1. Brogna C, Thakur B, Fiengo L, Tsoti SM, Landi A, Anichini G et al. (2016). Mini Transsternal Approach to the Anterior High Thoracic Spine (T1-T4 Vertebrae). BioMed research international, 2016, 4854217. doi.org/10.1155/2016/4854217

2. Pettiford BL, Schuchert MJ, Jeyabalan G, Landreneau JR, Kilic A, Landreneau JP et al. (2008). Technical challenges and utility of anterior exposure for thoracic spine pathology. The Annals of thoracic surgery, 2008;86(6):1762–1768. doi.org/10.1016/j.athoracsur.2008.07.087

3. Anderson TM, Mansour KA, Miller JI Jr.(1993). Thoracic approaches to anterior spinal operations: anterior thoracic approaches. The Annals of thoracic surgery, 1993;55(6):1447–1452. doi.org/10.1016/0003-4975(93)91086-3

4. Araujo AO, Narazaki DK, Teixeira W, Ghilardi CS, Araujo P, Zerati AE et al. (2018). En bloc vertebrectomy for the treatment of spinal lesions. Five years of experience in a single institution: a case series. Clinics (Sao Paulo, Brazil), 2018;73:e95. doi.org/10.6061/clinics/2018/e95

5. Narazaki DK, Higino LP, Teixeira WGJ, Rocha ID da, Cristante AF, Barros Filho TEP de. (2018). Four-Level En Bloc Vertebrectomy: a novel technique and literature review

6. Broussard BL, Wei B, Cerfolio RJ. (2016). Robotic surgery for posterior mediastinal pathology. Annals of cardiothoracic surgery, 2016;5(1):62–64. doi.org/10.3978/j.issn.2225-319X.2015.08.03

41

Fixação dos Arcos Costais e do Esterno no Trauma Torácico

JOSÉ RIBAS MILANEZ CAMPOS | ALESSANDRO WASUM MARIANI | MIGUEL LIA TEDDE | LETICIA L.EONE LAURICELLA

RESUMO

O trauma contuso na parede torácica e as fraturas de costelas ou do esterno são frequentes e a base de morbidade considerável e de possível mortalidade nos pacientes que chegam vivos ao pronto socorro. O tratamento cirúrgico das fraturas de costelas e / ou do esterno são realizados e ou indicados de forma intermitente há mais de 50 anos. Os sistemas de fixação específicos para estes locais determinados, começaram a ser mais frequentemente utilizados nos últimos 10 anos. Eles deram início à era moderna do reparo cirúrgico com as técnicas que denominamos de "estabilização da parede torácica" que muitos autores as descrevem como sendo mais seguras, fáceis de executar e mais eficientes do que os métodos conservadores. Trabalhos recentes procuraram definir as indicações e as contraindicações, bem como quando, de que maneira e os detalhes técnicos dos procedimentos. Basicamente o reparo ou fixação cirúrgica devem ser considerados em pacientes quando apresentam: três ou mais fraturas de costelas ou do esterno, quando deslocados, ou com o tórax instável, com dor intensa e principalmente se a ventilação mecânica é necessária. Tradicionalmente, fraturas instáveis da coluna dorsal e a lesão cerebral traumática grave são contraindicações consideradas no momento da avaliação dos pacientes. O papel da contusão pulmonar na decisão de realizar ou não este tipo de tratamento, ainda permanece controverso. Uma grande variedade de técnica e ou materiais específicos para este tipo de fixação estão agora disponíveis comercialmente.

Palavras-chave

Trauma torácico, fratura do esterno, fratura de costelas, tórax flácido, contusão pulmonar.

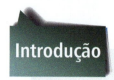

Introdução

O trauma na parede torácica é comum em todo o mundo. Aproximadamente 500.000 pacientes comparecem anualmente nos hospitais de emergência dos Estados Unidos com uma lesão no arcabouço ósseo e mais de um terço deles são hospitalizados. As taxas de morbimortalidade relatadas após lesão na parede torácica variam amplamente, mas aumentam claramente com a idade, número de fraturas de costelas e presença da fratura do esterno. Pacientes com tórax instável frequentemente apresentam contusão pulmonar significativa, dor intensa e prolongada, e mesmo que tratados de forma adequada podem apresentar incapacidade de manter o mesmo nível de atividade física e até mesmo o seu trabalho e/ou sua profissão anterior. Em diferentes estudos de pacientes traumatizados (tráfego rodoviário carro-moto), quando apresentam três ou mais fraturas de costelas ou qualquer evidência de fratura com deslocamento do esterno foram o preditor mais significativo para o desenvolvimento de complicações pulmonares. Por outro lado, aqueles com menos de três fraturas de costela, sem deslocamento e sem contusão pulmonar inicial e/ou outras lesões orgânicas, podem ser tratados com segurança como pacientes ambulatoriais.[1]

As fraturas esternais traumáticas ocorrem também em aproximadamente 3% a 8% de todos os pacientes com trauma contuso. A maioria dessas fraturas é tratada de forma conservadora, mas um pequeno número requer intervenção cirúrgica. Apenas alguns estudos relataram fixação operatória de fraturas do esterno. É provável que, à medida que o interesse e a demanda por fixação deste tipo de fixação com placas de titânio aumentem, a demanda por envolvimento da cirurgia torácica dos ortopedistas com este tipo de fratura também se desenvolva.[2]

Nas últimas duas décadas, houve um aumento exponencial do interesse na estabilização cirúrgica destas fraturas, com vários autores mostrando melhores resultados em comparação com o tratamento convencional. O procedimento está sendo usado cada vez mais por cirurgiões torácicos, de trauma e ortopédicos. Trabalhos de consenso recentes têm procurado definir as indicações, contraindicações, tempo e detalhes técnicos.

Principais indicações cirúrgicas que encontramos na literatura no momento

Tabela 41.1: indicações para fixação dos arcos costais / esterno[2,3]
Tórax flácido: na falha no desmame do ventilador, movimentos paradoxais presentes durante o desmame, sem contusão pulmonar substancial ou lesão cerebral
Redução de dor e/ou incapacidade de movimentos: fraturas consecutivas dolorosas e móveis das costelas, falha de narcóticos ou cateter peridural, movimentos da fratura exacerbando a dor, inibindo o esforço respiratório, outras lesões mínimas associadas
Deformidade / defeito da parede torácica: lesão por esmagamento da parede torácica com colapso da estrutura e perda acentuada de volume, deslocamento severo, fraturas múltiplas nas costelas ou defeito no tecido que podem resultar em deformidade permanente ou hérnia pulmonar, fraturas severamente deslocadas, impedindo substancialmente expansão pulmonar ou costelas fraturadas empalando o pulmão, expectativa de que o paciente sobreviva a outras lesões
Não união de fratura de costela sintomática: evidência radiográfica de não união da fratura; os pacientes relatam movimento no local da fratura persistente e sintomático
Toracotomia para outras indicações sobre o quadro de fraturas de costelas
Fratura de com exposição da costela
Fratura do esterno com deslocamento, luxação, dor intensa e ou não união

Fonte: Desenvolvido pela autoria do capítulo.

Tabela 41.2: Potenciais benefícios da estabilização cirúrgica dos arcos costais e do esterno
Redução da duração da ventilação mecânica
Mobilização mais precoce dos pacientes
Menor necessidade de se indicar traqueostomia
Tempo de permanência na UTI reduzido
Redução do tempo de internação hospitalar
Menor mortalidade em pacientes com tórax instável
Rápido retorno ao trabalho
Relação custo-benefício na internação hospitalar
Diminuição do uso de narcóticos e ou analgésicos

Fonte: Desenvolvido pela autoria do capítulo.

Indicação 1

Correção de urgência com insuficiência respiratória

Resumo do caso clínico:

- Masculino, 23 anos
- Politrauma: acidente de trânsito
- Fraturas do 2º ao 5º arcos costais
- Hemopneumotórax drenado de emergência com saída de 1050 mL de líquido hemorrágico
- Intubado por insuficiência respiratória
- Indicada toracotomia para tratamento do hemotórax e fixação das fraturas.

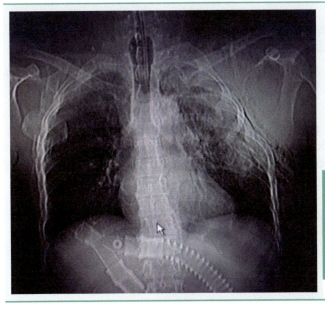

Figura 41.1 Radiografia do tórax no pronto atendimento, demonstrando o afundamento torácico, fraturas do 2º ao 5º arcos costais, hemopneumotórax drenado de emergência.

Fonte: Acervo do autor do capítulo.

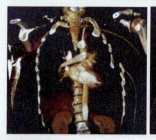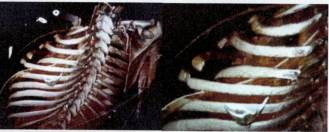

Figura 41.2 Figuras (A), (B) e (C) Representam a reconstrução da tomografia computadorizada, onde se identifica as fraturas e a inclinação mais acentuada do 4º arco em direção ao parênquima pulmonar.

Fonte: Acervo do autor do capítulo.

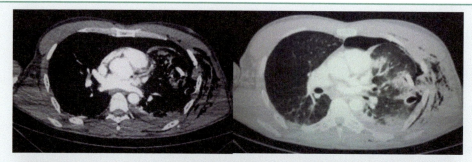
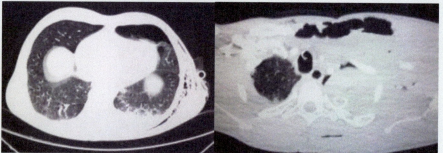

Figura 41.3 As figuras (A), (B), (C) e (D) representam a tomografia de tórax com fratura desalinhada do 4º arco costal em localização intrapulmonar, no lobo superior direito.

Fonte: Acervo do autor do capítulo.

Tempo 1 Posição do paciente na mesa cirúrgica, decúbito lateral direito, com dois coxins para melhor exposição do hemitórax esquerdo, intubação simples pela insuficiência respiratória, toracotomia póstero-lateral na altura do 4º arco costal, considerado o mais comprometido. (Figura 41.4).

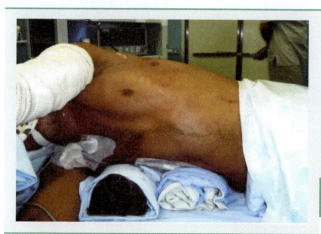

Figura 41.4 Posição do paciente na mesa cirúrgica.

Fonte: Acervo do autor do capítulo.

Tempo 2

Logo após a incisão, identificação dos arcos fraturados, realizada abertura do espaço intercostal com identificação de lesão sangrante no parênquima pulmonar Do lobo superior. Realizada sutura e hemostasia da lesão. Na sequência realizada redução dos fragmentos para sua posição anatômica, neste caso que estava dentro do e medição da extensão da costela onde será fixada a placa metálica (Figura 41.5).

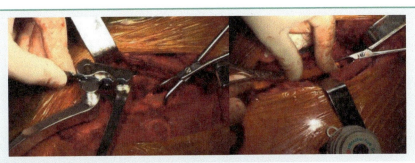

Figura 41.5 (A) e (B) Representam como medir, ajustar e dobrar as placas para serem implantadas.

Fonte: Acervo do autor do capítulo.

Tempo 3

Medida da espessura do arco costal que será fixado, para o cálculo do tamanho do parafuso correto e fixação da placa no local onde será parafusado. Sempre notar que deveremos ter no mínimo a possibilidade de usar 3 parafusos de cada lado dos fragmentos costais, para melhor estabilidade (Figura 41.6).

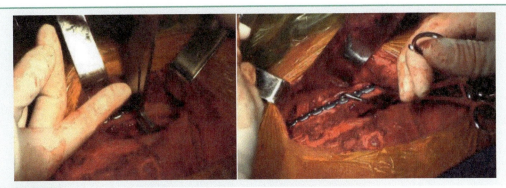

Figura 41.6 Figuras (A) e (B) representam medida da espessura do arco costal.

Fonte: Acervo do autor do capítulo.

Tempo 4

Após a redução e medida do parafuso procedemos a perfuração e fixação do parafuso na placa que previamente dobrada de acordo com o número, lado do hemitórax e posição onde está ou estão os pontos de fratura costal. O parafuso deve ser apertado até o seu travamento completo na placa, determinando assim a melhor e mais segura técnica de fixação (Figura 41.7).

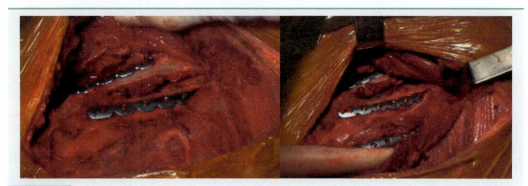

Figura 41.7 Detalhes da perfuração e da fixação do parafuso na placa.
Fonte: Acervo do autor do capítulo.

Tempo 5

A fixação deve ser realizada com 3 ou 4 parafusos de cada lado dos fragmentos costais, não se recomenda a dissecção e ou manipulação excessiva do periósteo, deixando-o o mais intacto possível para melhor cicatrização. Apenas os planos musculares foram divulsionados, e serão reaproximados, também com a menor lesão possível (Figura 41.8).

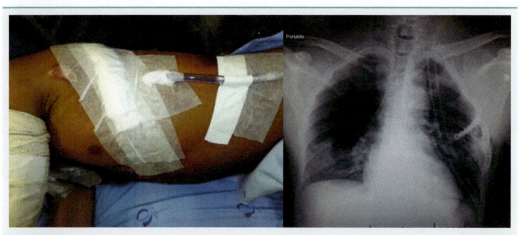

Figura 41.8 AS figuras (A) e (B) representam os detalhes dos 3 arcos costais já fixados.
Fonte: Acervo do autor do capítulo.

Figura 41.9 Figuras (A) e (B) representam o aspecto final do curativo e Radiografia de tórax do 1PO.
Fonte: Acervo do autor do capítulo.

Tempo 6

Após fixação realizamos drenagem torácica com dreno tubular multiperfurado posicionado lateral e posteriormente até o ápice da cavidade pleural sequencialmente fazemos a aproximação dos planos musculares, subcutâneo e pele.

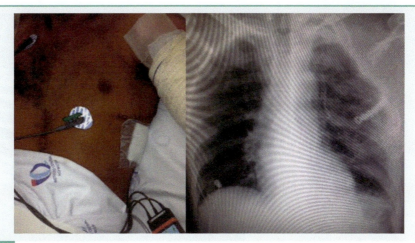

Figura 41.10 Figuras (A) e (B) representam o paciente extubado 48 horas depois do procedimento, e em condições de alta hospitalar no 5 dia de pós-operatório para seguimento ambulatorial.

Fonte: Acervo do autor do capítulo.

Videotoracoscopia no trauma torácico

Vantagens do uso da videotoracoscopia no trauma torácico e fixação dos arcos costais:

1. Diagnóstico e tratamento de lesões torácicas associadas
   - Hemotórax coagulado
   - Laceração pulmonar
   - Hérnia diafragmática
2. Drenagem pleural direcionada e anestesia locorregional
3. Educação e treinamento dos residentes
4. No tratamento específico de fraturas de costelas,

Localização de fraturas
- Exposição à fratura
- Menos trauma em estruturas intra e extratorácicas
- Eliminar fragmentos palpáveis e ou intratorácicos

Indicação 2

Correção eletiva por inadequado controle da dor

Resumo do caso clinico:
- Masculino, 53 anos, etilista crônico
- Politrauma: queda de escada
- Hematoma subdural + fratura de clavícula direita + fraturas do 2º ao 12º arcos costais à esquerda
- Drenagem do hemopneumotórax no Serviço de origem
- Transferido para hospital de referência – Enfermaria
- Avaliação neurocirurgia: hematoma subdural de tratamento conservador
- Avaliação da ortopedia: fixação de clavícula com placa no 5º PO
- Avaliação da cirurgia torácica: fixação de arcos costais devido a intratabilidade da dor aguda.

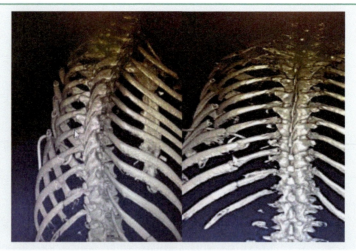

Figura 41.11 AS figuras (A) e (B) representam os detalhes da tomografia computadorizada mostrando as fraturas do 2º ao 12º arcos costais no hemitórax esquerdo.

Fonte: Acervo do autor do capítulo.

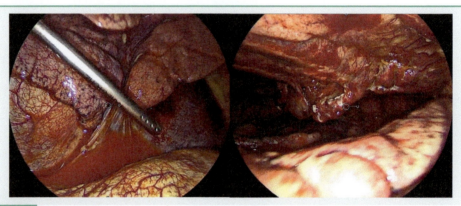

Figura 41.12 Figuras (A) e (B) representam a Videotoracoscopia para tratamento do pequeno hemotórax retido e inspeção interna das fraturas.

Fonte: Acervo do autor do capítulo.

Tempo 1 Com paciente em decúbito lateral contra lateral Videotoracoscopia para tratamento do pequeno hemotórax retido e inspeção interna das fraturas. (Video 00:11) Figura 41.13.

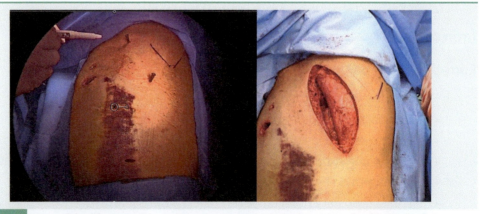

Figura 41.13 Figuras (A) e (B) representam a marcação e Incisão cirúrgica baseada na localização das fraturas.

Fonte: Acervo do autor do capítulo.

Tempo 2 — incisão baseada na localização das fraturas visualizadas na tomografia de tórax e no achado intraoperatório visto com a Videotoracoscopia. Neste caso a incisão correspondeu a uma vertical, ao longo da borda do músculo grande dorsal e com afastamento posterior deste para melhor acesso às fraturas. (vídeo 01:07) (Figura 41.14)

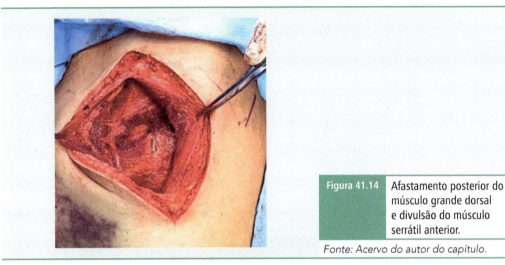

Figura 41.14 — Afastamento posterior do músculo grande dorsal e divulsão do músculo serrátil anterior.

Fonte: Acervo do autor do capítulo.

Tempo 3 — Após o descolamento e retração do Músculo Grande Dorsal realizamos a disseção do Músculo Serrátil até exposição das costelas fraturadas. (Figura 41.15) (vídeo 01:28)

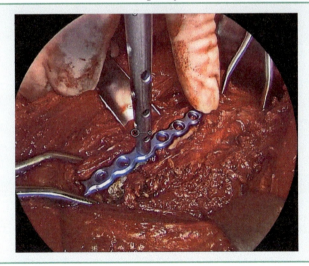

Figura 41.15 — Placa de 8 furos posicionada após redução da fratura.

Fonte: Acervo do autor do capítulo.

Tempo 4 — Escolhemos inicialmente a fratura mais fácil que achamos que precise de fixação para iniciar e dar estabilidade para as mais difíceis. Após visualização e redução da fratura medimos a placa com para que fique com 3 "furos" para parafuso a cada lado da fratura, porém, não deve-se parafusar a área fraturada logo nesse caso utilizamos uma placa de 8 furos, 3 a esquerda da fratura dois para "*bypassar*" a área da fratura e 3 à direita da fratura área (Vídeo 01:32) (Figura 41.16).

Tempo 5 — Após medir a espessura do parafuso com material adequado parafusamos 3 parafusos em cada lado da fratura. (Vídeo 01:43)

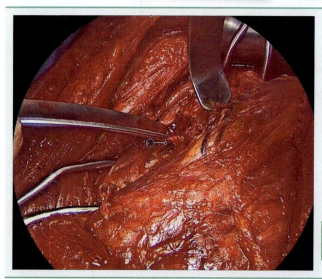

| Figura 41.16 | Redução de fratura desalinhada. |

Fonte: Acervo do autor do capítulo.

Tempo 6 — Redução de fratura desalinhada com material especifico (Vídeo 01:49) (Figura 41.17)

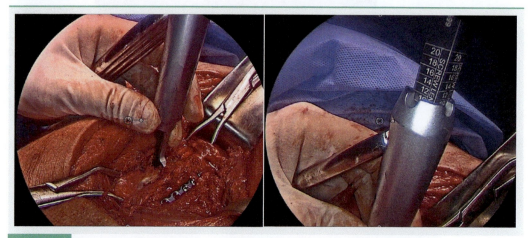

| Figura 41.17 | Figuras (A) e (B) representam a medição para escolha do tamanho do parafuso. |

Fonte: Acervo do autor do capítulo.

Tempo 7 Medição e escolha do tamanho do parafuso com dispositivo específico. (Vídeo 02:10) (Figura 41.18).

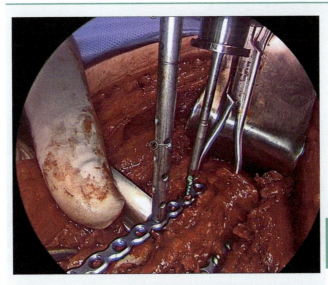

Figura 41.18 — Posicionamento da placa e início da inserção dos parafusos.

Fonte: Acervo do autor do capítulo.

Tempo 8 Posicionamento da placa com para que fique com 3 "furos" a cada lado da fratura, deixamos a placa fixa por esse dispositivo que se prende ao furo central possibilitando passar 3 parafusos esquerda da fratura, dois furos para "*bypassar*" a área da fratura e 3 a parafusos direita da área de fratura área (Vídeo 02:20) (Figura 41.19).

Tempo 9 Devido a uma parte da costela em que ficamos com dúvida sobre o tamanho adequado do parafuso, para que ele passe toda a costela, mas não fique pontiagudo dentro da cavidade pleural, decidimos utilizar o parafuso o rombo conhecido como "parafuso de emergência". Inicialmente perfuramos com parafuso normal (verde) depois trocamos pelo parafuso rombo (roxo) (Vídeo 02:56)

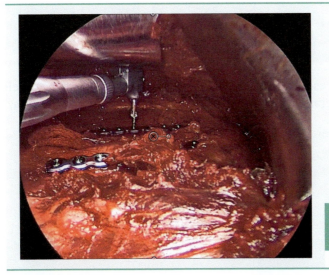

Figura 41.19 — Chave com contrângulo.

Fonte: Acervo do autor do capítulo.

Tempo 10 Para áreas onde a exposição fica difícil como, por exemplo, atrás da escapula podemos utilizar a chave em contrângulo que permite a passagem do parafuso em "90 graus" com o eixo da chave. (Vídeo 3:29) (Figura 41.20).

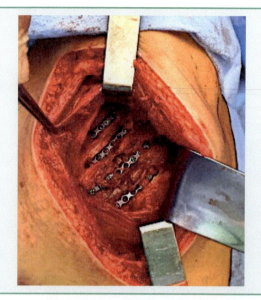

Figura 41.20 — Detalhe final dos arcos fixados.
Fonte: Acervo do autor do capítulo.

Tempo 11 Repetimos estes procedimentos até conseguirmos garantir a estabilidade do gradeado costal. Não é preciso fixar todas as fraturas. Uma forma de frequentemente utilizada é fixar uma costela e pular outra, porém, em casos de grande desalinhamento pode ser necessário fixar diversos arcos costais em sequência. Neste caso para conseguirmos estabilidade fixamos do segundo ao sétimo arco. (Figura 41.21) (Vídeo 03:37)

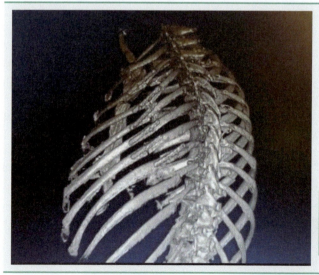

Figura 41.21 — Reconstrução do gradeado costal em tomografia de tomografia de tórax no pós-operatório.
Fonte: Acervo do autor do capítulo.

Tempo 12 Videotoracoscopia para revisão da cavidade e drenagem torácica com dreno tubular multiperfurado e fechamento da incisão por planos. (Vídeo 03:47)

Indicação 3

Correção eletiva por não união crônica

A "NÃO UNIÃO CRÔNICA" é definida como a falta de cicatrização óssea nove meses após a lesão. Fraturas que não cicatrizaram em três meses já podem ser definidas como união tardia. Estima-se que entre 5% e 10% de todas as fraturas de costelas apresentem não união crônica e a maioria delas permanecerá sintomática. Estes são os candidatos adicionais que incluem pacientes que falharam no tratamento não-operatório, independentemente do padrão de fratura e/ou aqueles com fraturas de costelas que precisaram de procedimentos torácicos por outros motivos, mas não tiveram a oportunidade de ser fixados.[1]

Resumo do caso clínico:

- Feminino, 67 anos, obesidade e hipertensa
- Politrauma: vítima de atropelamento,
- Fraturas do 5º ao 8º arcos costais à esquerda
- Há 3 anos com dor importante e mobilidade persistente da área fraturada
- Indicada fixação de arcos costais devido a não união crônica e dor

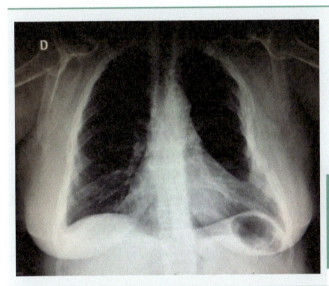

Figura 41.22 Radiografia de tórax em PA 3 anos depois do acidente, em uso de várias medicações analgésicas durante todo este período sem sucesso.

Fonte: Acervo do autor do capítulo.

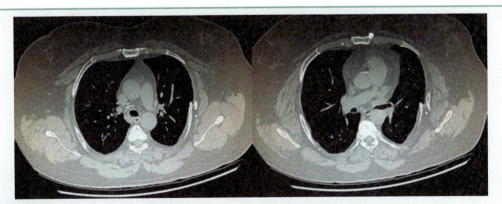

Figura 41.23 Figuras (A) e (B) representam o detalhe da tomografia computadorizada com a 5º e 6º arcos costais demonstrando a não união durante estes 3 anos de evolução.

Fonte: Acervo do autor do capítulo.

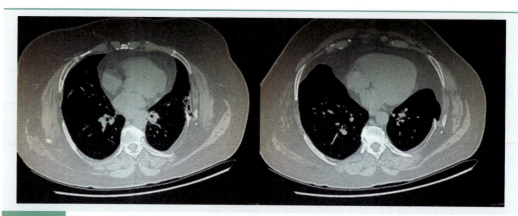

Figura 41.24 — Figuras (A) e (B) representam o detalhe da tomografia computadorizada com a 7º e 8º arcos costais demonstrando a não união, estas duas com o maior deslocamento, também que evoluíram durante estes 3 anos de evolução.

Fonte: Acervo do autor do capítulo.

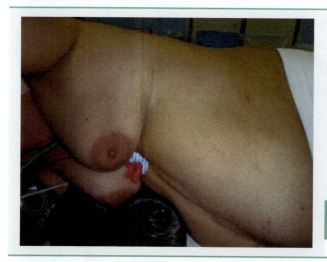

Figura 41.25 — Posição da paciente na mesa cirúrgica.

Fonte: Acervo do autor do capítulo.

Tempo 1 — Paciente decúbito lateral contralateral as fraturas com coxim subescapular. Incisão programada para ser vertical ao longo da borda anterior do músculo grande dorsal. (Figura 41.26).

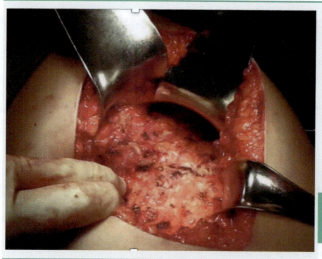

Figura 41.26 — Exposição das fraturas após afastamento dos músculos.

Fonte: Acervo do autor do capítulo.

Tempo 2 — Após incisão de pele e TCSC realiza-se liberação para retração posterior do Músculo Grande Dorsal. Na sequência para se chegar ao plano dos arcos costais realizamos a divulsão e afastamento do Músculo Serrátil (Figura 41.27).

Tempo 3 — Identificação das fraturas não consolidadas e mobilidade do gradeado costal. (Vídeo 02)

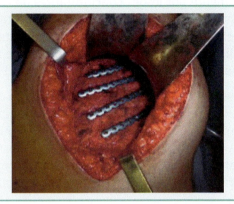

Figura 41.27 Aspecto final após fixação das fraturas.

Fonte: Acervo do autor do capítulo.

Tempo 4 — Realizamos a fixação das fraturas conforme descrito no caso anterior nos tempos 5 a 11. Neste caso fixamos os arcos costais do quinto ao oitavo com no mínimo 3 ou 4 parafusos de cada um dos lados da fratura, sem necessidade de entrar no espaço pleural. (Figura 41.28).

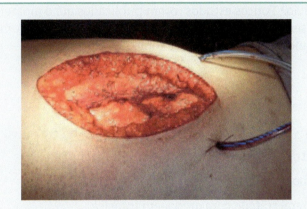

Figura 41.28 Início do fechamento da parede após drenagem com dreno de sucção.

Fonte: Acervo do autor do capítulo.

Tempo 5 — Encerramento do procedimento com drenagem de planos musculares e TCSC com dreno de sucção seguido do fechamento da incisão por planos. (Figura 41.29)

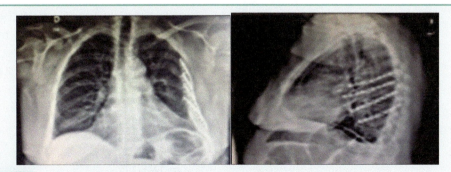

Figura 41.29 Figuras (A) e (B) representam a radiografia com 8 dias de evolução no período pós-operatório com expansão total e melhora importante da sintomatologia dolorosa.

Fonte: Acervo do autor do capítulo.

Fratura e fixação do esterno

Considerações Gerais:

Fratura esternal isolada é vista como uma lesão relativamente benigna. A morbimortalidade das fraturas do esterno é determinada principalmente por lesões concomitantes dos órgãos torácicos internos e as lesões torácicas associadas frequentemente encontradas incluem fraturas vertebrais (particularmente da coluna cervical e torácica), fraturas de costelas, fraturas claviculares, fraturas escapulares, contusão pulmonar, hemopneumotórax, lesão cardíaca e mediastinal e mais raramente a dissecção aórtica.[5] Outras lesões de outras regiões que podem ser comumente associadas incluem lesão cerebral e abdominal.

A maioria das fraturas do esterno (95%) é tratada de forma conservadora. As opções de tratamento conservador consistem em analgesia, fixação com órteses externas, repouso e redução do deslocamento, se necessário. A analgesia adequada é de vital importância para evitar complicações pulmonares causadas por insuficiência respiratória como consequência da respiração dolorosa.[6] No entanto, no caso de fraturas instáveis, instabilidade da parede torácica, deslocamento ou luxação persistente, deformidade esternal, insuficiência respiratória, dor intensa e não união de fraturas, a fixação cirúrgica pode ser realizada.

Vários métodos de fixação foram descritos na literatura, dos mais simples como os fios de aço e mais recentemente as placas de titânio com os parafusos bloqueados.[7] A biomecânica da estabilização cirúrgica com as placas fornece mais estabilidade e uma melhor restauração da função da parede torácica anterior, e evidências recentes sugerem que podem resultar em melhora da cicatrização óssea e diminuição de complicações como por exemplo a não união.[8] Poucos estudos foram publicados até o momento sobre os resultados (a longo prazo) do tratamento conservador ou cirúrgico de fraturas e luxações traumáticas do esterno. Não foram realizados ensaios clínicos randomizados sobre esse tópico.

Indicação 4

- Fratura traumática do esterno
- Masculino, 25 anos
- Politrauma: acidente de trânsito
- Fratura completa do corpo do esterno
- Hemopneumotórax bilateral tratado com drenagem torácica
- Intubado por insuficiência respiratória.
- Indicada fixação da fratura do esterno

Vídeo 03   Tórax flácido, com toda a parede anterior da caixa torácica apresentando movimento paradoxal, paciente em franca insuficiência respiratória, mesmo depois de já ter sido drenado bilateralmente com tubular número 36 em direção ao ápice das cavidades pleurais, com fístulas aéreas persistentes e maior volume a direita.

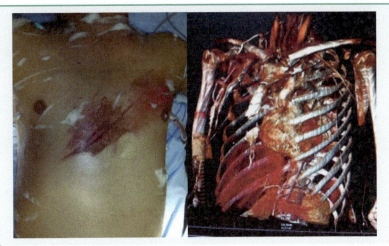

Figura 41.30 Figuras (A) e (B) representam o aspecto externo e a tomografia do tórax evidenciando a fratura completa ao nível do corpo do esterno e fratura nas cartilagens condrocostais bilateralmente, determinando os movimentos paradoxais que caracterizam o tórax flácido.

Fonte: Acervo do autor do capítulo.

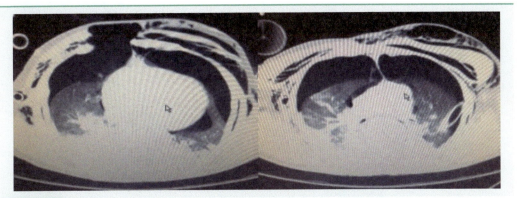

Figura 41.31 Figuras (A) e (B) representam os detalhes da tomografia computadorizada do tórax, evidenciando volumoso pneumotórax bilateral, enfisema de subcutâneo, lesões de avulsão de parede torácica anterior mais importante a direita. Apesar de drenado bilateralmente, ainda evidenciamos volumosa fistula aérea mais importante a direita, determinando insuficiência respiratória mesmo durante a ventilação mecânica.

Fonte: Acervo do autor do capítulo.

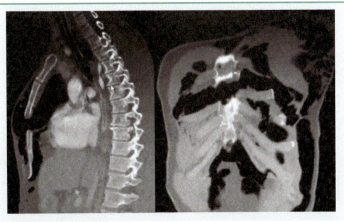

Figura 41.32 Figuras (A) e (B) representam o plano frontal e coronal também evidenciam estas lesões e confirmam a fratura total no corpo do esterno com instabilidade da parede torácica anterior.

Fonte: Acervo do autor do capítulo.

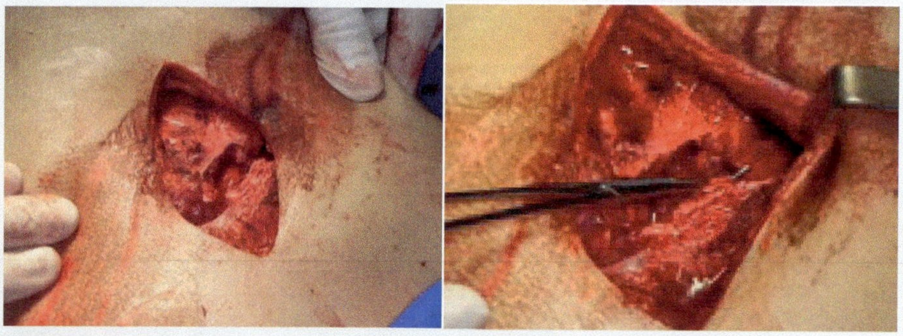

Figura 41.33 Figuras (A) e (B) representam a abertura da pele, dissecção até identificação da fratura e ligadura das artérias torácicas internas.

Fonte: Acervo do autor do capítulo.

Tempo 1

Abertura da pele e subcutâneo com identificação da fratura e avulsão dos vasos mamários com evidente trombose dos ramos superiores e inferiores, que foram identificados e ligados, juntamente com a hemostasia rigorosa da parede. (Figura 41.34)

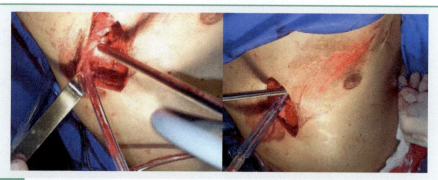

Figura 41.34 Figuras (A) e (B) representam a passagem da ótica pela abertura esternal para inspeção das cavidades pleurais a direita e a esquerda.

Fonte: Acervo do autor do capítulo.

Tempo 2

Neste paciente devido ao hemopneumotórax bilateral realizamos pela própria incisão mediana a passagem da ótica de videotoracoscopia para avaliação das cavidades pleurais. Na Figura 41.35A videotoracoscopia transesternal direita onde realizou-se além de limpeza da cavidade pleural, drenagem do hemotórax e sutura de lesão do parênquima pulmonar no lobo médio para reduzir as fístulas aéreas. Na Figura 41.35B videotoracoscopia transesternal esquerda onde realizou-se apenas de limpeza da cavidade pleural e drenagem do hemotórax. Já após a limpeza deixamos drenos tubulares multiperfurado em cada cavidade pleural com entrada em posição látero-inferior, mais próximo do diafragma em direção posterior até o ápice da cavidade.

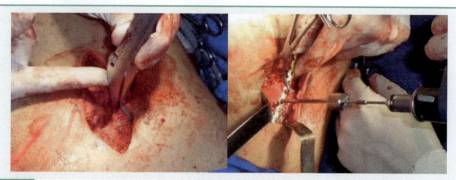

Figura 41.35 Figuras (A) e (B) representam a medida da espessura do esterno e Inicio da inserção dos parafusos.

Fonte: Acervo do autor do capítulo.

Tempo 3 — Medimos a espessura do esterno para a escolha adequada dos parafusos que serão utilizados para a fixação das placas. Assim, escolhemos o tamanho necessário de maneira que podemos atingir as duas corticais, externa e interna, e ainda teremos de usar no mínimo de 3 parafusos bem posicionados nas tábuas ósseas superior e inferior, para maior estabilidade do sistema. Usamos perfuração dirigida em cada local onde os parafusos serão fixados e apertamos todos até o final, que sejam "travados" na placa. (Figura 41.36)

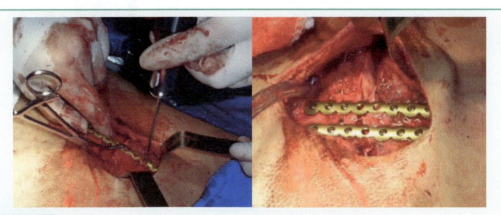

Figura 41.36 Figuras (A) e (B) representam as placas parafusadas.

Fonte: Acervo do autor do capítulo.

Tempo 4 — Fixamos inicialmente um dos lados, neste caso o superior que apresentava a maior estabilidade, as duas barras, e depois a parte inferior. Neste paciente jovem optamos pelo uso de duas barras paralelas, pois desta maneira, pode ser feito inclusive a abordagem cirúrgica pelo esterno com a incisão medial. Nota-se também que não e aconselhável e nem necessária uma dissecção extensa no periósteo do esterno para facilitar a cicatrização melhorando ou mantendo a sua vascularização adequada. (Figura 41.37)

Tempo 5 — Fechamento de por planos e curativo.

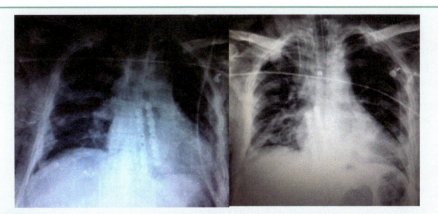

Figura 41.37 Figuras (A) e (B) representam a radiografia do tórax no pós-operatório imediato e logo depois da extubação do paciente com menos de 12 horas de evolução. Pode-se notar o sistema de fixação com as barras paralelas no corpo do esterno.

Fonte: Acervo do autor do capítulo.

Vídeo 04 Tórax estável, esterno fixo, sem movimentos paradoxais, sem dor para movimentar em respiração espontânea no segundo dia de pós-operatório.

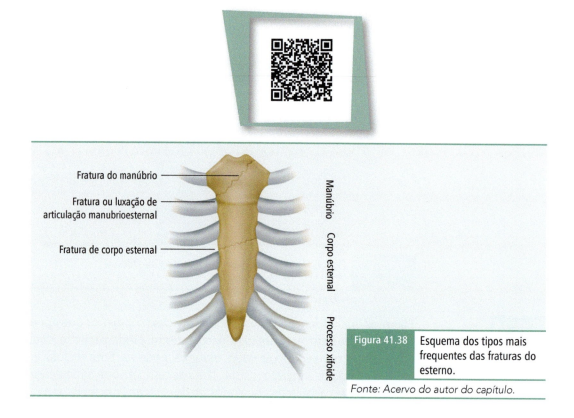

Figura 41.38 — Esquema dos tipos mais frequentes das fraturas do esterno.

Fonte: Acervo do autor do capítulo.

REFERÊNCIAS

1. De Campos JRM, White TW. Chest wall stabilization in trauma patients: why, when, and how? J Thorac Dis. 2018;10(8):S951-S962.
2. Klei DS, Jong MB, Öner, FC, Leenen LPH, Wessem KJP. Current treatment and outcomes of traumatic sternal fractures-a systematic review. 2019;43(6):1455-1464.
3. Lafferty PM, et al. Operative treatment of chest wall injuries: indications, technique, and outcomes. J Bone Joint Surg Am. 2011.
4. Pieracci FM, Leasia K, Bauman Z, Eriksson EA, Lottenberg L, Majercik S, et al. A multicenter, prospective, controlled clinical trial of surgical stabilization of rib fractures in patients with severe, nonflail fracture patterns (Chest Wall Injury Society NONFLAIL) J Trauma Acute Care Surg. 2020;88(2):249-257.
5. Zhao Y, Yang Y, Gao Z, Wu W, He W, Zhao T. Treatment of traumatic sternal fractures with titanium plate internal fixation: a retrospective study. J Cardiothorac Surg. 2017;12:22.
6. Athanassiadi K, Gerazounis M, Moustardas M, Metaxas E. Sternal fractures: retrospective analysis of 100 cases. World J Surg. 2002;26:1243–1246.
7. Scheyerer MJ, Zimmermann SM, Bouaicha S, Simmen H-P, Wanner GA, Werner CML (2013) Location of sternal fractures as a possible marker for associated injuries. Emerg Med Int:407589.
8. Schulz-Drost S, Oppel P, Grupp S, Schmitt S, Carbon RT, Mauerer A, et al. (2015) Surgical fixation of sternal fractures: Preoperative planning and a safe surgical technique using locked titanium plates and depth limited drilling. J Vis Exp. 2015:e52124.

42

Ressecção do Primeiro Arco Costal Videotoracoscópica e Robótica

JOÃO PAULO C. DE MACEDO | JOSÉ RIBAS MILANEZ CAMPOS | ALESSANDRO WASUM MARIANI

Resumo

A ressecção do primeiro arco costal consiste em um dos tratamentos para síndrome do desfiladeiro torácico. Na vigência de sintomas, o tratamento clínico deve ser instituído como primeira linha. A cirurgia está formalmente indicada na refratariedade do quadro.

Inúmeras vias de acesso foram publicadas, dentre elas: supraclavicular, trans-axilar além da videoassistida e robótica, que atualmente são as mais destacadas por serem consideradas minimamente invasivas. Importante salientar que estudos publicados demonstram bons resultados e baixa morbidade em pacientes bem selecionados.

Palavras-chave

Síndrome do desfiladeiro torácico; costectomia; primeiro arco costal; primeira costela; videotoracoscopia; cirurgia robótica.

Introdução

A síndrome do desfiladeiro torácico é um conjunto de sintomas atribuídos a compressão de uma ou mais estruturas do estreito torácico superior. Possui etiologia variada como: alteração postural, costela cervical, megapófise transversa, hipertrofia muscular (escaleno) ou banda fibrosa. A classificação é feita com base na estrutura afetada que pode resultar em compressão da artéria, gerando clínica de insuficiência arterial no membro superior do lado acometido (desfiladeiro arterial), compressão da veia, gerando clínica de trombose venosa, também no membro superior acometido (desfiladeiro venoso) e compressão do plexo braquial gerando quadro de dor e parestesia (desfiladeiro neurogênico). Pode ocorrer também a apresentação mista com mais de uma estrutura comprometida.

O quadro pode ser exuberante e o diagnóstico é estabelecido com base nas manifestações clínicas, manobras provocativas, testes de estímulo, além de exames de imagem. O tratamento cirúrgico é preconizado na ausência de melhora ou piora clínica.

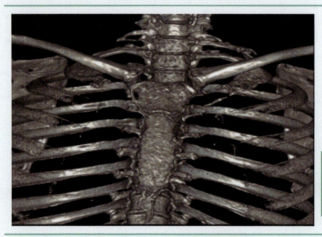

Figura 42.1 Reconstrução tomográfica mostrando costela cervical à esquerda e megapófise de C7 à direita.

Fonte: Acervo do autor do capítulo.

Descrição da técnica Vídeoassistida

Tempo 1: posicionamento do paciente

Paciente é posicionado em decúbito lateral sob intubação seletiva. O cirurgião e o primeiro auxiliar são posicionados na frente do paciente. O rack de vídeo deve ser posicionado próximo ao dorso. (Figura 42.2).

O braço deve ficar abduzido em relação ao tronco. Posicionado em um arco cirúrgico de forma que um ângulo de 90° se forme entre o braço e a parede torácica.

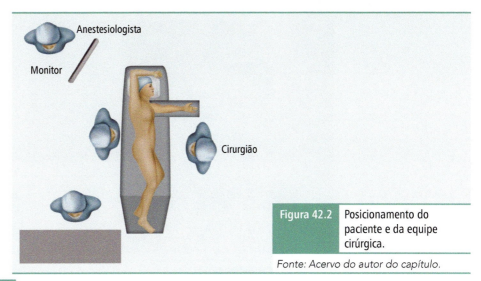

| Figura 42.2 | Posicionamento do paciente e da equipe cirúrgica. |

Fonte: Acervo do autor do capítulo.

Tempo 2: colocação dos portais

As incisões para ressecção do primeiro arco costal videoassistida são feitas da seguinte forma:

- O primeiro portal de acesso deve ser posicionado ao nível do 7° espaço
- intercostal, local pelo qual será inserido ótica de 10 mm 30°.
- A incisão de trabalho deve ser cuidadosamente posicionada sob visualização direta em primeiro espaço intercostal, anteriorizada.
- A terceira e última incisão deve ser feita próxima a ponta da escapula, ao nível do 4°/5°espaço intercostal.(Figura 42.3)

DICA

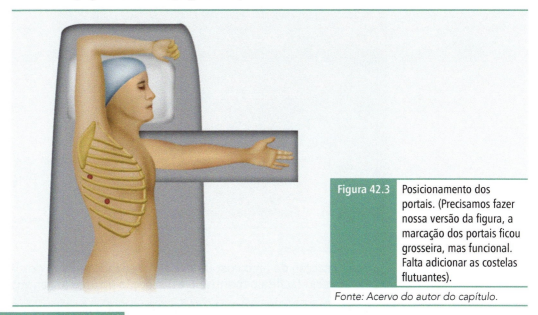

| Figura 42.3 | Posicionamento dos portais. (Precisamos fazer nossa versão da figura, a marcação dos portais ficou grosseira, mas funcional. Falta adicionar as costelas flutuantes). |

Fonte: Acervo do autor do capítulo.

Tempo 3: pleurectomia (vídeo 0:09 min)

Logo após a colocação dos portais, deve-se prosseguir com a pleurectomia apical. A injeção subpleural de solução salina associada a um agente vasoconstrictor é de grande valia. Além de promover hidrodissecção, o campo operatório se torna mais nítido, menos "vermelho" e as estruturas são visualizadas com maior facilmente.

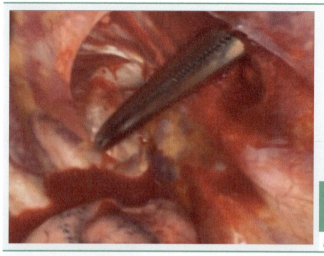

| Figura 42.4 | Visão intraoperatória da pleurectomia após a hidrodissecção. |

Fonte: Acervo do autor do capítulo.

Tempo 4: dissecção do arco (vídeo 0:24 min)

Após identificação dos elementos, inicia-se a dissecção subperiostal pela borda inferior da costela. Primeiro no sentido anterior (esternal) e depois posterior (coluna).

Dissecção é romba pode ser realizada por meio de dissectores do tipo Cobb, que fazem com que a musculatura intercostal seja desinserida do arco costal, além de podes ser auxiliada por técnica digital.

Continuando na direção esternal, a dissecção do escaleno anterior deve ser realizada com cuidado devido a sua proximidade com a veia subclávia e o nervo frênico.

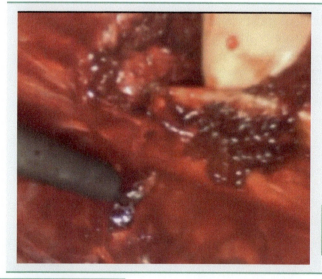

| Figura 42.5 | Visão intraoperatória da dissecção do 1° arco após a pleurectomia. |

Fonte: Acervo do autor do capítulo.

Tempo 5: secção do arco (vídeo 0:41 min)

A primeira secção do arco costal deve ser realizada em sua porção média. Essa divisão do arco ao meio facilita o manuseio e dissecção do arco até as suas extremidades.

A presença de costela cervical não contraindica a abordagem toracoscópica. Deve-se proceder a secção anterior à fusão dos dois arcos costais (cervical+1° arco), para posterior retirada da costela cervical.

A secção do arco é habitualmente realizada por ressectores do tipo Kerrison, amplamente utilizados na cirurgia de coluna, e que devem ser o mais longo possível. Embora pouco disponíveis, costótomos para videotoracoscopia também podem ser utilizados.

Dispositivos de osteotomia por vibração ultrassônica já estão disponíveis no mercado. Consideramos os mesmos como uma alternativa segura para segmentação do arco costal uma vez que, por característica desse dispositivo, o corte ósseo pode ocorrer sem risco algum de lesão dos vasos subclávios.

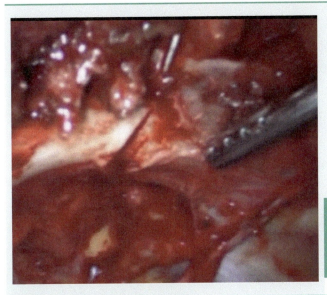

Figura 42.6 — Visão intraoperatória da secção da porção medial do 1° arco permitindo a dissecção do arco em 2 metades.

Fonte: Acervo do autor do capítulo.

Tempo 6: secção das extremidades (vídeo 2:38 min)

A porção anterior do arco costal é composta da junção esternocostal. Por se tratar de cartilagem, seu corte pode ser realizado através de tesoura, dispositivos de energia, seja bisturi elétrico monopolar ou dispositivos de energia ultrassônicos. Importante ficar atento devido à proximidade da extremidade medial do arco com a torácica interna. O ligamento costoclavicular também deve ser seccionado junto à primeira metade do arco costal.

Durante a dissecção do escaleno médio, presente na segunda metade da costela, atentar com a proximidade da artéria subclávia e plexo braquial. Essa intimidade é ainda mais evidente nos casos em que há presença de costela cervical. (Vídeo 3:13) min.

A segunda porção da costela deve ser desinserida o mais próximo da articulação costotransversa, o que nada mais é que a articulação entre a cabeça da costela e o processo transverso da coluna. (Vídeo 4:14 min).

À medida que caminhamos no sentido posterior do arco costal, tomar cuidado com a raiz de T1.

Após secção das extremidades, o espécime pode ser facilmente retirado pela incisão de trabalho.

Ao final da cirurgia, o posicionamento da incisão de trabalho produz um efeito estético satisfatório. A topografia próxima à axila torna a cicatriz pouco perceptível.

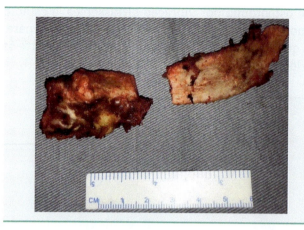

Figura 42.7 — Foto com as duas porções do 1 arco ressecado por via toracoscópica.

Fonte: Acervo do autor do capítulo.

Considerações sobre a técnica Robótica

A plataforma robótica torna possível a dissecção mais delicada pela maior amplitude de movimento das pinças e a visão 3D.

Inúmeras variantes da técnica robótica já foram publicadas, com pequenas mudanças no posicionamento ou número dos portais, algumas até em associação com a videotoracoscopia. Descreveremos abaixo a nossa técnica de preferência.

Tempo 1: posicionamento do paciente e dos portais

O posicionamento do paciente na mesa cirúrgica é feito da mesma forma que na videotoracoscopia.

Embora a literatura possa variar no número e posicionamento dos portais, recomendamos que os portais sejam colocados da seguinte forma:

- Portal de 12 mm para ótica no quinto espaço intercostal na linha axilar média
- Trocater de 8 mm no quarto espaço intercostal na transição entre linha axilar anterior/hemi-clavicular posterior
- Trocater de 8 mm no quarto espaço intercostal posterior à escapula
- Incisão de trabalho na borda inferior dos pelos na axila, como já sugerido por Kocher G. J et al.[4]

A incisão de trabalho torna possível a dissecção digital romba pelo primeiro auxiliar, além de facilitar a passagem do instrumental para secção do arco costal. A tática operatória é semelhante, agora auxiliada pela pinça bipolar.

Há algumas diferenças quanto ao local da secção do arco, podendo ser nas suas extremidades (junção esternocostal e costotransversa) ou na porção média da costela, a que recomendamos. Atribuímos a maior facilidade da dissecção do arco costal. O arco costal deve ser retirado ao final do procedimento pela incisão de trabalho.

Conclusão

O tratamento cirúrgico do desfiladeiro torácico requer familiaridade do cirurgião com as estruturas do estreito torácico superior.

Apesar de bons resultados apresentados pelas técnicas minimamente invasivas é importante salientar que além de treinamento, o cirurgião precisa da disponibilidade de materiais específicos para realizar a técnica Videotoracoscópica, como costótomos de vídeo ou Kerrison com o comprimento adequado que podem não ser amplamente disponíveis nos hospitais. A técnica robótica, embora ainda pouco frequente no tratamento desfiladeiro, surge com grande potencial.

REFERÊNCIAS

1. Mackinnon S, Patterson GA, Colbert SH.(2005).Supraclavicular Approach to First Rib Resection for Thoracic Outlet Syndrome. Operative Techniques in Thoracic and Cardiovascular Surgery, 2005;10(4):318–328. doi:10.1053/j.optechst-cvs.2005.11.002

2. Urschel HC. (2005). Transaxillary First Rib Resection for Thoracic Outlet Syndrome. Operative Techniques in Thoracic and Cardiovascular Surgery, 2005;10(4):313–317.doi:10.1053/j.optechstcvs.2005.10.002.

3. Ghefter MC, Yoshida WB, Cataneo DC, Hasimoto EN, Yoshida RA, Boscardim PCB, et al. (2012). Síndrome do desfiladeiro torácico - ressecção de costela cervical por videotoracoscopia. Jornal Vascular Brasileiro, 2012;11(3)219-225. doi:10.1590/s1677-54492012000300009 .

4. Kocher GJ, Zehnder A, Lutz JA, Schmidli J, Schmid RA. (2018). First Rib Resection for Thoracic Outlet Syndrome: The Robotic Approach. World Journal of Surgery. doi:10.1007/s00268-018-4636-4

5. Burt BM, Palivela N, Karimian A, Goodman M.B.(2020). Transthoracic robotic first rib resection: Twelve steps. JTCVS Techniques. doi.org/10.1016/j.xjtc.2020.01.005

43

Ressecção de Tumores do Estreito Superior

ESERVAL ROCHA JUNIOR | HUGO STERMAN NETO | PEDRO HENRIQUE XAVIER NABUCO DE ARAÚJO

Resumo

Tumores que acometem o sulco superior do tórax são uma condição cirúrgica especial devido as peculiaridades anatômicas que rodeiam as suas ressecções. A transição cervico-torácica compreende uma área anatômica de abrangência multidisciplinar, sendo área de atuação da cirurgia torácica, cirurgia vascular, neurocirurgia e cirurgia de cabeça. Todavia, a região designada como estreito torácico superior, que compreende os vasos subclávios e plexo braquial, trata-se de uma zona de transição, de difícil acesso e manejo dada a presença de estruturas nobres que influenciam diretamente na funcionalidade do membro superior. Sendo assim, o conhecimento anatômico e funcional é imprescindível para o manejo adequado dessas lesões e a estratégia cirúrgica gira em torno de uma avaliação e abordagem conjunta com outras especialidades.

De ocorrência rara, as lesões que acometem tal região podem ser benignas ou malignas, provenientes do pulmão, parede torácica ou estruturas anatômicas locais. O acometimento mais emblemático para a prática do cirurgião torácico compreende o manejo dos tumores de Pancoast. Responsáveis por menos de 5% das neoplasias de pulmão não pequenas células, tratam-se de condições de manejo cirúrgico raro que envolvem tratamento neoadjuvante e estadiamento mediastinal exaustivo.[1-4] O planejamento cirúrgico gira em torno da ressecabilidade, dado o envolvimento de estruturas nobres da região. A via de acesso depende essencialmente do grau de invasão e do compartimento torácico acometido, fazendo parte do arsenal terapêutico do cirurgião torácico abordagens posteriores para casos de invasão vertebral e anteriores nos casos de ampla invasão vascular ou mediastinal.

Neste capítulo discorreremos sobre os detalhes anatômicos e cirúrgicos que envolvem a ressecção de tumores nessa região, dando enfoque especial às estratégias utilizadas para proteção e preservação das estruturas vasculares e nervosas do estreito torácico superior.

Palavras-chave

Estreito superior, tumor de pancoast, plexo braquial, vasos subclávios.

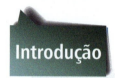

Introdução

Dada a raridade de lesões cirúrgicas que acometem o estreito torácico superior, a casuística, mesmo nos centros de maior volume, é restrita. Lesões originárias de neoplasia primária do pulmão são denominadas de Tumor de Pancoast e representam apenas 5% dos tumores dessa etiologia.

Lesões que acometem essa região podem se manifestar clinicamente pela síndrome de Pancoast-Tobias. O quadro clássico caracteriza-se por dor intensa com irradiação para o membro superior no território do oitavo tronco cervical (C8) e primeiro e segundo nervos torácicos (T1 e T2), atrofia dos músculos da mão e síndrome de Horner caracterizada por ptose palpebral, miose e anidrose facial ipsilateral à lesão. Esses sintomas são secundários à invasão ou compressão dos ramos do plexo braquial, gânglio estrelado e estruturas vasculares do estreito torácico.

Dado manejo próximo às estruturas nobres, o planejamento cirúrgico é cercado por detalhes anatômicos que influenciam na indicação, acesso e abordagem intra-operatória. O estudo dessas peculiaridades e a abordagem conjunta com outras especialidades, se faz fundamental para atingir bons resultados.

A tática operatória vai depender basicamente da apresentação da lesão e das estruturas adjacentes potencialmente envolvidas. O estreito superior pode ser dividido didaticamente em três compartimentos: anterior, médio e posterior.[4-7](Figura 43.1).

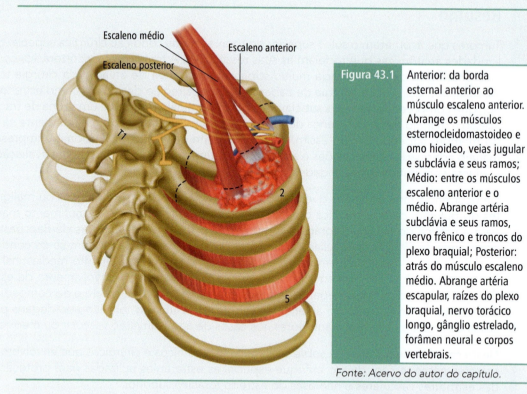

Figura 43.1 Anterior: da borda esternal anterior ao músculo escaleno anterior. Abrange os músculos esternocleidomastoideo e omo hioideo, veias jugular e subclávia e seus ramos; Médio: entre os músculos escaleno anterior e o médio. Abrange artéria subclávia e seus ramos, nervo frênico e troncos do plexo braquial; Posterior: atrás do músculo escaleno médio. Abrange artéria escapular, raízes do plexo braquial, nervo torácico longo, gânglio estrelado, forâmen neural e corpos vertebrais.

Fonte: Acervo do autor do capítulo.

Compartimento anterior e médio

Tumores com invasão predominante das estruturas do compartimento anterior e médio, tem como principal foco o manejo com as estruturas vasculares e do plexo braquial. Os principais acessos para uma abordagem segura são:

Cervicotomias estendidas com acesso torácico anterior combinado

As cervicotomias anteriores com extensão torácica promovem fácil acesso às estruturas vasculares e nervosas do estreito torácico superior e mediastino. Elas permitem o controle proximal e distal da veia e artéria subclávia assim como da origem da carótida comum e da confluência da veia jugular.

A porção cervical do acesso pode ser uma cervicotomia anterior (vertical) ideal para situações onde o controle proximal dos vasos cervicais se faz necessária. Como descrita por Dartevelle e Grunewald-Spaggiari (Figura 43.2), onde inicia-se com cervicotomia na borda anterior do músculo esternocleidomastoideo (ECM) até a altura da articulação esternoclavicular, direcionando lateralmente 2 cm abaixo da clavícula até o sulco deltopeitoral.[8,9]

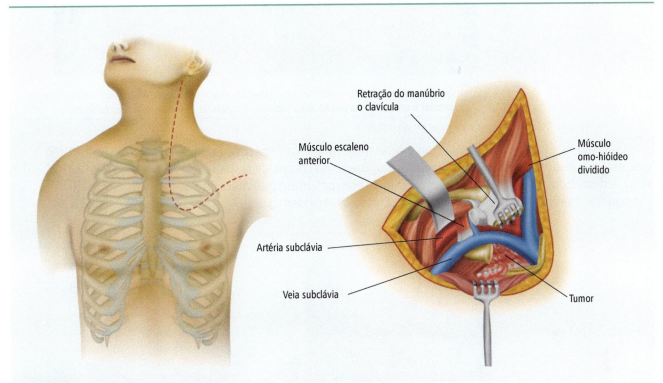

Figura 43.2 Cervicotomia anterior com extensão torácica infraclavicular. Descrita por Dartevelle com realização de desarticulação da clavícula e descrita por Grunewald-Spaggiari com secção parcial do manúbrio.

Fonte: Acervo do autor do capítulo.

A clavícula pode ser desarticulada como descrito por Dartevelle ou uma esternotomia parcial com secção em L do manúbrio e ressecção da porção condral do primeiro arco pode ser feita como descrito por Grunewald-Spaggiari.[8,9]

Para casos em que o controle dos vasos cervicais não é fundamental e o maior foco de ressecção está nas estruturas mediastinais e subclávias, uma cervicotomia acinar supraclavicular pode ser realizada promovendo acesso adequado com um resultado estético melhor que a cervicotomia vertical. (Figura 43.3) (Vídeo 43.1)

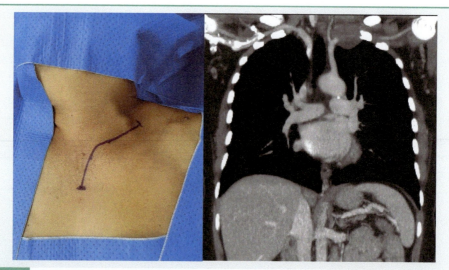

| Figura 43.3 | Cervicotomia acinar supraclavicular com extensão torácica mediana. Acesso aos compartimentos anterior e médio do estreito torácico superior respeitando as pregas cutâneas cervicais. |

Fonte: Acervo do autor do capítulo.

A desarticulação da clavícula com tração inferior após a ressecção do músculo esternocleidomastóideo promove uma ampliação do campo de trabalho cervical. A desarticulação é realizada com auxílio do eletrocautério que marca a porção condral e permite a aplicação da rugina (Figura 43.4) (Vídeo 43.2).

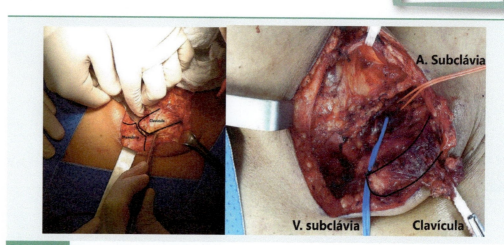

| Figura 43.4 | Desarticulação da clavícula com luxação inferior e exposição dos vasos subclávios. Reparo azul: veia subclávia; reparo vermelho: artéria subclávia; reparo branco: clavícula esquerda. |

Fonte: Acervo do autor do capítulo.

A extensão do acesso torácico, seja ele por esternotomia, esterno-toracotomia, irá variar de acordo com o acometimento das estruturas intratorácicas e a necessidade de manipulação do pulmão, hilo pulmonar e mediastino. Lesões com componente principal cervical podem ser abordadas com uma desarticulação da clavícula sem necessidade de uma esternotomia total ou parcial (Figura 43.4).

Cervicotomias estendidas com acesso torácico anterior e toracotomia anterolateral

Lesões que envolvem o esterno ou estruturas mediastinais mais inferiores e centrais como veia braquiocefálica esquerda, veia cava superior, origem da artéria subclávia ou tronco braquiocefálico arterial, uma esternotomia se faz necessária para o adequado controle vascular e segurança durante a ressecção. Assim como lesões oriundas do pulmão, como os tumores de Pancoast, ou lesões que envolvem ressecção pulmonar combinada podem necessitar de uma extensão da esternotomia para uma toracotomia ântero-lateral (Figura 43.5).

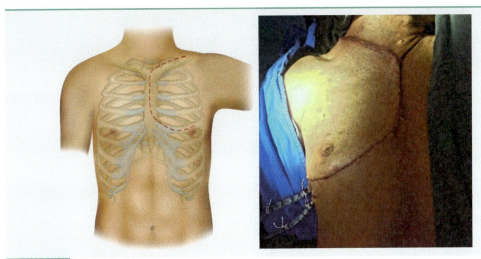

| Figura 43.5 | Abordagem transesternal de Masaoka. Utilizada para promover acesso tanto às estruturas do estreito superior quanto mediastino e cavidade pleural. |

Fonte: Acervo do autor do capítulo.

Descrita por Masaoka, esse acesso é realizado com coxim sob os ombros para hiperextensão cérvico-torácica. Realiza-se uma cervicotomia supraclavicular até a fúrcula esternal, somada a uma extensão inferior com esternotomia mediana parcial até o 4º ou 5º espaço intercostal, estendendo-se com uma toracotomia lateral. Um flap da parede torácica anterior é rebatido, e obtém-se uma exposição generosa da cavidade torácica e mediastino ipsilateral com acesso aos vasos mediastinais, subclávios e hilo pulmonar assim como às estruturas do plexo braquial e as raízes nervosas de C8-T1.[10]

Pequenas variações quanto à altura da toracotomia podem ser realizadas, principalmente quando existe ressecção combinada de parede torácica (Figura 43.6).

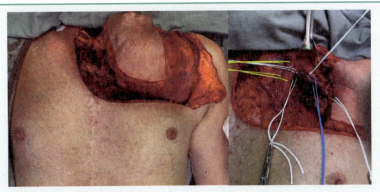

| Figura 43.6 | Toracectomia de lesão de parede torácica com acometimento do estreito torácico superior. Direita: região de ressecção após retirada do tumor. Azul: veia subclávia. Amarelo inferior: veia braquicefálica esquerda; Amarelo superior: veia jugular interna esquerda. Branco superior: artéria subclávia. |

Fonte: Acervo do autor do capítulo.

Compartimento posterior

Tumores que invadem o compartimento posterior do estreito torácico possuem relação mais frequente com acometimento de estruturas ósseas vertebrais, raízes do plexo braquial, gânglio estrelado e nervo torácico longo. Para essas lesões os acessos por toracotomia e extensão posterior são os mais indicados.

Toracotomia póstero-lateral

Descrita por Shaw-Paulson, trata-se da incisão classicamente relacionada à cirurgia para o tratamento dos tumores de Pancoast. Realizada através de uma incisão posterior interescapulovertebral estendendo-se ao redor da borda inferior da escápula até a linha axilar anterior (Figura 43.7).[11-13]

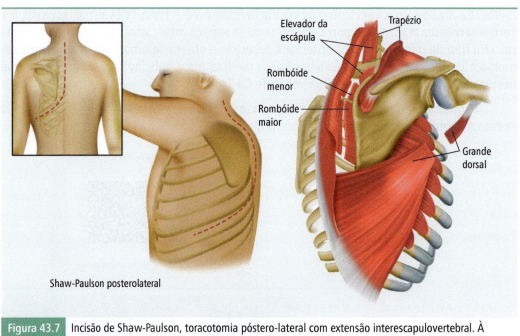

Figura 43.7 Incisão de Shaw-Paulson, toracotomia póstero-lateral com extensão interescapulovertebral. À direita secção muscular necessária para a realização do acesso.

Fonte: Acervo do autor do capítulo.

Vale salientar que nesse acesso deve-se tentar poupar a porção superior do trapézio e do elevador da escápula, rebatendo esses músculos e evitando a sua ressecção. Com a extensão anterior da incisão deve-se proceder com a secção dos músculos romboides maior e menor na sua porção posterior, assim como do m. grande dorsal em seu terço médio e do m. serrátil anterior. (Figura 43.7) Com isso, consegue-se uma boa elevação do ombro e exposição de todo estreito superior posterior do tórax (Figura 43.8).

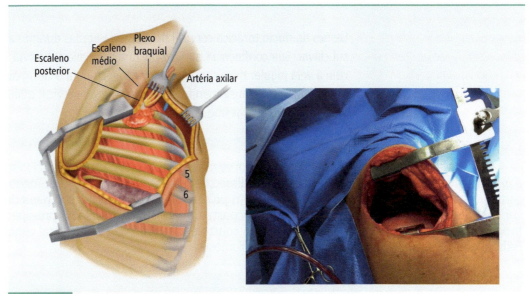

Figura 43.8 | Amplitude de acesso com colocação do afastador de Finochietto rebatendo a escápula.

Fonte: Acervo do autor do capítulo.

Para uma maior exposição, pode ser realizada costectomia completa do 4º arco costal e parcial do 3º. Com isso é possível uma boa apresentação de estruturas posteriores possivelmente invadidas: o corpo vertebral, a região posterior dos arcos costais superiores, o plexo braquial e suas raízes, a artéria axilar e os músculos escalenos posterior e médio.

Com esse acesso, o controle dos vasos subclávios pelo estreito superior é possível após a secção do m. escaleno posterior, inserido no 2º arco costal e do m. escaleno médio, inserido no 1º arco costal. Sendo assim, nota-se que tal acesso é mais útil diante da invasão dos corpos vertebrais e que o manejo dos vasos subclávios e mediastinais, apesar de possível, é mais trabalho que por uma via anterior.

Peculiaridades na dissecção das estruturas do estreito torácico superior

O principal desafio cirúrgico no manejo das lesões que acometem o estreito torácico superior gira em torno dos cuidados referentes às estruturas existentes nesta região. Plexo braquial, artéria e veia subclávias e nervo frênico são estruturas passíveis de lesões inadvertidas que podem resultar em elevada morbidade. O cirurgião deve realizar uma avaliação pré-operatória exaustiva e estar atento às estratégias intraoperatórias ideais para evitar possíveis danos irreversíveis.

Vasos subclávios

O estudo radiológico dos vasos subclávios com exame contrastado dá uma ideia ao cirurgião do grau de comprometimento dessas estruturas e deve ser feito de rotina para o planejamento operatório. O acesso anterior por cérvico-toracotomia provê o melhor campo de visão e manejo dessas estruturas e deve ser escolhido com base no controle vascular necessário, conforme mencionado anteriormente.

As ressecções da veia subclávia são possíveis sem que haja maiores danos funcionais ao paciente e dispensam reconstrução com prótese. Todavia essa manobra deve ser evitada, tendo em vista a possibilidade de edema de membro superior pós-operatório. Atenção também deve ser dada durante a dissecção à presença de ramos subclávios acessórios e à confluência do ducto torácico na porção posterior da veia subclávia próxima a confluência da veia jugular interna.

> **DICA**
> Lesões do ducto torácico cervical devem ser evitadas durante a dissecção da veia subclávia. Sua confluência na face posterior da veia subclávia, próxima a junção com a veia jugular deve ser o marco anatômico para o cirurgião. Lesões do ducto nessa região podem se manifestar como coleção cervical quilosa durante o pós--operatório ou até mesmo como quilotórax.

A artéria subclávia é a estrutura vascular nobre mais profunda no estreito torácico superior. Passando entre o m. escaleno anterior e o m. escaleno médio, sua dissecção deve ser extremamente cuidadosa e em caso de invasão com necessidade de ressecção, a reconstrução com prótese deve ser realizada sob pena de isquemia do membro superior ipsilateral. Em caso de necessidade de reconstrução vascular prevista no pré-operatório, o cirurgião deve programar um acesso mais amplo para realizar o controle vascular proximal e distal evitando o sangramento de refluxo que pode prejudicar a realização das anastomoses.

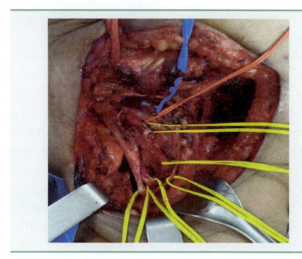

Figura 43.9 — Reparo azul: veia subclávia; Reparo vermelho: artéria subclávia; Reparos amarelos: nervo frênico e ramos do plexo braquial.
Fonte: Acervo do autor do capítulo.

Plexo braquial e nervo frênico

Durante a dissecção da porção mais cranial do estreito superior atenção especial deve ser dada para evitar lesões inadvertidas do nervo frênico. Formado pelas raízes de C3, C4 e C5 ele assume uma direção caudal em uma posição anterior ao m. escaleno anterior passando por trás da porção medial da veia subclávia. (Figura 43.10)

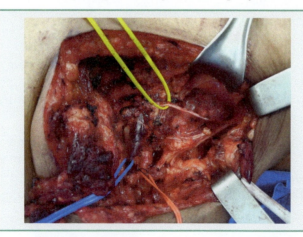

Figura 43.10 — Nervo frênico evidenciado pelo reparo amarelo. Veia subclávia isolada pelo reparo azul e artéria subclávia isolada pelo reparo vermelho.
Fonte: Acervo do autor do capítulo.

A proximidade com as estruturas do plexo braquial ou tumores originários do plexo faz necessário o auxílio de um neurocirurgião para abordagem multidisciplinar. Localizado no compartimento médio do estreito torácico, as estruturas do plexo braquial podem ser identificadas facilmente após a secção do m. escaleno médio.

O plexo braquial é formado pelas raízes de C5, C6, C7, C8 e T1 sendo C8 e T1 as estruturas mais envolvidas. Essas raízes podem ser dissecadas nessa região antes que confluam para a formação do tronco inferior do plexo braquial (Figura 43.11). Casos com envolvimento das raízes superiores a C8 são geralmente considerados irressecáveis dada a perda de função permanente do membro superior em caso de ressecção do nervo. Lesões que acometem as raízes de C8 e T1 na sua porção proximal podem ser acessadas por via cervical anterior com a liberação anterior dos músculos paravertebrais e da cadeia simpática (incluindo o gânglio estrelado) para exposição do forame vertebral.

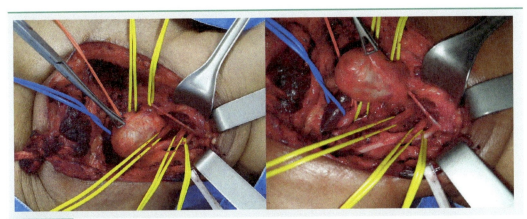

Figura 43.11 Schawnnoma de plexo braquial com origem na raiz de C8. Lesão já dissecada e retirada da sua posição original no compartimento médio do estreito torácico superior. O aspecto final da ressecção pode ser visto na Figura 43.9.

Fonte: Acervo do autor do capítulo.

Durante a ressecção de lesões que não envolvem diretamente o plexo braquial, mas que necessitam de ressecção do primeiro arco costal, atenção especial deve ser dada à raiz de T1 que assume uma direção cranial passando anterior à articulação costovertebral do primeiro arco. Lesões inadvertidas dessa estrutura podem ocorrer durante a ressecção do primeiro arco caso o cirurgião desconheça esse detalhe anatômico levando o paciente a perda de funcionalidade da mão (Figura 43.12).

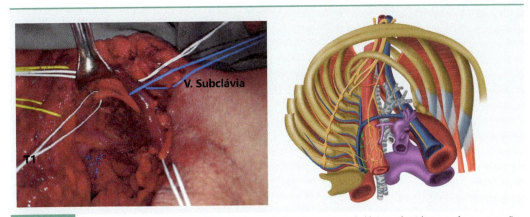

Figura 42.12 À esquerda vemos a raiz de T1 isolada por baixo dos vasos subclávios rebatidos e após a ressecção do primeiro arco costal. À direita uma visão intratorácica do estreito superior sem a presença do parênquima pulmonar, notem a passagem anterior da raiz de T1 pela face interna do primeiro arco.

Fonte: Acervo do autor do capítulo.

Conclusão

Os tumores do estreito torácico superior carecem de uma abordagem multidisciplinar durante o planejamento e abordagem cirúrgica. Lesões de tratamento cirúrgico complexo, devem ser muitas vezes abordadas em conjunto com equipes adicionais como neurocirurgia e cirurgia vascular. Toda a complexidade gira em torno das estruturas nobres vasculares e nervosas que inclusas nessa região. Um acesso amplo e adequado, assim como o conhecimento anatômico e de técnicas intraoperatórias específicas, é fundamental para o sucesso do procedimento.

REFERÊNCIAS

1. Rusch VW, Giroux DJ, Kraut MJ, Crowley J, Hazuka M, Winton T, et al. Induction Chemoradiation and Surgical Resection for Superior Sulcus Non–Small-Cell Lung Carcinomas: Long-Term Results of Southwest Oncology Group Trial 9416 (Intergroup Trial 0160). J Clin Oncol. 20 de janeiro de 2007;25(3):313–8.

2. Rusch VW, Giroux DJ, Kraut MJ, Crowley J, Hazuka M, Winton T, et al. Induction Chemoradiation and Surgical Resection for Superior Sulcus Non–Small-Cell Lung Carcinomas: Long-Term Results of Southwest Oncology Group Trial 9416 (Intergroup Trial 0160). J Clin Oncol [Internet]. 21 de setembro de 2016 [citado 1º de julho de 2020]; Disponível em: https://ascopubs.org/doi/pdf/10.1200/JCO.2006.08.2826. (Acesso jul. 2021).

3. Kunitoh H, Kato H, Tsuboi M, Shibata T, Asamura H, Ichonose Y, et al. Phase II Trial of Preoperative Chemoradiotherapy Followed by Surgical Resection in Patients With Superior Sulcus Non–Small-Cell Lung Cancers: Report of Japan Clinical Oncology Group Trial 9806. J Clin Oncol. 1º de fevereiro de 2008;26(4):644–9.

4. Panagopoulos N, Leivaditis V, Koletsis E, Prokakis C, Alexopoulos P, Baltayiannis N, et al. Pancoast tumors: characteristics and preoperative assessment. J Thorac Dis. março de 2014;6(1):S108–15.

5. Bruzzi JF, Komaki R, Walsh GL, Truong MT, Gladish GW, Munden RF, et al. Imaging of Non–Small Cell Lung Cancer of the Superior Sulcus. RadioGraphics. 1º de março de 2008;28(2):561–72.

6. Manenti G, Raguso M, D'Onofrio S, Altobelli S, Scarano AL, Vasili E, et al. Pancoast Tumor: The Role of Magnetic Resonance Imaging. Case Rep Radiol. 2013;2013:1–5.

7. Foroulis CN, Zarogoulidis P, Darwiche K, Katsikogiannis N, Machairiotis N, Karapantzos I, et al. Superior sulcus (Pancoast) tumors: current evidence on diagnosis and radical treatment. J Thorac Dis. setembro de 2013;5(4):S342–58.

8. Dartevelle PG, Chapelier AR, Macchiarini P, Lenot B, Cerrina J, Ladurie FL, et al. Anterior transcervical-thoracic approach for radical resection of lung tumors invading the thoracic inlet. J Thorac Cardiovasc Surg. junho de 1993;105(6):1025–34.

9. Grunenwald MDD, Spaggiari MDL. Transmanubrial Osteomuscular Sparing Approach for Apical Chest Tumors. Ann Thorac Surg. fevereiro de 1997;63(2):563–6.

10. Masaoka A, Ito Y, Yasumitsu T. Anterior approach for tumor of the superior sulcus. J Thorac Cardiovasc Surg. setembro de 1979;78(3):413–5.

11. Bains MS, Ginsberg RJ, Jones WG, McCormack PM, Rusch VW, Burt ME, et al. The clamshell incision: An improved approach to bilateral pulmonary and mediastinal tumor. Ann Thorac Surg. 1º de julho de 1994;58(1):30–3.

12. Shaw RR, Paulson DL, Kee JL. Treatment of Superior Sulcus Tumor by Irradiation Followed by Resection. Ann Surg. julho de 1961;154(1):29–40.

13. Detterbeck FC. Changes in the treatment of Pancoast tumors. Ann Thorac Surg. junho de 2003;75(6):1990–7.

14. Hatz RA. Superior Pulmonary Sulcus (Pancoast) Tumors. In: Dienemann HC, Hoffmann H, Detterbeck FC, organizadores. Chest Surgery [Internet]. Berlin, Heidelberg: Springer Berlin Heidelberg; 2015:469–80. Disponível em: http://link.springer.com/10.1007/978-3-642-12044-2_46. (Acesso jul. 2021).

Seção 13

Deformidades Congênitas da Parede Torácica

44

Pectus Excavatum: Novas Técnicas no Preparo e no Tratamento Minimamente Invasivo

JOSÉ RIBAS MILANEZ CAMPOS | MIGUEL LIA TEDDE | GUSTAVO FALAVIGNIA GUILHERME

Resumo

Pectus excavatum (PE) é a deformidade mais comum de parede torácica anterior, ocorrendo em aproximadamente 1/1000 pessoas. Atualmente, o tratamento cirúrgico por meio do reparo minimamente invasiva do PE (MIRPE) que foi introduzido em 1998 está se consolidando como técnica de eleição para o tratamento dessa afecção. Nesta técnica é colocada uma barra metálica temporária, em posição retroesternal, que empurra o esterno para sua posição anatômica sem que seja necessária a ressecção de cartilagens e sem cicatriz na parede anterior do tórax. Apesar das vantagens obtidas com esta técnica, ela não está isenta de complicações sendo que o deslocamento da barra é um dos principais. Com uma experiência que se iniciou em 2003, o Serviço acumulou grande experiência além de já ter feito várias propostas de alteração da técnica original. O objetivo deste capítulo é relatar como o Serviço vem realizando esta técnica que se tornou o padrão de tratamento do PE em nosso meio.

Palavras chave

Pectus excavatum, órtese postural, procedimento de nuss, túnel retroesternal, barras metálicas.

Introdução

    Pectus excavatum (PE) é um defeito também conhecido vulgarmente como tórax em funil ou de sapateiro. É a mais frequente deformidade da parede torácica anterior que se caracteriza pela depressão do esterno e das cartilagens costais inferiores. Existem casos onde a face visceral do esterno quase toca a coluna vertebral. Nos casos mais graves esta deformidade reduz de forma significativa o volume do tórax, comprimindo parte do parênquima pulmonar e deslocando o coração lateralmente para a esquerda.

    A deformidade costuma ser detectada já na primeira infância e torna-se ainda mais evidente com o crescimento. Não existe um índice, ou quaisquer indicativos de prognóstico, que sirva de base para evolução ou grau de desenvolvimento da deformidade. Vários autores relatam incidência desta deformidade em 1/400 nascidos vivos, com uma predominância de 7:1 para o sexo masculino. Curiosamente é rara na raça negra. Nota-se uma tendência familiar e a etiologia destes processos é discutida e a única evidência mais aceita é que existe um crescimento anormal das cartilagens condrocostais.

    Tradicionalmente, considera-se o PE como uma deformidade cosmética, e nos estudos mais recentes, também funcional. Dor torácica no local da deformidade, palpitações, arritmias transitórias e principalmente dificuldade para realizar exercícios intensos, são relatadas por alguns pacientes. Avaliações clínica e propedêutica armada pode demonstrar alterações dos índices fisiológicos. Estes pacientes também podem apresentar alterações psicológicas graves devido ao contorno corporal irregular. Tendem a não se expor em público, evitam atividades esportivas, relacionamentos e quaisquer situações que exijam exposição da sua deformidade. Alterações psicológicas podem ser identificadas inclusive nos pais, que consideram os filhos incapacitados para exercerem uma atividade física normal. Também não é incomum a associação a deformidades posturais, muitas vezes difíceis de serem corrigidas.

    As primeiras técnicas de correção cirúrgica foram descritas no começo do século por Meyer, mas deve-se a Mark Ravitch, quarenta anos depois, a descrição de técnicas de correção abertas que são consideradas as mais difundidas até hoje. Atualmente dispomos de técnicas minimamente invasivas que podem corrigir esta deformidade através do uso de barras metálicas de sustentação da parede torácica que começaram a ser utilizadas no Serviço a partir de 2003.

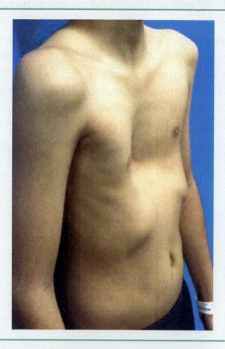

Figura 44.1 Caso típico de pectus excavatum.

Fonte: Acervo do autor do capítulo.

Preparo pré-operatório com órtese postural e exercícios físicos

Um dos autores (JRMC) utiliza como preparo inicial do PE uma prótese postural, com intuito de correção e conservação da postura dos pacientes, e da correção da protrusão costal uni ou bilateral (Figura 44.2).[1]

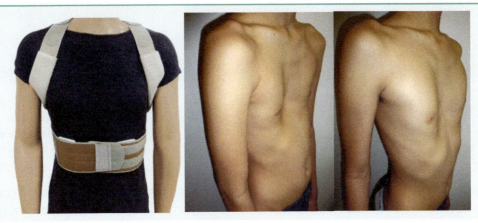

Figura 44.2 Órtese postural e caso antes e depois do uso da órtese.

Fonte: Acervo do autor do capítulo.

Outro aspecto importante é que a maioria dos portadores de PE, além da postura alterada, por diversos motivos, como a baixa autoestima associada a dificuldade em expor a caixa torácica não fazem exercícios físicos habitualmente. Nesse cenário, os pacientes devem ser fortemente estimulados a eleger alguma atividade física com a qual tenha afinidade e que possam ser praticadas perto de suas residências no sentido de tornar essa pratica regular. Também devem ser recomendados exercícios que possam ser realizados em casa, como por exemplo:

- Manobra de Valsalva: após inspiração profunda, assopre com força as costas da mão tentando expandir o máximo possível a caixa torácica, com várias repetições ao longo do dia. O exercício pode melhorar a flexibilidade da caixa torácica.
- Exercícios de alongamento e fortalecimento da musculatura torácica (Figura 44.3).
- Preparo com terapia a vácuo

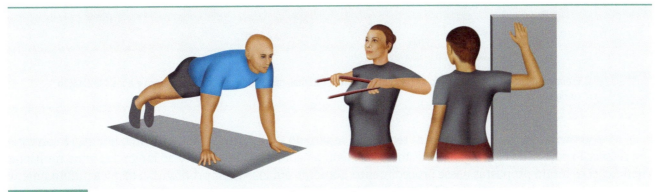

Figura 44.3 Exemplos de exercícios de fortalecimento e alongamento da musculatura.

Fonte: Acervo do autor do capítulo.

O sistema de vácuo utilizado é um dispositivo de feito de silicone, com a forma de campânula arredondada, com um tampo de plástico transparente, que tem adaptado uma bomba manual geradora de vácuo. Está disponível em vários tamanhos, além de um modelo para ser utilizado em mulheres, que tem o formato de ampulheta para poder ser adaptado entre as mamas. Foi desenvolvido para ser posicionado na parede torácica anterior, sobre a deformidade, de forma que quando o vácuo for acionado, o dispositivo se fixa à parede torácica e exerce pressão negativa, tracionando o defeito para sua frente, tentando traze-lo para mais próximo da sua posição anatômica (Figura 44.4).

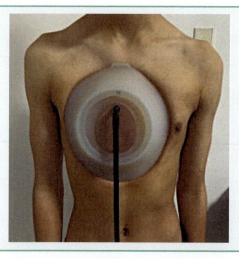

Figura 44.4 Campanula de vácuo aplicada no tórax do paciente.
Fonte: Acervo do autor do capítulo.

Um trabalho publicado pela Grupo 2 demonstrado que a terapia com o vácuo elevou o esterno em todos os 29 pacientes incluídos na análise. A mudança absoluta no ponto de maior depressão variou de 0,29 a 23,67 mm (M = 11,02, DP = 6,05). Esse achado sugere que pacientes que tenham feito uso do dispositivo no pré-operatório possam ter maios flexibilidade da parede torácica anterior.

Reparo minimamente invasivo do *pectus excavatum* (MIRPE) com modificações introduzidas pelo Serviço.

Princípio: colocação e rotação de 180 graus de barra metálica retroesternal para correção do PE (Figura 44.5).

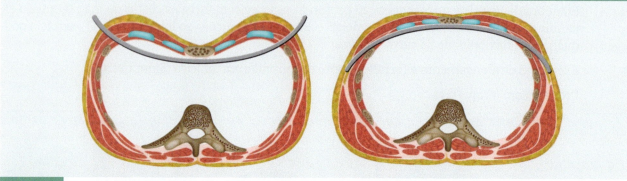

Figura 44.5 Esquema demonstrando a posição da barra metálica retroesternal introduzida em posição convexa e após sua rotação corrigindo o esterno.
Fonte: Acervo do autor do capítulo.

Características gerais: A primeira técnica de reparo do PE foi proposta por Ravitch em 1949 e consistia em ressecção parcial da cartilagem, excisão xifóide e/ou osteotomia do esterno, e ao longo dos anos, múltiplas modificações foram propostas nesse procedimento. Somente em 1998 Nuss propôs uma técnica minimamente invasiva, e essa técnica ganhou popularidade rapidamente porque evitava a ressecção das cartilagens, esternotomias e a incisão na linha média.

A experiência do Serviço com a técnica minimamente invasiva se iniciou em 2003 sendo que já foram publicadas sugestões de modificações da técnica propostas pelo Serviço. Outro aspecto é que pelo fato de se tratar de uma instituição universitária, existe preocupação em difusão desse conhecimento e um dos objetivos do presente capítulo é descrever de forma padronizada a maneira como temos realizado a cirurgia.

De forma geral, os dois procedimentos, o aberto e o minimamente invasivo, devem fazer parte do armamentário do cirurgião, pois existem situações nas quais pode ser necessário um procedimento hibrido objetivando o melhor resultado para os pacientes.

Tempo 1: posição do paciente na mesa cirúrgica

A posição do paciente na mesa cirúrgica varia de acordo com preferência do cirurgião. Um dos autores (JRMC) favorece uma posição descrita em publicação previa:[3] posição supina, com um coxim da largura do tórax no dorso, cuja finalidade é elevar o corpo acima da mesa cirúrgica, e com os braços ao longo do corpo (Figura 44.6). O objetivo dessa posição é evitar que os braços limitem a movimentação da ótica.

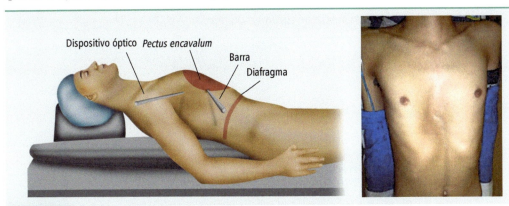

Figura 44.6 Esquema demonstrando posição do paciente na mesa cirúrgica com coxim sob o tórax.

Fonte: Acervo do autor do capítulo.

Outro autor (MLT) não utiliza coxim e posiciona o paciente na mesa com os braços abertos ou fixados acima da cabeça. Neste caso, cuidado deve ser tomado para que a posição não favoreça o estiramento do plexo braquial. A justificativa para esta posição é que como a cirurgia tem um componente estético, manter o tórax em posição natural favorece avaliar o resultado obtido com a correção cirúrgica, o que não acontece se o paciente tiver coxim sob o dorso.

Tempo 2: marcação das incisões na pele

A primeira estrutura a ser marcada é o final do esterno ("v" invertido). Em muitos casos o ponto de maior depressão do defeito coincide com o final do esterno/transição para apêndice xifoide. Considera-se que a barra metálica deva ficar apoiada no osso esterno e não abaixo dele. Em muitos casos o ponto de maior depressão do defeito ("x" no Figura 44.7) coincide com o final do esterno como neste caso de exemplo. Considera-se que idealmente a barra metálica deva estar apoiada no esterno e não distalmente a ele. A seguir, a porção mais elevada da caixa torácica bilateralmente é demarcada com linha interrompida. É sobre esta linha, onde ela coincidir com os espaços intercostais, que serão demarcados os pontos de entrada e saída da cavidade torácica (*hinge point* na literatura inglesa) (c).

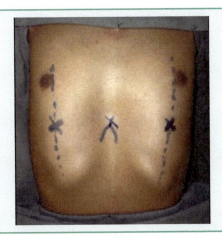

Figura 44.7 Pontos de marcação na pele.

Fonte: Acervo do autor do capítulo.

Tempo 3: determinação do tamanho da barra a ser utilizada

Após a marcação descrita, aplica-se o molde flexível no tórax do paciente com três finalidades. A primeira delas é dar ao molde a forma que o cirurgião considera que seja a mais adequada para corrigir o defeito da parede torácica. Essa forma do molde será transferida para a barra metálica quando ela for dobrada (Figura 44.8). Um aspecto importante ao se moldar a barra é evitar dobrar suas extremidades, porque isso dificulta a introdução dos estabilizadores. Esse o motivo pelo qual a dobradura final da barra ocorre quando ela já está colocada no tórax do paciente.

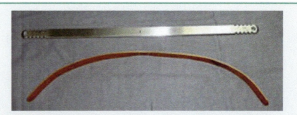

Figura 44.8 Molde flexível e barra metálica.
Fonte: Acervo do autor do capítulo.

A segunda finalidade da colocação do molde é que ele ajuda a definir qual o tamanho de barra é mais adequado. Para tanto, considera-se que após ser moldado, o molde deva chegar em torno da linha axilar anterior bilateralmente. Além disso, um dos cirurgiões (JRMC) considera que o tamanho ideal da barra, quando dobrada e colocada no seu local definitivo, se apoie em dois arcos costais bilateralmente (Figura 44.9), o que poderia tornar o conjunto mais estável.

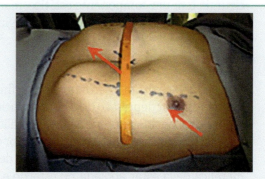

Figura 44.9 Setas sinalizando arcos costais por sob a barra metálica.
Fonte: Acervo do autor do capítulo.

Como terceira finalidade, a extremidade dos moldes sinaliza onde se deva demarcar as incisões de pele com aproximadamente 3 cm de extensão (Figura 44.10).

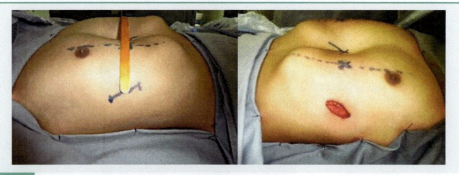

Figura 44.10 Definição do local das incisões cirúrgicas, seguindo a linha de força da pele definida pela direção dos arcos costais.
Fonte: Acervo do autor do capítulo.

Tempo 4: criação do túnel subcutâneo até os pontos de entrada na cavidade torácica

A partir da incisão da pele do lado esquerdo, disseca-se o tecido subcutâneo até o ponto de entrada na cavidade pleural previamente marcado (*hinge point*), a musculatura intercostal é afastada, o anestesiologista promove uma apneia e a pleura é aberta com cautela para evitar lesar o pericárdio. Pela mesma incisão cutânea, no espaço intercostal inferior, é introduzido um toracoport de 5,5 mm e a ótica de 5 mm e 30 graus é introduzida na cavidade pleural (Figura 44.11). Esse mesmo procedimento é realizado contralateralmente, que corresponde ao ponto de saída da barra da cavidade pleural direita.

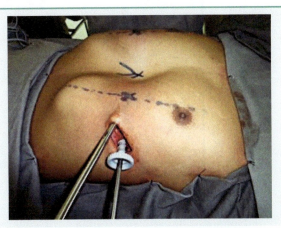

Figura 44.11 Pinça de dissecção e ótica introduzidos na cavidade torácica esquerda.

Fonte: Acervo do autor do capítulo.

Tempo 5: dissecção do túnel retroesternal pelo lado esquerdo

Em seguida inicia-se a dissecção do túnel retroesternal pelo lado esquerdo. O racional de realizar a dissecção do túnel retroesternal do lado esquerdo para o direito (oposto do que é descrito na técnica original) decorre do fato de que nos casos de PE o coração fica desviado para o lado esquerdo (Figura 44.12).

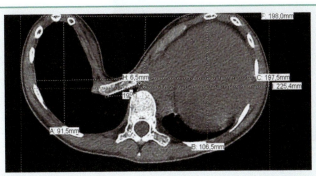

Figura 44.12 PE acentuado com coração totalmente desviado para lado esquerdo.

Fonte: Acervo do autor do capítulo.

Nessa situação, é mais seguro iniciar a dissecção pela esquerda, com visão direta e por sobre o pericárdio, em direção ao lado direito. Outro ponto importante é que o introdutor torácico (*pectus introducer*) descrito na técnica original também não é utilizado para dissecar o túnel por se tratar de um instrumento extremamente longo (58 cm) com potencial de lesar estruturas mediastinais.

Por esse motivo temos preferido instrumentos habituais. Com a ótica posicionada na cavidade pleural esquerda, um instrumento longo, idealmente uma pinça biarticulada de videotoracoscópia (ou mesmo um Crawford longo) posicionado por sobre o pericárdio, rebatendo o coração para baixo, realiza a abertura da pleura mediastinal abaixo do esterno. A abertura ampla da pleura permite que a dissecção romba do tecido frouxo mediastinal possa ser realizada sob visão direta, guiada pela ótica do vídeo. Deve-se lembrar que entre o 6º e 7º espaço intercostal as artérias mamarias dão origem as artérias epigástricas superiores e as músculo frênicas e esses ramos podem ser lesados nessa dissecção. Por esse motivo, uma vez que a dissecção tenha alcançado a linha media, pode ser conveniente transferir a ótica para a cavidade pleural do lado direito para completar a disseção sob visão direta desse lado. A dissecção do túnel retroesternal pelo lado esquerdo já foi descrita em detalhes previamente (Figura 44.13).[6]

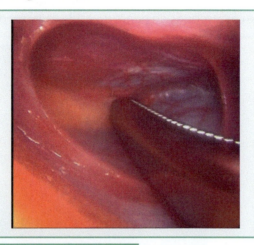

Figura 44.13 Abertura da pleura mediastinal esquerda para dissecção do túnel retroesternal da esquerda para a direita.

Fonte: Acervo do autor do capítulo.

Tempo 6: passagem de guia no túnel retroesternal

Com o túnel retroesternal dissecado por toracoscopia bilateral, um dreno tubular torácico 24 ou 28 Fr é introduzido na cavidade pleural direita e tracionado para o lado esquerdo. Dessa forma, o dreno funciona como guia tanto para a passagem do introdutor torácico como para a passagem da barra metálica (Figura 44.14).

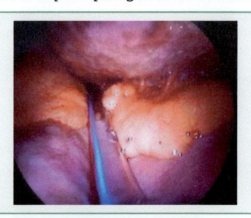

Figura 44.14 Dreno tubular torácico no trajeto do túnel retroesternal servindo de guia para a passagem do introdutor ou da barra metálica.

Fonte: Acervo do autor do capítulo.

Tempo 7: passagem do introdutor guiado pelo dreno torácico

O introdutor torácico (*pectus introducer*) é adaptado no dreno torácico pelo lado direito e introduzido até ser exteriorizado no lado esquerdo. Essa manobra, assim como a passagem da barra deve ser visualizada por meio da ótica. Assim que a extremidade do introdutor seja exteriorizada do lado esquerdo, o auxiliar, usando uma pinça de *Backhaus* traciona para cima essa extremidade para evitar que a passagem do introdutor rasque a musculatura intercostal. A passagem do introdutor pelo túnel retroesternal eleva o esterno, simulando a barra metálica e o resultado estético que a correção irá apresentar (Figura 44.15).

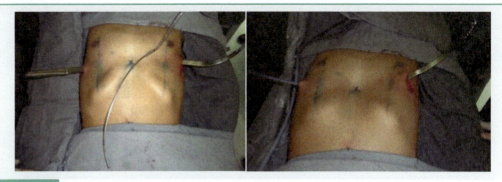

Figura 44.15 Elevação do esterno pela passagem do introdutor torácico, seguindo-se a colocação da barra no túnel retroesternal.

Fonte: Acervo do autor do capítulo.

É nesse momento que o cirurgião deve avaliar se será necessário alterar a posição da barra (introduzindo-a por outro espaço intercostal acima ou abaixo) ou mesmo considerar colocar mais uma barra. Os fatores que devem ser levados em conta são além do resultado estético que se está obtendo, a estabilidade da barra. Um conjunto de duas barras fixadas com fios de aço, por meio de seus estabilizadores, faz com que o conjunto adquira um grau de estabilidade muito grande, o que praticamente impede a rotação ou deslocamento do conjunto.

Tempo 8: colocação da barra metálica

Definido o espaço onde a barra metálica ira ser colocada, o introdutor é retirado e a barra já moldada é adaptada na extremidade do dreno tubular e colocada em posição côncava no túnel retroesternal. Utilizando-se os instrumentos de rotação (*pectus flipper*) nas extremidades da barra, ela é rodada (indiferentemente se sentido horário ou anti-horário) 180 graus. Com a rotação a barra fica em posição convexa, pressionando o esterno e corrigindo o defeito (Figura 44.16).

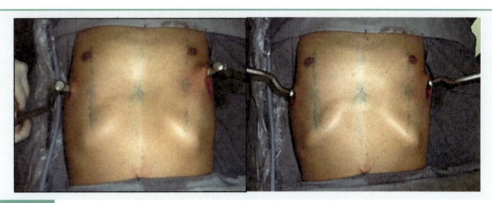

Figura 44.16 Barra em posição antes e após rotação provocando a elevação do esterno.

Fonte: Acervo do autor do capítulo.

Tempo 9: colocação e fixação dos estabilizadores na barra metálica

Com a barra em posição os estabilizadores são colocados em suas extremidades. Em seguida, um mixter introduzido no orifício distal da barra a mantem em posição enquanto o auxiliar utilizando dois *Farabeufs* pequenos traciona o estabilizador em direção ao ponto de entrada na cavidade pleural (*hinge point*). A elevação da extremidade da barra, afastando-a da parede torácica favorece essa manobra. O estabilizador em posição mais próxima da linha media tem mais contato com os arcos costais e favorece a estabilidade reduzindo o risco de deslocamentos.[6] Em seguida, utilizando-se o instrumento de rotação (*pectus flipper*), é realizada uma dobradura em sua extremidade de forma que o estabilizador fica impedido de deslizar para fora, ficando fixado à barra. Essa manobra também ajusta a extremidade da barra à curvatura da parede torácica, evitando que a barra fique saliente lateralmente, o que poderia provocar dor ou extrusão da barra/estabilizadores no pós-operatório. A mesma manobra é realizada no lado contralateral (Figura 44.17).

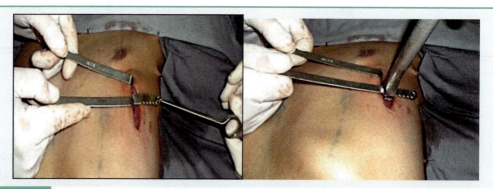

Figura 44.17 Manobras de colocação e fixação do estabilizador na barra metálica.
Fonte: Acervo do autor do capítulo.

Tempo 10: drenagem da cavidade e fechamento por planos

Após a fixação dos estabilizadores nas barras, a ótica é reintroduzida na cavidade pleural bilateralmente para inventario e revisão da hemostasia. Um dreno multiperfurado (por ex.: sonda nasogástrica) é posicionado em cada hemotórax e o ar residual é evacuado por meio de manobras de recrutamento executadas pelo anestesista, com o dreno sob selo d'agua. Em seguida os drenos são retirados. A parede torácica é fechada por planos cuidando-se para recobrir da melhor forma possível a barra e estabilizadores.

REFERÊNCIAS

1. Campos JRM, Kauffman K, Miranda Luzo MC, Iamamura AY, Tedde ML, Pego- Fernandes PM. Splint Designed to be used in the "Pre- and Post-Operative" Correction of Pectus Excavatum with the Nuss Procedure, Pectus Press (PP). 2017;2(1):1842 .

2. Togoro SY, Tedde ML, Eisinger RS, Okumura E, Campos JRM, Pêgo-Fernandes PM. The Vacuum Bell Device as a Sternal Lifter: An Immediate Effect Even With a Short Time Use. J Pediatr Surg. 2018;53(3):406-410.

3. De Campos JR, Fonseca MH, Werebe Ede C, Velhote MC, Jatene FB. Technical modification of the Nuss operation for the correction of pectus excavatum. Clinics (Sao Paulo). 2006;61(2):185-6.

4. Donald Nuss. Minimally Invasive Surgical Repair of Pectus Excavatum, Semin Pediatr Surg. 2008;17(3):209-17.

5. Tedde ML, de Campos JR, Wihlm JM, Jatene FB. The Nuss procedure made safer: an effective and simple sternal elevation manoeuvre. Eur J Cardiothorac Surg. 2012;42(5):890-1.

6. Tedde ML, Togoro SY, Eisinger RS, Okumura EM, Fernandes A, Pêgo-Fernandes PM, Campos JRM. Back to the future: a case series of minimally invasive repair of pectus excavatum with regular instruments. J Bras Pneumol. 2019;45(1):e20170373.

7. De Campos JR, Das-Neves-Pereira JC, Lopes KM, Jatene FB. Technical modifications in stabilisers and in bar removal in the Nuss procedure. Eur J Cardiothorac Surg. 2009;36(2):410-2.

8. Tedde ML, Campos JR, Das-Neves-Pereira JC, Abrão FC, Jatene FB. The search for stability: bar displacement in three series of pectus excavatum patients treated with the Nuss technique. Clinics (Sao Paulo). 2011;66(10):1743-6 .

9. De Campos JR, Tedde ML. Management of deep pectus excavatum (DPE). Ann Cardiothorac Surg. 2016;5(5):476-484.

10. Hebra A, Kelly RE, Ferro MM, Yüksel M, Campos JRM, Nuss D. Life-threatening complications and mortality of minimally invasive pectus surgery. J Pediatr Surg. 2018;53(4):728-732.

45

Pectus Carinatum: Tratamento Cirúrgico e/ou Tratamento Não Invasivo?

MIGUEL LIA TEDDE | JOSÉ RIBAS MILANEZ CAMPOS | FLAVIO HENRIQUE SAVAZZI | VANESSA MOREIRA SOUSA

Resumo

O *pectus carinatum* (PC) é a segunda deformidade mais comum da parede torácica anterior, e é definido pelo deslocamento anterior do esterno e/ou protrusão anormal das costelas. As deformidades do PC podem ser divididas em 2 tipos principais: tórax em quilha e PC lateral (tipo condroesternal), e PC "peito de pombo" (tipo condromanubrial), que é uma entidade que tem características bem específicas. Os PCs tipo condroesternal que correspondem a 90% desse tipo de deforminade são passiveis de tratamento conservador (*bracing* na literatura inglesa) enquanto que o PC tipo condromanubrial só responde ao tratamento cirúrgico. No presente capítulo serão descritos ambas as possibilidades terapêuticas.

Palavras chave

Pectus carinatum, pectus carinatum condromanubrial, pectus carinatum condrogladiolar, síndrome de Currarino-Silverman, parede torácica, tratamento conservador, cirurgia torácica, compressor torácico, *Pouter Pigeon Breast*.

Introdução

O *pectus carinatum* (PC) é a segunda deformidade mais comum da parede torácica anterior, e é definido pelo deslocamento anterior do esterno e/ou protrusão anormal das costelas. Das deformidades da parede, o PC é o grupo mais diversificado, que exibe predominância masculina ainda mais pronunciada. A proporção de ocorrência entre PC e *pectus excavatum* (PE) varia de 1:13 a 1:4 e o PC é responsável por 5% a 20% de todas as deformidades anteriores da parede torácica.[1] A maioria dos casos de PC é esporádica; no entanto, a incidência familiar foi relatada em até um terço dos casos. O PC também pode fazer parte de uma síndrome ou distúrbio do tecido conjuntivo.[2,3]

Classificação

As deformidades do PC podem ser divididas em 2 tipos principais: tórax em quilha e PC lateral (tipos condroesternal), e PC tipo peito de pombo (tipo condromanubrial), que é uma entidade que tem características bem específicas.[3]

O PC clássico é representado pelo tórax "em quilha" ou proeminência condroesternal e é a variedade mais frequente de PC. Esta condição é caracterizada pela protrusão do terço inferior do esterno com proeminência máxima na junção esterno-xifóidea, que em geral torna a deformidade nitidamente perceptível (Figura 45.1).

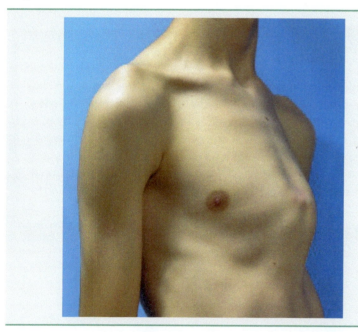

Figura 45.1 *Pectus carinatum* condroesternal ou "em quilha".
Fonte: Acervo do autor do capítulo.

Este tipo de PC pode estar associado com depressões laterais das costelas, às vezes severas, que podem resultar em redução do volume torácico interno. Ele pode ser simétrico ou assimétrico, dependendo da irregularidade, alongamento das costelas e rotação esternal. Radiografias laterais confirmam um padrão normal de ossificação do esterno, um espaço retroesternal ampliado, posição central do coração e um ângulo de Louise (entre o manúbrio e o corpo esternal) se aproximando de 180°.

O PC lateral é um tipo menos comum de PC, caracterizado por protrusão unilateral distinta da região alongada, cartilagens costais com rotação concomitante do esterno (30-60-90°) em direção ao lado oposto (Figura 45.2).

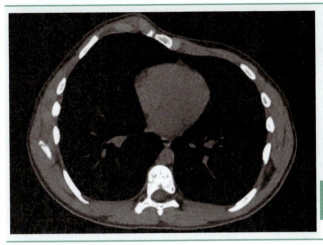

Figura 45.2 — Corte de tomografia computadorizada de tórax de pectus carinatum lateral.
Fonte: Acervo do autor do capítulo.

Por natureza, a deformidade é sempre assimétrica. O PC lateral, devido à sua irregularidade, é perturbador para os pacientes e, mesmo na ausência de outros sintomas clínicos, faz com que a demanda por correção seja intensa.[3]

Sintomas clínicos

Implicações cardiopulmonares e escoliose concomitantes são vistos com menos frequência do que no PE. Devido ao seu caráter saliente e a dificuldade de esconder o defeito sob a roupa, os efeitos psicológicos do PC podem ser importantes.[4] Anormalidades posturais não são raras. Relatos subjetivos de melhora da qualidade de vida, tolerância ao exercício e percepção da imagem corporal dos pacientes pós-operatória são comuns. A análise histológica das cartilagens costais ressecadas revelou alterações semelhantes ao PE.[3]

Pectus carinatum condromanubrial (peito de pombo)

O PC em "peito de pombo", condromanubrial, ou síndrome de Currarino-Silverman, apesar de ser frequentemente descrito dentro do grupo dos PCs, é uma deformidade tão peculiar que pode ser considerada uma entidade separada. Esta condição, que corresponde a 10% dos casos de PC, é caracterizada por uma protrusão da junção manubriosternal e das costelas adjacentes, mas que apresenta ossificação prematura do esterno (Figura 45.3).

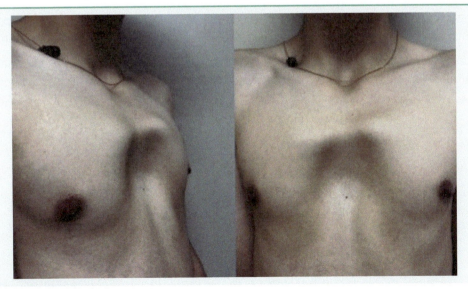

Figura 45.3 — Pectus carinatum condromanubrial.
Fonte: Acervo do autor do capítulo.

O PC condromanubrial às vezes é chamado de deformidade combinada (PE e PC) do tórax. A descrição mais adequada desse tipo de esterno em forma de "z" e anormalmente ossificado é usando-se o termo sinostose (fusão patológica de ossos que habitualmente estão separados) angulada do esterno 39.

Classificação

A protrusão do manúbrio geralmente cria a ilusão de depressão mesosternal, o que ocorre apenas em um terço dos pacientes com um ângulo severamente reduzido de Louise. O ângulo de Louise é menor que o normal 175 e 145° e pode ser tão baixo quanto 110°. Essa geometria anormal requer intervenção apropriada, porque simplesmente elevar o mesosterno pode deixar o ponto focal da deformidade (o ângulo de Louise) intacto ou até exagerado. No PC condromanubrial, a sincrondrose (articulação unida por cartilagem hialina) normal da articulação manubriosternal é substituída ainda na primeira infância por sinostose. A fusão prematura dos segmentos esternais pode ser observada nas radiografias laterais do tórax.

Sintomas clínicos

Devido à deformidade estar localizada na porção superior da parede anterior do tórax, ela se torna bastante perceptível e requer o uso de roupas com golas fechadas para esconde-la. A caixa torácica, que parece estar sendo contida na posição de inspiração, exibe uma complacência reduzida, resultado da deformidade e ossificação da junção manubrioesternal. Várias anormalidades cardíacas congênitas têm sido relatadas em associação com a ossificação esternal prematura (o defeito do septo ventricular é o mais comum), o que torna recomendável uma busca por lesões cardíacas ocultas em pacientes com PC condromanubrial. O PC condromanubrial também é descrito como um componente das síndromes de Turner e Noonan com implicações clínicas correspondentes.[5]

Tratamento

O tratamento do PC difere substancialmente. Os PC tipo peito de pombo ou condromanubrial, devido a ossificação precoce do esterno, só podem ser tratados cirurgicamente, por meio de osteotomias do esterno.[2,6]

Mas os demais tipos de PC, tanto o tórax em quilha (condroesternal) quanto o PC lateral, que correspondem a 90% dos casos de PC, são entidades que respondem bem a tratamento conservador, por compressão.[7,8] Esse aspecto é muito importante para evitar que jovens portadores de PC sejam submetidos a cirurgias desnecessárias. O racional a embasar o tratamento conservador é que por se tratar de deformidades das cartilagens, a utilização da compressão (bracing na literatura inglesa) faz com que essas cartilagens readquiram a forma anatômica.

Apesar desse tipo de tratamento conservador com sucesso já ter sido relatado por trabalhos brasileiros desde há muito,[9] a prática em nosso meio, infelizmente, ainda é de realizar o tratamento cirúrgico injustificável nos casos de PC.

> **DICA**
>
> Um fator que talvez ajude explicar a pouca utilização do tratamento conservador é a dificuldade para se encontrar os coletes compressores em nosso meio. Apesar da maioria das oficinas de próteses ter condições de confeccionar esses dispositivos, isso ainda requer que o paciente seja levado até o local. Além disso, se o paciente apresentar crescimento durante o tratamento, ele terá que fazer outro colete.

O Grupo de Parede Torácica do (InCor-USP) está coordenando um trabalho multicêntrico cujos objetivos são avaliar a efetividade e a aderência dos pacientes ao tratamento conservador do PC por meio do uso de compressores torácicos. Esse estudo, que envolve os hospitais universitários da Unicamp, de Botucatu e da

USP-Ribeirão foi interrompido pela pandemia, mas os resultados parciais são animadores. O estudo pode ser acessado na Plataforma Brasil CAAE 73412417.0.1001.0068 ou no *Clinical Trials* NCT04171063.

O que levou o Grupo de Parede Torácica do InCor-USP a desenvolver esse projeto foi o surgimento de um compressor torácico modular e ajustável que é composto de duas peças, uma anterior e outra posterior, sendo que cada uma delas tem três componentes, adaptados entre si por conexões ajustáveis (Figura 45.4).

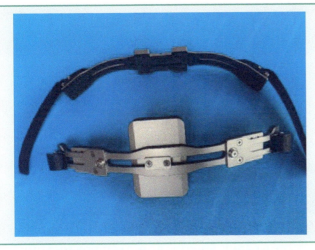

Figura 45.4 Compressor torácico modular e ajustável composto por duas peças: anterior, com a placa de compressão, e posterior.

Fonte: Acervo do autor do capítulo.

Isso faz com que esse dispositivo possa ser adaptado ao tórax do paciente pelo próprio médico que conduz o tratamento (Figura 45.5).

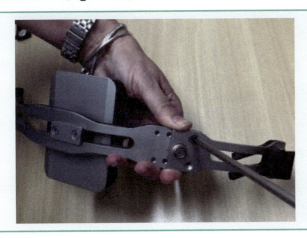

Figura 45.5 Detalhe do ajuste do colete compressor.

Fonte: Acervo do autor do capítulo.

OBSERVAÇÃO: Características do dispositivo podem ser obtidas no site da empresa (www.sesmedical.com.br).

DICA

Como não existe forma de mensurar o tempo de uso diário, o protocolo estima um período de 8 meses de uso de 23 horas/dia (correção) e mais 4 meses de 8 horas/dia de uso (manutenção). O uso de 23 horas/dia (retirado apenas para banho e prática esportiva) sugere que ele seja utilizado durante o sono, o que nem todos os pacientes se adaptam. Além disso, como esse dispositivo é de uso doméstico, o próprio paciente define a pressão de compressão que o colete irá exercer. A orientação é que o paciente sinta a pressão sem sentir dor. Outro cuidado fundamental é orientar o paciente para interromper o uso caso apresente escoriações da pele.

Um princípio importante é que o colete deve exercer pressão sobre a deformidade, mas sem restringir a expansão da caixa torácica. Significa dizer que deve haver espaço entre a parede torácica lateral e o compressor, e isso é determinado durante a adaptação do colete ao tórax do paciente. Dessa forma, a adaptação ao tórax do paciente deve ser iniciada pela porção posterior do colete, assegurando-se que haja folga entre as laterais da parede torácica e o colete (Figura 45.6).

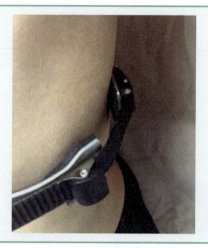

| Figura 45.6 | Detalhe do colete ajustado no tórax do paciente. Observa-se que existe folga entre o compressor e a parede torácica lateral. |

Fonte: Acervo do autor do capítulo.

Em seguida, a metade anterior do colete é colocada sobre a parede anterior, a peça compressora propriamente dita é posicionada de forma que se sobreponha à deformidade, e é fixada na porção anterior do colete (Figura 45.7).

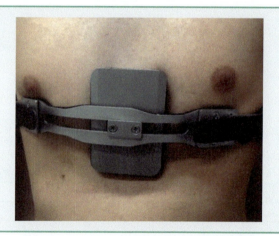

| Figura 45.7 | Porção anterior do colete com placa de compressão ajustada sobre a deformidade. |

Fonte: Acervo do autor do capítulo.

Na sequência, as duas metades são conectadas pelos fechos laterais e o próprio paciente ajusta o grau de compressão de forma a que sinta pressão, mas sem sentir dor (Figura 45.8).

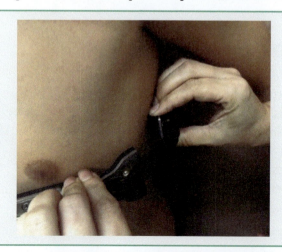

| Figura 45.8 | Conexão das porções anterior e posterior por meio do fecho lateral. |

Fonte: Acervo do autor do capítulo.

As imagens a seguir mostram o colete posicionado no tórax do paciente (Figura 45.9).

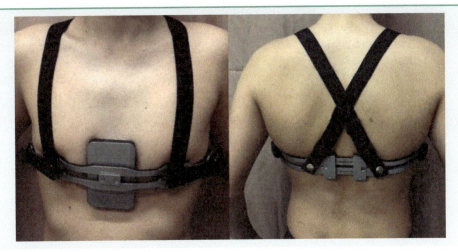

Figura 45.9 Compressor posicionado no tórax do paciente.

Fonte: Acervo do autor do capítulo.

Detalhes técnicos e cirúrgicos da variedade do *Pectus carinatum*
Condromanubrial.

As primeiras descrições de correção cirúrgica do PC.[10,2] nas quais se ressecavam as cartilagens envolvidas, usualmente da segunda à sétima, também necessitavam uma ou várias osteotomias esternais e fixando-as com fio absorvível à nova moldagem do esterno, para se atingir o resultado estético favorável. No Brasil, data de 1981 a primeira publicação, que se baseava nas mesmas orientações das publicações originais.

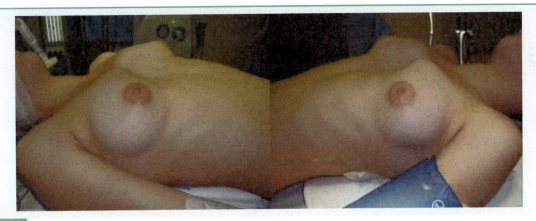

Figura 45.10 Pectus carinatum condromanubrial no sexo feminino.

Fonte: Acervo do autor do capítulo.

Tempo 1 Paciente é posicionado na mesa cirúrgica em decúbito dorsal horizontal, com coxim sob o dorso com objetivo de retificar o segmento torácico, com os braços ao longo do corpo. Nos pacientes do sexo masculino a incisão da pele é preferencialmente realizada na linha média, enquanto que nas mulheres pode-se optar por motivos estéticos por incisão submamária bilateral, que pode ser usada posteriormente se houver necessidade de correção do volume das mamas (Figura 45.10).

Abertura do tecido celular subcutâneo até a tábua anterior do esterno. A seguir, dissecção ampla lateralmente dos músculos peitorais maiores até a exposição completa da parede torácica anterior, com hemostasia cuidadosa dos vasos perfurantes.

Devido a deformidade quase sempre presente no segundo, terceiro e principalmente quarto arco costal, bilateralmente é necessária ressecção das cartilagens.

Realiza-se a dissecção subpericondrial de todas as cartilagens deformadas, seguindo-se os mesmos princípios da correção descrita para o PE. A seguir, são retiradas a maior parte das cartilagens deformadas, deixando-se intocadas porções das cartilagens com intuito de manter a matriz das cartilagens e reduzir o grau de flacidez na parede anterior. A ressecção das cartilagens deve ser sempre bilateral, mesmo que um dos lados aparente normalidade.

> **DICA**
>
> Durante o crescimento posterior dos pacientes as cartilagens que não foram operadas podem continuar a desenvolver o crescimento anormal e a deformidade pode recorrer. No vídeo é possível notar que quando as cartilagens são seccionadas as forças da parede acabam sobrepondo os segmentos seccionados (Figura 45.11A e B).

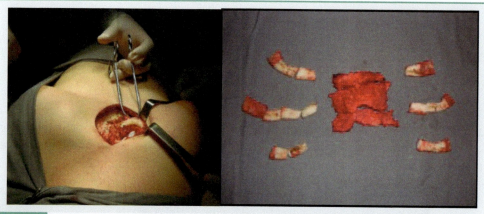

Figura 45.11 Figuras (A) vemos a ressecção subpericondrial do terceiro arco costal a direita e na figura (B) vemos os arcos costais deformados (2,3 e 4) bilateralmente com o fragmento da osteotomia anterior do esterno.

Fonte: Acervo do autor do capítulo.

Tempo 2

Devido a ossificação que resulta em deformidade do esterno, é necessário realizar osteotomias transversas em cunha no esterno. A esternotomia pode ser realizada com diferentes instrumentos: formão e martelo, serra de esterno, serra manual de Joseph ou drill, a depender da disponibilidade.

> **DICA**
>
> Devido a ossificação precoce do esterno, demonstrada na Figura 45.12 a seguir de uma tomografia de tórax e a correção que precisa ser feita no esterno, o PC condromanubrial só pode ser tratado cirurgicamente (Figura 45.12 A, B e C).

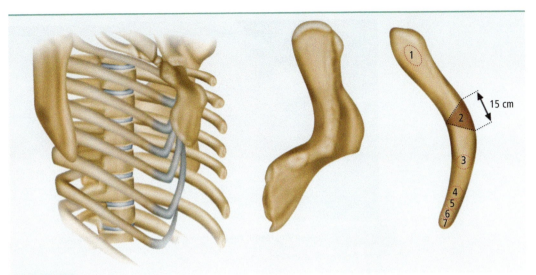

Figura 45.12 Nas figuras (A), (B) e (C), temos a ossificação precoce e deformidade importante do esterno.

Fonte: Acervo do autor do capítulo.

Para a hemostasia da osteotomia esternal, é usada cera óssea e a seguir o esterno é retificado sendo fixado na posição corrigida com pontos de fios de aço ou com placas multi-perfuradas de titânio isoladas ou em "H", como demonstrada na Figura 45.13 a seguir.

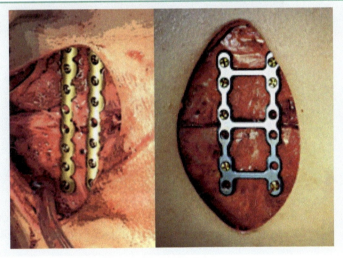

Figura 45.13 Fixação das fraturas esternais com placas de titânio.

Fonte: Acervo do autor do capítulo.

Tempo 3 O apêndice xifoide, quando deformado deve ser ressecado. Na tentativa de se conseguir a regeneração das cartilagens ressecadas os pericôndrios devem ser suturados, de preferência com pontos simples e separados, com fios absorvíveis. Essa manobra contribui para melhorar a estabilidade da parede torácica.

Tempo 4 A seguir os músculos peitorais maiores são fixados na linha média, cuidando-se para minimizar o risco de deiscência dessa linha de sutura. Os peitorais também devem ser fixados inferiormente para melhor distribuição e fixação do leque muscular nos seus locais de origem, com intuito de evitar retração superior (Figura 45.14 A e B).

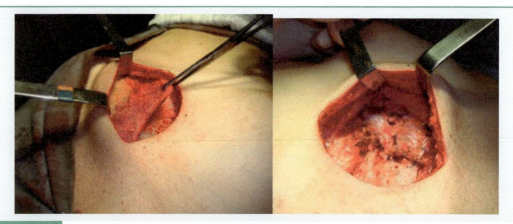

Figura 45.14 Reposicionamento do músculo peitoral maior após correção.

Fonte: Acervo do autor do capítulo.

Deve ser realizada drenagem a vácuo com dreno multiperfurado nos planos subcutâneo e submuscular por no mínimo 48 a 72 horas no período pós-operatório, que só deve ser retirado com volume de drenagem decrescente e baixo. A seguir o tecido subcutâneo e a pele são fechados por planos (Figura 45.15).

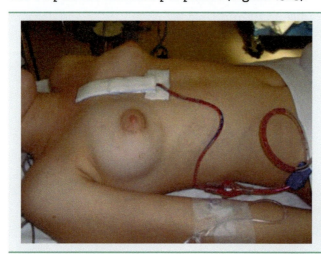

Figura 45.15

Fonte: Acervo do autor do capítulo.

Tempo 5   Exemplo com a mesma técnica de correção do *pectus carinatum*, variedade condromanubrial em paciente do sexo masculino e em adolescentes.

REFERÊNCIAS

1. Muntean A, Stoica I, Saxena AK; Pigeon chest: comparative analysis of surgical techniques in minimal acess reapair of pectus carinatum (MARPC). World J Pediatr. 2018;14:18-25.

2. Robicsek F, Fokin A; Surgical correction of pectus excavatum and carinatum. J Cardiovasc Surg. 1999;40:725-731.

3. Fokin AA, Robicsek F; Management of chest wall deformities, in Advanced Therapy in Thoracic Surgery. Hamilton, Ontario, BC Decker, 2005:145-162.

4. Paulson JF, Ellis K, Obermeyer RJ, Ann Kuhn M, Frantz FZ, McGuire MM, et al. Development and validation of the Pectus Carinatum Body Image Quality of Life (PeCBI-QOL) questionnaire. J Pediatr Surg. 2019;54(11):2257-2260

5. Fokin AA, Steuerwald NM, Ahrens WA, Allen KE.Anatomical, Histologic, and Genetic Charecteristics of Congenital Chest Wall Deformities. Semin Thorac Cardiovasc Surg. 2009;21:44-57.

6. Mauduit M, Bounader K, Soulami RB, Aymami M, Roisné A, Wihlm JM, et al. Correction of a severe pectus carinatum by sterno-costo-chondroplasty with double osteotomy and triple rib bridge fixation. Anz J Surg 2019;89(10)1342-1344 .

7. De Beer S, Blom YE, Lopez M, Jong JR. Measure dybanic compression for pectus carinatum: a systematic review. Seminars In Pediatric Surg. 2018;27:175-82.

8. Fraser S, Harling L, Patel A, Richards T, Hunt I. External Compressive Bracing With Initial Reduction of Pectus Carinatum: Compliance Is the Key. Ann Thoracic Surg. 2020;109(2):423-419.

9. Haje SA, Bowen JR. Preliminary results of orthotic treatment of pectus deformities in children and adolescents. J Pediatr Orthop. 1992;12(6):795-800.

10. Welch KJ, Vos A. Surgical correction of pectus carinatum (pigeon breast). J Pediatr Surg. 1973;8(5)659-667.

46

Fenda Esternal: Reconstrução do Esterno com Materiais Biológicos

JOSÉ RIBAS MILANEZ CAMPOS | MIGUEL LIA TEDDE | JOAO PAULO C. MACEDO

Resumo

A fenda esternal (FE) é uma anomalia congênita rara do esterno, que consiste em um defeito, de grau variável, decorrente da fusão incompleta das barras esternais na vida embrionária. A correção imediata em neonatos ou na infância é benéfica em termos de fornecer cobertura esquelética com pouca ou nenhuma necessidade de qualquer material protético para reconstrução.

Palavras-chave

Fenda esternal, deformidade de parede torácica, pericárdio bovino, pentalogia de Cantrell.

Introdução

Os defeitos congênitos da parede torácica compreendem outros diagnósticos além das fendas esternais como: *pectus excavatum* e *pectus carinatum*. As suas associações com outras síndromes como: Jeune, Poland, PHACES e pentalogia de Cantrell também são descritas na literatura.

O diagnóstico das fendas esternais (F.E) pode ser realizado ainda intraútero por meio de ultrassom ou após o nascimento. O exame físico é caracterizado pelo movimento paradoxal da parede torácica durante a respiração (vídeos 46.1 e 46.2)

Os exames de imagem são indicados não só para auxílio diagnóstico, avaliação do defeito, mas na pesquisa de anomalias associadas como: hemangioma, defeitos da linha media, coarctação de aorta. Avaliação com ecocardiograma se faz necessária para avaliação de cardiopatias congênitas.

As F.E são classificadas em:

- Completa: não existe fusão entre as barras esternais
- Incompleta superior: o ponto de contato se dá apenas na porção distal do esterno. Acomete manúbrio, parte ou todo o corpo podendo restar apenas o processo xifoide.
- Incompleta inferior: as barras esternais se tocam somente na extremidade cranial, apenas manúbrio e em alguns casos a primeira porção do corpo esternal permanecem íntegros.

A proposta da cirurgia se dá com base na proteção dos órgãos mediastinais e pode ser indicada logo após o nascimento.

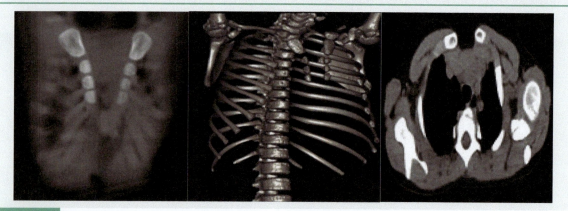

Figura 46.1 Figura (A) representa a reconstrução coronal mostrando fenda esternal incompleta superior; figura (B) representa a reconstrução óssea com evidência de fenda esternal incompleta superior; figura (C) representa o corte tomográfico axial demonstrando a não fusão das bordas esternais.

Fonte: Acervo do autor do capítulo.

Descrição da técnica

Tempo 1: posicionamento do paciente

Paciente é posicionado em decúbito dorsal horizontal com os braços ao longo do corpo sob intubação simples.

> **DICA**
> Recomendamos a colocação de um coxim semelhante a um travesseiro, da mesma largura do paciente, distribuído desde a cintura até os ombros, com o objetivo de elevar o tórax. Isso permite com que os braços fiquem ao longo do corpo, evita lesões de plexo e melhora a exposição.

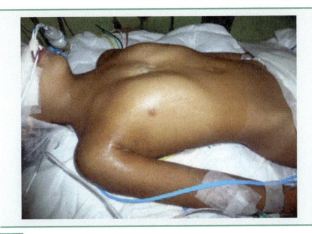

Figura 46.2 Posicionamento na mesa cirúrgica.

Fonte: Acervo do autor do capítulo.

Tempo 2: incisão na pele

A linha mediana deve ser demarcada antes da incisão. Para facilitar o fechamento, os tecidos devem ser dissecados e individualizados.

> **DICA**

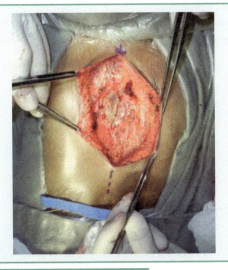

Figura 46.3 Incisão mediana. Em detalhe o leito de ressecção do tecido fibroso, compatível com pericárdio e exposição do coração.

Fonte: Acervo do autor do capítulo.

Tempo 3: dissecção peitoral e abertura do pericôndrio

Os músculos peitorais devem ser separados dos tecidos adjacentes. Isso facilita o fechamento e reduz a tensão aplicada sobre a sutura.

Deve ser realizada uma incisão vertical nas bordas laterais do pericôndrio, dissecá-los e dar seguimento a sua rotação medial.

> **DICA**
> A incisão do pericondro pode ser realizada com uso de bisturi elétrico. A dissecção da borda esternal é facilmente realizada com uso de pinça hemostática do tipo mosquito ou rugina.

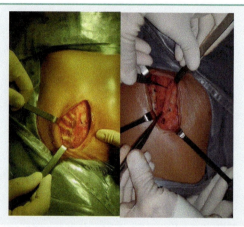

Figura 46.4 (A) Incisão vertical para dissecção do pericôndrio da barra esternal. (B) Rotação medial do pericôndrio já dissecado.

Fonte: Acervo do autor do capítulo.

Tempo 4: dissecção das cartilagens condrais

As cartilagens condrais devem ser ressecadas, ou seja, condrectomia subpericondrial. O pericôndrio na junção esternocostal deve ser aberto, a cartilagem ressecada e o leito de ressecção (estojo) fechado com fio absorvível, geralmente 3.0. Isso redireciona a cicatrização e favorece o crescimento da nova matriz de cartilagem.

> **DICA**
> O produto dessa ressecção deve ser reservado em solução fisiológica, uma vez que será utilizado como enxerto.

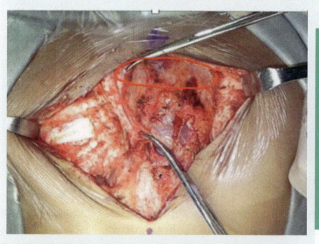

Figura 46.5 Já realizado condrectomia subpericondrial e rotação medial do pericôndrio.

Em detalhe o círculo vermelho quem remete uma distância entre as barras do esterno de 4,8 cm. O que torna inviável a tentativa de aproximação primária das estruturas, sem causar uma restrição importante na caixa torácica.

Fonte: Acervo do autor do capítulo.

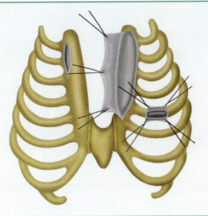

Figura 46.6 Desenho esquemático que mostra a técnica cirúrgica descrita em 1998 e os passo aplicados até o momento. Dissecção do pericôndrio das barras esternais, rotação medial em conjunto com as condrectomias e ressecção das cartilagens (subpericondrial) bilateralmente.

Fonte: Acervo do autor do capítulo.

Tempo 5 — Sutura dos pericôndrios das barras esternais pode ser realizada com o pericárdio bovino para preencher o espaço restante entre elas. Essa estrutura é análoga à parede esternal posterior.

> **DICA**
> Deve ser utilizado fio absorvível 3.0, pontos simples e separados. A tensão da aplicada à essa sutura deve ser evitada ao máximo e assim dar maior segurança e distribuir a força em vários pontos.

O produto da ressecção das cartilagens, ou seja, os seus fragmentos de cartilagens são utilizados como enxerto livre. São fixados nos fios responsáveis pela aproximação das bordas esternais. O objetivo é fixar os enxertos das cartilagens e mantê-los no local apropriado, para que façam parte desta estrutura que denominamos "novo esterno/neoesterno".

> **DICA**
> Deve-se usar um fio calibroso para aproximação das tábuas esternais e fixação dos enxertos condrais. Sugerimos o uso do fio de polidioxanona (PDS) n° 1, por ser um fio monofilamentar, sintético, absorvível e com meia vida longa.

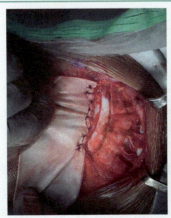
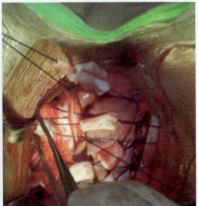

Figura 46.7 Figura (A) representa a sutura do pericárdio bovino, nos pericôndrios das barras esternais rebatidos medialmente; figura (B) representa a. parede posterior do esterno já concluída. Passagem dos fios responsáveis pela aproximação das barras esternais, que mantém a estabilidade do sistema. Nestes mesmos fios, são fixados os enxertos livres das cartilagens, fazendo parte do neoesterno.

Fonte: Acervo do autor do capítulo.

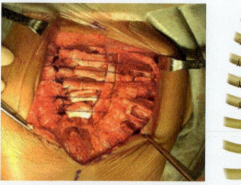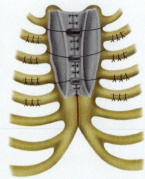

Figura 46.8 Figura (A) representa o aspecto final após reconstrução do neoesterno.e a figura (B) o desenho esquemático desta finalização.

Fonte: Acervo do autor do capítulo.

Tempo 6: fechamento do músculo

Por maior que seja a dissecção do músculo peitoral até mesmo próximo da sua origem, em alguns casos a sutura primária, diretamente na linha mediana, pode cursar com muita tensão, logo temos de lançar mão de algum outro recurso. O pericárdio bovino surge como uma alternativa segura para interposição entre os dois "*flaps*".

Drenagem do leito cirúrgico deve ser realizada com dreno de sucção. Sugerimos a colocação de uma de drenagem abaixo do músculo enquanto outra deve permanecer acima do mesmo.

> **DICA**
>
> A sutura do pericárdio no músculo é feita por meio de pontos simples, absorvíveis e separados para melhor reforço, garantindo assim segurança e manutenção da melhor vascularização na musculatura.

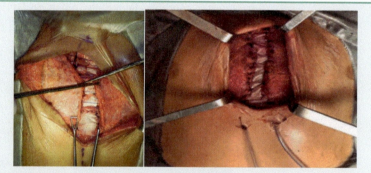

Figura 46.9 Figura (A) representa o observado tensão na tentativa de aproximação da musculatura e a figura (B) representa a faixa de pericárdio bovino suturado junto ao músculo e drenagem da F.O.

Fonte: Acervo do autor do capítulo.

O restante do fechamento, exceto pela pele se dá pela sutura absorvível com pontos separados.

Para minimizar utilizamos um faixa crepe, com baixa pressão ao redor do tórax durante 48 a 72 horas, mantendo todas as camadas que foram operadas com os tecidos estáveis e superpostos, geralmente até a remoção dos drenos.

> **DICA**
> Devemos nos atentar para que a colocação da atadura de crepe não cause um fator constritivo. Figura 46.10.
>
> Como essa cirurgia é realizada em recém-nascidos ou crianças, sugerimos aos pais para que não peguem as crianças pelos braços, com o objetivo de evitar o aumento de tensão na área de sutura da musculatura.

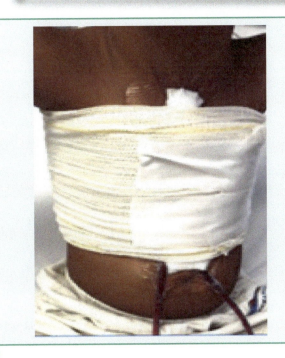

Figura 46.10 — Atadura de crepe.

Fonte: Acervo do autor do capítulo.

Tempo 7: seguimento

As complicações mais frequentes se resumem em intercorrências locais, dessas o seroma é a mais comum.

A aquisição de imagens no pós-operatório foi importante para avaliarmos a biocompatibilidade do uso do pericárdio bovino, uma vez que ao exame físico a reconstrução se mostrou rígida o suficiente para eliminar a movimentação paradoxal.

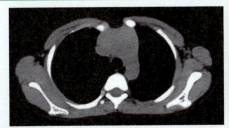
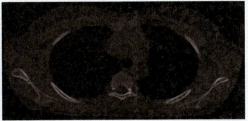

Figura 46.11 — Na figura (A) representa a TC de tórax realizada no pré-operatório de fenda esternal incompleta superior, e na figura (B) representa a TC de tórax realizada no pós-operatório de fenda esternal incompleta superior, com intervalo de 2 anos.

Fonte: Acervo do autor do capítulo.

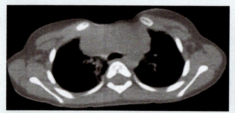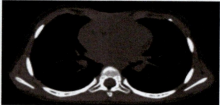

Figura 46.12 — A figura (A) representa a TC de tórax realizada no pré-operatório de fenda esternal completa e a figura (B) representa a TC de tórax realizada no pós-operatório de fenda esternal completa, intervalo de 1 ano e 5 meses.

Fonte: Acervo do autor do capítulo.

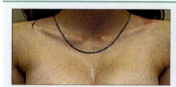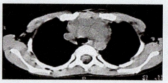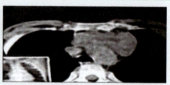

Figura 46.12 — As figuras (A) (B) e (C) representam o aspecto estético e a tomografia computadorizada do tórax com seguimento de 12 anos de pós-operatório.

Fonte: Acervo do autor do capítulo.

Conclusão

Gostaríamos de salientar a tutoria e o ensino do nosso Assistente o Dr. Luiz Tarcísio Brito Filomeno, que nos ajudou muito em todos estes casos iniciais, e sem dúvida, muitas destas ideias e técnicas foram inspiradas nos seus ensinamentos, durante as cirurgias com o qual gostaríamos de dividir todo o sucesso alcançado com estes pacientes. Finalizamos inclusive com a mesma conclusão que já escrevemos nos artigos anteriores sob sua orientação: "Seja em crianças ou adultos jovens, a técnica de reconstrução de um novo esterno com um retalho do periósteo das barras esternais em conjunto com os enxertos das cartilagens costocondrais é uma opção eficaz com bons resultados estéticos e estruturais a longo prazo, evitando o uso de material protético". Inclusive mais recentemente esta técnica foi também utilizada em combinação com correção de um *pectus excavatum* associado, em uma paciente com 18 anos de idade.[9]

REFERÊNCIAS

1. Ravitch MM. Congenital deformities of the chest wall and their operative correction. Philadelphia: Saunders; 1977:23-25.
2. **Burton JF. Method of correction of ectopic cordis: two cases** Arch Surg. 1947;54:79-81.
3. 3. Acastello E, Majluf R, Garrido P, Barbosa LM, Peredo A. Sternal cleft: asurgical opportunity. J Pediatr Surg. 2003;178-83
4. Forzano F, Daubeney PE, White SM. Midline raphe, sternal cleft, and other midline abnormalities: a new dominant syndrome? Am J Med Genet A. 2005;135:9–12.
5. Torrea M, Rapuzzia G, Carluccia M, Pioa L, Jasonnia LV. Phenotypic spectrum and management of sternal cleft: literature review and presentation of a new series. Eur J Cardiothorac Surg. 2012;41(2012):4–9.
6. Repair of Congenital Sternal Cleft in Infants and Adolescents. Campos, JRM, Filomeno LT, Fernandez A, Ruiz RL, Minamoto H, Werebe EC, JateneFB. Ann Thorac Surg. 1998;66(4):115-4.
7. Campos JRM, Das-Neves-Pereira JC, Velhote MC, Jatene FB. Twenty seven-year experience with sternal cleft repair. Eur J Cardiothorac Surg. 2009;35(3):539-41.
8. Shamberger RC and Welch KJ. Ectopia Cordis. Pediatr Surg Int. 1990;5:156-64,
9. Tocchioni F, Marco Ghionzoli M, Lo Piccolo R, Deaconu DE, Facchini F, Campos JRM, et al. Sternal Cleft and Pectus Excavatum: A Combined Approach for the Correction of a Complex Anterior Chest Wall Malformation in a Teenager. Ann Thorac Surg. 2015;99(6):e131-5.

Seção 14

Simpatectomia Torácica

47

Simpatectomia Torácica Unilateral ou Bilateral Simultânea

JOSÉ RIBAS MILANEZ CAMPOS | MIGUEL LIA TEDDE | NIURA NORO HAMILTON
NELSON WOLOSKER | PAULO KAUFFMAN

Resumo

A hiperidrose primária (HP), cuja etiologia não é totalmente compreendida, é uma condição que interfere de maneira considerável na qualidade de vida do paciente, com repercussões nas atividades psicossociais, profissionais e educacionais. As regiões mais frequentemente afetadas são as mãos, pés, axilas e segmento craniofacial, sem preferência por sexo e com características clínicas, como por exemplo, não ocorre durante o sono. Afeta o indivíduo em várias fases da vida, mas é na adolescência que, em geral, os pacientes buscam tratamento médico devido à intensificação da sudorese induzida por fatores emocionais característicos desse período da vida. O tratamento clínico pode ser tentado inicialmente em todos os casos de HP. No entanto, requer aderência constante do paciente, pois seus resultados podem ser temporários ou ter pouco efeito. Nos casos de hiperidrose severa, na maioria das vezes apenas o tratamento cirúrgico fornece resultados consistentes e duradouros. Agentes tópicos, toxina botulínica e iontoforese têm baixa eficácia e por curtos períodos de tempo. A oxibutinina, um antimuscarínico, foi o primeiro medicamento associado à resolução da hiperidrose nos últimos 20 anos. Foi inclusive recentemente relatada como uma terapia inicial eficaz para crianças e adultos jovens com transpiração excessiva e demonstrou ser eficaz em um estudo randomizado controlado.[1] Neste capítulo vamos discorrer sobre o tratamento cirúrgico desenvolvido desde 1995 em nosso Serviço.

Palavras-chave

Simpatectomia torácica; hiperidrose primária;
simpaticotomia; sudorese compensatória.

Introdução

Considerações gerais sobre hiperidrose palmar

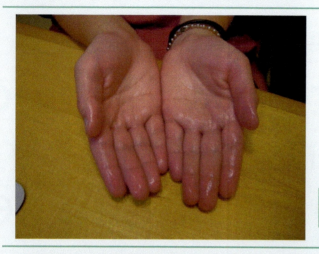

Figura 47.1 Aspecto das mãos de paciente portador de hiperidrose palmar.

Fonte: Acervo do autor do capítulo.

Nossa experiência cirúrgica no tratamento da hiperidrose se iniciou pela ressecção simpática bilateral ao nível dos gânglios (G) 2 com bons resultados (anidrose palmar); no entanto isso foi associado a uma alta incidência de síndrome de Horner e hiperidrose compensatória grave (mais de 75% dos casos), porque uma área muito extensa, incluindo os segmentos cefálico, cervical e de membros superiores, estava sendo desnervada. Esse efeito colateral foi responsável pela insatisfação de muitos pacientes. Para minimizar esse inconveniente, a termoablação ou ressecção do G2 foi substituída pela abordagem ao nível G4, conforme vários autores recomendam atualmente, levando a resultados semelhantes na anidrose palmar, mas diminuindo consideravelmente a hiperidrose compensatória. Outras alternativas são simpaticotomia (sem a remoção dos gânglios) e/ou bloqueio com o uso de clips endoscópicos. Em 2009 o Congresso Internacional da Sociedade da Cirurgia do Simpático (ISSS), realizado em Nova York, recomendou que o identificador deixasse de ser o gânglio simpático (G) e passasse a ser o arco costal (R) como referência mais adequada e constante para nomear o nível de ressecção.[2]

Considerações sobre a simpatectomia torácica

Até os anos 90 a cirurgia aberta por três acessos principais, as vias paravertebral, transtorácica e supra clavicular, era o padrão para a realização da simpatectomia cérvico-torácica. Atualmente, a técnica aberta é indicada apenas quando a vídeo cirurgia não pode ser realizada por motivos técnicos, o que é raro. As vantagens da cirurgia vídeo assistida em relação à toracotomia aberta são: visão precisa do campo cirúrgico, melhor identificação da anatomia intratorácica, baixa morbidade, bons resultados estéticos, baixo custo e curta permanência hospitalar. Atualmente, este tipo de procedimento é considerado o padrão-ouro para a simpatectomia torácica e diferentes abordagens, cada uma com suas próprias vantagens e desvantagens, tem sido empregada: uni portal, com 2 ou mais portais, em posições lateral ou dorsal. Temos adotado, conforme já publicado anteriormente, uma técnica com dois portais, que será descrita abaixo.[3,4]

Instrumentos cirúrgicos

O equipamento inclui uma ótica de toracoscopia de 5 mm com ângulo de 30 graus, câmera de vídeo com monitor e gravador, fonte de luz, instrumentos de vídeo endoscópicos como pinça, aspirador isolado e tesoura, um dispositivo de energia (eletrocautério ou harmônico) e, eventualmente, clipes.

Técnica cirúrgica

Tempo 1: anestesia O paciente é submetido a anestesia geral e ventilado com sonda endotraqueal simples (raramente com sonda de duplo lúmen), o que possibilita interromper a ventilação do paciente e consequentemente colapsar o pulmão no lado que será operado. A intubação seletiva é ocasionalmente usada quando se antecipa dificuldades técnicas como por exemplo em pacientes com histórico prévio de doenças pleurais, infecções, cirurgias pulmonares e/ou empiema. Agentes anestésicos de ação prolongada são evitados para permitir a extubação imediata ao final do procedimento. A drenagem torácica é raramente realizada, apenas nos casos com aderências pleurais nos quais a cirurgia foi prolongada ou necessitou de descorticação pulmonar associada, ou ainda nos que apresentam fuga aérea pós procedimento.

Tempo 2: posicionamento do paciente na mesa cirúrgica

Após ser anestesiado o paciente é posicionado semi-sentado (posição *beach*), com o tronco levantado a aproximadamente 45° com os braços posicionados em abdução de 90°, com os apoios necessários para fixação. Coxins podem ser colocados sob os ombros para ampliar o espaço entre as axilas e a mesa cirúrgica e facilitar o movimento da ótica. Outra almofada sob os joelhos e uma cinta de segurança no nível do quadril permitem que as pernas sejam posicionadas confortavelmente, evitando que o paciente deslize sobre a mesa cirúrgica caso seja necessário realizar decúbitos laterais para facilitar o acesso aos locais da operação.

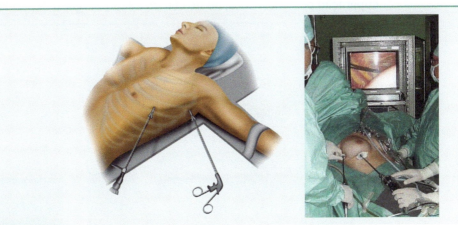

Figura 47.2 Posição do paciente na mesa cirúrgica.

Fonte: Acervo do autor do capítulo.

Tempo 3: incisões na pele

A cirurgia é iniciada pelo lado esquerdo do paciente. A primeira incisão é feita na linha axilar anterior, no nível do quarto ou quinto espaço intercostal, para introduzir a câmera. A segunda incisão no segundo espaço intercostal na linha axilar média é usada para introdução dos instrumentos cirúrgicos, como o bisturi elétrico ou harmônico, tesoura, pinça de dissecção, gancho retrátil e ou o aspirador na cavidade pleural. Nos casos em que existem aderências ou dificuldades técnicas, para facilitar a dissecção, pode ser feita uma terceira incisão auxiliar. Thoracoport de 5,5 mm são utilizados para facilitar a manipulação do instrumental pelos portais. A insuflação de dióxido de carbono na cavidade pleural pode ser usada, mas na maioria dos procedimentos apenas a técnica do pneumotórax aberto com apneias intermitentes é suficiente.

Tempo 4: identificação da cadeia simpática

Na sequência a cadeia simpática é identificada, e é realizada a contagem dos arcos costais para definir o nível de ressecção da cadeia simpática. Importante lembrar que em geral o primeiro arco costal que se visualiza é o segundo arco, por que o primeiro arco costal tem um trajeto anteriorizado. Não haver engano nessa contagem é fundamental por que é ela que determina qual o nível de ressecção na cadeia simpática. Dessa forma, para a ressecção do quarto gânglio simpático há que se identificar o quarto (R4) e o quinto (R5) arcos pois o gânglio G4 se situa entre esses arcos costais.

Tempo 5: termoablação do gânglio simpático

Identificada a cadeia simpática, a pleura parietal em torno do nervo é aberta com termo cautério expondo o nervo. Em seguida, a cadeia é seccionada junto à borda superior do arco superior (R4) e borda inferior do arco costal inferior (R5), e em seguida é realizada a termo ablação desse segmento da cadeia simpática. A aplicação de clipes vasculares, ao invés da termoablação tem sido justificada tendo em vista a possibilidade de retirada do clipe, nos casos em que se deseje a reversão da cirurgia. Entretanto, esse efeito de reversibilidade não foi comprovado.

Tempo 6: revisão da hemostasia e drenagem da cavidade

Após revisão rigorosa da hemostasia, uma sonda nasogástrica 18 ou 20 Fr é colocada na cavidade pleural através do portal superior e sua extremidade distal colocada sob selo d'água. Em seguida, o anestesista ventila o pulmão colapsado até que a expansão completa seja alcançada e a sonda nasogástrica é retirada. As incisões são suturadas e ocluídas com bandagens. O procedimento é repetido do outro lado. O raio X de tórax para confirmação da expansão completa dos pulmões pode ser realizado na sala de recuperação pós-anestésica, ou no centro de radiologia, a depender da alta do paciente.

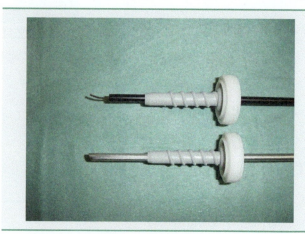

Figura 47.3 — Trocateres e instrumentos utilizados na cirurgia com dois portais.

Fonte: Acervo do autor do capítulo.

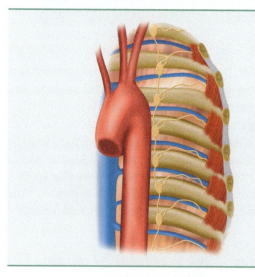

Figura 47.4 — Esquema da termoablação ou ressecção R4 + R5 sobre a quarta e quinta costelas, utilizada para o tratamento da hiperidrose palmar e axilar. No esquema está demonstrado como se atuando sobre o quarto gânglio torácico.

Fonte: Acervo do autor do capítulo.

Ressecção da cadeia simpática com o uso de bisturi harmônico.

Contra-indicações e considerações sobre hiperidrose compensatória

Embora não se constituam contraindicações absolutas, as principais são: infecções pulmonares que evoluem com derrame pleural e que requerem drenagem pleural e/ou descorticação pulmonar; doenças pulmonares, como tuberculose que causa aderências pleurais densas; cirurgia torácica prévia; radioterapia torácica prévia; alterações da coagulação, bradicardia sinusal e ou pacientes sem condições clínicas para procedimentos anestésicos. A obesidade, determinada pelo índice de massa corporal (IMC) também tem sido considerada contraindicação relativa por criar dificuldades técnicas para identificar a cadeia simpática, coberta por densa camada de tecido adiposo. Além disso, esses pacientes apresentam maior risco de sudorese compensatória (SC) severa.[5]

A SC consiste em um aumento da intensidade da transpiração em locais anteriormente normais a cirurgia, é o evento adverso mais comum e a principal causa de insatisfação entre os pacientes submetidos à simpatectomia para o tratamento da HP. Este é o efeito colateral mais frequente e mais temido da simpatectomia torácica. Tem sido relatadas taxas elevadas de HC, inclusive superiores a 75%, ocorrendo principalmente no abdômen, costas e coxas e se tornam mais desconfortáveis em dias quentes, durante exercícios físicos e em ambientes úmidos e abafados. A HC tem correlação direta com o nível e com a extensão da ressecção: quanto maior a interrupção ou ressecção da cadeia simpática, mais as fibras aferentes responsáveis pela inibição da transpiração seriam prejudicadas, causando um aumento considerável na quantidade e intensidade de HC.

Devido à importância da HC, é necessário alertar todos os pacientes para esse risco antes de escolherem a simpatectomia para que possam opinar e ou escolher outras formas de tratamento e ou técnicas alternativas. Segundo Vannucci, F et al.[6] que publicou um resumo com experiência brasileira, "a hiperidrose primária é, de longe, a principal indicação para simpatectomia torácica e esse procedimento geralmente é realizado por videotoracoscopia com excelentes resultados. No entanto, até hoje, a hiperidrose é parte da cirurgia torácica ainda cercada de controvérsias, persistindo como um campo aberto sobre o qual ainda existe alguma confusão com relação à sua fisiopatologia, definições de termos e abordagens operatórias". Na literatura brasileira, essa é uma das recomendações mais completas para fornecer a todos os leitores uma revisão ampla, mas facilmente compreensível do tema, discutindo e esclarecendo os principais conceitos em relação à sua apresentação clínica, opções de tratamento disponíveis e estratégias com seus potenciais riscos e benefícios.

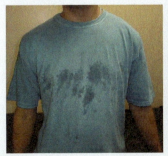
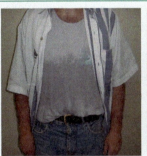
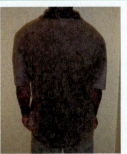

Figura 47.5 Figuras (A), (B) e (C) representam Exemplos de hiperidrose compensatória leve, moderada e intensa.

Fonte: Acervo do autor do capítulo.

Considerações sobre hiperidrose axilar

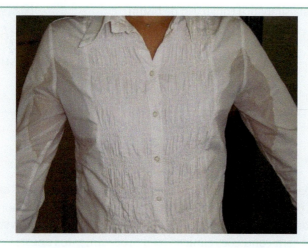

Figura 47.6

Fonte: Acervo do autor do capítulo.

Esta condição tem um grande impacto na qualidade de vida dos indivíduos afetados. No sentido de avaliar a eficácia da simpatectomia torácica por meio de uma revisão sistemática da literatura comparando a simpatectomia em diferentes níveis da cadeia simpática, a meta-análise mostrou que, com foco na hiperidrose axilar, os procedimentos realizados em níveis mais baixos também são mais eficazes e apresentam menores taxas de sudorese compensatória. A ressecção do segundo ao quarto gânglios da cadeia simpática torácica foi anteriormente a primeira abordagem no tratamento dessa condição. Foi substituído por termoablação em R3 e R4 e atualmente no nível R4 e R5, resultando em excelente sucesso terapêutico (anidrose), hiperidrose compensatória menos grave e maior taxa de satisfação. Da mesma forma, outras alternativas são simpaticotomia e bloqueio por recorte endoscópico nos mesmos níveis.[7]

Considerações sobre hiperidrose e rubor crânio-facial

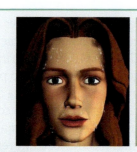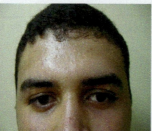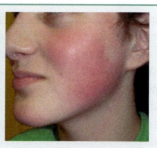

Figura 47.7

Fonte: Acervo do autor do capítulo.

A hiperidrose craniofacial também pode levar os pacientes a uma qualidade de vida significativamente comprometida. Tradicionalmente a denervação simpática da face e da cabeça era obtida com termoablação que incluía o gânglio G2 (R2 + R3). Isso fazia com que o tratamento cirúrgico fosse reservado para casos mais graves, pois "apesar da maior melhora nos sintomas de hiperidrose, a hiperidrose compensatória foi o efeito colateral mais frequente, afetando um número considerável dos pacientes".[8] A proporção de pacientes que teve alívio do rubor facial foi de 78,30%, mas com sudorese compensatória e gustativa que ocorreram em 74,18% e 24,42%, respectivamente. A proporção estimada de pacientes que lamentam ter feito a cirurgia foi de 6,79%.[9] Entretanto, temos observado que a termoablacao de G3 (R3-R4) resolve grande porcentagem dos casos com incidência muito menor de sudorese compensatória.

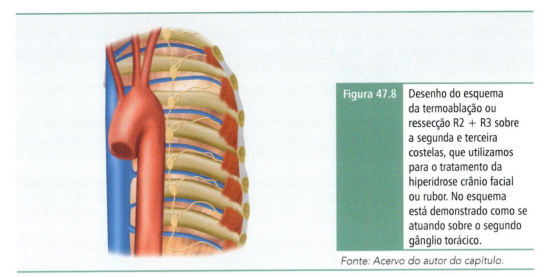

Figura 47.8 Desenho do esquema da termoablação ou ressecção R2 + R3 sobre a segunda e terceira costelas, que utilizamos para o tratamento da hiperidrose crânio facial ou rubor. No esquema está demonstrado como se atuando sobre o segundo gânglio torácico.

Fonte: Acervo do autor do capítulo.

Desenho do esquema da termoablação ou ressecção R2 + R3 sobre a segunda e terceira costelas, que utilizamos para o tratamento da hiperidrose crânio facial ou rubor. No esquema está demonstrado como se atuando sobre o segundo gânglio torácico.

Considerações sobre hiperidrose plantar

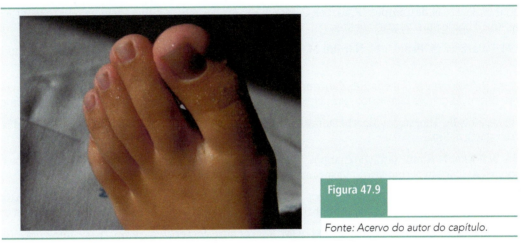

Figura 47.9

Fonte: Acervo do autor do capítulo.

Na maioria dos trabalhos publicados na literatura existe um alívio da HP plantar nos pacientes submetidos à simpatectomia torácica, que apresentam melhora inicial, que diminui para graus menores de melhora ao longo de um período de um ano após a cirurgia. O mecanismo para esse benefício ainda não está definido, mas a redução do estresse parece ser a mais razoável. Segundo nossos resultados, houve uma grande melhora inicial na hiperidrose plantar em 46,25% dos casos, seguida de uma regressão progressiva dessa melhora, de modo que apenas 30% continuaram apresentando essa melhora após um ano e a proporção de pacientes com sintomas estáveis diminuiu de 32,5% para 22,50%.[10]

Estratégias alternativas para redução da sudorese compensatória

Evitar a sudorese compensatória que pode se instalar pós simpatectomia para tratar a hiperidrose é um dos problemas mais desafiadores que a especialidade enfrenta e a literatura já registra tentativas nesse sentido.[11] Recentemente o grupo do InCor estabeleceu um estudo prospectivo randomizado multicêntrico, cujo objetivo é avaliar duas estratégias que tem potencial de reduzir a incidência de compensatória pós simpatectomia para hiperidrose palmar.[12] Nesse protocolo os pacientes são incluídos para realizar, por randomização, a simpatectomia clássica bilateral ou a simpatectomia unilateral no lado dominante (pacientes canhotos não são incluídos). O racional dessa tática é que, resolvendo a sudorese no lado dominante (direito), é possível que uma percentagem de pacientes não sinta necessidade de operar o outro lado, reduzindo assim a intensidade da sudorese compensatória. Após seis meses, os pacientes submetidos à simpatectomia do lado dominante, se sentirem necessidade, podem ser operados do lado contralateral (esquerdo). Há indícios de que a sudorese compensatória seja menor pós simpatectomia em dois tempos do que pós simpatectomia bilateral no mesmo tempo cirúrgico.

Esse projeto, que envolve mais nove hospitais universitários de diferentes regiões do Brasil reflete em parte o intenso trabalho que o grupo do InCor vem desenvolvendo no tratamento da hiperidrose.

REFERÊNCIAS

1. Schollhammer M, Brenaut E, Menard-Andivot N, et al. Oxybutynin as a treatment for generalized hyperhidrosis: a randomized, placebo-controlled trial. Br J Dermatol. 2015;173(5):1163-1168.

2. Wolosker N, Varella AY, Teivelis MP, de Campos JRM, Kauffman P. Regarding "optimal level of sympathectomy for primary palmar hyperhidrosis: T3 versus T4 in a retrospective cohort study". Int J Surg. 2014;12(8):788.

3. Kauffman P, Wolosker N, de Campos JR, Yazbek G, Jatene FB. Azygos lobe: a difficulty in video-assisted thoracic sympathectomy. Ann Thorac Surg. 2010;89(6):e57-9.

4. Migliore M, Palazzolo M, Pennisi M, Nardini M, Borrata F. Extended uniportal bilateral sympathectomy. J Vis Surg. 2018;4:27.

5. De Campos JR, Wolosker N, Takeda FR, Kauffman P, Kuzniec S, Jatene FB, de Oliveira SA. The body mass index and level of resection: predictive factors for compensatory sweating after sympathectomy. Clin Auton Res. 2005;15(2):116-20.

6. Vannucci F, Araújo JA. Thoracic sympathectomy for hyperhidrosis: from surgical indications to clinical results. J Thorac Dis. 2017;9(3):S178-S192.

7. Munia MA, Wolosker N, Kauffman P, de Campos JR, Puech-Leão P. A randomized trial of T3-T4 versus T4 sympathectomy for isolated axillary hyperhidrosis. J Vasc Surg. 2007;45(1):130-3.

8. Fukuda JM, Varella AYM, Teivelis MP, de Campos JRM, Kauffman P, Pinheiro LL. Video-Assisted Thoracoscopic Sympathectomy for Facial Hyperhidrosis: The Influence of the Main Site of Complaint. Ann Vasc Surg. 2018;46:337-344.

9. Girish G, D'souza RE, D'souza P, Lewis MG, Baker DM. Role of surgical thoracic sympathetic interruption in treatment of facial blushing: a systematic review. Postgrad Med. 2017;129(2):267-275.

10. Wolosker N, Ishy A, Yazbek G, Campos JRM, Kauffman P, Puech-Leão P, Jatene FB. Objective evaluation of plantar hyperhidrosis after sympathectomy.Clinics. 2013;68(3).

11. Menna C, Ibrahim M, Andreetti C, Ciccone AM, D'Andrilli A, Maurizi G, et al. Long term compensatory sweating results after sympathectomy for palmar and axillary hyperhidrosis. Ann Cardiothorac Surg. 2016;5(1):26-32.

12. Hamilton NM, Tedde ML, Wolosker N, Aguiar WWS, Ferreira HPC, Oliveira HA, et al. A prospective controlled randomized multicenter study to evaluate the severity of compensatory sweating after one-stage bilateral thoracic sympathectomy versus unilateral thoracic sympathectomy in the dominant side. Contemp Clin Trials Commun. 2020;01(9):100618.

48

Simpatectomia para Tratamento de Doenças Cardiológicas

PAULO M. PÊGO-FERNANDES | LUIS GUSTAVO ABDALLA | SAMUEL LUCAS DOS SANTOS

Resumo

A inervação autonômica simpática do coração é realizada especialmente pelos gânglios torácicos (gânglio estrelado, T2, T3 e T4), atuando de modo sinérgico com sistema parassimpático na contratilidade e no ritmo cardíaco. Desde 1916 a simpatectomia torácica para o tratamento de arritmias cardíacas e da angina pectoris tem sido estudada, obtendo resultados positivos. Com o uso da videotoracoscopia, este procedimento tem sido cada vez mais aceito e consolidado na literatura médica, sobretudo em pacientes selecionados e que falharam à terapia convencional (medicamentosa otimizada, uso de cardioversores-desfibriladores implantáveis ou ablação por cateter). Descrevemos neste capítulo a técnica videoassistida, utilizando 2 portais de cada lado e com a ressecção do terço distal do gânglio estrelado até o componente T4 cadeia simpática. Salientamos ainda o preparo pré-operatório com a reprogramação do dispositivo cardíaco implantável apenas em sala cirúrgica, cuidados no posicionamento e início da cirurgia pelo lado esquerdo e atentar para o posicionamento das incisões, visto que há algumas particularidades decorrentes das alterações na função e/ou estrutura cardíaca. Em relação ao pós-operatório, dentre as possíveis complicações, ainda que sejam eventos considerados raros, frisamos especialmente a atenção para o pneumotórax e para o surgimento de Síndrome de Horner.

Palavra-chave

simpatectomia; simpatectomia torácica; simpatectomia VATS; arritmia cardíaca; simpatectomia gânglio estrelado.

Introdução

Os efeitos autonômicos cardíacos são decorrentes do balanço entre a atividade simpática e parassimpática. A inervação simpática é composta predominantemente pelas terminações dos gânglios torácicos: gânglio estrelado (Fusão C7, C8 e T1) até T4 e atuam na modulação da frequência cardíaca, no controle do efeito inotrópico e no modelamento miocárdico em longo prazo.[1-4]

Em 1916 foi realizada a primeira denervação cardíaca esquerda por Thomas Jonnesco para controle de angina e taquicardia ventricular e,[5] desde então, os benefícios da aplicação da simpatectomia em cardiologia são amplamente estudados.

Na literatura médica atual, a simpatectomia torácica bilateral tem indicação no tratamento de arritmias ventriculares isquêmicas, arritmias por síndromes de QT longo e angina pectoris grave,[6-8] especialmente em pacientes com falência à terapêutica convencional.

O procedimento cirúrgico com maior resultado positivo compreende a retirada ou bloqueio do gânglio estrelado e cadeia simpática adjacente,[9,10] sendo o método utilizado em nosso serviço e descrito a seguir.

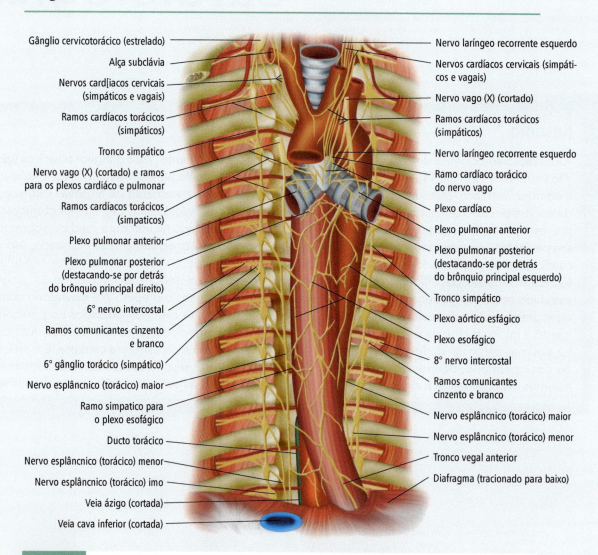

Figura 48.1 Anatomia do sistema nervoso autônomo torácico.

Fonte: Netter, Frank H. (Frank Henry), 1906-1991. Atlas de anatomia humana / Frank H. Netter. - 6. ed. - Rio de Janeiro: Elsevier, 2014. ISBN 978-85-352-7904-7. Página 290.

Descrição da técnica videoassistida (VATS)

Início do vídeo a partir do tempo cirúrgico 9.

Tempo 1 — Preparo pré-operatório. Monitorização cardioscópica e colocação de pás externas em posição dorsal para que, caso necessário, seja identificado ritmo chocável e administrada a terapia elétrica. Avaliação e reprogramação do dispositivo cardíaco implantável (marcapasso / cardioversor-desfibrilador implantável - CDI) quando necessário. Ressaltamos que para a maior segurança do paciente, a reprogramação deve ser realizada apenas quando em sala cirúrgica e imediatamente antes da indução anestésica.

Tempo 2 — Anestesia geral e intubação orotraqueal seletiva, devidamente checada por broncoscopia, para permitir a ventilação monopulmonar durante o procedimento cirúrgico.

Tempo 3 — Posicionamento do paciente em posição supina, semi-sentado a 45º e com os braços estendidos. Atentar para alterações hemodinâmicas durante o posicionamento e, se pertinente, realizar o mesmo de modo gradual e/ou associar o uso de droga vasoativa.

Tempo 4 — Iniciar o procedimento pela esquerda com o bloqueio esquerdo da ventilação pulmonar. Indicamos sempre começar por este lado para garantir ao menos a denervação cardíaca esquerda. Embora seja raro, alguns pacientes podem não suportar a realização do procedimento bilateralmente, seja por decorrência de choque cardiogênico no intraoperatório por insuficiência cardíaca pré-existente, ou de arritmia incontrolável durante o procedimento.

Tempo 5 — Identificar os reparos anatômicos externos da parede torácica e realizar primeiramente a incisão superior na altura do 3º espaço intercostal na linha axilar média, realizar bloqueio anestésico m com lidocanina 2% com vasoconstrictor no local da incisão. Atentar na realização das incisões à esquerda, as quais frequentemente devem ser lateralizadas para evitar lesão cardíaca, uma vez que os pacientes podem apresentar cardiomegalia decorrente da alteração estrutural miocárdica relacionada à doença de base. Em alguns casos, faz-se necessário colocar o primeiro trocater em posição axilar.

Tempo 6 — Colocação do trocater laparoscópico e introdução da ótica laparoscópica de 5 ou 10 mm e 30º para permitir adequada visualização das estruturas.

Tempo 7 — Entrada no espaço pleural. Atentar para a necessidade de desfazer possíveis aderências pleuro-pulmonares, as quais podem ser decorrentes de cirurgias ou procedimentos cardíacos prévios.

Tempo 8 — Realização do segundo portal sob visão direta, preferencialmente no 3º ou 4º espaço intercostal na linha axilar anterior. Atentar, novamente, para o posicionamento seguro em caso de cardiomegalia. Realizar bloqueio anestésico com lidocaina 2% com vasoconstrictor.

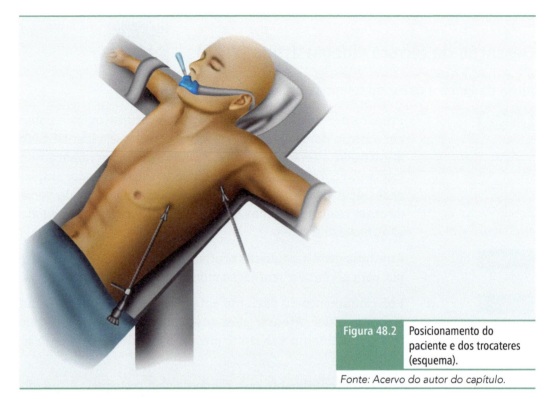

Figura 48.2 Posicionamento do paciente e dos trocateres (esquema).
Fonte: Acervo do autor do capítulo.

Tempo 9 (00:00) Identificação da cadeia simpática e do gânglio estrelado.

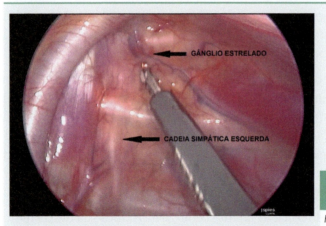

Figura 48.3 Identificação das estruturas à esquerda.
Fonte: Acervo do autor do capítulo.

Tempo 10 (00:05) Delimitação da região a ser seccionada após a conferência da localização dos gânglios de acordo com a impressão pleural das costelas correspondentes. Habitualmente realizamos a ressecção do terço distal do gânglio estrelado até o componente T4 da cadeia simpática ipsilateral.

Tempo 11 (00:08) A ressecção é realizada preferencialmente com o uso de pinça harmônica. O instrumento harmônico utiliza vibrações ultrassônicas para o corte e cauterização das estruturas, não utilizando corrente elétrica, o que previne a dissipação indevida de energia, e evita, deste modo, lesões inadvertidas no gânglio estrelado. O uso da tecnologia harmônica visa sobretudo a consequente prevenção do aparecimento de Síndrome de Horner no pós-operatório.

Tempo 12 (01:40) Ressecção do terço distal do gânglio estrelado até o componente T4 da cadeia simpática ipsilateral.

Tempo 13 (02:30) Retirada da cadeia simpática com o auxílio de pinça de preensão e revisão da hemostasia.

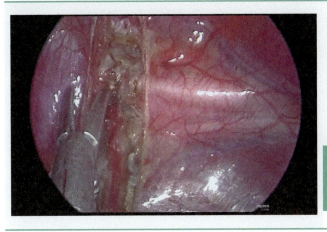

Figura 48.4 — Retirada do segmento da cadeia simpática esquerda com auxílio de pinça de preensão.

Fonte: Acervo do autor do capítulo.

Tempo 14 (03:25) Colocação temporária na cavidade pleural de sonda de drenagem 16 Fr conectada ao sistema de selo d'água através do portal de trabalho. Ventilação pulmonar bilateral. Verificação da expansibilidade pulmonar sob visualização direta e retirada do ar residual com o auxílio da sonda.

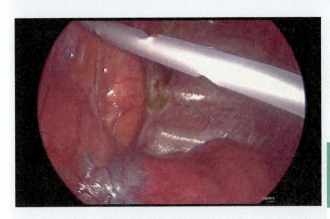

Figura 48.5 — Colocação de sonda de drenagem multifenestrada na cavidade pleural esquerda.

Fonte: Acervo do autor do capítulo.

Tempo 15 Retirada da ótica laparoscópica e da sonda de drenagem. Fechamento das incisões.

Tempo 16 (03:53) Bloqueio direito da ventilação pulmonar e realização dos tempos 5 a 15 no lado direito do paciente. No lado direito, não há necessidade de lateralizar a incisão inferior, uma vez que não existe o risco de lesão cardíaca.

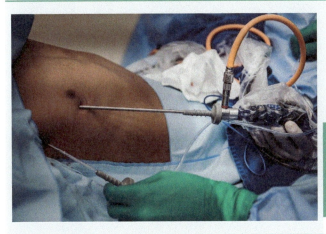

Figura 48.6 — Posicionamento dos trocateres à direita em paciente submetido à simpatectomia torácica bilateral por arritmia ventricular refratária.

Fonte: Acervo do autor do capítulo.

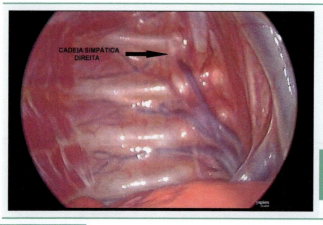

| Figura 48.7 | Visualização das estruturas do mediastino posterior à direita. |

Fonte: Acervo do autor do capítulo.

Tempo 17: pós-operatório imediato

Após o término da cirurgia, deve-se realizar nova avaliação e reprogramação do dispositivo de terapia cardíaca (marcapasso / CDI) ainda em sala cirúrgica, assim como a realização de radiografia simples de tórax.

DICA

Atenção no pós-operatório para algumas complicações, em especial pneumotórax, que são geralmente pequenos e sem necessidade de intervenção. Após o término da anestesia e da meia-vida da sedação, é recomendada a avaliação neurológica do paciente e procurar ativamente por sinais sugestivos de Síndrome de Horner (a tríade clássica é constituída por ptose palpebral, miose e anidrose).[11] Para saber mais, consulte a literatura recomendada no QRCODE.

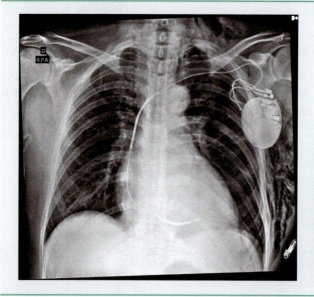

| Figura 48.8 | Radiografia de tórax em pós-operatório imediato após simpatectomia torácica em paciente com taquicardia ventricular refratária, evidenciando extenso enfisema de subcutâneo e pneumotórax pequeno em ápice esquerdo. |

Fonte: Acervo do autor do capítulo.

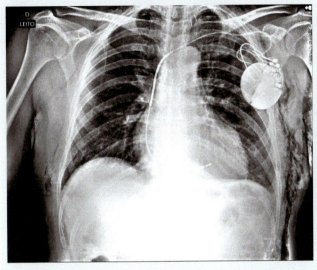

Figura 48.9 O mesmo paciente 4 dias após a cirurgia, com diminuição do enfisema e expansibilidade pulmonar completa. Neste caso, a conduta foi conservadora, sem necessidade de drenagem pleural.

Fonte: Acervo do autor do capítulo.

Conclusão

A simpatectomia torácica em Cardiologia tem sido gradativamente mais discutida e considerada como opção de tratamento de algumas formas de arritmias ventriculares refratárias, especialmente nas arritmias por síndromes de QT longo, o que já tem sido consolidado na literatura médica.

A técnica sofreu algumas mudanças, sobretudo a partir da década de 1990 com o incremento tecnológico e uso da videotoracospia (VATS), impulsionado pelo uso nas simpatectomias torácicas para o tratamento da hiper-hidrose axilo-palmar. Desde então, essa modalidade cirúrgica tem sido cada vez mais aceita devido à possibilidade de incisões menores, menos dor no pós-operatório e menor tempo de internação.[12,13]

A abordagem cirúrgica configura um método seguro e eficaz no tratamento de pacientes selecionados, especialmente naqueles que apresentam falência da terapia convencional, seja com o uso otimizado de beta-bloqueadores, ou ainda naqueles que apresentam prejuízos de qualidade de vida devido aos choques frequentes administrados pelo CDI ("tempestades elétricas") ou ainda em pacientes já submetidos à ablação por cateter que não obtiveram o controle adequado dos sintomas.[14-16]

Recentemente, tem sido estudada a eficácia do procedimento para pacientes com arritmias por Doença de Chagas, com resultados promissores,[10,17,18] assim como a demonstração de benefício do bloqueio cirúrgico no tratamento adjuvante em casos selecionados de miocardiopatia dilatada e insuficiência cardíaca.[19,20]

Embora as complicações sejam eventos raros, é necessário atentar para as arritmias intraoperatórias, pneumotórax após o procedimento (habitualmente pequenos e sem necessidade de intervenção) e Síndrome de Horner,[10,21] que podem prolongar a internação ou até mesmo culminar em desfechos desfavoráveis. Assim, indicamos avaliação pós-operatória cuidadosa, incluindo sempre radiografia de tórax no pós-operatório imediato e o exame neurológico após o término da anestesia e sedação, preferencialmente com o paciente acordado.

REFERÊNCIAS

1. Janes RD, Brandys JC, Hopkins DA, Johnstone DE, Murphy DA, & Armour JA. (1986). Anatomy of human extrinsic cardiac nerves and ganglia. American Journal of Cardiology, 1986;57:299–309. DOI: 10.1016/0002-9149(86)90908-2.

2. Zaglia T, Mongillo M. Cardiac sympathetic innervation, from a different point of (re)view. J Physiol. 2017;595(12):3919-3930. DOI: 10.1113/JP273120.

3. Coote JH, Chauhan RA. The sympathetic innervation of the heart: Important new insights. Auton Neurosci. 2016;199:17-23. DOI: 10.1016/j.autneu.2016.08.014.

4. Jamali HK, Waqar F, Gerson MC. Cardiac autonomic innervation. J. Nucl. Cardiol. 2017;24:1558–1570. DOI: 10.1007/s12350-016-0725-7.

5. Jonnesco T. (1921). Traitement chirurgical de l'angine de poitrine par la résection du sympathique cervico-thoracique. Presse Medicale, 1921;20:221–230.

6. Collura CA, Johnson JN, Moir C, Ackerman MJ. Left cardiac sympathetic denervation for the treatment of long QT syndrome and catecholaminergic polymorphic ventricular tachycardia using video-assisted thoracic surgery. Heart Rhythm. 2009;6(6):752-759. DOI: 10.1016/j.hrthm.2009.03.024.

7. Te Riele AS, Ajijola OA, Shivkumar K, Tandri H. Role of Bilateral Sympathectomy in the Treatment of Refractory Ventricular Arrhythmias in Arrhythmogenic Right Ventricular Dysplasia/Cardiomyopathy. Circ Arrhythm Electrophysiol. 2016;9(4):e003713. DOI: 10.1161/CIRCEP.115.003713.

8. Merchant NN, Onugha O. VATS Sympathectomy for Refractory Ventricular Arrhythmias: Is It Helpful?. J Cardiol & Cardiovasc Ther 2017;8(5):555747. DOI: 10.19080/JOCCT.2017.08.555747.

9. Yanowitz F, Preston JB, Abildskov JA. Functional distribution of right and left stellate innervation to the ventricles. Production of neurogenic electrocardiographic changes by unilateral alteration of sympathetic tone. Circ Res. 1966;18(4):416-428. DOI: 10.1161/01.res.18.4.416.

10. Téllez LJ, Garzón JC, Vinck EE. et al. Video-assisted thoracoscopic cardiac denervation of refractory ventricular arrhythmias and electrical storms: a single-center series. J Cardiothorac Surg 2019;14-17. Disponível em: https://doi.org/10.1186/s13019-019-0838-6. (Acesso jul. 2021).

11. Martin TJ. Horner Syndrome: A Clinical Review. ACS Chem Neurosci. 2018;9(2):177-186. Disponível em: https://pubs.acs.org/doi/pdf/10.1021/acschemneuro.7b00405. (Acesso jul. 2021).

12. Vannucci F, Araújo JA. Thoracic sympathectomy for hyperhidrosis: from surgical indications to clinical results. J Thorac Dis. 2017;9(3):S178-S192. DOI: 10.21037/jtd.2017.04.04.

13. de Campos JR, Kauffman P, Werebe EC, Andrade Filho LO, Kuzniec S, Jatene FB, et al. Quality of life, before and after thoracic sympathectomy: report on 378 operated patients. Ann Thorac Surg. 2003;76(3):886-91. DOI: 10.1016/s0003-4975(03)00895-6.

14. Ajijola OA, Lellouche N, Bourke T, et al. Bilateral cardiac sympathetic denervation for the management of electrical storm. J Am Coll Cardiol. 2012;59(1):91-92. DOI: 10.1016/j.jacc.2011.09.043.

15. Vaseghi M, Gima J, Kanaan C, et al. Cardiac sympathetic denervation in patients with refractory ventricular arrhythmias or electrical storm: intermediate and long-term follow-up. Heart Rhythm. 2014;11(3):360-366. DOI: 10.1016/j.hrthm.2013.11.028.

16. Hong JC, Crawford T, Tandri H, Mandal K. What Is the Role of Cardiac Sympathetic Denervation for Recurrent Ventricular Tachycardia?. Curr Treat Options Cardiovasc Med. 2017;19(2):11. DOI: 10.1007/s11936-017-0512-z.

17. Saenz LC, Corrales FM, Bautista W, et al. Cardiac sympathetic denervation for intractable ventricular arrhythmias in Chagas disease. Heart Rhythm. 2016;13(7):1388-1394. DOI:10.1016/j.hrthm.2016.03.014.

18. Pêgo-Fernandes PM. Surgical Sympathectomy: Can it be useful in cardiology?. Clinics (Sao Paulo). 2020;75:e1819. DOI:10.6061/clinics/2020/e1819.

19. Pêgo-Fernandes PM, Moreira LF, Souza GE, et al. Endoscopic left sympathetic blockade in the treatment for dilated cardiomyopathy. Arq Bras Cardiol. 2010;95(6):685-690. DOI:10.1590/s0066-782x2010005000152.

20. Conceição Souza GE, Pêgo Fernandes PM, Cruz FD, Guimarães GV, Bacal F, Vieira MLC, et al. (2012), Left cardiac sympathetic denervation for treatment of symptomatic systolic heart failure patients: a pilot study. European Journal of Heart Failure, 2015;14:1366-1373. DOI:10.1093/eurjhf/hfs132.

21. Bos JM, Bos KM, Johnson JN, Moir C, Ackerman MJ. Left cardiac sympathetic denervation in long QT syndrome: analysis of therapeutic nonresponders. Circ Arrhythm Electrophysiol. 2013;6(4):705-711. DOI: 10.1161/CIRCEP.113.000102.

Transplante Pulmonar, ECMO e Pneumopatias Avançadas

Seção 15

Acesso Cirúrgico em Transplante Pulmonar

49

Toracotomia Bilateral Transesternal (Clamshell)

ALDO PARODI | GUILHERME VIEIRA SOARES DE CARVALHO | PAULO M. PÊGO-FERNANDES.

RESUMO

A toracotomia bilateral transesternal com secção transversa do esterno, referida algumas vezes como toraco-esternotomia ou incisão de Clamshell; realizada no quarto ou quinto espaço intercostal juntamente à esternotomia transversal, é um acesso cirúrgico que confere ampla exposição do mediastino bem como de ambos hemitóraces. Historicamente era utilizada para cirurgia do pericárdio, na atualidade é incisão de escolha para o transplante pulmonar bilateral, podendo ser utilizada para cirurgias de ressecção nos casos de volumosos tumores mediastinais e metástases pulmonares com comprometimento bilateral. No trauma é utilizada para ferimentos transfixantes do mediastino e em casos de necessidade intraoperatória de ressuscitação e/ou assistência cardiopulmonar.

Palavras-chave

Clamshell; Transplante pulmonar bilateral; esternotomia, acesso cirúrgico, toracotomia.

Introdução

É utilizada em situações que demandam exposição ampla do mediastino e/ou de ambos hemitóraces. É o acesso padrão para transplante pulmonar bilateral,[1] e pode ser indicado em tumores volumosos do mediastino ou cirurgia do trauma.[2-3]

A incisão de Clamshell é realizada habitualmente no quarto ou quinto espaço intercostal bilateralmente, com a transecção horizontal do esterno, usualmente com o auxílio de uma serra elétrica ou pneumática. O procedimento requer a ligadura dos vasos torácicos internos e a utilização de afastadores auto-estáticos do tipo Finochietto.[4]

Descrição Técnica

Posicionamento

Com a mesa em configuração neutra o paciente é posicionado em decúbito dorsal com braços ao longo do corpo (podendo ser utilizado posição com os braços abduzidos e cotovelos fletidos sobre a face fixados em arco cirúrgico) com coxim transversal na região interescapular. Deve-se manter a exposição do campo cirúrgico desde o pescoço até o umbigo, e lateralmente até a linha axilar posterior.

> **DICA**
>
> Atentar para o correto posicionamento dos braços com leve abdução e flexão do cotovelo para adequada exposição lateral do tórax (na posição ao longo). Evitar extensão exagerada do ombro na posição sobre a cabeça, pelo risco de lesão do plexo braquial.

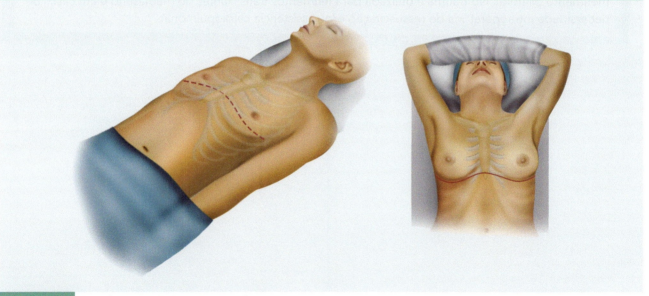

Figura 49.1 Tipos de posicionamento na mesa cirúrgica.

Fonte: Acervo do autor do capítulo.

Planejamento e incisão

Demarcação com caneta cirúrgica dos espaços intercostais (EIC) no quarto ou quinto espaço e na porção inferior do corpo esternal. Incisão curvilínea da pele no local demarcado, seguindo a linha submamária, com limite até as linhas axilares anteriores. A seguir realiza-se a dissecção do tecido celular subcutâneo.

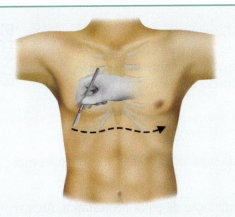
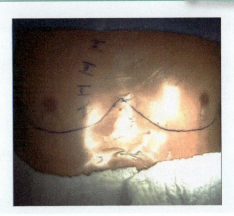

Figura 49.2 Demarcação cirúrgica da incisão de clamshell e os espaços intercostais.
Fonte: Acervo do autor do capítulo.

DICA
Realizar adequada extensão lateral bilateral da incisão para evitar tensão exagerada na pele durante o afastamento do tórax.

Nas mulheres evitar a dissecção do tecido glandular das mamas.

Dissecção muscular

Procede a dissecção da fáscia peitoral superficial, e lateralmente da fáscia que recobre o músculo serrátil, secção do músculo peitoral maior e levantamento para exposição do arcabouço torácico. Lateralmente realiza-se a divulsão ao longo das fibras do músculo serrátil anterior com limite lateral o músculo grande dorsal.

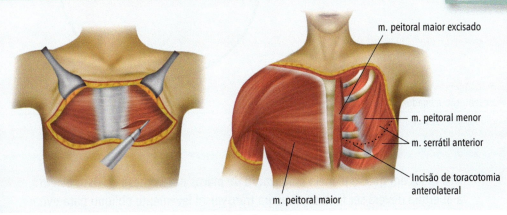

Figura 49.3 Estruturas anatômicas da parede torácica na incisão de clamshell.
Fonte: Acervo do autor do capítulo.

> **DICA:** Atentar para a dissecção e divulsão ao longo das fibras musculares, evitando assim, trauma exagerado e sangramento.

Abertura do espaço intercostal

Dissecção dos músculos intercostais no 4 ou 5 EIC seguindo a borda superior da costela inferior com a utilização de eletrocautério. Abertura cuidadosa da pleura parietal, afastamento provisório do espaço intercostal com afastador de Finochietto infantil, dissecção e identificação dos vasos torácicos internos na região lateral do esterno.

> **DICA:** A pleurotomia deve ser realizada na borda superior da costela inferior para evitar lesão do feixe intercostal
>
> A pleurotomia pode ser realizada com utilização de pinça hemostática. Atentar para a possibilidade de aderências pleuro-pulmonares.

Esternotomia

Ligadura da veia e artéria torácica interna com fio inabsorvível (usualmente algodão 4-0) e sua secção, e/ou utilizando-se um clip metálico. Esternotomia transversal em formato de "V" invertida levemente horizontalizada com serra elétrica ao nível do 4° ou 5° EIC, para melhor acoplamento do osso na hora do fechamento.

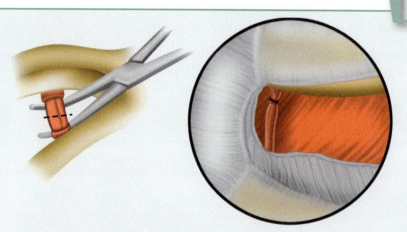

Figura 49.4 Apresentação e ligadura da artéria torácica interna

Fonte: Acervo do autor do capítulo.

> **DICA:** Nos casos em que se planeja a utilização de placas para síntese do osso esterno, a abertura deverá ser feita de maneira transversal levemente oblíquo para evitar cavalgamento das extremidades ósseas

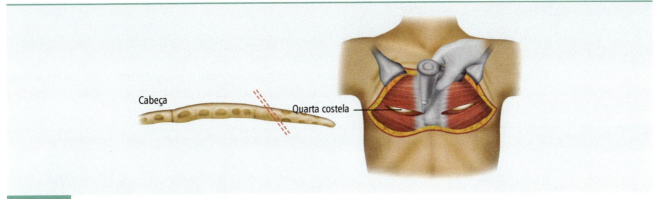

Figura 49.5 Esternotomia com serra pneumatica.

Fonte: Acervo do autor do capítulo.

Inventario

Coagulação do periósteo com bisturi elétrico em ambas as tábuas e da medula óssea esternal com cera para osso. Separação das costelas com afastador de Finochietto grande. Se necessário for, ampliação da dissecção muscular lateral. Inventário da cavidade e ato cirúrgico.

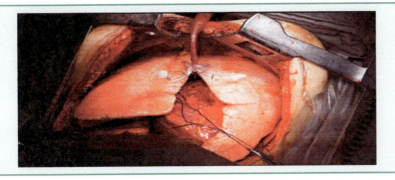

Figura 49.6 Exposição ampla de ambos hemitórax e o mediastino, após colocação dos afastadores de finochietto.

Fonte: Acervo do autor do capítulo.

Fechamento da Incisão

Sutura do espaço intercostal

Uma vez encerrado o procedimento cirúrgico principal e adequado controle hemostático, inicia-se o fechamento da incisão pela realização de 4 a 6 linhas de pontos de reparo em cada hemitoraces com fio absorvível multifilamentar Poligalactina 1 (Vicryl ®) passando pelos espaços intercostais superior e inferior em forma de "X". Retirada do coxim interescapular por auxiliar não participante da cirurgia (atentar para manter a esterilidade do campo operatório), e aproximação da incisão pela tração dos fios de reparo previamente mencionados.

> **DICA**
> No espaço intercostal inferior a sutura deve estar distal ao borda inferior da costela para evitar lesão do feixe intercostal.

Síntese do esterno

O esterno é suturado com fio de aço (número 5) em três pontos que se cruzam (central longitudinal e laterais em "X"), seguido da aproximação dos fios de reparo do intercosto pelo cirurgião auxiliar. Findada a sutura esternal são realizados os nós dos fios do intercosto. Alternativamente, a espessura esternal é medida com paquímetro ou régua, as bordas esternais são posicionadas e aproximadas; e a seguir, utiliza-se placa e parafusos de tamanho apropriado (previamente medido através da espessura do esterno).

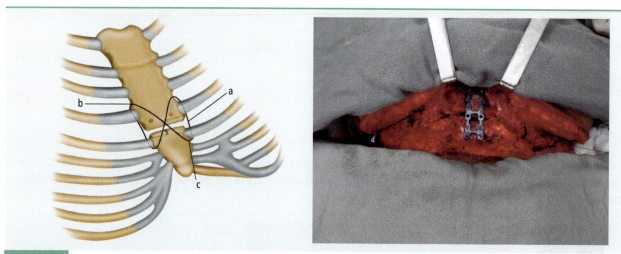

Figura 49.7 Tipos de síntese de esterno, à direita fixação clássica com fios de aço, à esquerda uso de sternalock.
Fonte: Acervo do autor do capítulo.

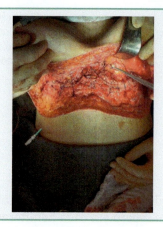

Figura 49.8 Fechamento completo do arcabouço esternocostal.
Fonte: Acervo do autor do capítulo.

Aproximação muscular - Síntese dos planos musculares com fio absorvível multifilamentar Poligalactina (Vicryl) por plano de maneira separada.

> **DICA**
> Realizar adequada sobreposição do material de síntese esternal com músculo e tecido celular subcutâneo para evitar extrusão, infecção e dor.

Síntese da pele

Sutura do tecido celular subcutâneo com fio absorvível, e dermorrafia intradérmico. Em pacientes obesos ou com mamas volumosas é preferível a utilização de pontos separados.

Devido a imunossupressão dos pacientes transplantados de pulmão, o fechamento da parede na incisão de Clamshell, deve ser feito de maneira rigorosa evitando suturas contínuas, e áreas de espaço morto.

Conclusão

A toracotomia bilateral transesternal tem com vantagem a exposição ampla do mediastino e de ambos hemitóraces, sendo o acesso ideal para realizar cirurgias torácicas de grande porte tais como transplante pulmonar bilateral, ressecção de grandes massas tumorais de mediastino, possibilidade de ressecção de vasos e sua reconstrução, e cirurgias de que necessitem abordagem pulmonar bilateral, tendo como vantagem o acesso ao coração e grandes vasos o qual facilita a possibilidade de canulação para suporte cardiorrespiratório.

REFERÊNCIAS

1. Boasquevisque CHR, Yildirim E, Waddel TK, Keshavjee S. Surgical Techniques: Lung Transplant and Lung Volume Reduction. Proc Am Thorac Soc [Internet]. 2009;6(1):66–78.
2. Disponível em: http://pats.atsjournals.org/cgi/doi/10.1513/pats.200808-083GO. (Acesso jul. 2021).
3. Bains MS, Ginsberg RJ, Jones WG, McCormack PM, Rusch VW, Burt ME, et al. The clamshell incision: An improved approach to bilateral pulmonary and mediastinal tumor. Ann Thorac Surg [Internet]. 1994;58(1):30–3. Disponível em: https://linkinghub.elsevier.com/retrieve/pii/0003497594910677. (Acesso jul. 2021)
4. Voiglio EJ, Simms ER, Flaris AN, Franchino X, Thomas MS, Caillot J-L. Bilateral Anterior Thoracotomy (Clamshell Incision) Is the Ideal Emergency Thoracotomy Incision: An Anatomical Study: Reply. World J Surg [Internet]. 2014 Apr 20;38(4):1003–5. Disponível em: http://link.springer.com/10.1007/s00268-013-2368-z. (Acesso jul. 2021)
5. Cattaneo SM. (ed.), JD C, (ed.). Pearson's Thoracic and Esophageal Surgery 3rd edition. Philadelphia: Churchill Livingstone, 2008;248(6):1103-1104.

50

Toracotomia Póstero–Lateral

CAIO BARBOSA CURY | **FLÁVIO POLA DOS REIS** | LUIS GUSTAVO ABDALLA

Resumo

A toracotomia póstero-lateral provavelmente seja a incisão mais comum em cirurgia torácica. A técnica consiste em realizar uma abertura através da parede torácica a fim de obter amplo acesso cirúrgico da cavidade.[1,2] Existem diversos tipos de toracotomias, entre elas, as póstero-laterais, escopo deste capítulo. As indicações desse tipo de acesso envolvem cirurgias esofágicas, pulmonares e de artéria aorta por exemplo. No caso específico deste capítulo, serve de acesso para o transplante pulmonar unilateral.

O correto posicionamento do paciente deve ser realizado visando não somente a eficiência da incisão, mas também para evitar lesões inadvertidas no paciente. O planejamento da tática cirúrgica é de extrema importância para determinar o local de acesso cirúrgico que possibilitará o melhor campo operatório. Por isso, deve-se planejar o local de incisão, levando em consideração a anatomia da parede torácica e características individuais do paciente e da doença do mesmo.

Para possibilitar a grande exposição da cavidade torácica, a toracotomia póstero-lateral demanda, para ser realizada, violação de planos musculares importantes da parede torácica tais como o músculo grande dorsal e o serrátil anterior. Em determinadas situações onde o campo operatório pode ser menor, incisões miopoupadores podem ser utilizadas.[3]

As grandes desvantagens dessa incisão são a dor em pós-operatório e a possibilidade de ocorrência de alterações na mecânica ventilatória.[3] Essas desvantagens são mais frequentes e intensas em pacientes pediátricos e idosos com comorbidades associadas.[2] O controle álgico pós-operatório pode ser melhorado com uso de analgesia via cateter peridural e/ou uso de bloqueio neuromuscular.

Palavras chave

Acesso torácico; transplante unilateral; ressecções pulmonares.

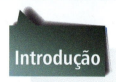

Introdução

O significado de toracotomia é abertura do tórax. Com ampla via de acesso à cavidade torácica, pode-se acessar: pleura, pulmão, traqueia, brônquios, pericárdio, coração e grandes vasos, esôfago e o mediastino. As variantes da toracotomia são diversas: póstero-lateral, anterolateral, mediana e anterior bilateral transversa e variam conforme o a cirurgia proposta.[2,3]

A principal vantagem da toracotomia póstero-lateral é o amplo acesso à cavidade torácica, permitindo manipulação cirúrgica do hilo pulmonar, estreito torácico superior, recesso diafragmático e diafragma. Entretanto, como desvantagens da toracotomia póstero-lateral consistem na ampla dissecção dos planos musculares que pode ocasionar dor no pós-operatório, além disso, em crianças, ou pacientes emagrecidos, pode ocasionar alterações da cavidade torácica e coluna vertebral.[2]

Deve-se posicionar o paciente adequadamente como será exposto adiante, pois estes detalhes permitem melhor acesso e conforto ao paciente. Neste capítulo focaremos na toracotomia póstero-lateral que é a escolha do nosso grupo para o transplante pulmonar unilateral.[2]

Técnica cirúrgica

Posição

Para a indução anestésica, no início do procedimento, o posicionamento do paciente se faz em decúbito dorsal horizontal. Neste momento, é realizada a intubação orotraqueal com o tubo seletivo específico, o qual deve ser checado com o auxílio do fibrobroncoscopio. Após o término da indução anestésica, o paciente deve ser posicionado em decúbito lateral. O processo para posicionar o paciente em decúbito lateral deve ser realizado por pelo menos três pessoas, sendo uma delas responsável pela manutenção da via aérea, uma responsável pela região torácica e o terceiro responsável pelo quadril.

A altura da cicatriz umbilical deve ser posicionada em coincidência com o local da mesa onde há uma articulação. O uso dessa articulação da mesa pode ajudar na exposição dos espaços intercostais aumentando o ângulo entre os arcos costais. Usamos um coxim específico para prevenção de desalinhamento da coluna e para aumentar também os espaços intercostais. Esse coxim é locado em região axilar. Deve-se ter cuidado com a colocação do coxim para não lesionar a pele do paciente.

O membro inferior coincidente ao decúbito deve ser fletido na altura do joelho e o membro inferior do lado o qual será submetido ao procedimento cirúrgico, deve estar levemente fletido. Ambos são separados por travesseiros para que não haja sobrecarga na coluna, minimizando assim lombalgia no pós-operatório. O membro superior ipsilateral à cirurgia fica apoiado em uma braçadeira de maneira a não forçar a articulação acrômio-umeral e, ao mesmo tempo, expor a região torácica o máximo possível. O membro superior contra-lateral fica estendido em outra braçadeira.

O paciente é fixado à mesa cirúrgica com auxílio de uma faixa de esparadrapo locada na altura das espinhas ilíacas anteriores. Após o posicionamento, a posição do tubo orotraqueal seletivo deve ser avaliada novamente (durante a manipulação pode ocorrer deslocamento). A colocação dos campos estéreis após realização das técnicas de assepsia e antissepsia deve manter expostas; a linha mamilar anteriormente e a região para vertebral posteriormente.

DICA: No momento de virar o paciente é necessário auxilio do anestesista a fim de garantir a manutenção da via aérea. Além disso deve-se tomar cuidado com o local da colocação da faixa de esparadrapo para que não ocorram lesões dos órgãos genitais do paciente.

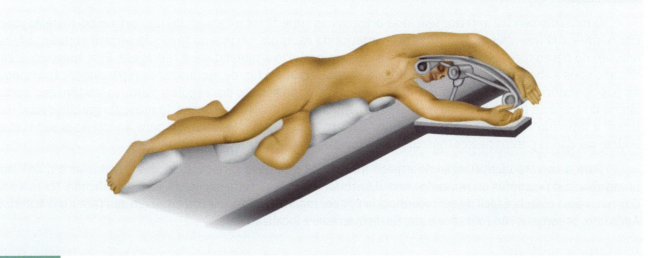

Figura 50.1 Posição do paciente.
Fonte: Acervo do autor do capítulo.

Incisão cutânea

Antes da incisão ser realizada pode-se demarcar o local para determinar os pontos anatômicos de relevância como o ângulo inferior da escápula, os processos espinhosos e as costelas a fim de facilitar o procedimento. A incisão tem início na linha axilar anterior na altura do quinto ou sexto espaço intercostal, segue posteriormente realizando uma curvatura suave ao redor da ponta da escápula ascendendo entre a face medial da escápula e coluna vertebral. A porção anterior da incisão segue o contorno do arco costal.

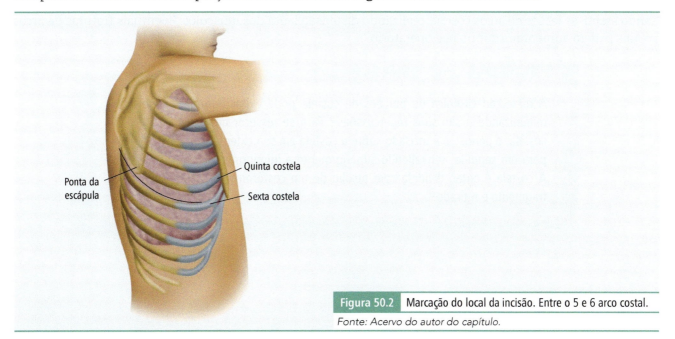

Figura 50.2 Marcação do local da incisão. Entre o 5 e 6 arco costal.
Fonte: Acervo do autor do capítulo.

Subcutâneo e planos musculares

Após a incisão da pele, o tecido subcutâneo é dissecado com eletrocautério até o nível da fáscia do músculo grande dorsal. O músculo grande dorsal é aberto inicialmente com o eletrocautério (incisão não miopoupadora). Este músculo tem origem nos processos espinhosos de T6 a T12, crista ilíaca e na porção inferior do terceiro a quarto arco costal se inserindo no sulco intertubercular do úmero.[2] A incisão com eletrocautério deve ser realizada perpendicular às suas fibras para que seja mais fácil a reaproximação durante o fechamento. Se for necessária mobilizar a escápula, a porção anterior do músculo trapézio e os romboides podem ser seccionados.

O músculo serrátil anterior tem suas origens nas superfícies externas das oito primeiras costelas anteriormente e sua inserção sobre a superfície anterior da escápula.[2] Acima do músculo serrátil anterior, o feixe nervoso do nervo torácico longo pode ser ligado sem prejuízo a mobilidade da escápula. Esse músculo, identificado após a abertura do grande dorsal pode ser preservado a fim de minimizar as repercussões funcionais no pós-operatório.[3,4] O triângulo auscultatório é estabelecido através dos seguintes limites anatômicos: borda lateral do trapézio (medial), borda medial da escápula (lateral), borda superior do músculo grande dorsal (inferior) e músculo romboide maior (assoalho). Este triângulo deve ser reparado para acesso ao gradil costal. Podem ser dados pontos nesses músculos para facilitar o posterior fechamento.

Para a correta identificação do espaço intercostal que deve ser acessado, deve-se passar a mão num plano abaixo da escapula ou músculo serrátil anterior até que a primeira costela seja identificada. Na maioria dos casos essa costela é fácil de ser reconhecida por ser mais larga e mais horizontal em sua face mais anterior. Após isso, os espaços são contados e aquele de interesse é localizado.

Acesso a cavidade

O espaço intercostal é acessado através de passagem por entre os músculos intercostais com uso do eletrocautério. Importante manter a dissecção próxima a borda superior da costela inferior do espaço intercostal escolhido para evitar lesões vásculo-nervosas, porém deve-se evitar também lesão no periósteo da costela.

O acesso à cavidade é completado com a abertura da fáscia endotorácica e da pleura parietal.[2] A pleura é aberta além dos limites da pele, podendo ser estendida da região imediatamente após a cadeia simpática posteriormente até antes das artéria e veia torácicas internas anteriormente.

Após o acesso à cavidade ser estabelecido, faz-se necessário o uso de afastadores. O mais utilizado é o Finochietto. Podem ser usados dois destes afastadores, um entre as costelas e outro no sentido da incisão para ampliar o campo operatório.[2] O afastador deve ser aberto de forma lenta e progressiva evitando, ou minimizando assim, as lesões de arcos costais, realizando distensão lenta dos músculos. Eventuais fraturas de arcos costais podem aumentar a dor no pós-operatório.

> **DICA**
>
> A ressecção cirúrgica de porções de costela pode evitar fraturas inadvertidas minimizando assim suas repercussões.[2] Para se ressecar uma costela, o periósteo é incisado sobre a costela em sua extensão para em seguida, ser refletido superiormente e inferiormente. A costela é então dividida com auxilio de um costótomo e o fragmento é retirado.[2]

Fechamento

Antes do inicio do fechamento da cavidade são locados um ou mais drenos pleurais que são fixados com uso de fio espesso como o cordonê, caso seja uma cirurgia em que os drenos serão mantidos por mais tempo, por exemplo, no transplante pulmonar, que o tempo de permanência é em torno de 14 dias. A altura dos drenos deve ser abaixo da incisão e, preferencialmente coincidentes ou pouco anteriores à linha da espinha ilíaca anterior. Dessa forma permite-se ao paciente, deitar-se em decúbito dorsal. O fechamento dos espaços intercostais é realizado através de pontos em "X" separados com fio absorvível, habitualmente Vicryil ® 1 com agulha CTX.

As camadas musculares são fechadas com pontos contínuos também com fio absorvível de espessura menor, músculo a músculo, assim como o subcutâneo, com dois planos usando Vicryl® 2.0 e um plano subdérmico com Vicryl® 3.0. A pele é fechada com pontos intradérmicos continúos com uso de Monocryl® 4.0.

Antes do término do fechamento, os drenos devem estar conectados ao sistema de drenagem fechada.

Conclusão

A toracotomia póstero-lateral oferece excelente exposição da cavidade pleural e, apesar de atualmente ser substituída frequentemente por incisões poupadoras, para realização do transplante pulmonar unilateral, continua sendo a via de escolha.

Essa técnica começa com o posicionamento do paciente de forma adequada, isso evitará lesões do plexo braquial e permitirá o acesso adequado à cavidade. Quando realizada de maneira minuciosa e cuidadosa pode-se minimizar a dor e as alterações funcionais no pós operatório.

REFERÊNCIAS

1. Frederick CK. Which Way In?.The Thoracotomy Incision. Ann Thorac Surg, 1988;45:234.
2. Deslauriers J, Mehran RJ. Posterolateral thoracotomy. Operative Techniques in Thoracic and Cardiovascular Surgery, 2003;8(2):51-57
3. Karwande SV, Pruitt JC. A muscle-saving posterolateral thoracotomy incision. Chest 1989;96:1426–1427.
4. Heitmiller RF. The serratus sling: a simplified serratus-sparing technique. Ann Thorac Surg 1989;48:867–868.
5. Tobin GR, Mavroudis C, Howe WR, Gray LA Jr. Reconstruction of complex thoracic defects with myocutaneous and muscle flaps. Applications of new flap refinements. J Thorac Cardiovasc Surg 1983;85:219–228.

Seção 16

Transplante Pulmonar e Cardiopulmonar

51

Captação de Pulmões para Transplante

CAIO BARBOSA CURY | CAIO CÉSAR BIANCHI DE CASTRO | LUIS GUSTAVO ABDALLA | LUCAS MATOS FERNANDES

Resumo

As pneumopatias podem evoluir a estágios terminais, os quais, mesmo com tratamento otimizado, não é possível estabelecer controle clínico eficaz, tornando o transplante pulmonar um recurso terapêutico possível. Podemos dividir as etiologias com possível indicação de transplantes em grupos: doença obstrutiva; restritivas; supurativas; vasculares e miscelânia.[1]

A grande maioria dos transplantes pulmonares é possível a partir de doadores em morte encefálica. Quando um doador é notificado, faz-se necessária a avaliação dos órgãos quanto sua viabilidade considerando-se diversos parâmetros clínicos, laboratoriais, imagiológicos e anatômicos.[2]

Caso o doador preencha as características necessárias, a equipe de captação do transplante pulmonar deve dar seguimento a processos incluindo a definição da logística para captação (transporte até o hospital onde o potencial doador está localizado em tempo viável, convocação do receptor, comunicação à equipe clínica e o centro cirúrgico sobre a possibilidade de transplante), checagem dos materiais para o procedimento de captação, disponibilidade de solução de preservação, entre outros.

Ao chegar no hospital onde o doador se encontra, a equipe da captação deve entrar em contato com o setor responsável pela doação de órgãos, a fim de conferir a documentação de autorização de doação de órgãos antes de realizar qualquer procedimento. A avaliação *in loco* do doador é iniciada com a realização da broncoscopia diagnóstica. Após todos os passos realizados o procedimento pode ser iniciado juntamente com as equipes de transplante de outros órgãos como coração, fígado e rins. Quando os pulmões são aceitos a equipe que está no implante deve ser comunicada da decisão para que possa iniciar simultaneamente o procedimento no receptor.

Palavras-chave

Transplante de pulmão; obtenção de tecidos e órgãos; doador cadáver; morte encefálica.

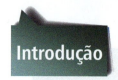

Introdução

James Hardy realizou o primeiro transplante de pulmão em um humano em 1963. Os resultados iniciais não foram satisfatórios, de modo que um longo período de aprendizado foi necessário para que o transplante pulmonar se tornasse uma opção terapêutica viável para as pneumopatias avançadas, pautando-se na atuação de uma equipe multidisciplinar composta por diversos profissionais médicos e não médicos incluindo enfermagem, nutrição, fisioterapia e serviço social.[2,3]

Os doadores de órgãos podem ser divididos em dois tipos: cadavéricos e vivos. O primeiro grupo subdivide-se nos doadores de morte encefálica e aqueles de morte circulatória - "coração parado" (estes não aceitos legalmente no Brasil). O transplante intervivos é mais indicado para receptores pediátricos os quais realizam transplante lobar intervivos a partir de dois lobos de uma dupla de doadores vivos.[2,4]

O procedimento de captação de pulmões segue uma rotina desde a escolha do doador e receptor até a realização da cirurgia de maneira padronizada.

Preparo para captação

Após a oferta ser realizada, a equipe do transplante pulmonar deve avaliar o doador seguindo os critérios contidos na Tabela 51.1 e decidir viabilidade e compatibilidade. Caso esteja apto, deve-se proceder com a preparação para a captação com preparo do material, transporte da equipe e órgão (aéreo e terrestre ou apenas terrestre) e convocação do receptor. Com base no horário da captação, então, é estipulado um horário de saída.

Tabela 51.1 – Critérios de aceitabilidade do doador de pulmão	
Doador ideal	Doador marginal
Idade < 55 anos	Idade > 55 anos
Tabagismo ≤ 20 anos. maço	Tabagismo > 20 anos. maço
PaO_2/FiO_2 > 400 (FiO_2 100%, PEEP 5 cm H_2O)	PaO_2/FiO_2 < 400 (FiO_2 100%, PEEP 5 cm H_2O)
Ausência de infiltrado pulmonar a radiografia de tórax	Presença de infiltrado pulmonar a radiografia de tórax
Broncoscopia sem alterações	Broncoscopia com alterações menores
Ventilação mecânica < 48 horas	Ventilação mecânica > 48 horas
Ausência de asma ou histórico de neoplasia	
Ausência de trauma torácico	
Compatibilidade do sistema ABO	

PaO2 – pressão parcial de oxigênio arterial; FiO2 - fração de oxigênio, PEEP - pressão positiva ao final da expiração.
Fonte: Desenvolvido pela autoria do capítulo.

Broncoscopia diagnóstica

A broncoscopia é realizada no leito de unidade de terapia intensiva ou no centro cirúrgico e visa a avaliação da via aérea e coleta de lavado broncoalveolar. Para sua realização deve-se ajustar a fração de oxigênio (FiO_2) para 100%, visto o risco de dessaturação do doador durante o procedimento.

Anomalias na anatomia da via aérea, tais como o brônquio traqueal (*pig bronchus*) devem ser avaliadas durante o exame, além de definição da presença de secreção purulenta, sangue, hematomas e lesões.

Realizamos o lavado broncoalveolar (LBA) bilateralmente após infusão de 20 a 40 mL de soro fisiológico em cada lado (evitando grandes volumes pelo risco de comprometimento dos enxertos), preferencialmente na pirâmide basal ou óstio lobar médio/lingular. O LBA do doador será importante para análise microbiológica e posteriores ajustes na antibioticoterapia do receptor.

Encerrado o exame deve-se ajustar a FiO_2 para o menor parâmetro capaz de manter a saturação em níveis adequados. Nesse momento é realizado contato com a equipe responsável pelo implante para que o receptor seja levado ao centro cirúrgico.

Tempo 1: preparo do doador

O doador é posicionado em decúbito dorsal horizontal com os braços estendidos ao longo do corpo. Um coxim interescapular é posicionado transversalmente e posicionado para anteriorização esternal, auxiliando no acesso cirúrgico. O doador é mantido com extensão cervical para anteriorização traqueal. A obtenção de uma linha arterial invasiva de preferência radial é desejável para manejo hemodinâmico do doador. O uso de colóides (p. ex.: Albumina 20%) pode auxiliar na redução do edema pulmonar, juntamente da limitação de infusão de soluções cristalóides durante a anestesia do doador.

A interação com a equipe anestésica é essencial para o procedimento, devendo-se, mesmo antes do início do procedimento, discutir conjuntamente as estratégias ventilatórias protetivas (volume corrente de 6 a 8 mL/kg, PEEP de 5 cm H_2O, FiO_2 suficiente para manutenção de uma saturação adequada sem hiperóxia, Pressão de pico < 35 cm H_2O), além das alterações hemodinâmicas esperadas.[4] Realiza-se uma dose na indução anestésica com corticóide (hidrocortisona ou metilprednisolona 500 mg a 1 g).

A antissepsia é realizada desde a região cervical até o púbis com extensão em toda lateral do tórax e abdome. Os campos cirúrgicos são posicionados com visualização da linha média do paciente e limite superior na região cervical, acima da fúrcula esternal, e limite inferior no púbis.

Tempo 2: acesso cirúrgico

A incisão de escolha para a captação pulmonar é a esternotomia mediana, que se estende da fúrcula esternal ao xifóide. Uma vez acessada a tábua esternal anterior, é realizada a dissecção parcial de sua face posterior a partir da fúrcula e processo xifóide (este podendo ser ressecado). Utilizamos o auxílio de elevação esternal com pinças de Backhaus e interrupção da ventilação para maior segurança na secção esternal, a qual pode ser realizada com serra angular ou reta, ou na sua indisponibilidade, faca de Lebsche ou serra de Gigli. Após o término da abertura do esterno, realiza-se a hemostasia do periósteo com uso do eletrocautério percorrendo toda extensão do osso anterior e posteriormente, já em sua porção medular utilizamos a cera para osso. Garantida a hemostasia, afastam-se gradualmente as porções do esterno seccionado com o auxílio de um afastador de Finochietto.

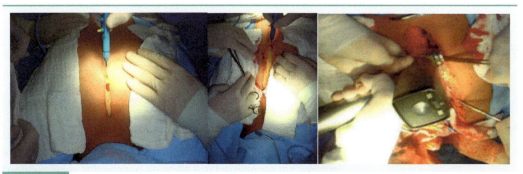

Figura 51.1 Acesso cirúrgico passo-a-passo: Esternotomia mediana, exposição da tábua esternal anterior e sua serragem.

Fonte: Acervo do autor do capítulo.

> **DICA**
> O afastamento das bordas esternais de forma intempestiva pode causar lesão da veia braquiocefálica esquerda com sangramento vultuoso.

Tempo 3: dissecção mediastinal anterior

A exposição inicial do mediastino após a abertura do esterno permite a identificação do timo e da gordura pré-pericárdica. A dissecção dessas estruturas deve ser realizada com o eletrocautério com precaução, a fim de evitar abertura do pericárdio e lesão inadvertida do coração. A pericardiotomia é realizada em forma de "T" invertido expondo o coração e os grandes vasos. Na presença de equipe de captação cardíaca, após essa etapa é realizada a avaliação do coração neste momento.

Tempo 4: avaliação macroscópica pulmonar bilateral

Uma vez avaliado o coração, segue-se com o procedimento pulmonar. As pleuras são abertas anteriormente com cuidado para não promover lesão térmica dos pulmões. A dissecção pleural é limitada superiormente pelos vasos torácicos internos. A dissecção inferior deve estender-se lateralmente com desinserção anterior do diafragma, com cuidado para não se lesionar os vasos intercostais. Tal abertura ampla permite a adequada mobilização pulmonar com menor repercussão hemodinâmica ao se medializar os órgãos. A avaliação dos pulmões visa identificar eventuais áreas de atelectasia (recrutáveis ou não), infiltrados, insuflação, coloração, abscessos, contusões, bolhas, nódulos, aderências pleuropulmonares ou cicatrizes eventualmente não visualizadas nos exames de imagem prévios. Outros aspectos observados incluem o peso pulmonar, sugerindo infiltração por líquido, além de sua complacência e recuo elástico através da avaliação de sua desinsuflação à desconexão da ventilação mecânica. Após determinada a viabilidade dos pulmões, a equipe de captação deve informar à equipe responsável pelo implante para que o paciente seja levado à sala cirúrgica para indução anestésica.

> **DICA**
> Nesse momento pode ocorrer grande instabilidade hemodinâmica e arritmias, portanto, a interação próxima entre o cirurgião e anestesistas é essencial, combinando o melhor momento para a realização das manobras de tração pulmonar e ventilação com maiores pressões. Idealmente o recrutamento pulmonar não deve ser realizado com ventilações manuais rigorosas com elevadas pressões de pico, mas sim com manobras de Valsalva sustentadas gentilmente.[4]

Avaliação pulmonar

> **DICA**
> Em casos de dúvida quanto a viabilidade individual de cada pulmão (lobos ou segmentos) ou em caso de PaO2/FiO2 < 300, novas gasometrias isoladas de cada lado podem ser realizadas a partir de punção das veias pulmonares correspondentes após ajustes da ventilação com espera de no mínimo 25 a 30 minutos.[4]

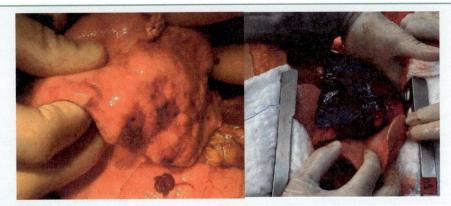

| Figura 51.2 | Aspecto de pulmões recusados in loco. (A) sinais de infecção com microabscessos (B) importante área de infarto pulmonar. |

Fonte: Acervo do autor do capítulo.

Tempo 5: organização do material para canulação

Uma vez constatada a viabilidade dos enxertos pulmonares, reparam-se os folhetos pericárdicos com pontos após proteção pulmonar com compressa. Os materiais para canulação e perfusão devem ser organizados na mesa cirúrgica nesta etapa.

Tempo 6: dissecção das estruturas vasculares e traqueia

A aorta ascendente deve ser dissecada permitindo sua separação completa da artéria pulmonar direita com cuidado para não lesionar as artérias coronárias na dissecção proximal, e reparada com uma fita cardíaca. É realizada a dissecção circunferencial e reparo com fio da veia cava superior e veia ázigo.[4,5] Ainda nesse tempo, realiza-se a dissecção das paredes lateral e posterior traqueais (separando-a posteriormente do esôfago) e dissecção romba da fáscia pré-traqueal, veia braquiocefálica esquerda (inominada) e do tronco arterial braquiocefálico.[6]

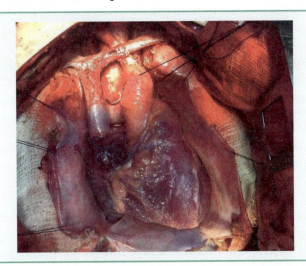

| Figura 51.3 | Aspecto após dissecção mediastinal. Note os folhetos pericárdicos reparados e os pulmões protegidos com compressa. |

Fonte: Acervo do autor do capítulo.

Tempo 7: confecção da bolsa e canulação no tronco da artéria pulmonar

Deve-se confeccionar uma bolsa de canulação com fios de polipropileno 4-0 no tronco da artéria da pulmonar entre 1,5 a 2 cm de sua bifurcação. Os fios então são reparados com passador de fios cortando-se as agulhas. A canulação somente ocorrerá após adequada anticoagulação sistêmica do doador. Havendo comum acordo entre as equipes de captação e informada a equipe de implante, anticoagula-se o doador com heparina não fracionada na dose de 300 a 400 UI/Kg, devendo-se aguardar de 5 a 10 minutos para prosseguir com a canulação.[4,5] Enquanto isso, devem-se obter amostras sanguíneas para a realização de exames confirmatórios do doador e os fracos de solução de preservação devem ser posicionados seguido do preenchimento do circuito de perfusão com atenção à retirada de todas as bolhas do mesmo.

Realiza-se, então, uma arteriotomia no centro da bolsa vascular com lâmina de bisturi nº 11 por onde será introduzida a cânula arterial de 18 a 20 Fr com seu sentido voltado para a valva pulmonar, com cuidado para não lesioná-la.[7] Retira-se parcialmente o guia da cânula o suficiente para se permitir sua fixação com o auxílio do torniquete de Rummel e reparo auxiliar com fios (algodão ou cordone). A cânula é preenchida por sangue após a retirada de seu guia e, então, conectada ao circuito de perfusão previamente preenchido por solução de preservação e deareado. Fixa-se a cânula ao campo com pinça ou fio, mantendo-se seu direcionamento para a valva a fim de se garantir um fluxo de perfusão não seletivo.[5,8]

Canulação artéria pulmonar

Tempo 8: clampeamento da aorta

Estando todas as equipes de captação preparadas, o próximo passo será a interrupção da circulação arterial. Realiza-se a ligadura das veias cava superior e ázigos (esta opcional) e, pouco antes do clampeamento, injetamos 500 mcg de prostaglandina E1 no tronco da artéria pulmonar, próximo à cânula, com o objetivo de promover vasodilatação da circulação pulmonar melhorando, assim, a distribuição da solução de preservação (alguns grupos injetam diretamente na aurícula do átrio direito).[5-8] Antes do clampeamento esperam-se alguns batimentos cardíacos para distribuição do vasodilatador, até que se perceba o início da queda da pressão arterial. Prossegue-se, por fim, com o clampeamento aórtico em posição supracelíaca abdominal ou intratorácica. O horário do clampeamento deve ser anotado, pois corresponderá ao momento inicial de isquemia fria.

Tempo 9: exanguinação e descompressão cardíaca

A exanguinação deve ser iniciada pela secção anterior da veia cava inferior próxima ao diafragma no tórax, porém, sem comprometimento em sua extensão para o adequado implante do enxerto hepático. Em seguida, realiza-se a descompressão da câmara esquerda cardíaca por meio de atriotomia esquerda. Esta pode ser realizada na aurícula do átrio esquerdo, no sulco entre a parede anterior do átrio esquerdo e medialmente às veias pulmonares esquerdas ou mesmo no sulco interatrial (Waterston) à direita com aspiração ativa em direção ao ventrículo esquerdo.[4] Iniciada a exanguinação, a equipe de captação abdominal irá preencher o abdome com solução congelada, já as equipes de captação torácica deverão resfriar tanto a região mediastinal quanto as cavidades pleurais com solução salina gelada.[5,9] É essencial a garantia de uma adequada aspiração do sangue do doador bem como das soluções de preservação, garantindo a adequada descompressão das câmaras cardíacas. Havendo equipe de captação cardíaca, após 3 a 5 ciclos cardíacos para esvaziamento dos órgãos, será realizado o clampeamento transverso da aorta ascendente (distal à cânula de cardioplegia) e seus ramos iniciais para então iniciar a perfusão cardíaca com solução específica por meio de canulação aórtica proximal.[4]

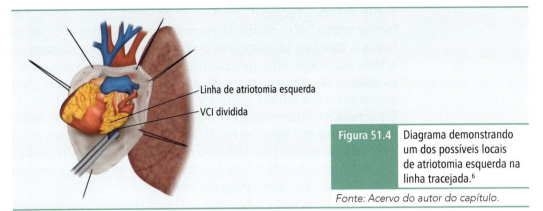

Figura 51.4 Diagrama demonstrando um dos possíveis locais de atriotomia esquerda na linha tracejada.[6]

Fonte: Acervo do autor do capítulo.

Tempo 9: perfusão anterógrada

Após a descompressão cardíaca inicial e início da perfusão cardíaca, deve-se iniciar a perfusão pulmonar anterógrada com solução de preservação específica denominada Perfadex plus® na dose de 50 a 75 mL/kg.[5] Previamente essa solução deveria ser ativada 0,3 de THAM® para cada 1 litro de Perfadex® ou 0,6 de Cloreto de Cálcio + 2,5 ml de bicarbonato de cálcio a 8,4% (2,1 mL de bicarbonato de cálcio 10%) para cada 1 litro de Perfadex®. Alguns grupos injetam a Prostaglandina E1 nesta solução (250 mcg/2,8 L de solução de preservação), reduzindo a dose inicialmente injetada diretamente na artéria pulmonar para 250 mcg.[4] Os frascos da solução de perfusão devem ser posicionados a 30 cm da altura do coração (átrio), limitando-se assim a pressão de perfusão a 30 cm H_2O, além de se almejar uma infusão lenta com duração total de cerca de 20 minutos (5 minutos para cada litro de solução), o que possui implicação direta com o desenvolvimento de disfunção primária do enxerto. Durante toda essa etapa do procedimento até a retirada do enxerto, a ventilação pulmonar é mantida com as mesmas estratégias ventilatórias já citadas.

Tempo 10: cardiectomia e perfusão retrógrada

Completada a perfusão anterógrada pulmonar e cardíaca, é iniciada a cardiectomia. Costumamos realizar essa etapa em sentido horário, iniciando-se pela totalização da secção da veia cava inferior. A seguir, segue-se um ponto crítico de essencial concordância dos limites de secção entre a equipe de captação pulmonar e cardíaca: limite entre o átrio e veias pulmonares. Visto que ambas equipes necessitam de átrio, uma manobra relevante é a dissecção com abertura do sulco interatrial à direita (Waterston ou Sondergaard) o qual é capaz de gerar um ganho em média de 1.31 cm (amplitude de 0.3 a 2.5 cm) de extensão da parede do átrio esquerdo importante para ambas as equipes de órgãos torácicos.[6,10]

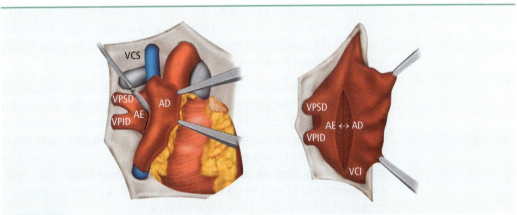

Figura 51.5 Dissecção do sulco interatrial à direita: átrio direito (AD), átrio esquerdo (AE), veia cava superior (VCS), veia cava inferior (VCI), veia pulmonar superior direita (VPSD), veia pulmonar inferior direita (VPID).[10]

Fonte: Acervo do autor do capítulo.

Segue-se com a secção da cava superior, aorta e seus ramos. Na secção da artéria pulmonar temos outro ponto de eventual conflito entre equipes, sendo normalmente retirada a cânula e utilizando-se o ponto de arteriotomia como limite para a secção da artéria pulmonar, sem aproximar-se em demasia da valva, nem da bifurcação arterial pulmonar. Por fim, é completada a secção do átrio esquerdo junto às veias pulmonares esquerdas e sua parede posterior, auxiliado pela tração cranial e anterior do coração. Encerrada a cardiectomia, a equipe de captação pulmonar realiza a perfusão retrógrada pelas veias pulmonares expostas com 250 mL da mesma solução de preservação em cada veia pulmonar (total de 1000 mL de Perfadex plus®) com auxílio da cânula arterial utilizada previamente ou um cateter de Foley insuflado, permitindo a lavagem de eventuais coágulos na vasculatura pulmonar.[4-6]

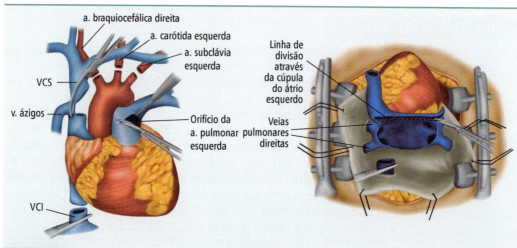

Figura 51.6 Passos da cardiectomia: (A) secção das veias cavas, parede lateral direita do átrio esquerdo, aorta, e seus ramos seguida de artéria pulmonar; (B) tração cranial do coração permitindo a liberação atrial esquerda lateral no ponto inicial de atriotomia para exanguinação e junção com o restante da parede do átrio já aberta.[6]

Fonte: Acervo do autor do capítulo.

Tempo 11: pneumonectomia

Terminada a perfusão retrógrada, opta-se pela liberação de um dos lados primeiro, podendo-se nessa etapa parar temporariamente a ventilação.[6] O pericárdio posterior é incisado bilateralmente e o ligamento pulmonar é primeiramente dividido. No lado direito a secção do mediastino posterior é realizada no sentido caudo-cranial lateralmente ao esôfago (seccionando-se no caminho a veia ázigos (previamente ligada ou não pela equipe de captação cardíaca); enquanto no lado esquerdo é realizado no mesmo sentido entre a borda anterior do esôfago e aorta descendente. Completa-se então a dissecção traqueal, do mediastino posterior, aórtica à esquerda e dos tecidos adjacentes, de modo que os pulmões fiquem somente fixados à traqueia.

Garantida a ventilação pulmonar bilateral adequada com insuflação de todas as áreas atelectasiadas, traciona-se cranialmente a porção distal do tubo orotraqueal de modo que a traqueia fique livre para seu grampeamento. O anestesista é orientado a insuflar uma última vez os pulmões com pressão estática de 12 a 15 cm H_2O e é então realizado o grampeamento traqueal distal alguns centímetros acima da carina com grampeador linear, porém, com os pulmões moderadamente insuflado - em cerca de 80%.[4-6] Após esse momento afasta-se ao máximo o esterno e bloco pulmonar é retirado da cavidade, com ajuda do auxiliar afastando o tórax.

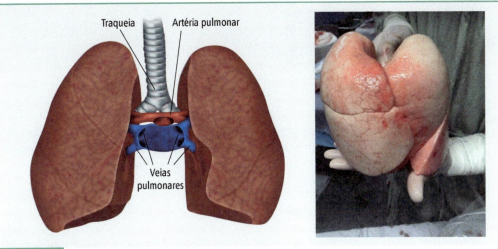

Figura 51.7 Aspecto final do bloco pulmonar.[6]

Fonte: Acervo do autor do capítulo.

> **DICA**
>
> Uma opção no caso de transplantes unilaterais é a sua retirada dividida (*split*). Pode ser realizada ainda na cavidade ou fora dela, havendo necessidade de grampeamento adicional realizado no brônquio principal esquerdo por sua maior extensão em relação ao lado direito.

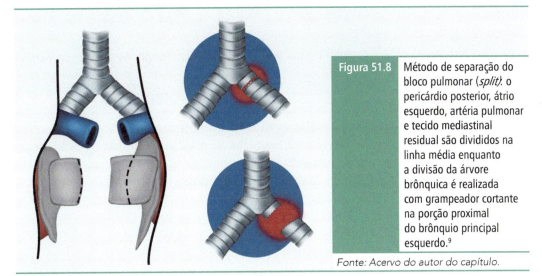

Figura 51.8 Método de separação do bloco pulmonar (*split*): o pericárdio posterior, átrio esquerdo, artéria pulmonar e tecido mediastinal residual são divididos na linha média enquanto a divisão da árvore brônquica é realizada com grampeador cortante na porção proximal do brônquio principal esquerdo.[9]

Fonte: Acervo do autor do capítulo.

Tempo 12: transporte do enxerto

O bloco pulmonar retirado é então completamente inspecionado fora da cavidade quanto a possíveis danos cirúrgicos, áreas de perfusão inadequada, ou atelectasia persistente em especial em sua face posterior, além do aspecto dos cotos vasculares, devendo, então, ser comunicado a equipe de implante qualquer anormalidade.[4,5]

Os sacos de transporte devem ser preparados para tripla proteção do enxerto: um primeiro saco plástico externo seco, um intermediário contendo solução 1000 mL fisiológica congelada triturada e, por fim um interno, idealmente com 1 a 2 L de solução de preservação resfriada ou solução fisiológica resfriada a 4°C que estará em contato direto com o enxerto. Após acondicionamento do enxerto, o mesmo é colocado junto a gelo filtrado em caixa térmica para o transporte entre hospitais.

Vídeo da captação

Tempo 13   Material para análise de compatibilidade imunológica: Antes da saída da equipe de captação, deve-se obter material rico em linfócitos para análise de compatibilidade imunológica. Habitualmente utilizamos um fragmento de baço acondicionado em solução resfriada, retirado pela equipe de captação abdominal, podendo o baço ser substituído por linfonodos.

Preparo do enxerto: *back table*

Procedimento normalmente realizado logo antes ao implante para manutenção do resfriamento, consistindo no preparo dos cotos vasculares e brônquicos e remoção do excesso de tecidos.

Tempo 1   Iniciado pela divisão das artérias pulmonares junto à carina vascular, átrio com ambas bifurcações venosas a cada lado e pericárdio posterior. Uma vez separadas as estruturas vasculares, passa-se a preparar o lado que será primeiramente implantado.

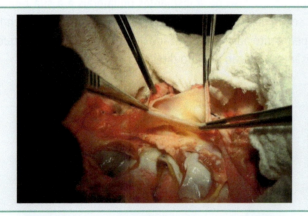

Figura 51.9 Aspecto dos cotos vasculares. Os *cuffs* atriais já divididos e a artéria pulmonar com sua bifurcação ainda sem sua secção (pinças).

Fonte: Acervo do autor do capítulo.

Tempo 2   É realizada a dissecção com tesoura preferencialmente de forma romba dos tecidos perivasculares com liberação da artéria pulmonar do lado correspondente até a proximidade de sua primeira ramificação. O átrio deve ser liberado dos tecidos da artéria e do pericárdio posterior, ampliando sua mobilidade. Disseca-se o tecido peribrônquico antes da carina secundária, fazendo também a liberação do linfonodo subcarinal do doador. Evitamos a ressecção exagerada do pericárdio posterior do doador, pois costumamos utilizá-lo como retalho vascularizado para a proteção da anastomose brônquica. O mesmo processo é repetido no lado contralateral.

Tempo 3   Encerra-se a dissecção com a retirada do pericárdio anterior em excesso acima do nervo frênico. Uma vez o receptor pronto para o implante, é realizado o clampeamento duplo do brônquio principal esquerdo (de maior comprimento) junto à carina principal, seguido da secção do brônquio principal que será implantado. Nesse momento o pulmão irá desinflar e serão coletadas amostras de secreção das vias aéreas para cultura/antibiograma. Os cotos deverão ser regularizados com seus comprimentos correspondentes aos do receptor, não muito encurtados. O coto brônquico do doador deve ter de um a dois anéis acima da bifurcação dos brônquios lobares, visto que essa é uma área crítica de isquemia que dependerá de vascularização pulmonar retrógrada para sua nutrição.[9]

O outro órgão é deixado em solução de preservação enquanto aquele preparado é entregue para o implante.

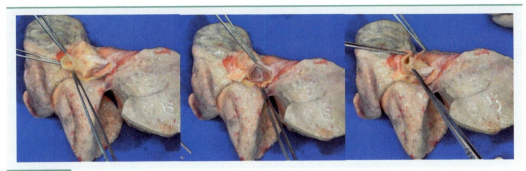

Figura 51.10 Aspecto final dos cotos após o *back table*. (A) artéria pulmonar, (B) cuff atrial e (C) brônquio.
Fonte: Acervo do autor do capítulo.

Tabela 53.2 - Objetivos do Back Table
Ressecar estruturas em excesso
Cortar os cotos brônquicos o mais curto possível
Manter tecido peribrônquico e pericárdico suficientes para proteção da anastomose brônquica
Preparar os cotos arteriais não muito longos
Conservar tecidos vasculares retirados em excesso para a confecção de possíveis enxertos
Para manejo de complicações vasculares

Fonte: Desenvolvido pela autoria do capítulo.

Conclusão

O transplante pulmonar representa, em muitos casos, a última alternativa terapêutica possível a diversos pacientes. A realização de uma captação pulmonar bem sucedida depende de diversos fatores que extrapolam as competências médicas exclusivas. A equipe multiprofissional é de grande importância desde o momento em que a oferta do doador é realizada, avaliação inicial do caso, comunicação à equipe cirúrgica e organização do transporte. Além dos fatores de organização de logística e divisão de responsabilidades, a captação também é um procedimento que demanda treinamento específico dos cirurgiões para sua perfeita execução.

REFERÊNCIAS

1. Pêgo-Fernandes PM, Samano MN, Mariani AW. Pneumopatias avançadas. In: __ Manual de cirurgia torácica básica. 3ª Ed. São Paulo: Manole. 2015;102-117

2. Camargo PCLB, Teixeira RHOB, Carraro RM, Campos SV, Afonso Junior JE, Costa AN, et al. Transplante pulmonar: abordagem geral sobre seus principais aspectos. J Bras Pneumol. 2015;41(6):547-553

3. Panchabhai TS, Chaddha U, McCurry KR, Bremner RM, Mehta AC. Historical perspectives of lung transplantation: connecting the dots. J Thorac Dis. 2018;10(7):4516-4531

4. Copeland H, Hayanga JWA, Neyrinck A, MacDonald P, Dellgren G, Bertolotti A, et al. Donor heart and lung procurement: A consensus statement. J Heart and Lung Transplant. 2020;39(6):501-517

5. Abdalla LG, Samano MN, Pêgo Fernandes PM. Transplante pulmonar. In: Maciel R, Aidé MA (org). Prática pneumológica. 2ª Ed. Rio de Janeiro: Guanabara Koogan. 2016;697-709

6. Camp PC. Heart Transplantation: Donor Operation for Heart and Lung Transplantation. Op Tech Thorac Cardiovasc Surg. 2010;125-137

7. Xavier AM, Botter M, Sarmento PA, Camargo S, Forte V. Retirada do pulmão. In: Associação Brasileira de Transplante de Órgãos (ABTO). Diretrizes básicas para captação e retirada de múltiplos órgãos e tecidos da Associação Brasileira de Transplante de Órgãos. 1ª edição. São Paulo: ABTO. 2009;79-85

8. Shigemura N, Bhama J, Nguyen D, Thacker J, Bermudez C, Toyoda Y. Pitfalls in donor lung procurements: How should the procedure be taught to transplant trainees? J Thorac Cardiovasc Surg. 2009;138:486-490

9. Sundaresan S, Trachiotis GD, Aoe M, Patterson GA, CooperJD. Donor Lung Procurement: Assessment and Operative Technique. Ann Thorac Surg. 1993;56:1409-1413

10. Tedde ML, Junqueira RAA, Bicegli FJ. Abertura do sulco interatrial na retirada de enxertos múltiplos para transplante de coração e pulmões: estudo anatômico. Rev Bras Cir Cardiovasc. 2008;23(2):235-239

52

Transplante Pulmonar Unilateral

FLÁVIO POLA DOS REIS | HERBERT FELIX COSTA | LUIS GUSTAVO ABDALLA |
PAULO M. PÊGO-FERNANDES | LUCAS MATOS FERNANDES

Resumo

O transplante pulmonar unilateral consiste no implante único, substituindo o pulmão mais comprometido do receptor. Frequentemente é realizado através de toracotomia póstero-lateral, mas incisões antero-laterais também podem ser utilizadas. As indicações mais comuns são as pneumopatias restritivas (fibrose pulmonar) e obstrutivas (doença pulmonar obstrutiva crônica). As contra-indicações absolutas dessa modalidade são as enfermidades supurativas (fibrose cística e bronquiectasias).

Essencialmente consiste na realização de pneumonectomia unilateral seguida de implante do enxerto no receptor, após preparo específico no *back table,* por meio de anastomoses brônquica, arterial e atrial.

A despeito de ter sido a primeira modalidade descrita é menos realizada pela diferença de resultados em longo prazo com os transplantes bilaterais. Novas tecnologias como a preservação pulmonar como Xvivo e a utilização da ECMO também têm contribuído para a preferência pelos procedimentos bilaterais. Contudo, pela menor morbidade cirúrgica, pacientes idosos e com risco cirúrgico elevado representam uma parcela de pacientes que se beneficiam desta técnica.

Palavras-chave

Transplante pulmonar unilateral; Implante;
Doença pulmonar terminal.

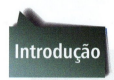

Introdução

O primeiro transplante pulmonar com sucesso ocorreu em 1983 na Universidade de Toronto, liderada pelo Dr. Joel D. Cooper, sendo um transplante unilateral para fibrose pulmonar. O sucesso desse transplante pulmonar ocorreu devido ao desenvolvimento da técnica de reforço brônquico com omento, que preveniu o principal problema que ocorria até então: deiscência precoce da anastomose brônquica.[1]

Indicado nas pneumopatias obstrutivas, como na doença pulmonar obstrutiva crônica (DPOC), e nos casos restritivos, como fibrose pulmonar, o implante unilateral ocorrerá no lado mais comprometido do receptor. Essa avaliação do comprometimento pulmonar normalmente é realizada através da cintilografia de perfusão pulmonar. No caso em que ambos os pulmões possuem distribuição semelhante, preconiza-se que a escolha do lado seja pela doença de base. O pulmão maior deverá ficar à esquerda, pois há um maior espaço para acomodação pulmonar com a descida do diafragma. À direita, o fígado impede essa maior expansão. Desse modo, na DPOC dá-se preferência ao implante à direita, visto que o pulmão nativo tende a hiperinsuflar. Já na fibrose pulmonar, o local a ser implantado será à esquerda para melhor acomodação e expansão pulmonar.[8] Nas pneumopatias supurativas, como fibrose cística, essa modalidade de transplante é contra-indicada pelo risco de contaminação do pulmão transplantado pelo pulmão nativo, além dos riscos de sepse pulmonar devido à imunossupressão.

O transplante pulmonar unilateral perde cada vez mais espaço devido a sua menor sobrevida em relação ao bilateral, correspondendo a 19% dos transplantes pulmonares reportados na ISHLT em 2017.[2] Estudos demonstram sucessivamente os benefícios na sobrevida a longo prazo dos receptores e do enxerto, além de melhor desempenho funcional do transplante duplo em relação ao unilateral, à despeito do maior tempo operatório e morbidade perioperatória, tornando relevante a adequada seleção dos pacientes elegíveis a esta modalidade.[4,5] O escopo deste capítulo é descrever a técnica do transplante pulmonar unilateral.

Descrição técnica

Tempo 1: preparo Uma vez confirmado pela equipe de captação a elegibilidade dos pulmões com avaliação *in loco*, o paciente receptor é encaminhado para a sala operatória onde se iniciará seu preparo. Naqueles nos quais não há programação de heparinização sistêmica para suporte cardiocirculatório, é instalado um cateter peridural para manejo intraoperatório e analgesia pós operatória. Como rotina a monitorização da pressão arterial é realizada por meio de dois acessos arteriais (femoral e radial). Contudo, para os transplantes unilaterais e posicionamento lateral, o acesso radial é preferível. A monitorização prossegue com acessos venosos periféricos calibrosos, um acesso venoso central duplo lúmen e outro para introdução do cateter de Swan-Ganz, para monitorização das pressões de artéria pulmonar. Estes dois últimos podem ser locados na veia jugular interna do lado a ser operado. Realiza-se a cateterização vesical e intubação orotraqueal seletiva. Esta intubação é realizada normalmente à esquerda com tubo orotraqueal duplo-lúmen tipo Robertshaw, com confirmação de sua adequada alocação com broncoscópico flexível infantil. Idealmente deve-se associar a monitorização ventricular intraoperatória com ecocardiografia transesofágica. Ainda na indução anestésica é realizada a antibioticoterapia profilática, conforme protocolo institucional. Profilaxia contra processos tromboembólicos também é desejável com uso de meias elásticas e compressores pneumáticos. Nosso grupo adota como rotina a imunossupressão de indução com Basiliximabe 20 mg IV dose única (10 mg se < 40 kg) e 500 mg de metilprednisolona IV.

Tempo 2: posicionamento

O paciente é posicionado em decúbito lateral, com o tórax que será abordado para cima, com os braços estendidos anteriormente, sendo o braço de cima apoiado geralmente por uma braçadeira, sendo colocado um coxim axilar (perpendicular à coluna dorsal) para proteção do plexo braquial; de um a dois travesseiros são colocados entre as pernas com um apoio para o pé superior, sendo o paciente preso pela cintura à mesa por um esparadrapo ou cinta. Para garantia do controle térmico intraoperatório, utiliza-se manta térmica posicionada abaixo da cicatriz umbilical e dispositivo de aquecimento posterior ao paciente.[4] A área preparada com agentes antissépticos inclui tórax anterior, lateral e posterior. Caso haja programação de eventual acesso para circulação extracorpórea, deve-se preparar e permitir o acesso à região inguinal ipsilateral.

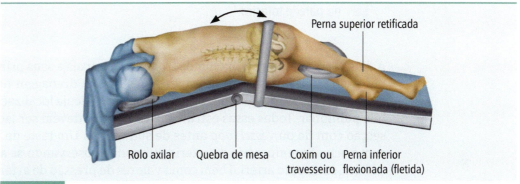

Figura 52.1 Posicionamento do paciente.

Fonte: Acervo do autor do capítulo.

Tempo 3: acesso

O acesso cirúrgico é realizado por toracotomia póstero-lateral. A incisão da pele é iniciada no nível da linha axilar anterior sobre o quarto ou quinto espaço intercostal. É suavemente margeado ao redor da ponta da escápula e continua posteriormente ao longo de uma linha entre a face medial da escápula e a coluna vertebral. Isto é transportado para cima ao nível de T4 ou ainda mais alto quando necessário. Anteriormente, a incisão na pele segue o contorno da costela, que tem uma direção oblíqua. O *latissimus dorsi* é dividido com eletrocautério. A incisão desse músculo com cautério deve ser perpendicular às suas fibras para que a reaproximação ao final do procedimento seja mais fácil. Pode-se também realizar a cirurgia poupadora, em que não se faz incisão e se preserva o músculo *latissimus dorsi*.[14] O músculo serrátil anterior é geralmente poupado, além do mais, pode ser usado para fechar uma fístula broncopleural, caso ela se desenvolva no pós-operatório.[12] Após identificação do espaço intercostal pelo qual será realizado o procedimento, secciona-se o músculo intercostal para se acessar a cavidade pleural. O músculo intercostal deve ser seccionado anteriormente até o próximo ao nível da artéria mamária e posteriormente até próximo a cadeia simpática, devendo ambos serem preservados. Essa abertura ampla do músculo intercostal permite uma maior abertura do espaço intercostal com a introdução e abertura do Finochietto, afastando as costelas. Outro Finochietto pode ser colocado perpendicularmente a esse, proporcionando uma abertura mais ampla da cavidade torácica. Para maiores detalhes, leiam o capítulo Toracotomia póstero-lateral.

Tempo 4: pneumonectomia

O procedimento de extração dos órgãos disfuncionais é iniciado pela liberação de aderências pleuropulmonares, com grande atenção a simultânea hemostasia, sendo as adesões comuns nos pacientes submetidos à procedimentos torácicos prévios (cirurgias redutoras de volume pulmonar, biópsia pulmonar etc.). A dissecção hilar deve ser realizada de forma cuidadosa com adequada identificação de seus principais elementos: artéria pulmonar, veias pulmonares e brônquio principal.

> **DICA**
>
> Durante a dissecção hilar, cuidado especial deve ser tomado para se evitarem lesões iatrogênicas sobre os nervos frênicos e vagos, além do laríngeo recorrente à esquerda, em especial com o uso irrestrito do eletrocautério na região mediastinal. Em receptores com cavidades torácicas muito pequenas, como naqueles com doenças pulmonares restritivas, uma manobra que pode auxiliar na ampliação do campo de trabalho é a realização de uma sutura de tração dupla com fio de algodão 0-0 na porção fibrosa diafragmática, sendo o fio exteriorizado na parede torácica por meio de um cateter ou mesmo através de toracostomia que posteriormente será aproveitada para passagem do dreno pleural posterior. Uma vez externalizado o fio, deve ser tracionado e fixado com clampe pequeno na parede torácica.[4]

A dissecção arterial deve incluir os troncos principais e seus primeiros ramos. As veias pulmonares devem ser identificadas antes de sua drenagem no átrio esquerdo, com atenção ao ramo do segmento basilar superior (V6) cuja localização é mais posterior no hilo pulmonar. Todas essas estruturas vasculares devem ser laçadas ao longo da dissecção com fio ou *vessel loop* antes de sua secção. Um teste de tolerância é realizado com a oclusão temporária da artéria pulmonar, observando-se a estabilidade hemodinâmica, saturação arterial bem como valores de pressão de artéria pulmonar e função ventricular pelo ecocardiograma transesofágico, sendo essa uma manobra decisiva para a indicação de circulação extracorpórea. Uma vez estável e, de preferência, com a chegada do enxerto na sala cirúrgica, prossegue-se com a ligaduras duplas ou grampeamento (endo GIA carga vascular ou TA vascular) ou distal dos vasos e secção. Para a artéria deve-se checar antes a posição da porção distal do cateter de Swan-Ganz para evitar sua secção conjunta.

A dissecção brônquica é realizada de forma grosseira, evitando a ressecção de todos os linfonodos peribrônquicos ou cauterizações repetidas, de modo a evitar ao máximo a desvascularização do coto brônquico.[7,8] A secção do brônquio principal correspondente, imediatamente junto à emergência do brônquio lobar superior, finaliza a pneumonectomia devendo-se, nessa etapa, evitar a contaminação grosseira da cavidade torácica com secreção das vias aéreas com aspirador preferencialmente não empregado para autotransfusão. Amostras de secreção do pulmão do receptor devem ser coletadas para realização de culturas/ antibiograma que auxiliarão no pós operatório.

> **DICA**
>
> Nesta etapa, a manobra de abertura do pericárdio justaposto aos vasos pulmonares permite melhor visualização das estruturas vasculares, especialmente nos quadros dotados de distorções anatômicas por aderências, linfonodos de grandes dimensões ou variações anatômicas; além de promover maior celeridade à dissecção.

Tempo 5: preparo do hilo

Uma vez completada a pneumonectomia unilateral, com a visão ampla da cavidade pleural mais uma vez se atenta para a hemostasia em especial do hilo pulmonar, com clipagem de artérias brônquicas. Os cotos devem ser preparados com liberação completa de sua porção proximal das reflexões pericárdicas e tecidos mediastinais facilitando as anastomoses além de permitir o posicionamento de clampes vasculares.

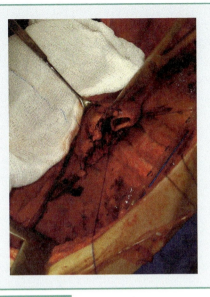

Figura 52.2 Aspecto dos cotos no hilo pulmonar após a pneumonectomia esquerda com abertura do pericárdio.

Fonte: Acervo do autor do capítulo.

Tempo 6: preparo do explante (*Back table*)

Em uma mesa estéril, uma parte da equipe faz simultaneamente à pneumonectomia o preparo do enxerto. Iniciado pela retirada cuidadosa dos órgãos dos sacos de proteção (tripla), reutiliza-se o soro congelado em uma bacia cirúrgica estéril e a solução resfriada no qual o enxerto se encontra embebido é cuidadosamente descartada. O explante é mantido acondicionado na bacia gelada sem contato direto com o gelo com a porção hilar voltada para o cirurgião. Para maiores detalhes, leiam o capítulo Captação Pulmonar.

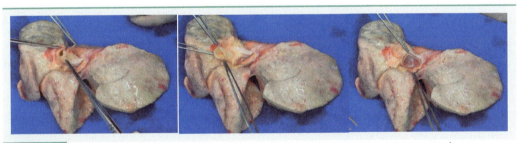

Figura 52.3 Preparo dos enxertos. (A) Bronquio Principal Direito; (B) Artéria Pulmonar Direita; (C) Átrio Esquerdo a Direita.

Fonte: Acervo do autor do capítulo.

O primeiro passo consiste em dividir as artérias pulmonares junto à carina vascular, átrio com ambas bifurcações venosas a cada lado e pericárdio posterior. Uma vez separadas as estruturas vasculares, passa-se a preparar o lado que será primeiramente implantado.

É realizada a dissecção com tesoura preferencialmente de forma romba dos tecidos perivasculares com liberação da artéria pulmonar do lado correspondente até a proximidade da primeira ramificação. O átrio deve ser liberado dos tecidos da artéria e do pericárdio posterior, ampliando sua mobilidade. Disseca-se o tecido peribrônquico antes da carina secundária, fazendo também a liberação do linfonodo subcarinal do doador. Evitamos a ressecção exagerada do pericárdio posterior do doador pois este será utilizado para a confecção do *patch* de proteção da anastomose brônquica. Por fim, é retirado o pericárdio anterior em excesso acima do nervo frênico. O mesmo processo é repetido no lado contralateral. Uma vez que o receptor esteja pronto para o implante, é realizado o clampeamento duplo do brônquio principal esquerdo (de maior comprimento) junto à carina principal, seguido da secção do brônquio principal que será implantado. Nesse momento o pulmão irá desinflar e serão coletadas amostras de secreção das vias aéreas para cultura/ antibiograma. Os cotos deverão ser regularizados com seus comprimentos correspondentes aos do receptor, não muito encurtados. O coto brônquico do doador deve ter de um a dois anéis acima da bifurcação dos brônquios lobares, visto que essa é uma área crítica de isquemia que dependerá de vascularização pulmonar retrógrada para sua nutrição.[8] O outro órgão é deixado em solução de preservação enquanto aquele preparado é entregue para o implante.

Tabela 52.1 - Objetivos do *Back Table*
Ressecar estruturas em excesso
Cortar os cotos brônquicos o mais curto possível
Manter tecido peribrônquico e pericárdico suficientes para proteção da anastomose brônquica
Preparar os cotos arteriais não muito longos
Conservar tecidos vasculares retirados em excesso para a confecção de possíveis enxertos para manejo de complicações vasculares

Fonte: Desenvolvido pela autoria do capítulo.

Tempo 7: anastomose brônquica

O enxerto é posicionado na cavidade torácica correspondente (posicionamento ortotópico) sobre uma compressa resfriada ou sistemas de resfriamento local específicos. A primeira anastomose a ser realizada é a brônquica. Inicia-se a mesma com a colocação de pontos separados em cada extremidade da junção das porções cartilaginosa e membranácea do brônquio com fio monofilamentar: polidioxanona (PDS) 3-0 a 4-0 ou polipropileno 3-0 a 4-0.[4-8] Após realização de nó em uma das extremidades é iniciada a sutura da parede membranácea com sutura contínua (chuleio), com o cuidado do primeiro ponto ser invertido para o interior do brônquio (nós cirúrgicos para fora da luz brônquica). A sutura da parede anterior, cartilaginosa, pode ser realizada por duas técnicas possíveis: sutura contínua ou mesmo com sutura simples separada com posicionamento dos nós cirúrgicos para fora da luz brônquica.[6,7] A discrepância de diâmetros entre doador e receptor é melhor corrigida com pontos separados, ocorrendo naturalmente um grau de telescopagem (intussuscepção). Uma vez encerrada a anastomose, pode-se checar a aerostasia com "manobra do borracheiro". Nosso grupo opta pela confecção de um patch vascularizado sobre a anastomose brônquica realizado com tecidos mediastinais do receptor suturados de forma contínua ao pericárdio posterior do doador com fio de polipropileno 5-0. Ao considerarmos o risco de contaminação pela manipulação do brônquio aberto, costumamos utilizar material específico neste tempo considerando-o contaminado, além de evitarmos o uso do recuperador de hemáceas (Cell Saver®) para aspiração. A técnica de reanastomose das artérias brônquicas previamente descrita como opção para redução de complicações anastomóticas, ao demandar maior tempo cirúrgico e sem fortes evidências no benefício de complicações tardias deixou de ser empregada pela maior parte dos grupos transplantadores.[6]

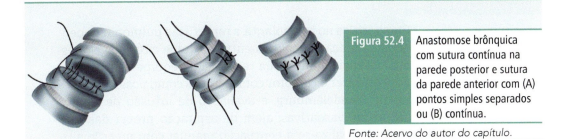

Figura 52.4 Anastomose brônquica com sutura contínua na parede posterior e sutura da parede anterior com (A) pontos simples separados ou (B) contínua.

Fonte: Acervo do autor do capítulo.

Tempo 8: anastomose arterial

Uma pinça hemostática vascular pequena (deBakey-Derra) é posicionado no coto da artéria pulmonar do receptor, mais uma vez com cuidado com a ponta do Swan-Ganz; sendo posteriormente fixado com auxílio de uma pinça Backaus presa à parede torácica para reduzir movimentos do clampe induzidos pela contração cardíaca.[6] O coto deve ser aberto observando-se a proporcionalidade com o coto do doador. É realizada a anastomose término-terminal da artéria pulmonar com sutura contínua e fio de polipropileno 5-0, com instilação de solução heparinizada antes de seu fechamento completo. Deve-se atentar para a adequada orientação dos vasos de modo a evitar fluxo turbulento local, podendo ser utilizados como marcos anatômicos a emergência do tronco de Boyden à direita e o resquício do ligamento arterioso à esquerda ou ramo lobar anterior.[4,9]

Tempo 9: anastomose atrial

Os cotos venosos são reparados e com cuidado tracionados de modo que uma pinça hemostática de clampeamento lateral de aorta grande é aplicado no cone atrial esquerdo. Essa manobra deve ser cuidadosa pois pode suscitar quadros de arritmia além do risco potencial de lesão de vasos coronarianos.[6] A pinça hemostática também deve ser estabilizada por um dos auxiliares ou com ponto no campo operatório. As ligaduras são retiradas dos cotos venosos e as veias são unidas em um *cuff* único após secção da ponte tecidual entre ambas. A anastomose atrial é realizada com fios de polipropileno 4-0 com sutura vascular contínua de eversão (*everting suture, Blalock*) endotélio-endotélio, exteriorizando a porção muscular do átrio responsável por fenômenos trombóticos e arritmogênicos. Na parede anterior não se finaliza a sutura até o período da reperfusão para se evitar o risco de embolia aérea. Frequentemente utilizamos um segundo fio para permitir uma brecha na anastomose. A anastomose atrial oferece maior dificuldade em especial no lado esquerdo em decorrência do posicionamento do coração podendo promover eventual instabilidade hemodinâmica nessa etapa. A cuidadosa mobilização cardíaca manual ou por meio de fios suturados no pericárdio podem corresponder a manobras de auxílio.[4]

Tempo 10: reperfusão

Etapa crítica no transplante, a reperfusão pulmonar depende de interação adequada entre a equipe cirúrgica e anestésica. Previamente a sua realização, a equipe de anestesia deve otimizar o receptor com medidas como posicionamento em Trendelemburg, e avaliação de infusão de fluidos ou drogas vasoativas; além de aspiração prévia das vias aéreas.[3,7] Realiza-se a ventilação manual com pressão sustentada nas vias aéreas de até 20 cm H_2O com ar ambiente independente do pulmão transplantado gradativamente recrutando as áreas atelectasiadas.[10] A pinça hemostática da artéria pulmonar deve ser lenta e progressivamente aberta em um período aproximado de 10 minutos levando a uma reperfusão anterógrada, objetivando-se a redução do risco de disfunção primária do enxerto.[6,11] Com a reperfusão gradual permite-se um sangramento aproximado de 100 a 300 mL pela brecha da anastomose atrial, o qual deve ser recuperado com o Cell Saver® para autotransfusão.[7,9] Essa manobra garante a deaeração do órgão implantando assim como lavagem parcial de citocinas derivadas da lesão de isquemia-reperfusão. Segue-se com rápida abertura do clampe venoso e fechamento dos pontos da anastomose venosa, cessando o sangramento. Após a remoção das pinças hemostática, segue-se com a revisão da hemostasia das anastomoses. A monitorização da adequada da deareação pode ser realizada por meio da ecografia transesofágica e, ocasionalmente, pode-se complementar a remoção de ar com uma punção atrial com angiocateter 18 G.[4] No período de reperfusão a ventilação mecânica deve ser protetora com pressão expiratória final (PEEP) de 5 cm H_2O, volume corrente de 5 a 7 mL/ kg do peso do doador, pressão de pico inferior a 25 cm H_2O e FiO_2 30 a 40%.[4,6,10] A pressão arterial pulmonar deve ser monitorada, com eventual necessidade de uso de óxido nítrico inalatório para sua estabilização. O pulmão reperfundido deve ser, então, reaquecido com o auxílio solução salina aquecida.

Tempo 11: revisão

Realiza-se a drenagem pleural anterior e posterior com colocação de drenos tubulares de 28 F anteriores e 36 F posteriores. Segue-se com cuidadosa revisão de hemostasia incluindo toda cavidade pleural, bem como revisão frontal e posterior das anastomoses vasculares e hilo pulmonar. Nesta etapa pode-se lançar mão de dispositivos hemostáticos adjuntos como malhas de celulose oxidada ou colas biológicas, aplicados sobre as anastomoses.

Tempo 12: fechamento

Uma vez encerrado o procedimento de implante bilateral e adequado controle hemostático inicia-se o fechamento do acesso cirúrgico com passagem de fios absorvíveis multifilamentares de poliglactina 910 nº1. Essa manobra auxilia na aproximação das costelas para posterior sutura. Ocorre então a aproximação dos fios de intercosto e feitos os nós para aproximação da costela. Após fechada a caixa torácica, segue-se com a síntese dos planos musculares, subcutâneo e epiderme. Optamos pelo fio de monocryl 4-0 e sutura intradérmica contínua para a síntese cutânea.

Tempo 13: cuidados imediatos de pós operatório

Ao término do procedimento, antes de encaminhar o paciente para unidade de terapia intensiva para cuidados imediatos de pós-operatório, troca-se o tubo orotraqueal duplo-lúmen pelo tubo simples de tamanho suficiente que permita a realização de broncoscopia para o controle das anastomoses bem como aspiração de coágulos e secreções das vias aéreas inferiores, avaliação de edema pulmonar precoce referente a disfunção primária do enxerto e pesquisa de torção ou malrotação do enxerto. Temos como rotina manter todos os drenos pleurais em aspiração continua com pressão de – 20 cm H_2O assim permanecendo até sua retirada.

Conclusão

Apesar do predomínio dos transplantes bilaterais e as evidências de maior sobrevida nos pacientes submetidos a este tipo de transplante, os procedimentos unilaterais são ainda muito indicados em pacientes mais idosos e com risco cirúrgico elevado, dado sua maior simplicidade e rapidez de sua realização.[13] Foi a primeira técnica a ser descrita e é a base técnica dos transplantes bilaterais sequenciais que predomina atualmente.

REFERÊNCIAS

1. Cooper JD, Goldman BS, Goldberg M, et al. Experience With Single-Lung Transplantation for Pulmonary Fibrosis. JAMA. 1988;259(15):2258-2262.

2. International Society for Heart and Lung transplantation. Lung transplantation- Overall. J Heart Lung Transp. 2019;38(10):1015-1066

3. Kaiser LR, Pasque MK, Trulock EP, Low DE, Dresler CM, Cooper JD. Bilateral Sequential Lung Transplantation: The Procedure of Choice for Double-Lung Replacement. Ann Thorac Surg. 1991;52:438-46

4. Puri V, Patterson A, Meyers BF. Single Versus Bilateral Lung Transplantation Do Guidelines Exist? Thorac Surg Clin. 2015;25:47–54

5. Davis D. Bilateral Sequential Lung Transplantation. Op Tech Thorac Cardiovasc Surg. 2007:57-72

6. Gust L, D'Journo XB, Brioude G, Trousse D, Dizier S, Doddoli C, et al. Single-lung and double-lung transplantation: technique and tips. J Thorac Dis 2018;10(4):2508-2518

7. Samano MN, Pêgo-Fernandes PM. Transplante Pulmonar. In: Gama-Rodrigues JJ, Machado MCC, Rasslan S (eds). Clínica Cirurgia FMUSP. 1ª ed. São Paulo: Manole. 2015:1738-1748

8. Nguyen DC, Loor G, Carrott P, Shafii A. Review of donor and recipient surgical procedures in lung transplantation. J Thorac Dis. 2019:1-7

9. Camargo SM, Camargo JJ, Felicetti JS. Transplante de pulmão: aspectos técnicos. In: Camargo JJ, Pinto Filho DR (eds). Cirurgia Torácica Contemporânea. 1ª Ed. Rio de Janeiro: Thieme Revinter. 2019:491-496

10. Mariscal A, Keshavjee S. Management of the Donor and Recipient: Surgical Management. In: Raghu G, Carbone RG (eds.), Lung Transplantation: Evolving Knowledge and New Horizons. 1st ed. Switzerland: Springer. 2018;113-137

11. Pierre AF, DeCampos KN, Liu M, Edwards V, Cutz E, Slutsky AS, et al. Rapid reperfusion causes stress failure in ischemic rat lungs. J Thorac Cardiovasc Surg. 1998;116(6):932–42.

12. Deslauriers J e Mehran RJ. Posterolateral Thoracotomy. Operative Techniques in Thoracic and Cardiovascular Surgery, 2003;8(2):51-57.

13. Aryal S e Nathan SD. Single vs. bilateral lung transplantation: when and why. Curr Opin Organ Transplant. 2018;23(3):316-323.

14. Loscertales J, Congregado M, Moreno S e Jimenez-Merchan R. Posterolateral thoracotomy without muscle division: a new approach to complex procedures. Interactive CardioVascular and Thoracic Surgery 14 2012:2–4.

53

Transplante Pulmonar Bilateral

CAIO BARBOSA CURY | CAIO CÉSAR BIANCHI DE CASTRO | LUIS GUSTAVO ABDALLA | PAULO M. PÊGO-FERNANDES

Resumo

O transplante pulmonar bilateral consiste em dois implantes unilaterais. Frequentemente é realizado através de bitoracotomia anterolateral transesternal (*clam shell*) pela técnica sequencial, sem obrigatoriedade do suporte extracorpóreo, como inicialmente era realizado. As indicações absolutas dessa modalidade são as enfermidades supurativas (fibrose cística e bronquiectasias), no entanto, esse vem cada vez mais sendo empregado por seus benefícios específicos.

Essencialmente consiste na realização de pneumonectomia unilateral seguida de implante do enxerto no receptor, após preparo específico no *back table*, por meio de anastomoses brônquica, arterial e átrios esquerdos, respectivamente. Encerrado o primeiro lado, o processo se repete no lado contralateral.

A seleção do candidato a esta técnica deve ser rígida diante de uma maior morbimortalidade peroperatoria relacionada ao procedimento e uma real disparidade entre a baixa oferta de órgãos e elevado número de pacientes em lista de espera por um transplante pulmonar.

Palavras-chave

Transplante de pulmão; pneumopatias; toracotomia; esternotomia.

Introdução

Inicialmente descrito como um procedimento unilateral, o transplante pulmonar bilateral tornou-se realidade a partir de sua idealização por Patterson et al. em 1988. Desde então, passou por diversas modificações técnicas: do implante em bloco com anastomose traqueal por via transesternal com suporte cardiocirculatório, para o transplante sequencial por incisão toracoesternal transversa sem obrigatoriedade de circulação extracorpórea.[1,2]

Indicado obrigatoriamente nos quadros supurativos, o transplante bilateral ganha progressivamente espaço como modalidade de escolha na maior parte das pneumopatias avançadas, correspondendo a 81% dos transplantes pulmonares reportados na *ISHLT* em 201.[3,4] Estudos sucessivamente demonstram os benefícios na sobrevida a longo prazo dos receptores e do enxerto, além de melhor desempenho funcional do transplante duplo em relação ao unilateral, todavia às custas de maior tempo operatório e morbidade peroperatoria, tornando relevante a adequada seleção dos pacientes elegíveis a esta modalidade.[5,6] O escopo deste capítulo é descrever a técnica do transplante pulmonar bilateral sequencial.

Descrição técnica

Tempo 1: preparo

Uma vez confirmado pela equipe de captação a elegibilidade dos pulmões, com avaliação *in loco*, para o transplante duplo o paciente é encaminhado para a sala operatória onde se iniciará seu preparo. Naqueles que não se programar necessidade de heparinização sistêmica para suporte cardiocirculatório, é passado um cateter peridural para manejo intraoperatório e analgesia pós operatória. Obtemos como rotina dois acessos arteriais (femoral e radial) para monitorização invasiva da pressão arterial; acessos venosos periféricos calibrosos; um acesso venoso central duplo lúmen para medicação e outro para introdução do cateter de Swan-Ganz para monitorização das pressões de artéria pulmonar, ambos na veia jugular preferencialmente à direita; além de cateterização vesical e intubação orotraqueal. Uma vez o paciente sedado é realizada a intubação seletiva à esquerda com tubo orotraqueal duplo-lúmen tipo Robert-Shaw, com confirmação de sua adequada alocação com broncoscópico flexível infantil. Nos quadros supurativos realiza-se inicialmente a intubação com tubo monolúmen de maior diâmetro (idealmente ID 7.5 mm) para permitir a higienização brônquica com auxílio de broncofibroscópio standard. Idealmente deve-se associar a monitorização ventricular intraoperatória com ecocardiografia transesofágica. Ainda na indução anestésica é realizada a antibioticoprofilaxia conforme protocolo institucional. Nosso grupo adota como rotina a imunossupressão de indução com Basiliximabe 20 mg IV dose única (10 mg se < 40 kg).

Tempo 2: posicionamento

O paciente é posicionado em decúbito dorsal horizontal com os braços ao longo do corpo, sendo colocado um coxim interescapular (perpendicular à coluna dorsal) para anteriorização esternal; além de coxim no cavo poplíteo bilateralmente e protetores de calcâneo, como profilaxia de lesão do nervo fibular e lesão por pressão, respectivamente. Após o posicionamento adequado o paciente é fixado à mesa com faixa. Para garantia do controle térmico intraoperatório, utiliza-se manta térmica posicionada abaixo da cicatriz umbilical e dispositivo de aquecimento posterior ao paciente.[5] A área preparada com agentes antissépticos inclui tórax anterior e lateral, logo acima da fúrcula esternal até abdome superior. Caso haja programação de eventual acesso para circulação extracorpórea, deve-se preparar e permitir o acesso às regiões inguinais, ao menos de um dos lados.

Tempo 3: acesso

O acesso cirúrgico é realizado por bitoracotomia transesternal transversa anterolateral no 4º ou 5º espaços intercostais a depender das características do paciente e da doença de base. No sexo feminino, a incisão cutânea deve ser realizada no sulco inframamário ou logo abaixo deste, evitando lesões das mamas.[5] Antes da realização de esternotomia é fundamental a identificação seguida de ligadura/ clipagem e secção dos vasos torácicos internos (mamárias). Optamos pela realização de esternotomia transversa ou em "V" invertido (vértice cranial) a depender do tipo de fechamento planejado, sendo o primeiro com placas e parafusos e o segundo com fios de aço, respectivamente. Alguns grupos realizam o procedimento apenas com as toracotomias poupando o esterno.[5,7] Mais detalhes do acesso no capítulo 51-Toracotomia bilateral transesternal (clamshell). Encerrada a abertura ampla de ambas as cavidades pleurais e mediastino, dois Fino

> **DICA**
>
> Deve-se tomar extremo cuidado durante o acesso à cavidade pleural para não se lesionar o parênquima pulmonar, especialmente em doenças pulmonares císticas ou bolhosas, podendo assim afetar a adequada ventilação do paciente, especialmente quando monopulmonar. Outro cuidado é com a adequada ligadura/clipagem dos vasos mamários, os quais podem ser importante foco de sangramento no intra e pós operatório.

Tempo 4: pneumectomia

O procedimento de extração dos órgãos disfuncionais é iniciado pela liberação de aderências pleuropulmonares, com grande atenção a simultânea hemostasia, sendo as adesões mais comuns nos quadros supurativos ou pacientes submetidos à procedimentos torácicos prévios (cirurgias redutoras de volume pulmonar, biópsia pulmonar etc.). Nas enfermidades com grande assimetria funcional, inicia-se a pneumonectomia pelo lado com menor funcionalidade (menor perfusão) o que pode ser determinado no pré-operatório a partir da cintilografia de perfusão pulmonar.[8] Nos quadros simétricos, tal escolha fica a cargo da equipe cirúrgica levando em consideração o tamanho da cavidade torácica e sua configuração, qualidade dos órgãos doados (havendo contusão pulmonar, consolidação, lesão da captação, o órgão acometido é preferencialmente realizado no segundo tempo) além de dificuldade técnica, tornando muitas vezes o lado direito o de escolha por sua melhor anatomia.[5,7] A dissecção hilar deve ser realizada de forma cuidadosa com adequada identificação de seus principais elementos: artéria pulmonar, veias pulmonares e brônquio principal.

> **DICA**
>
> Durante a dissecção hilar, cuidado especial deve ser tomado para se evitarem lesões iatrogênicas sobre os nervos frênicos e vagos, além do frênico à esquerda, em especial com o uso irrestrito do eletrocautério na região mediastinal.

> **DICA**
>
> Em receptores com cavidades torácicas muito pequenas, como naqueles com doenças pulmonares fibrosantes, uma manobra que pode auxiliar na ampliação do campo de trabalho é a realização de uma sutura de tração dupla com fio de algodão 0-0 na porção fibrosa diafragmática, sendo o fio exteriorizado na parede torácica por meio de um cateter ou mesmo através de toracostomia que posteriormente será aproveitada para passagem do dreno pleural posterior. Uma vez externalizado o fio, deve ser tracionado e fixado com clampe pequeno na parede torácica.[5]

A dissecção arterial deve incluir os troncos principais e seus primeiros ramos. As veias pulmonares devem ser identificadas antes de sua drenagem no átrio esquerdo, com atenção ao ramo do segmento basilar superior (S6) cuja localização é mais posterior no hilo pulmonar. Todas essas estruturas vasculares devem ser lançadas ao longo da dissecção com fio ou *vessel loop* antes de sua secção. Um teste de tolerância é realizado com a oclusão temporária da artéria pulmonar, observando-se a estabilidade hemodinâmica, saturação arterial bem como valores de pressão de artéria pulmonar e função ventricular pelo ecocardiograma transesofágico, sendo essa uma manobra decisiva para a indicação de circulação extracorpórea. Uma vez estável e, de preferência, com a chegada do enxerto na sala cirúrgica, prossegue-se com a ligaduras duplas ou grampeamento (endo GIA carga vascular ou TA vascular) ou distal dos vasos e secção. Para a artéria deve-se checar antes a posição da porção distal do cateter de Swan-Ganz para evitar sua secção conjunta. A dissecção brônquica é realizada de forma grosseira, evitando a ressecção de todos os linfonodos peribrônquicos ou cauterizações repetidas, de modo a evitar ao máximo a desvascularização do coto brônquico.[8,9] A secção do brônquio principal correspondente, imediatamente junto à emergência do brônquio lobar superior, finaliza a pneumonectomia devendo-se, nessa etapa, evitar a contaminação grosseira da cavidade torácica com secreção das vias aéreas com aspirador preferencialmente não empregado para autotransfusão com o Cell Saver ®. Amostras de secreção do pulmão do receptor devem ser coletadas para realização de culturas/ antibiograma que auxiliarão no pós operatório.

> **DICA**
>
> Nesta etapa, a manobra de abertura do pericárdio justaposto aos vasos pulmonares permite melhor visualização das estruturas vasculares, especialmente nos quadros dotados de distorções anatômicas por aderências, linfonodos de grandes dimensões ou variações anatômicas; além de promover maior celeridade à dissecção. Uma manobra adicional capaz de diminuir a repercussão hemodinâmica na mobilização do hilo pulmonar é a pericardiotomia em Y invertido seguida de aplicação de três a quatro suturas de tração em cada lado da borda pericárdica, sendo esses utilizados para retrair o pericárdio lateralmente, melhorando a visualização das veias pulmonares inferiores e ligamentos pulmonares, principalmente à esquerda. Na nossa experiência essa técnica é capaz de até mesmo reduzir a necessidade de suporte cardiocirculatório em alguns casos.[10]

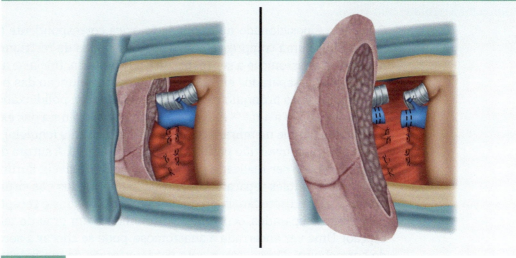

Figura 53.1 Os cotos vasculares remanescentes devem apresentar extensão suficiente para a anastomose. A retirada do pulmão nativo é encerrada após a secção brônquica.

Fonte: Acervo do autor do capítulo.

Tempo 5: preparo do hilo

Uma vez completada a pneumonectomia unilateral, com a visão ampla da cavidade pleural mais uma vez se atenta para a hemostasia em especial do hilo pulmonar, com clipagem de artérias brônquicas. Os cotos devem ser preparados com liberação completa de sua porção proximal das reflexões pericárdicas e tecidos mediastinais facilitando as anastomoses além de permitir o posicionamento de clampes vasculares. Ainda nessa etapa optamos pela passagem do dreno pleural posterior de maior calibre (34 a 36 F) além de passagem dos fios de intercostais mais posteriores, cujo acesso será dificultado após o implante pulmonar.

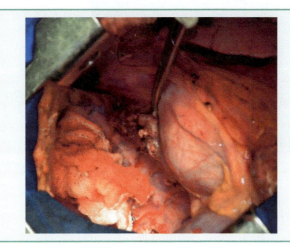

Figura 53.2 Aspecto intraoperatório dos cotos no hilo pulmonar após a pneumonectomia.

Fonte: Acervo do autor do capítulo.

Tempo 6: preparo do explante (*Back table*)

Em uma mesa estéril, uma parte da equipe faz simultaneamente à pneumonectomia o preparo do enxerto. Iniciado pela retirada cuidadosa dos órgãos dos sacos de proteção (tripla), reutiliza-se o soro congelado em uma bacia cirúrgica estéril e a solução resfriada no qual o enxerto se encontra embebido é cuidadosamente descartada. O explante é mantido acondicionado na bacia gelada sem contato direto com o gelo com a porção hilar voltada para o cirurgião. Todos os cotos vasculares e brônquicos deverão ser preparados nessa etapa, bem como deve ser realizada a retirada do excesso de tecidos. Mais detalhes no capítulo 53: Captação de pulmões para transplante. Uma vez pronto para o implante, um dos pulmões é levado a cavidade torácica, enquanto que o outro é acondicionado em condições de hipotermia, até o momento de seu posterior implante.[9]

Tempo 7: anastomose brônquica

O enxerto é posicionado na cavidade torácica correspondente (posicionamento ortotópico) sobre uma compressa resfriada ou sistemas de resfriamento local específicos. A primeira anastomose a ser realizada é a brônquica. Inicia-se a mesma com a colocação de pontos separados em cada extremidade da junção das porções cartilaginosa e membranácea do brônquio com fio monofilamentar: polidioxanona (PDS) 3-0 a 4-0 ou polipropileno 3-0 a 4-0.[5,7,8,9] Após realização de nó em uma das extremidades é iniciada a sutura da parede membranácea com sutura contínua (chuleio), com o cuidado do primeiro ponto ser invertido para o interior do brônquio. A sutura da parede anterior, cartilaginosa, pode ser realizada por duas técnicas possíveis: sutura contínua ou mesmo com sutura simples separada com posicionamento dos nós cirúrgicos para fora da luz brônquica.[7,8] A discrepância de diâmetros entre doador e receptor é melhor corrigida com pontos separados, ocorrendo naturalmente um grau de telescopagem (intussuscepção). Uma vez encerrada a anastomose, pode-se checar a aerostasia com "manobra do borracheiro". Nosso grupo opta pela confecção de um patch vascularizado sobre a anastomose brônquica realizado com tecidos mediastinais do receptor suturados de forma contínua ao pericárdio posterior do doador com fio de polipropileno 5-0. Ao considerarmos o risco de contaminação pela manipulação do brônquio aberto, costumamos utilizar material específico neste tempo considerando-o contaminado, além de evitarmos o uso do recuperador de hemácias (Cell Saver ®) para aspiração. A técnica de anastomose das artérias brônquicas previamente descrita como opção para redução de complicações anastomóticas, ao demandar maior tempo cirúrgico e sem fortes evidências no benefício de complicações tardias deixou de ser empregada pela maior parte dos grupos transplantadores.[7]

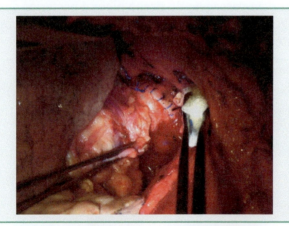

Figura 53.3 — Anastomose brônquica com sutura contínua na parede posterior e sutura da parede anterior com pontos simples separados.

Fonte: Acervo do autor do capítulo.

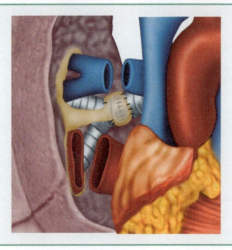

Figura 53.4 — Alguns grupos, como o nosso, optam pela proteção da anastomose brônquica a partir da confecção de um retalho vascularizado fixado com sutura contínua de polipropileno 5-0 entre o pericárdio posterior do pulmão doado e tecidos mediastinais do receptor.

Fonte: Acervo do autor do capítulo.

Tempo 8: anastomose arterial

Um clampe vascular pequeno (Colley-Derra) ou pinça de exclusão lateral (Lambert-Klay) é posicionado no coto da artéria pulmonar do receptor, mais uma vez com cuidado com a ponta do Swan-Ganz; sendo posteriormente fixado com auxílio de uma pinça Bakhaus presa à parede torácica para reduzir movimentos do clampe induzidos pela contração cardíaca.[7] O coto deve ser aberto observando-se a proporcionalidade com o coto do doador. É realizada a anastomose término-terminal da artéria pulmonar com sutura contínua e fio de polipropileno 5-0, com instilação de solução heparinizada antes de seu fechamento completo. Deve-se atentar para a adequada orientação dos vasos de modo a evitar fluxo turbulento local, podendo ser utilizados como marcos anatômicos a emergência do tronco de Boyden à direita e o resquício do ligamento arterioso à esquerda ou ramo lobar anterior.[5,11]

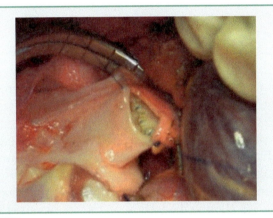

Figura 53.5 — Anastomose da artéria pulmonar com polipropileno 5-0 com sutura contínua.

Fonte: Acervo do autor do capítulo.

Tempo 9: anastomose atrial

Os cotos venosos são reparados e com cuidado tracionados de modo que uma pinça vascular de exclusão lateral de aorta (Lambert-Klay) é aplicado no cone atrial esquerdo. Essa manobra deve ser cuidadosa é pode suscitar quadros de arritmia além do risco potencial de lesão de vasos coronarianos.[7] O clampe também deve ser estabilizado por um dos auxiliares ou com ponto no campo operatório. As ligaduras são retiradas dos cotos venosos e as veias são unidas em um *cuff* único após secção da ponte tecidual entre ambas. A anastomose atrial é realizada com fios de polipropileno 4-0 com sutura vascular contínua de eversão (*everting suture*, *Blalock*) endotélio-endotélio, exteriorizando a porção muscular do átrio responsável por fenômenos trombóticos e arritmogênicos. Na parede anterior não se finaliza a sutura até o período da reperfusão para se evitar o risco de embolia aérea. Frequentemente utilizamos um segundo fio para permitir uma brecha na anastomose. A anastomose atrial oferece maior dificuldade em especial no lado esquerdo em decorrência do posicionamento do coração podendo promover eventual instabilidade hemodinâmica nessa etapa. A cuidadosa mobilização cardíaca manual ou por meio de fios suturados no pericárdio podem corresponder a manobras de auxílio.[5]

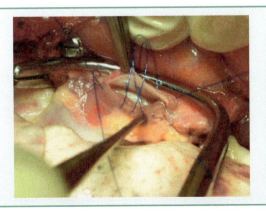

Figura 53.6 — Anastomose atrial: é realizado o ajuste dos cotos venosos seguido de sutura contínua de eversão da parede posterior com sutura de eversão, podendo ser continuada na parede anterior ou seguida com sutura contínua normal, sendo mantida brecha anterior para permitir a exanguinação controlada na fase de reperfusão do enxerto.

Fonte: Acervo do autor do capítulo.

> **DICA**
> A finalização da sutura contínua deve ser preferencialmente realizada nas paredes anteriores dos vasos, pois garante melhor controle de eventuais sangramentos por má aposição nas anastomoses vasculares.

Tempo 10: reperfusão

Etapa crítica no transplante, a reperfusão pulmonar depende de interação adequada entre a equipe cirúrgica e anestésica. Previamente a sua realização, a equipe de anestesia deve otimizar o receptor com medidas como posicionamento em Trendelemburg, e avaliação de infusão de fluidos ou drogas vasoativas; além de aspiração prévia das vias aéreas e infusão de 500 mg intravenoso (IV) de metilprednisolona.[4,8] Realiza-se a ventilação manual com pressão sustentada nas vias aéreas de até 20 cm H_2O com ar ambiente independente do pulmão transplantado gradativamente recrutando as áreas atelectasiadas.[12] O clampe da artéria pulmonar deve ser lenta e progressivamente aberto em um período aproximado de 10 a 15 minutos levando a uma reperfusão anterógrada, objetivando-se a redução do risco de disfunção primária do enxerto.[7,13] Com a reperfusão gradual permitisse um sangramento aproximado de 100 a 300 mL pela brecha da anastomose atrial, o qual deve ser recuperado com o Cell Saver ® para autotransfusão.[8,11] Essa manobra garante a deaeração do órgão implantando assim como lavagem parcial de citocinas derivadas da lesão de isquemia-reperfusão. Segue-se com rápida abertura do clampe venoso e fechamento dos pontos da anastomose venosa, cessando o sangramento. Todos o clampes retirados, segue-se com a revisão da hemostasia das anastomoses. A monitorização da adequada deareação pode ser realizada por meio da ecografia transesofágica e, ocasionalmente, pode-se complementar a remoção de ar com uma punção atrial com angiocateter 18 G.[5] No período de reperfusão a ventilação mecânica deve ser protetora com pressão expiratória final (PEEP) de 5 cm H_2O, volume corrente de 5 a 7 mL/ kg do peso do doador, pressão de pico inferior a 25 cm H_2O e FiO_2 30 a 40%.[5,7,12] A pressão arterial pulmonar deve ser monitorada, com eventual necessidade de uso de óxido nítrico inalatório para sua estabilização. O pulmão reperfundido deve ser, então, reaquecido com o auxílio solução salina aquecida.

Tempo 11: implante contralateral

À semelhança do primeiro lado, após adequada estabilização do paciente em decorrência das repercussões da reperfusão pulmonar do pulmão transplantado, prossegue-se com as mesmas etapas no lado contralateral. É de suma importância antes do início do novo procedimento a identificação de fatores que possam indicar a necessidade de suporte circulatório extracorpóreo para dar continuidade à cirurgia.

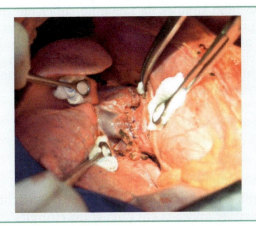

Figura 53.7 Aspecto intraoperatório final das anastomoses realizadas.

Fonte: Acervo do autor do capítulo.

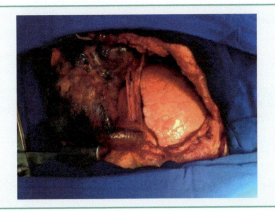

Figura 53.8 Aspecto intraoperatório durante transplante pulmonar sequencial bilateral com pulmão nativo enfisematoso observado à direita e à esquerda o pulmão transplantado.

Fonte: Acervo do autor do capítulo.

Tempo 12: revisão Realiza-se a drenagem pleural bilateral anterior com colocação de drenos tubulares de 28 Fr a 32 Fr. Segue-se com cuidadosa revisão de hemostasia incluindo toda cavidade pleural, bem como revisão frontal e posterior das anastomoses vasculares e hilo pulmonar. Nesta etapa pode-se lançar mão de dispositivos hemostáticos adjuntos como malhas de celulose oxidada ou colas biológicas, aplicados sobre as anastomoses.

Tempo 13: fechamento

Uma vez encerrado o procedimento de implante bilateral e adequado controle hemostático inicia-se o fechamento do acesso cirúrgico tanto dos espaços intercostais quanto aproximação esternal, por meio de fios de aço ou placas parafusadas no osso. A aposição adequada das bordas esternais é essencial a fim de evitarem-se complicações como pseudoartrose, dor crônica ou mesmo osteomielite.[13] Após fechada a caixa torácica, segue-se com a síntese dos dois planos musculares, subcutâneo e epiderme, com o cuidado de se sobrepor adequadamente a região esternal dotada de corpo-estranho, com o intuito de se evitarem deiscência de sutura ou extrusão do mesmo em pacientes que pela imunossupressão tendem a ter uma cicatrização mais defeituosa.

DICA

Durante a passagem dos fios de intercosto próximos ao esterno deve-se atentar para que não ocorra lesão inadvertida dos cotos dos vasos mamários podendo resultar em sangramentos.

Tempo 14: cuidados imediatos de pós operatório

Ao término do procedimento, antes de encaminhamento do paciente para unidade de terapia intensiva para cuidados imediatos de pós-operatório, troca-se o tubo orotraqueal duplo-lúmen pelo tubo simples de tamanho suficiente que permita a realização de broncoscopia para o controle das anastomoses bem como aspiração de coágulos e secreções das vias aéreas inferiores, avaliação de edema pulmonar precoce referente a disfunção primária do enxerto e pesquisa de torção ou malrotação do enxerto. Temos como rotina manter todos os drenos pleurais em aspiração contínua com pressão de – 20 cm H_2O assim permanecendo até sua retirada.

Conclusão

O transplante pulmonar bilateral compreende uma das mais complexas cirurgias dentro da cirurgia torácica, envolvendo conceitos de cirurgia cardiovascular, em um grupo de pacientes normalmente limítrofes. Diante do exposto, atenção extrema deve ser aplicada em cada etapa cirúrgica com revisões constantes por toda a equipe de cuidado cirúrgico-anestésico dada a elevada dinamicidade do procedimento em especial com o emprego de algumas manobras intraoperatórias críticas.

REFERÊNCIAS

1. Patterson GA, Cooper JD, Goldman B, Weisel RD, Pearson FG, Waters PF, et al. Technique for bilateral lung transplantation: rational and initial clinical experience. Ann Thorac Surg. 1988;45:626-633

2. Pasque MK, Cooper JD, Kaiser LR, Haydock DA, Triantafillou A, Trulock EP. Improved Technique for Bilateral Lung Transplantation: Rationale and Initial Clinical Experience. Ann Thorac Surg. 1990;49(5):785-91.

3. International Society for Heart and Lung transplantation. Lung transplantation- Overall. J Heart Lung Transp. 2019;38(10):1015-1066.

4. Kaiser LR, Pasque MK, Trulock EP, Low DE, Dresler CM, Cooper JD. Bilateral Sequential Lung Transplantation: The Procedure of Choice for Double-Lung Replacement. Ann Thorac Surg. 1991;52:438-46

5. Puri V, Patterson A, Meyers BF. Single Versus Bilateral Lung Transplantation Do Guidelines Exist? Thorac Surg Clin. 2015;25:47–54

6. Davis D. Bilateral Sequential Lung Transplantation. Op Tech Thorac Cardiovasc Surg. 2007:57-72

7. Gust L, D'Journo XB, Brioude G, Trousse D, Dizier S, Doddoli C, et al. Single-lung and double-lung transplantation: technique and tips. J Thorac Dis 2018;10(4):2508-2518

8. Samano MN, Pêgo-Fernandes PM. Transplante Pulmonar. In: Gama-Rodrigues JJ, Machado MCC, Rasslan S (eds). Clínica Cirurgia FMUSP. 1ª ed. São Paulo: Manole. 2015:1738 -1748

9. Nguyen DC, Loor G, Carrott P, Shafii A. Review of donor and recipient surgical procedures in lung transplantation. J Thorac Dis. 2019:1-7

10. Samano MN, Luamoto LR, Fonseca HV, Fernandes LM, Abdalla LG, Jatene FB, et al. A simple technique can reduce cardiopulmonary bypass use during lung transplantation. Clinics. 2016;71(4):232-234

11. Camargo SM, Camargo JJ, Felicetti JS. Transplante de pulmão: aspectos técnicos. In: Camargo JJ, Pinto Filho DR (eds). Cirurgia Torácica Contemporânea. 1ª Ed. Rio de Janeiro: Thieme Revinter. 2019:491-496

12. Mariscal A, Keshavjee S. Management of the Donor and Recipient: Surgical Management. In: Raghu G, Carbone RG (eds.), Lung Transplantation: Evolving Knowledge and New Horizons. 1st ed. Switzerland: Springer. 2018:113-137

13. Pierre AF, DeCampos KN, Liu M, Edwards V, Cutz E, Slutsky AS, et al. Rapid reperfusion causes stress failure in ischemic rat lungs. J Thorac Cardiovasc Surg. 1998;116(6):932–42.

Transplante Lobar

ALDO PARODI | LUCAS MATOS FERNANDES | FLÁVIO POLA DOS REIS

Resumo

O transplante pulmonar lobar é uma opção terapêutica em pacientes com indicação de transplante pulmonar e consiste na implantação de lobos pulmonares, geralmente os inferiores, podendo ocorrer com doador vivo ou cadavérico. A crescente indicação de transplante pulmonar como terapia padrão-ouro para doenças pulmonares em estádio final e a escassa quantidade de doadores inspiraram as equipes a tentar aproveitar um mesmo doador para mais de um receptor. Esta modalidade aplicável principalmente nos pacientes de pequeno tamanho, tais como crianças, adolescentes e adultos de menor estatura, os quais representam um desafio no momento de encontrar um órgão de dimensões compatíveis. Quando utilizado doador cadavérico, poderão ser separados como unidades independentes cada um dos lobos pulmonares com suas respectivas artérias, veias e brônquios e cada um deles poderá ser implantado em um mesmo ou em diferentes receptores. Entretanto, quando realizado com doador vivo, modalidade conhecida como transplante intervivos, se utilizam dois doadores, que comumente são pessoas da mesma consanguinidade do receptor, sendo este tipo de procedimento mais comum nos pacientes com fibrose cística.

Palavras-chave

Transplante lobar; múltiplos receptores, intervivos, fibrose cística.

Introdução

O transplante pulmonar está consolidado como o tratamento padrão-ouro nas doenças pulmonares terminais e obteve mais espaço com a melhora das unidades de cuidados intensivos, das soluções de preservação pulmonar, dos imunossupressores e das técnicas cirúrgicas, porém, continua existindo um grande limitante: o número insuficiente de doadores. Situação, é ainda mais crítica para pacientes de pequeno porte. Para estes, encontrar um doador com as dimensões adequadas se faz um desafio. Os principais representantes deste grupo são os portadores de fibrose cística (crianças e adolescentes jovens). Tendo em vista que apresentam as dimensões reduzidas da caixa torácica, é possível que um único lobo possa ocupar a totalidade de um hemitórax, sendo, portanto, o transplante lobar uma opção (Figura 57.1). Vale salientar ainda que, um mesmo doador cadavérico pode ser utilizado para vários receptores, o que leva a um melhor aproveitamento e otimização dos órgãos disponíveis.

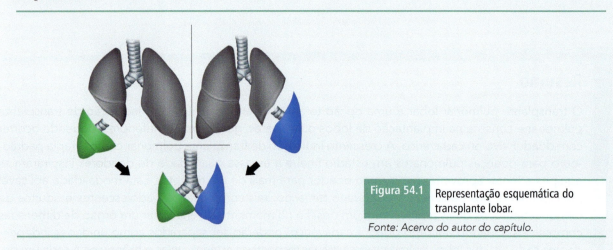

Figura 54.1 Representação esquemática do transplante lobar.

Fonte: Acervo do autor do capítulo.

Matching Anatômico-Volumétrico: TC Tórax

Após indicação multidisciplinar de transplante lobar atualmente para realizar o "*matching*" do tamanho anatômico receptor/doador é utilizada a TC tórax com reconstrução 3D (3D-CT) a qual permite realizar uma análise volumétrica precisa, pois, a técnica usa algoritmos que comparam os tamanhos dos pulmões do receptor com os lobos dos doadores durante a inspiração forçada e assim estimam o grau de compatibilidade. Modalidade aplicável no transplante intervivos conforme (Figura 54.2).

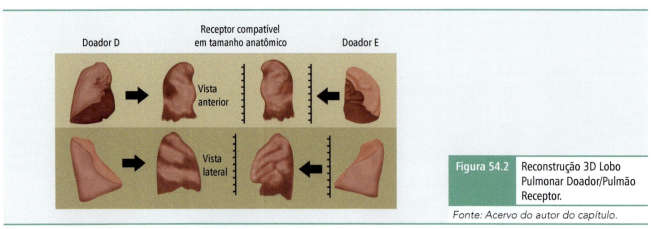

Figura 54.2 Reconstrução 3D Lobo Pulmonar Doador/Pulmão Receptor.

Fonte: Acervo do autor do capítulo.

Preparo dos lobos pulmonares doador cadavérico

O preparo e a separação dos lobos ocorrem no *back table* e vai depender do número de receptores. Quando for um receptor único, a sequência será realizada exatamente igual ao transplante pulmonar convencional e o *back table* será realizado quando o enxerto chega na mesma localidade que o implante, quando existir mais de um receptor e eles estiverem em unidades hospitalares diferentes o *back table* será realizado na própria sala da captação e cada unidade lobar separadamente será conduzida ao hospital onde será realizado o implante.

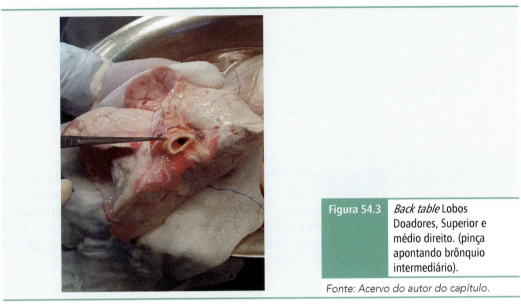

Figura 54.3 *Back table* Lobos Doadores, Superior e médio direito. (pinça apontando brônquio intermediário).

Fonte: Acervo do autor do capítulo.

Preparo dos lobos pulmonares doador cadavérico

Descrição da técnica

Técnica implante: Transplante lobar bilateral (Doador Cadavérico)

Tempo 1: posicionamento do paciente

Com a mesa em configuração neutra o paciente é posicionado em decúbito dorsal com braços ao longo do corpo e um coxim transversal na região interescapular. Deve-se manter a exposição do campo cirúrgico desde o pescoço até o umbigo, e lateralmente até a linha axilar posterior.

Tempo 2: incisão cirúrgica

Realiza-se incisão de clamshell. (ver respectivo capítulo).

Tempo 3: pneumonectomia (as)

Iniciada quando a equipe de captação informa que o enxerto é viável. É realizada liberação das aderências pleuropulmonares, dissecção e reparo dos vasos. Na liberação do brônquio não é necessária a dissecção completa e nem a retirada dos linfonodos. Antes de realizar a ligadura da artéria checa-se a posição do Swan-ganz, e se realiza a ligadura distal ao mesmo.

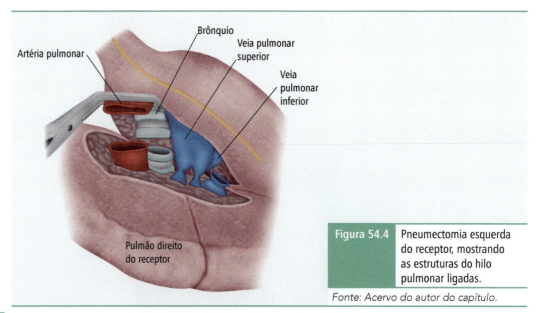

Figura 54.4 Pneumectomia esquerda do receptor, mostrando as estruturas do hilo pulmonar ligadas.

Fonte: Acervo do autor do capítulo.

Tempo 4: *back table* Nesse momento o objetivo é preparar os enxertos lobares para o implante. A artéria, veia e o brônquio são regularizados. O outro enxerto é deixado em solução de preservação em hipotermia a 4°C enquanto um deles é preparado e entregue para o implante. Obrigatoriamente é colhida secreção brônquica para culturas com *swab*. Evita-se a dissecção excessiva do brônquio para não prejudicar o aporte sanguíneo proveniente do tecido conectivo peribrônquico.

Tempo 5: implante Após colocação de compressa gelada na cavidade, recebe-se o órgão para dar início ao implante.

A primeira anastomose é a brônquica para qual se utilizará técnica de *Blalock* modificada, usando fio de Prolene® 4-0 é realizada sutura contínua na parede posterior, membranosa, sendo que a parede anterior, cartilaginosa, pode ser realizada por duas técnicas possíveis: sutura contínua ou mesmo com sutura simples separada com posicionamento dos nós cirúrgicos para fora da luz brônquica A anastomose brônquica é recoberta com retalho de pericárdio, intercostal ou pleura mediastinal para sua proteção.

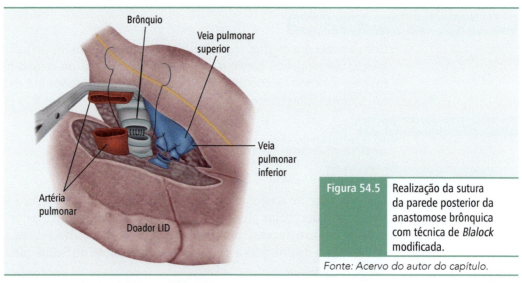

Figura 54.5 Realização da sutura da parede posterior da anastomose brônquica com técnica de *Blalock* modificada.

Fonte: Acervo do autor do capítulo.

A anastomose arterial é realizada de modo término-terminal com uso de Prolene® 5-0 pontos contínuos.

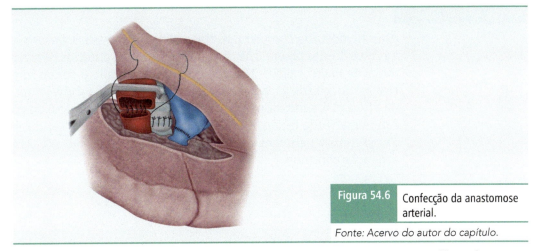

| Figura 54.6 | Confecção da anastomose arterial. |

Fonte: Acervo do autor do capítulo.

A anastomose da veia do lobo doador é realizada no átrio do receptor utilizando sutura contínua com Prolene® 4-0 termino-terminal. Aqui não devemos terminar a sutura para possibilitar a saída do ar durante a reperfusão (Figura 54.6).

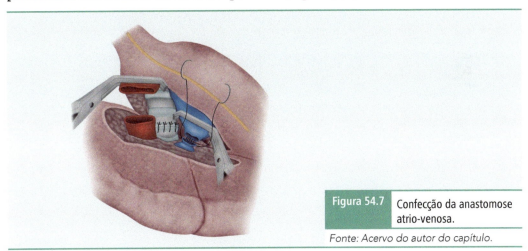

| Figura 54.7 | Confecção da anastomose atrio-venosa. |

Fonte: Acervo do autor do capítulo.

Reperfusão

Inicia-se com o posicionamento em Trendelemburg, se comunica a equipe de anestesia e ventilação manual com Ambu® (FiO2 0.21) independente da ventilação contralateral acoplada ao ventilador mecânico. É realizada abertura do clamp da artéria pulmonar para restabelecer o fluxo circulatório pulmonar e pela sutura atrio-venosa incompleta é permitida a saída de sangue, solução de preservação e deareação. Após saída de aproximadamente 200 mL aspirados pelo Cel savior realiza-se finalização da sutura átrio-venosa e abertura do clamp atrial.

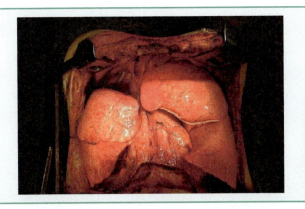

| Figura 54.8 | Transplante Lobar à direita (lobo médio e inferior), a esquerda Transplante pulmonar com lingulectomia. |

Fonte: Acervo do autor do capítulo.

Tempo 6: fechamento

Após hemostasia completa, contagem de compressas e gases na cavidade. São colocados dois drenos pleurais de cado lado, sendo um anterior de menor calibre e outro posterior de maior calibre. Nesse momento é retirado o coxim interescapular e inicia-se reaproximação do espaço intercostal usando fio absorvível multifilamentar Poliglactina 1 (Vicryl®), síntese do esterno com fios de aço (3 pontos) ou com uso de Sternalock®. Aproximação do tecido muscular com uso de Vicryl® 1-0. Tecido celular subcutâneo com Vicryl® 3-0 e a pele com pontos contínuos de Monocryl® 4-0. Os drenos são ligados em aspiração contínua.

REFERÊNCIAS

1. Pêgo-Fernandes PM, Samano MN, Mariani AW. Pneumopatias avançadas. In: Manual de cirurgia torácica básica. 3ª Ed. São Paulo: Manole. 2015;102-117

2. Lima NF, Binns OA, Buchanan SA, Shochey S, Tribble CG, Kron IL. Transplante lobar experimental em suínos: enxerto proporcional na disparidade entre receptor e doador. J Bras Pneumol. 1999;25(2):63-69

3. Date H. Living-related lung transplantation. J Thorac Dis. 2017;9(9):3362-3371. doi:10.21037/jtd.2017.08.152

4. Bueno de Camargo PCL, Teixeira BRHO, Carraro RM, Campos SV, Junior JEA, Costa AN. Transplante pulmonar: abordagem geral sobre seus principais aspectos. J Bras Pneumol. 2015;41(6):547-553

5. Sugarbaker

55

Transplante Cardiopulmonar

FLÁVIO POLA DOS REIS | LUIS GUSTAVO ABDALLA | PAULO M. PÊGO-FERNANDES

Resumo

As modalidades do transplante pulmonar são basicamente 4: unilateral, bilateral, lobar e cardiopulmonar. A decisão para a escolha depende de diversos fatos incluindo as características do receptor como tamanho, idade, doença de base. Além do mais, disponibilidade de órgão e viés institucional são fatores que determinam também a modalidade de escolha. O Transplante Cardiopulmonar é a opção terapêutica para pacientes com insuficiência cardíaca e pulmonar.

Esta modalidade de transplante é singular em relação ao demais transplantes, inclusive durante a captação do bloco cardiopulmonar.

Para o implante do bloco cardiopulmonar é obrigatório o uso de circulação extracorpórea bicaval, prossegue-se com a cardiectomia e pneumectomia bilateral. Após este tempo inicia-se o implante. Optamos por anastomose ao nível dos brônquios principais, anastomose das cavas e aorta. A saída da circulação extracorpórea deve ser com extrema cautela, com deareação adequada das câmaras cardíacas. Após decanulação e ajustada a hemostasia, as cavidades pleurais são drenadas com dreno pleural posterior e anterior bilateral e coloca-se fio de marca-passo. Prossegue-se com fechamento da caixa torácica. O pós-operatório imediato o paciente é encaminhado para UTI. A imunossupressão é o habitual do pulmão.

Palavras-chave

Transplante cardiopulmonar, transplante coração-pulmão, hipertensão pulmonar, cardiopatia congênita.

Introdução

As modalidades do transplante pulmonar são basicamente 4: unilateral, bilateral, lobar e cardiopulmonar. A decisão para a escolha depende de diversos fatos incluindo as características do receptor como tamanho, idade, doença de base. Além do mais, disponibilidade de órgão e viés institucional são fatores que determinam também a modalidade de escolha.[1] O transplante cardiopulmonar (TCP) é a opção terapêutica para pacientes com insuficiência cardíaca e pulmonar em fase terminal. Experimentos relacionados ao TCP foram conduzidos 25 anos antes do primeiro TCP clínico. O primeiro TCP foi realizado no fim da década de 1960 em Houston, Estados Unidos, por D. A. Cooley em uma criança com defeito do septo atrioventricular e hipertensão arterial pulmonar; porém, a sobrevida foi de apenas 14 horas. Com o advento dos imunossupressores, foi realizado o primeiro TCP com sucesso em Stanford, Estados Unidos. Desde então, foram reportados a *International Society for Heart and Lung Transplantation* 4054 TCP.[2]

Devido ao contexto singular do TCP, descrevemos neste capítulo os detalhes da captação do bloco cardiopulmonar e o procedimento propriamente dito.

Doador

Procedimento cirúrgico da captação inicia-se com a necessidade de medida invasiva da pressão arterial, coxim interescapular, antibioticoprofilaxia e 500 mg de metilprednisolona.

Tempo 1 — A incisão de escolha é esternotomia mediana e o procedimento pode ser realizado concomitantemente com equipe dos transplantes multiviscerais (Figura 55.1).

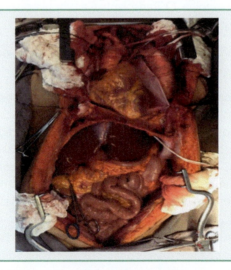

Figura 55.1 Incisão da cervicotomia mediana, esternotomia mediana e laparotomia mediana, utilizada para captação multivisceral.

Fonte: Acervo do autor do capítulo.

Tempo 2 — Após a abertura do pericárdio e as pleuras, os itens avaliados na inspeção cardíaca são: contratilidade homogênea, ritmo sinusal, ausência de frêmitos em região valvar e ausência de doença aterosclerótica nas artérias coronárias. Os itens avaliados na inspeção pulmonar são: ausência de aderências pleuropulmonares, complacência, ausência de infarto, ausência de consolidação e ausência de nódulos. Caso o órgão esteja adequado, a equipe de captação deve informar à equipe do implante (Figura 55.2).

Tempo 3 — Inicia-se a dissecção do mediastino até região da traqueia. É isolado a Veia Cava Superior e Veia Cava Inferior. Dissecado o arco da aorta.

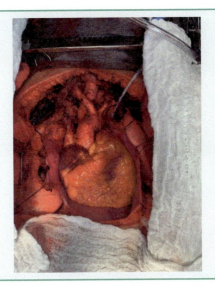

Figura 55.2 Aspecto do campo cirúrgico após a avaliação pulmonar e cardíaco. Dissecado mediastino e grandes vasos.

Fonte: Acervo do autor do capítulo.

Tempo 4

É confeccionado bolsa para perfusão na Aorta ascendente e no tronco da artéria pulmonar a 2 cm da valva da pulmonar (Figura 55.3). Neste momento, o doador é heparinizado com 1 ml / 10 Kg, espera-se 5 minutos. Inicia-se a canulação. Toda equipe multivisceral devem estar prontos neste momento. Recomendamos a infusão de 1 ml de prostaglandina E1 no tronco da pulmonar e aguardamos o efeito (hipotensão). Em alguns serviços adicionam-se mais 1 ml de prostaglandina no primeiro litro de solução de preservação.

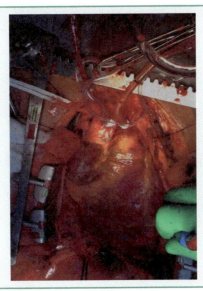

Figura 55.3 Realizado Bolsa no tronco da Pulmonar (TP) e Aorta Ascendente (Ao).

Fonte: Acervo do autor do capítulo.

Tempo 5

Prossegue-se com o clamp da aorta, abertura da Veia Cava Inferior e aurícula esquerda para drenagem (Figura 55.4) e inicia-se a perfusão, até este momento, deve ser mantido funcionando o ventilador mecânico para distribuição homogênea durante a pneumoplegia. Utilizamos as soluções de Custodiol para a cardioplegia 20 a 30 ml/kg e 1 litro no *backtable* e Perfadex para a pneumoplegia 50 a 70 ml/kg.

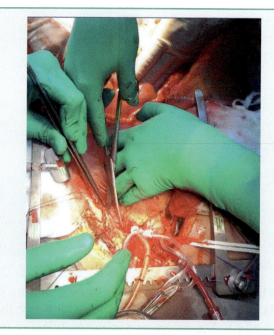

Figura 55.4 Abertura da aurícula esquerda à esquerda.
Fonte: Acervo do autor do capítulo.

Tempo 6 Após o término da perfusão, é retirado as cânulas e inicia-se a retirada do bloco cardiopulmonar.

Tempo 7 É aberto o pericárdio até o diafragma, os pulmões são luxados medialmente para liberação do ligamento pulmonar inferior e a pleura mediastinal posterior. Este processo é realizado bilateralmente (Figura 55.5).

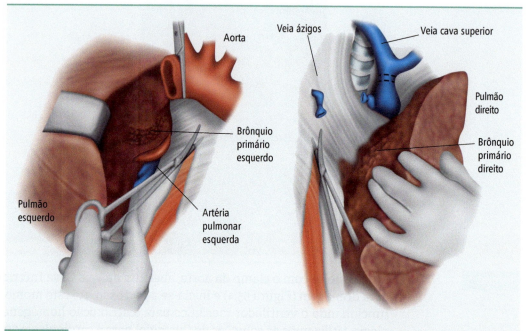

Figura 55.5 (A) Pulmão Esquerdo luxado para a direita. (B) Pulmão Direito luxado para a esquerda.[3]
Fonte: Acervo do autor do capítulo.

Tempo 8 A traqueia é seccionada com o grampeador linear cortante 80 mm com os pulmões insuflados com uma pressão de pico máxima de 35 cmH2O com uma FiO2 menor 40%, antes de grampear, deve-se retirar todas as atelectasias (Figura 55.6) O órgão é embalado em 3 sacos, primeira com solução gelada, segundo com gelo e terceiro seco, conforme norma do Ministério da Saúde do Brasil.

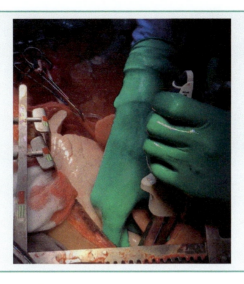

Figura 55.6 Grampeamento da traqueia com os pulmões insuflados.

Fonte: Acervo do autor do capítulo.

> **DICA**
> Avaliação do doador e Captação Bloco Cardiopulmonar.

O processo da captação do doador para o transplante cardiopulmonar consiste na avaliação em conjunto do bloco cardiopulmonar por cirurgião experiente em averiguar a boa função cardíaca e pulmonar. A escolha do doador deve levar em conta tipo sanguíneo, gênero, idade e medidas antropométricas, não variando mais do que 10% em relação ao peso do receptor, entretanto, tendo em vista que os receptores possuem cardiopatia, os mesmos estão em regime de cardiomegalia, por isso, o doador, se possível, não deve ter o coração menor do que o tamanho recomendado. Os critérios para a escolha consistem basicamente nos mesmos quando avaliados os órgãos individualmente. A função cardíaca deve ser normal, comprovada com ecocardiograma transtorácico recente sem insuficiência ou estenose valvar. Deve-se investigar doença aterosclerótica, pelos antecedentes pessoais do doador, pela inspeção intraoperatória e se possível a realização de uma cineangiocoronariografia. A radiografia de tórax deve ser normal, com uma relação $pO_2/FiO_2 > 300$ mmHg. O doador não deve ter evidência de infecções.

> **DICA**
> Ao avaliar o doador, é recomendado que seja realizado obrigatoriamente uma broncoscopia flexível com lavado broncoalveolar bilateral para coleta de culturas, além de checar variações anatômicas.

Back Table

Tempo 9

Os excessos dos tecidos mediastinais devem ser retirados e os cotos vasculares devem ser preparados. A Veia Cava Inferior, Veia Cava Superior na altura da veia ázigos, aorta ascendente (idealmente em região da bolsa onde foi realizado a perfusão), a bolsa do tronco da pulmonar deve ser fechada, assim como a auriculeta esquerda (Figura 55.7). Os brônquios são abertos e preparado os cotos até 1 e 2 anéis do brônquio para o lobo superior. Neste momento, é importante coletar secreção brônquica e enviar para culturas.

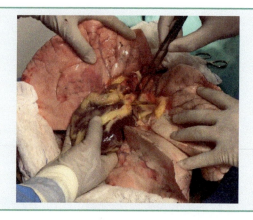

Figura 55.7 | Aspecto final após o *back-table*.
Fonte: Acervo do autor do capítulo.

Receptor

Cardiopneumectomia

Tempo 10 — O preparo do receptor consiste numa indução anestésica complexa e deve ser rigorosamente seguindo os passos:

- Intubação orotraqueal com tubo seletivo, checado com fibrobroncoscópio
- Ecocardiograma transesofágico
- Duas pressões arteriais invasivas (femoral e radial)
- Cateter venoso central
- Óxido nítrico e oxigenação por membrana extracorpórea devem estar à disposição da equipe.

Tempo 11 — A imunossupressão da indução deve seguir os padrões do pulmão, uma vez que é o órgão mais rejeitado quando comparado ao coração, em nosso serviço é 500mg de metilprednisolona e 20 mg de basiliximabe.

> **DICA:** Não recomendamos a passagem de peridural na indução anestésica, pois o paciente será anticoagulado pela circulação extracorpórea.

Tempo 12 — A incisão de escolha pode ser 2: esternotomia mediana ou toracotomia bilateral anterior com esternotomia transversal (Clamshell), é o que padronizamos para nossa equipe.

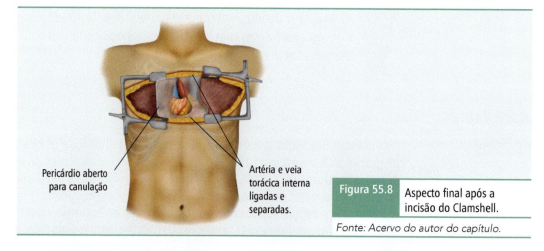

Figura 55.8 | Aspecto final após a incisão do Clamshell.
Fonte: Acervo do autor do capítulo.

> **DICA:** A posição do receptor deve ser em decúbito dorsal com coxim interscapular.

Tempo 13 — O receptor é colocado em circulação extracorpórea Bicaval e deve ser resfriado até 32 °C.

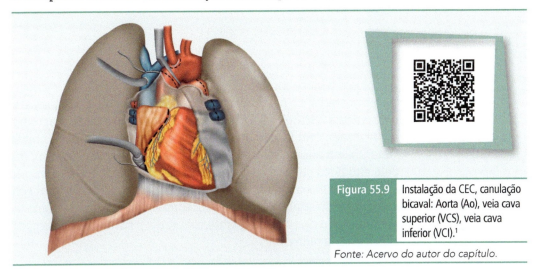

Figura 55.9 Instalação da CEC, canulação bicaval: Aorta (Ao), veia cava superior (VCS), veia cava inferior (VCI).[1]

Fonte: Acervo do autor do capítulo.

Tempo 14 — As cavas e a aorta são clampeadas e inicia-se com a cardiectomia, seguido pelos pulmões.

> **DICA:** Neste ponto é importante que durante a cardiectomia, a região do tronco da pulmonar e aorta está o nervo laríngeo recorrente, extremo cuidado deve se ter. Recomendamos deixar tecido nativo para preservar o nervo. Além do mais, os nervos frênicos devem ser preservados, extremo cuidado com o eletrocautério nessa região, além de manipular com zelo, é recomendado usar dreno de penrose para circundar o nervo para poder manipular com cuidado.

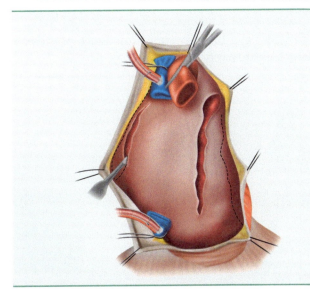

Figura 55.10 Aspecto final após a cardiectomia. Cuidado com o nervo frênico bilateral (linha pontilhada).[3]

Fonte: Acervo do autor do capítulo.

Tempo 15 Os cotos brônquicos devem preparados. O pericárdio posterior deve ser preservado o máximo possível, pois é um local de sangramento por porejamento.

> **DICA**
> Sugerimos realizar hemostasia com bisturi de argônio para auxiliar. Durante o procedimento, é de extrema importância a ligadura dos vasovarum, pois são focos de sangramentos e reintervenções no pós-operatório.

Implante

Tempo 16 Ao colocar o bloco cardiopulmonar na cavidade, cuidado ao passar o pulmão entre o pericárdio posterior e o nervo frênico. O motivo pelo qual optamos para a incisão ser clamshell para o acesso cirúrgico é a facilidade para a realização da anastomose brônquica que pode ser realizada com fio prolene 3.0 pontos contínuos ou fio de polidioxanona (PDS) 4.0. Entretanto, em alguns serviços é optado a anastomose traqueal, mas não recomendamos pelo alto risco de deiscência, quando há comprometimento traqueal, pode comprometer a ventilação global do paciente. Após a anastomose, recobrimos com tecido de pericárdio e gordura mediastinal. Este é um procedimento que sempre realizamos no serviço, independentemente o tipo de transplante, isso se deve para evitar a fricção dos fios da anastomose com a artéria pulmonar.

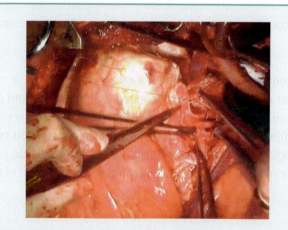

Figura 55.11 Anastomose brônquica à esquerda. A incisão Clamshell permite melhor campo operatório em relação a esternotomia.

Fonte: Acervo do autor do capítulo.

Tempo 17 A anastomose da Veia Cava Inferior com prolene 4.0 pontos contínuos, a seguir pela aorta, com prolene 4.0 pontos contínuos.

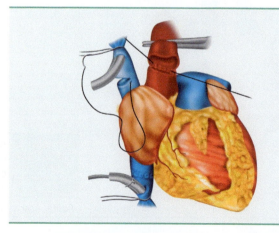

Figura 55.12 Após anastomose da Veia Cava Inferior, prossegue-se com a anastomose da Aorta, a seguir pela Veia Cava Superior.

Fonte: Acervo do autor do capítulo.

Tempo 18	Insere-se na aorta um jelco 14 para deaeração com o venti
Tempo 19	Inicia-se o aquecimento da CEC para preparar a decanulação.
Tempo 20	Termina a anastomose da Veia Cava Superior com prolene 4.0 pontos contínuos.
Tempo 21	Ao término das anastomoses, prossegue-se com a decanulação da CEC
Tempo 22	Passa-se o fio de marca passo, drenos pleurais bilaterais anterior e posterior.
Tempo 23	Inicia-se o processo de fechamento habitual como descrito no capítulo de toracotomia.

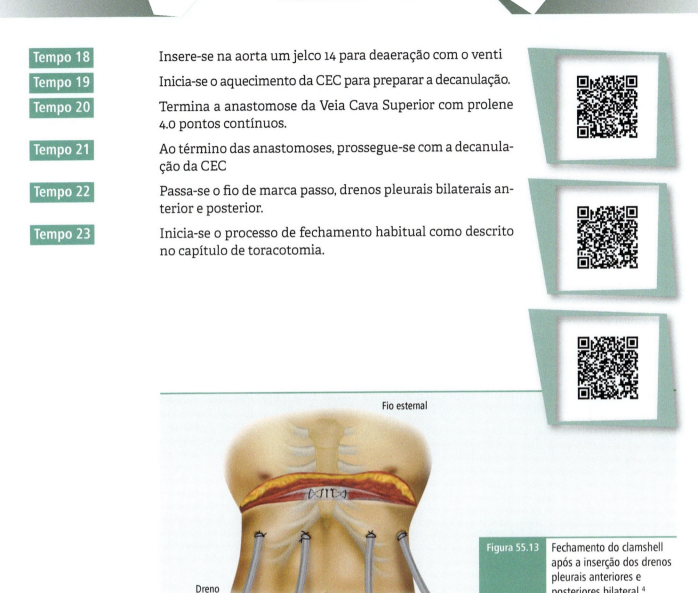

Figura 55.13 Fechamento do clamshell após a inserção dos drenos pleurais anteriores e posteriores bilateral.[4]

Fonte: Acervo do autor do capítulo.

Pós-operatório imediato

O cuidado pós-operatório do transplante cardiopulmonar é similar ao transplante pulmonar. A complicação cirúrgica mais comum no pós-operatório imediato é o sangramento, que deve ser revisado as anastomoses e as regiões com possíveis locais de sangramento por porejamento, além de evacuar os coágulos. Entretanto, entre 10% e 20% dos receptores do transplante cardiopulmonar apresentam um pequeno período (geralmente menor 1 semana) de disfunção do nó sinusal, apresentando uma bradicardia sinusal, sendo necessário drogas inotrópicas. Disfunção cardíaca a direita que ocorre logo após ao período pós-operatório imediato tem diversas causas como embolia aérea na coronária direita, isquemia, preservação inadequada que pode ser exacerbada pela disfunção primária do enxerto. Neste período, é primordial a presença de uma equipe interdisciplinar: pneumologista, cardiologista, cirurgião cardiotorácico, infectologista, broncoscopista, hemodinamicista, radiologista. E equipe multidisciplinar: fisioterapia, farmacêutico, enfermagem, psicólogo, assistente social e nutrição. Todos têm uma participação para a reabilitação destes pacientes complexos que se tratado adequadamente terá uma qualidade de vida.[5]

Conclusão

Transplante Cardiopulmonar é um procedimento de alta complexidade que deve ser realizado por uma equipe com experiência em transplante pulmonar e cardíaco com profundo conhecimento de cardiopatia congênita. É de extrema importância a escolha do receptor, com planejamento tático cirúrgico previamente discutido tendo em vista que é comum nesses pacientes cirurgias paliativas anteriores.

REFERÊNCIA

1. Bharat A, Patterson GA. Lung Transplantation Technique. In: Sugarbaker DG et al. Adult Chest Surgery. New York-NY: McGrawHill; 2015:902-912

2. Huddleston CB, Richey SR. Heart-lung transplantation. J Thorac Dis 2014;6(8):1150 1158. doi: 10.3978/j.issn.2072-1439.2014.05.11

3. Griffith BP, Magliato KE. Heart-Lung Transplantation. Operative Techniques in Thoracic and Cardiovascular Surgery 1999 4124-141DOI: (10.1016/S1522-2942(07)70110-1).

4. Aigner C, Klepetko W. Bilateral Lung Transplantation. Operative Techniques in Thoracic and Cardiovascular Surgery 2012; 17(3): 181-193. doi.org/10.1053/j.optechstcvs.2012.09.001.

5. Pêgo-Fernandes PM. Transplante cardiopulmonar: uma necessidade. J Bras Pneumol. 2020;46(3):e20190273

56

Circulação Extra-Corpórea em Transplante Pulmonar

GUILHERME VIEIRA SOARES DE CARVALHO | CAIO CÉSAR BIANCHI DE CASTRO
LUIS GUSTAVO ABDALLA | PAULO M. PÊGO-FERNANDES

Resumo

A circulação extracorpórea é um dispositivo pelo qual as funções pulmonar e cardíaca podem ser substituídas ou assistidas temporariamente de forma artificial por uma máquina. A técnica de "ponte cardiopulmonar" como forma de circulação extracorpórea (CEC) foi desenvolvida em meados de 1952 por John Gibbon, visando o desenvolvimento das cirurgias cardíacas. Garante o desvio do sangue por meio de um circuito implantado em série com a circulação do paciente, tendo como funções principais: a troca gasosa (por membrana oxigenadora) controle hemodinâmico, controle térmico, além de permitir um campo cirúrgico adequado ao coração e grandes vasos, inclusive possibilitando a cardioplegia, quando necessária. É composta por um circuito de tubos e cânulas de drenagem e infusão, reservatório, oxigenador, bomba propulsora e monitores. Sua utilização no transplante pulmonar pode ser planejada conforme características do receptor, como na hipertensão pulmonar primária, ou em casos não planejados, por sangramento ou instabilidade hemodinâmica, disfunção cardíaca ou crise de hipertensão pulmonar e hipoxemia durante a ventilação monopulmonar.

Palavras-chave

Transplante de pulmão; Circulação extracorpórea; CEC; Assistência circulatória.

Introdução

Com a evolução técnica do transplante pulmonar, o uso de assistência circulatória intraoperatória deixou de ser obrigatório compreendendo hoje a cerca de 40% dos transplantes pulmonares uni ou bilaterais.[1,2] Historicamente a circulação extracorpórea foi o dispositivo de assistência mais utilizado, todavia, vem perdendo progressivamente espaço para a membrana de oxigenação extracorpórea (ECMO - *Extracorporeal Membrane Oxigenator*). As indicações de assistência intraoperatória atualmente são: (a) pacientes sem condições de ventilação monopulmonar; (b) crianças; (c) transplantes lobares; (d) transplante pulmonar bilateral por estenotomia mediana ou cardiopulmonar; (e) realização concomitante de procedimentos intracardíacos; (f) dificuldades técnicas de acesso ao hilo pulmonar para o implante (como em doenças pulmonares fibrosantes); (g) hipertensão pulmonar primária e (h) aqueles que desenvolvem disfunção hemodinâmica e/ou ventilatória ou ainda hipertensão pulmonar aguda (pressão pulmonar duplica ou > 55 mmHg) durante o transplante ou mesmo no teste de tolerabilidade com a oclusão parcial da artéria pulmonar.[2-4] As vantagens promovidas pela CEC incluem redução na pós-carga cardíaca com melhora da estabilidade hemodinâmica em alguns pacientes.[2]

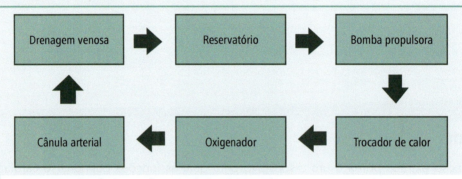

Figura 56.1 Circuito esquematizado de assistência circulatória extracorpórea.

Fonte: Acervo do autor do capítulo.

Descrição técnica

Tempo 1: planejamento

Uma vez optado pela necessidade de assistência cardiocirculatória deve-se atentar qual a configuração da canulação a ser empregada, conforme o tipo de transplante realizado. Nos casos de transplante bilateral ou unilateral direito a canulação planejada deve ser a inserção de uma ou duas cânula(s) venosa(s) no átrio direito e a cânula arterial na aorta ascendente.[4] No caso de um transplante unilateral esquerdo tal configuração tornar-se-á mais difícil, sendo realizada a esternotomia transversa para o acesso contralateral ao átrio direito ou inserção de uma cânula venosa longa a partir da veia femoral.

> **DICA**
>
> Há um risco da formação de hematoma epidural quando realizado o bloqueio neuroaxial em um contexto de anticoagulação, com um risco estimado de 1:3552 (95%, IC 1:2552–1:5841), como aponta a revisão sistemática com metanálise de Landoni G et al.[5] Apesar de baixo, em nosso serviço optamos por não realizar a analgesia peridural em qualquer paciente que se planeje ou preveja a potencial necessidade de assistência circulatória antes do início do procedimento.

Tempo 2: acesso ao coração e vasos da base

Uma vez definida a estratégia, realiza-se o acesso ao coração e vasos da base por meio de pericardiotomia longitudinal. A incisão pericárdica deve ser mediana em "Y invertido", permitindo assim o acesso ao átrio direito, veia cava superior e aorta ascendente.[6] Suturas de tração em dois a três pontos ao longo de cada borda pericárdica são realizadas, permitindo melhor exposição antes da canulação.

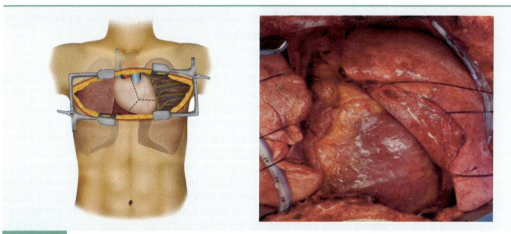

Figura 56.2 Pericardiotomia anterior para acesso do coração e vasos da base. Observar pontos de reparo no pericáridio.

Fonte: Acervo do autor do capítulo.

Tempo 3: preparo da CEC

Uma vez preenchida a máquina de circulação extracorpórea, posicionam-se os tubos e cânulas de forma estéril no campo operatório. Utilizamos normalmente os três aspiradores, dispondo-os na posição norte, terceiro e sul (de cima para baixo, respectivamente). Para a seleção das cânulas de drenagem deve-se atentar para o diâmetro conforme o tamanho do paciente, fluxo e resistência esperados, garantindo um retorno venoso suficiente para o esvaziamento cardíaco. Três configurações venosas são possíveis: bicaval (veia cava superior e inferior), atrial única ou cavoatrial (com cânula única de duplo ou até triplo estágios). Para a cânula arterial utilizamos normalmente tamanhos de 18 a 22 Fr para adultos.

Tabela 56.1- Cânulas conforme peso corporal			
Peso do receptor (kg)	Diâmetro cânula		
	VCI (Fr)	VCS (Fr)	Aorta (mm)
<4	20	18	3
5-7	22	20	3.5
8-10	24	22	4
11-14	26	24	4
15-20	28	26	4.5
21-30	30	28	5
31-40	32	30	6
41-50	34	32	6
51-70	36	34	8
71-90	38	36	8
>91	40	38	8

Fonte: Desenvolvido pela autoria do capítulo.

Tempo 4: heparinização

Realiza-se a adequada heparinização do paciente imediatamente antes da canulação, objetivando um tempo de coagulação ativado (TCA) > 480 segundos, com 300 a 400 UI/ kg de heparina não fracionada.[2] Antes dessa medicação é essencial garantir uma hemostasia adequada do campo operatório, se possível. Nesta etapa deve ser ainda realizado controle pressórico adequado (pressão arterial sistólica < 100 mm Hg e diastólica < 75 mm Hg). Posteriormente o TCA deverá ser medido a cada 30 a 60 minutos para ajustes, com doses subsequentes de heparina, em geral, um terço da inicial, mantendo o alvo > 350 segundos.[2]

Tempo 5: inserção das cânulas e início da assistência em CEC

Realiza-se uma dupla bolsa com fio de poliéster 2-0 com *pledget* duplo para o sítio de inserção da cânula arterial e uma bolsa única para o átrio direito. Atingido o TCA-alvo, prossegue-se a canulação aórtica por arteriotomia longitudinal com bisturi lâmina 11 no centro da bolsa, seguido fechamento do orifício com pinças e depois introdução da cânula em direção ao arco aórtico. Fixa-se a cânula à bolsa por meio de torniquetes de Rummel e com o auxílio de um clamp forte, retira-se o ar do circuito, realizando a seguir, a conexão da cânula ao sistema da CEC. De forma similar, é realizada a canulação atrial com direcionamento da cânula venosa para a veia cava inferior. Em alguns grupos de transplante ou em pacientes específicos (crianças e adultos pequenos), pode-se realizar uma canulação bicaval. Deve-se anotar o momento da entrada em circulação extracorpórea para controle da duração total da assistência. A "entrada em bomba" deve ser gradual, podendo a ventilação ser interrompida após atingir o fluxo adequado. No caso do transplante pulmonar isolado, não há necessidade de cardioplegia, exceto se houver programação de correção de defeito cardíaco no mesmo procedimento cirúrgico.

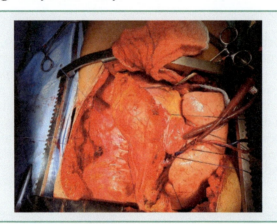

Figura 56.3 Posicionamento das cânulas aórtica e atrial.

Fonte: Acervo do autor do capítulo.

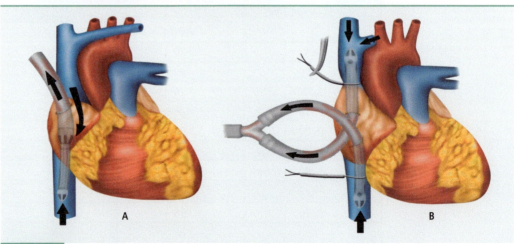

Figura 56.4 Aspecto da canulação central durante o transplante pulmonar bilateral com cânula atriocaval e aórtica sem cross clamp aórtico. Tipos de canulação venosa (A) atriocaval e (B) bicaval.

Fonte: Acervo do autor do capítulo.

> **DICA:** Durante a definição do ponto de canulação é importante a adequada palpação da aorta visando identificar sítios de aterosclerose evitando-se, portanto, sua punção inadvertida, a qual pode mobilizar a placa.

Tempo 6

Durante todo o período de assistência, a aspiração deve ser exclusivamente realizada pelos aspiradores da CEC, permitindo um melhor controle da volemia, minimizando perdas externas. A exceção ocorre quando houver abertura do brônquio, com potencial risco de contaminação da corrente sanguínea.

> **DICA:** Quando em assistência, o momento da reperfusão do enxerto pulmonar pode ser realizada de forma mais controlada, com baixas pressões de artéria pulmonar, devendo-se nessa etapa diminuir a drenagem venosa das câmaras direitas, permitindo o enchimento da artéria pulmonar e átrio esquerdo para a retirada de ar e saída da solução de preservação.[1]

Tempo 7: saída de assistência

Encerrado o transplante, realiza-se o teste de autonomia pulmonar com redução progressiva e gradual da assistência. Havendo condição hemodinâmica pelo receptor, o volume retido no reservatório é reposto gradualmente, com a finalidade de se manter a euvolemia. A remoção das cânulas é iniciada pela cânula atrial: devido à baixa pressão, pode-se utilizar um clamp vascular para auxílio durante a remoção da cânula, sendo realizado o nó da bolsa. Em seguida, é retirada a cânula arterial: afrouxam-se os torniquetes, o assistente "monta" o seu nó de uma bolsa, o cirurgião "monta" o nó da outra bolsa e, a seguir, o cirurgião retira a cânula enquanto o auxiliar aperta o nó da bolsa. O cirurgião deve apertar o nó de sua bolsa também. Antes da retirada da cânula arterial pode-se repor as perdas pela mesma, ou então, a perda da cânula venosa é recuperada a partir do recuperador de hemácias (*Cell saver*). Ambos os sítios de inserção devem ser reforçados com sutura com fio inabsorvível de polipropileno 4-0.

> **DICA:** Uma vez fora "de bomba" o circuito deve ser mantido no campo operatório clampeado e reconectado caso alguma emergência ocorra.

Tempo 8: revisão da hemostasia

Uma vez fora de assistência, a equipe anestésica empenha-se na reversão dos distúrbios de coagulação ocasionados pelo circuito de CEC e pela heparinização sistêmica, empregando idealmente a tromboelastografia (TEG ou ROTEM) além de adequado aquecimento do receptor. A equipe cirúrgica por sua vez, deve buscar ativamente por qualquer fonte de sangramento cirúrgico: cotos vasculares sangrantes, lesões ósseas, entre outros, que podem prolongar ainda mais o sangramento. O fechamento do acesso cirúrgico somente deve ser realizado após a completa correção da coagulopatia e remoção de coágulos retidos na cavidade torácica.

DICA

Optamos por realizar a drenagem pleural bilateral tanto posterior quanto anterior de forma simultânea ao término do procedimento, imediatamente antes do fechamento da bitoracotomia, nos pacientes que necessitaram de assistência cardiocirculatória. Desse modo acreditamos reduzir os riscos de sangramento adicional pelas toracostomias antes da reversão da coagulopatia.

Conclusão

A CEC traz benefícios ao paciente quando adequadamente indicada, no entanto, seu uso deve ser limitado ao menor tempo possível visto que não é inócua, estando relacionada a distúrbios de coagulação, hipotermia, ativação importante da cascata inflamatória, potenciais lesões vasculares, embolia aérea, arritmias, hemodiluição e hemólise, além de estar relacionada com maior disfunção primária de enxerto. Desse modo, o ponto mais relevante em seu uso é a adequada seleção do paciente beneficiado.

REFERÊNCIAS

1. Mariscal A, Keshavjee S. Management of the Donor and Recipient: Surgical Management. In: Raghu G, Carbone RG (eds.), Lung Transplantation: Evolving Knowledge and New Horizons. 1st ed. Switzerland: Springer. 2018;113-137.

2. Pierre AF, Keshavjee S, De Perrot M, McRae K. Surgical procedure. In: Mutis CC, Hutcheon M, Singer L, Keshavjee S. University Health Network Lung Transplantation Manual. 1st Ed. Canada: Elsevier. 2007:12-28.

3. Abdalla LG, Samano MN, Pêgo Fernandes PM. Transplante pulmonar. In: Maciel R, Aidé MA (org.). Prática pneumológica. 2ª Ed. Rio de Janeiro: Guanabara Koogan. 2017:697-709.

4. Camargo SM, Camargo JJ, Felicetti JS. Transplante de pulmão: aspectos técnicos. In: Camargo JJ, Pinto Filho DR (eds). Cirurgia Torácica Contemporânea. 1ª Ed. Rio de Janeiro: Thieme Revinter. 2019:491-496.

5. Landoni G, Isella F, Greco M, Zangrillo A, Royse CF. Benefits and risks of epidural analgesia in cardiac surgery. British Journal of Anaesthesia. 2015;115(1):25–32

6. Dhital Y, Kawanishi Y. Surgical Approaches: Tricks of the trade. In: Glanville AR (ed.), Essentials in Lung Transplantation. 1st Ed. Switzerland: Springer. 2019:19-37

Seção 17

Técnica de Aplicação de Oxigenação por Membrana Extracorpórea (ECMO)

57

Considerações Gerais ao Uso de ECMO

CAIO BARBOSA CURY | CAIO CÉSAR BIANCHI DE CASTRO | HERBERT FELIX COSTA | LUIS GUSTAVO ABDALLA

Resumo

A oxigenação por membrana extracorpórea (*Extracorporal membrane oxygenation - ECMO*) é uma modalidade de suporte de vida extracorpóreo que possibilita suporte temporário à falência pulmonar e/ou cardíaca refratárias à terapêutica clínica. Existem basicamente duas configurações de *ECMO*: (1) a veno-arterial (*ECMO VA*), na qual há o suporte cardiopulmonar incluindo ventrículo direito e esquerdo e (2) a veno-venosa (*ECMO VV*), promovendo apenas assistência respiratória.

O princípio básico da *ECMO* é a passagem do sangue por uma membrana cuja função é a oxigenação e retirada do CO_2. Para que isso ocorra é necessária uma bomba para impulsionar o sangue podendo, a depender da configuração do circuito, substituir a função cardíaca. Portanto, a *ECMO* pode ser usada como suporte cardiorrespiratório e/ou respiratório.

Na *ECMO VV* o sangue desoxigenado é drenado por uma cânula locada em uma veia central, tipicamente a cava inferior e o sangue oxigenado pela membrana retornam próximo ao átrio direito. Na *ECMO VA*, a canulação de drenagem é locada da mesma forma que na modalidade veno-venosa; porém com a cânula de infusão é locada em uma artéria periférica (p. ex.: artéria femoral) ou em uma central (p. ex.: aorta, artéria axilar).

Independente da configuração da *ECMO* usada é necessária uma via de drenagem e uma de retorno (infusão). Os acessos são obtidos, na maioria das vezes, utilizando-se via percutânea pela técnica de Seldinger idealmente com auxílio de ultrassonografia. Podem também ser obtidos por via cirúrgica dissecando-se a artéria ou ainda, no caso da configuração central, através de acesso direto à artéria aorta por acessos torácicos.

O circuito da *ECMO* compreende: cânulas de drenagem e de infusão e tubulação biocompatíveis com superfície interna recoberta por heparina, uma bomba centrífuga, uma membrana oxigenadora, misturador de gases, trocador de calor, um console para ajuste de parâmetros além de dispositivos de segurança. O circuito pode ser dividido em três partes: a primeira responsável pela drenagem composta pela cânula de drenagem até a bomba centrífuga (P3); a segunda entre a bomba (outflow) até a parte venosa da membrana oxigenadora (P1) e a terceira parte que envolve a porção arterial da membrana até a cânula de retorno (P2).

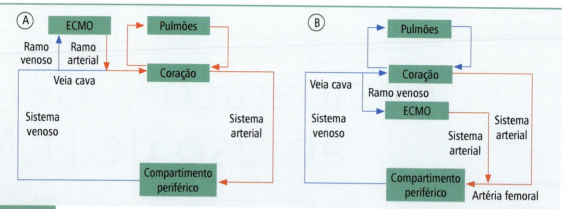

Figura 57.1 Representação esquemática das duas modalidades básicas de ECMO: (A) configuração veno-venosa usada para tratamento de falências respiratórias; (B) configuração veno-arterial usada em situações onde há falha cardíaca.

Fonte: Desenvolvida pela autoria do capítulo.

Palavras-chave

ECMO; Assistência respiratória; Assistência circulatória; Circulação extracorpórea; Suporte de Vida extracorpóreo.

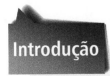

Introdução

O primeiro registro, com sucesso, do uso da ECMO ocorreu em 1971 em um paciente vítima de trauma torácico. Alguns anos depois, Robert Bartlett escreveu sobre os benefícios do uso desse tipo de suporte em pediatria. Durante um período a ECMO em adultos não obteve bons resultados. Nos anos 2000, após inovações tecnológicas das membranas oxigenadoras, bomba centrífuga e melhora da biocompatibilidade um novo cenário surgiu. Em 2009 com a pandemia causada pelo vírus Influenza H1N1 seu uso passou a ser mais difundido, evidenciando resultados promissores.

Concomitantemente ao crescimento da ECMO VV, a modalidade de suporte cardiopulmonar também cresceu como alternativa no tratamento de quadros agudos como parada cardiorrespiratória e falência cardíaca pós circulação extracorpórea (CEC). As indicações da ECMO estão resumidas na Tabela 59.1 e suas contraindicações na Tabela 57.2.

Tabela 57.1 - Indicações de uso da ECMO

ECMO VV	ECMO VA
Insuficiência respiratória hipoxêmica	Insuficiência cardíaca aguda
PO_2/FiO_2 < 100 com FiO2 > 90% e/ou Escore Murray* 3 a 4 por mais de 6 horas	Choque cardiogênico associado a infarto agudo do miocárdio
PO_2/FiO_2 < 80 com FiO_2 > 80% por mais de 3 horas	Miocardite fulminante
Insuficiência respiratória hipercápnica	Depressão miocárdica associada à sepse
pH < 7,20 com FR 35 irpm com volume corrente de 4 – 6 mL/kg de peso predito e pressão de distensão ≤ 15 cm H_2O	Reanimação cardiopulmonar extracorpórea
Ponte para o transplante pulmonar	Choque cardiogênico pós cardiotomia ou pós transplante cardíaco
	Falência do enxerto cardíaco
	Ponte para o transplante cardíaco ou para implantação de dispositivo ventricular

* Escore utilizado para definição de gravidade em pacientes com insuficiência respiratória grave por síndrome do desconforto respiratório agudo (SDRA), considerando dados radiológicos, gasométricos e parâmetros da ventilação mecânica (complacência e pressão positiva ao final da expiração - PEEP).

Fonte: Adaptada de Patel AR, Patel AR, Singh S, Singh S, Munn NJ. Venovenous Extracorporeal Membrane Oxygenation Therapy in Adults. Cureus. 2019 Aug 11;11(8):e5365.

Tabela 57.2 - Contra indicações relativas

Ventilação mecânica com altos parâmetros por mais de 7 dias (muitos centros não consideram o tempo de ventilação mecânica uma contra indicação ao uso da ECMO)
Imunossupressão farmacológica
Hemorragia em sistema nervoso central
Comorbidade terminal não reversível (dano em sistema nervoso central ou malignidade)
Idade

Fonte: Adaptada de Extracorporeal Life Support Organization (ELSO). ELSO Guidelines for Cardiopulmonary extracorporeal life support. Version 1.3 Nov 2013 [Internet]. Ann Arbor, MI, USA: ELSO; 2013. [cited 2019 Jul 12]. Disponível em: https://www.elso.org/Portals/0/IGD/Archive/FileManager/929122ae88cusersshyerdocumentselsoguidelinesgeneralalleclsversion1.3.pdf

Circuito da *ECMO*

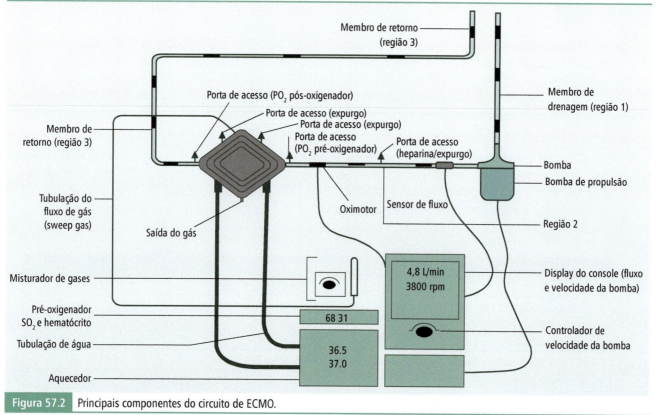

Figura 57.2 Principais componentes do circuito de ECMO.

Fonte: Desenvolvida pela autoria do capítulo.

Bomba centrífuga

A bomba é necessária no circuito para propulsionar o sangue no sistema. As bombas centrífugas são preferidas em relação às de rolete por causarem menos hemólise e necessitarem de menos anticoagulação. Essas bombas operam com criação de um vórtex através da rápida rotação de seu componente central (*spinning*), criando pressão negativa à montante para drenagem do sangue do paciente e, à jusante, pressão positiva que impulsiona o sangue já oxigenado após passagem pela membrana oxigenadora sua de volta ao paciente. Estas bombas dependem da pré carga e são sensíveis a pós carga.

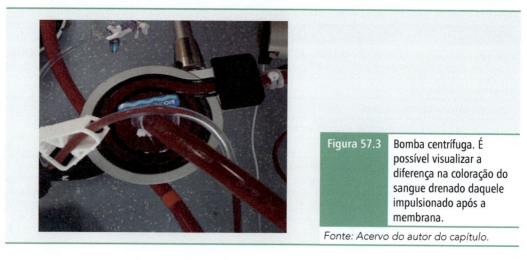

Figura 57.3 Bomba centrífuga. É possível visualizar a diferença na coloração do sangue drenado daquele impulsionado após a membrana.

Fonte: Acervo do autor do capítulo.

As bombas apresentam mecanismos de segurança necessários para quando ocorre interrupção da energia tais como a bateria e a manivela. A bateria é acionada quando ocorre falta de energia ou durante o transporte. A manivela (*hand crank*) possibilita fluxo sanguíneo caso o sistema de energia não seja reestabelecido.

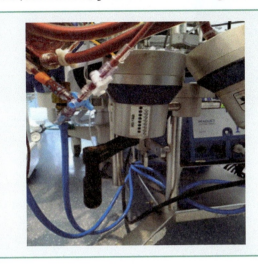

Figura 57.4 Manivela de segurança da bomba (hand crank) ao lado da bomba centrífuga.

Fonte: Acervo do autor do capítulo.

Oxigenador

Os oxigenadores são constituídos de fibras de polimetilpenteno (PMP) que apresentam maior durabilidade e menor hemólise. O sangue é impulsionado para o reservatório onde as fibras estão e onde o gás circulará. As paredes dessas fibras são a interface onde ocorre a troca de CO_2 e o O_2. O oxigenador promove trocas gasosas com base na difusão. O gás rico em O_2 e pobre em CO_2 atravessa a membrana respiratória (em direção oposta ao sangue venoso). A remoção do CO_2 é altamente eficaz e dependente do fluxo. O oxigênio representa um desafio, pois depende, além do fluxo, da capacidade de transporte de O_2 no sangue (que depende da concentração de hemoglobina) e da eficiência da difusão através da membrana.

Trocadores de calor são agregados aos reservatórios para termorregulação. O gás é ofertado via misturador de gases com um fluxômetro.

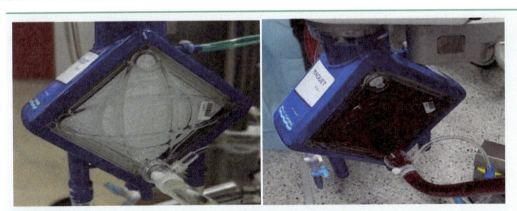

Figura 57.5 Membrana de oxigenação. À esquerda, antes de seu preenchimento e, à direita, durante o seu uso. Sua inspeção regular permite a identificação de eventuais trombos, tanto na face desoxigenada quanto oxigenada, podendo afetar sua funcionalidade.

Fonte: Acervo do autor do capítulo.

Trocador de calor

Vários sistemas estão disponíveis sendo os mais comuns baseados em circulação de água ao redor do oxigenador. O trocador de calor pode ser também utilizado para o resfriamento do paciente para protocolos de hipotermia no contexto de pós-parada cardíaca.

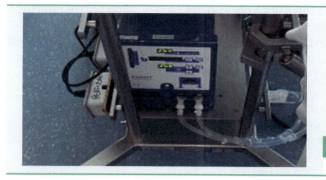

| Figura 57.6 | Trocador de calor. |

Fonte: Acervo do autor do capítulo.

Misturador de gases (*Blender*)

Dispositivo que realiza a mistura de ar comprimido e O_2, e tem como função controlar o volume de gás (em litros) que vai para a membrana oxigenadora.

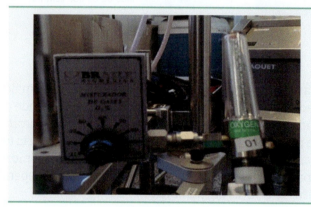

| Figura 57.7 | Misturador de gases com ambos os fluxômetros: ar comprimido (esquerda) e oxigênio (direita). |

Fonte: Acervo do autor do capítulo.

Tubos de conexão

Os tubos que transportam o sangue são transparentes para permitir a observação da coloração do sangue e detecção de trombos no circuito. Os tubos devem ser curtos, porém em extensão suficiente para permitir a movimentação do paciente mesmo que passiva no leito. Saídas laterais são comuns para conexão em outros sistemas como diálise e para coleta de sangue ou ainda para monitorização pressórica no sistema. As superfícies internas dos tubos são recobertas com heparina. Isso faz com que a *ECMO* tenha vantagens em relação a Circulação Extracorpória (*CEC*) por permitir menor anticoagulação.

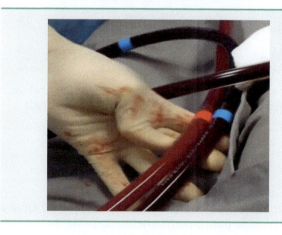

| Figura 57.8 | Imagem demonstrando a diferença de coloração do sangue drenado (demarcação azul) daquele infundido (demarcação vermelha). |

Fonte: Acervo do autor do capítulo.

F. Cânulas

Existem diferentes tipos de cânulas que podem ser usadas para *ECMO*. As cânulas de um lúmen têm função única, drenagem ou infusão e no Brasil, são as únicas disponíveis. Em outros países é possível o emprego de cânulas de duplo lúmen que podem fazer as duas funções através de um único ponto de inserção. As cânulas são heparinizadas o que facilita o manuseio da anticoagulação dos pacientes.

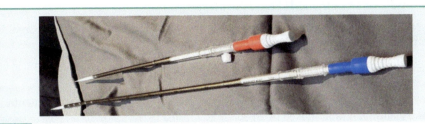

Figura 57.9 Cânulas de drenagem (detalhe em azul) e de infusão (detalhe em vermelho). As cânulas de drenagem possuem normalmente maior comprimento e são multiperfuradas.

Fonte: Acervo do autor do capítulo.

Dispositivos de monitorização

Com o objetivo de prevenir complicações temos diversos aparelhos que são incorporados ao circuito da ECMO, incluindo monitores pressóricos e de saturação arterial.

Parâmetros ajustados do circuito durante o uso da ECMO

- Fluxômetro no circuito (L/min): maior determinante da oxigenação arterial na *ECMO VV*.
- Fluxo de gás (L/min) e concentração de O_2: determinam a remoção de CO_2 e a oxigenação.
- Rotações por minuto: ajustes permitem alterar o fluxo do aparelho.

Conclusão

A *ECMO* é um dos principais tipos de suporte de vida extracorpóreo com diversas possibilidades de utilização atualmente. O uso dessa tecnologia possibilita suporte temporário a falências respiratórias e/ou cardíacas. É essencial que o conhecimento desse recurso seja disseminado e de conhecimento de médicos, enfermeiros e profissionais da saúde de maneira geral. Seu emprego no transplante pulmonar pode ser realizado tanto no período pré-operatório como ponte até o procedimento, suporte intraoperatório como alternativa a CEC, e pós-operatório como extensão do suporte intraoperatório ou no tratamento de disfunção primária do enxerto grave.

REFERÊNCIAS

1. Squiers JJ, Lima B, DiMaio JM. Contemporary extracorporeal membrane oxygenation therapy in adults: fundamental principles and systematic review of the evidence. J Thorac Cardiovasc Surg. 2016;152:20-32
2. Peek GJ, Mugford M, Tiruvoipati R, Wilson A, Allen E, Thalanany MM, et al. Efficacy and economic assessment of conventional ventilatory support versus extracorporeal membrane oxygenation for severe adult respiratory failure (CESAR): A multicentre randomised controlled trial. Lancet. 2009;374:1351-1363
3. Noah MA, Peek GJ, Finney SJ, Griffiths MJ, Harrison DA, Grieve R, et al. Referral to an extracorporeal membrane oxygenation center and mortality among patients with severe 2009 influenza A(H1N1). JAMA. 2011;306:1659-1668
4. Ollar RM, Taylor JC, Hogikyan ND, Tutuo N, Ohye RG, Green GE. Awake extracorporeal membrane oxygenation for management of critical distal tracheal obstruction. Otolaryngol Head Neck Surg. 2010;142:618-620

5. Sidebotham D, Allen SJ, McGeorge A, Ibbott A, Willcox T. Venovenous Extracorporeal Membrane Oxygenation in Adults: Practical Aspects of Circuits, Cannulae, and Procedures. Cardiothorac Vasc Anesth. 2012; 26(5): 893-90.

6. Romano T, Mendes PV, Park M, Costa ELV. Suporte respiratório extracorpóreo em pacientes adultos. J Bras Pneumol. 2017;43(1):60-7.

7. Combes A, Hajage D, Capellier G, Demoule A, Lavoué S, Guervilly C, et al. Extracorporeal membrane oxygenation for severe acute respiratory distress syndrome. N Engl J Med. 2018;378(21):1965-75.

8. Dangers L, Bréchot N, Schmidt M, Lebreton G, Hékimian G, Nieszkowska A, et al. Extracorporeal Membrane oxygenation for acute decompensated heart failure. Crit Care Med. 2017;45(8):1359-66.

9. Sauer CM, Yuh DD, Bonde P. Extracorporeal membrane oxygenation use has increased by 433% in adults in the United States from 2006 to 2011. ASAIO J. 2015;61(1):31-6.

10. Zapol WM, Snider MT, Hill JD, Fallat RJ, Bartlett RH, Edmunds LH, et al. Extracorporeal membrane oxygenation in severe acute respiratory failure. A randomized prospective study. JAMA. 1979;242(20):2193-6

11. Patel AR, Patel AR, Singh S, Singh S, Munn NJ. Venovenous Extracorporeal Membrane Oxygenation Therapy in Adults. Cureus. 2019;11(8):e5365

12. Extracorporeal Life Support Organization (ELSO). ELSO Guidelines for Cardiopulmonary extracorporeal life support. Version 1.3 Nov 2013 [Internet]. Ann Arbor, MI, USA: ELSO; 2013. [cited 2019 Jul 12]. Diponível em: https://www.elso.org/Portals/0/IGD/Archive/FileManager/929122ae88cusersshyerdocumentselsoguidelinesgeneralalleclsversion1.3.pdf. (Acesso jul. 2021).

58

ECMO Veno–Venoso

GUILHERME VIEIRA SOARES DE CARVALHO | LUCAS MATOS FERNANDES | LUIS GUSTAVO ABDALLA | FLÁVIO POLA DOS REIS

Resumo

O suporte de vida extracorpóreo prolongado na modalidade com oxigenação por membrana (ECMO) veno-venosa pode ser utilizado no contexto do transplante pulmonar como ponte para transplante, mas também para auxílio naquelas pacientes com hipoxemia ou hipercapnia severa durante a cirurgia, além do mais, tem função também no tratamento da disfunção primária do enxerto no pós operatório do transplante pulmonar. Portanto não é terapia definitiva, mas suporte em pacientes críticos.

Palavras-chave

Circulação extracorpórea, ECMO, assistência respiratória, transplante pulmonar.

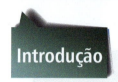

Introdução

O suporte de vida extracorpóreo através do dispositivo de membrana de oxigenação extracorpórea (ECMO) foi utilizado pela primeira vez para o transplante de pulmão na década de 70. A modalidade veno-venosa é bastante utilizado para assistência ao transplante pulmonar podendo ser instalado previamente à cirurgia, durante o ato operatório ou no pós-operatório. Composto basicamente por cânula de drenagem, cânula de retorno, circuito de tubos, membrana oxigenadora, aquecedor, e uma bomba centrífuga. O circuito drena sangue do sistema venoso (cânula de drenagem) que passa através de uma membrana oxigenadora e retorna ao paciente (cânula de retorno).

No contexto do transplante pulmonar, é indicado naqueles pacientes que apresentam falência respiratória grave (hipoxemia ou hipercapnia) apesar das medidas otimizadas da ventilação mecânica. Pode ser usada em pacientes previamente listados para transplante pulmonar que apresentam falha de ventilação mecânica, configurando uma ponte para o transplante. Durante o ato operatório, os pacientes que não suportam a ventilação monopulmonar ou retém CO_2 é uma alternativa de assistência respiratória intraoperatória, após a cirurgia, é uma forma de tratamento da disfunção primária do enxerto grave. Essa configuração de ECMO realiza somente suporte ventilatório através da drenagem de sangue da veia cava, sua oxigenação na membrana e retorno no átrio direito.

Tabela 58.01	
Indicação	Cenário
Assistência respiratória intra-operatória	Hipoxemia grave durante o transplante sem instabilidade hemodinâmica
Ponte para recuperação	Auxílio ao tratamento da disfunção primária do enxerto
Ponte para o transplante	Falência respiratória grave ou hipercapnia, permitindo uma adequada estabilização até o transplante pulmonar

Fonte: Desenvolvido pela autoria do capítulo.

Descrição técnica

Tempo 1: planejamento

deve-se atentar para a necessidade de suporte de vida extracorpóreo no período pré-operatório, portanto, após o posicionamento do paciente em decúbito dorsal, atentar para correta exposição e assepsia da região inguinal e cervical. A escolha do sítio de punção é guiada pela modalidade de escolha da ECMO e pela patência e tamanho dos vasos.

A seguir deve-se fazer a escolha das cânulas. Para isso os acessos vasculares são estudados por ultrassom, devendo-se escolher a cânula de maior diâmetro, tipicamente para a cânula drenagem utilizamos os calibres de 21 a 25 Fr de 55 a 60 cm de comprimento; e para o retorno de 19 a 23 Fr de 23 cm de comprimento.

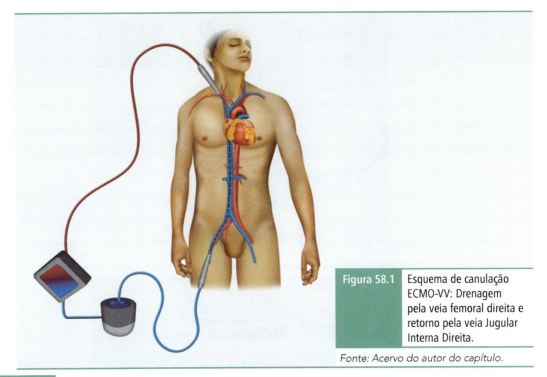

Figura 58.1 Esquema de canulação ECMO-VV: Drenagem pela veia femoral direita e retorno pela veia Jugular Interna Direita.

Fonte: Acervo do autor do capítulo.

Tempo 2: preparo da ECMO

todo o material necessário (caixa de cirurgia, fios de sutura, pinças de pressão, seringa, soro fisiológico) é separado e inicia-se sua montagem e conexões dos tubos e circuito. A rede de oxigênio e ar comprimido é verificada e acoplada ao *sweep* gas e ao *blender*; a bomba propulsora é conectada a eletricidade, e o aquecedor é conectado ao sistema. O *priming* é realizado com a utilização de soro fisiológico e retirada de todo o ar do circuito através da abertura e fechamento das válvulas de 3 vias, são necessários aproximadamente 500 mL da solução, habitualmente, soro fisiológico.

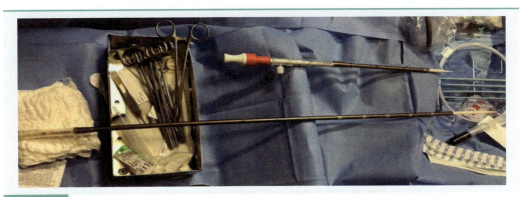

Figura 58.2 Ao início do procedimento, todo material é separado e preparado para utilização.

Fonte: Acervo do autor do capítulo.

Tempo 3: acesso vascular e canulação

a estratégia convencional é a canulação de drenagem na veia femoral comum direita e de retorno na veia jugular interna direita, através da técnica de punção de Seldinger ou através da dissecção vascular. Inicia-se o procedimento através da punção vascular guiada por ultrassom (Figura 58.2), seguida de introdução de fio guia e dilatação progressiva com dilatadores plásticos (Figura 58.3). Antes da introdução das cânulas deve ser realizada a utilização de heparina não fracionada na dose de 50-100 U/Kg. Após 5 minutos da infusão de heparina, colhe-se o tempo de coagulação ativada (TCA) que deve estar entre 180-250 segundos.

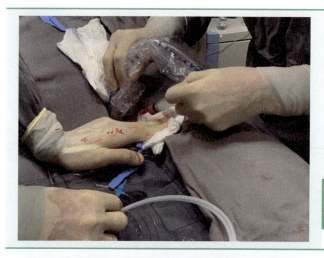

| Figura 58.3 | Punção da Veia Femoral Esquerda guiado pelo USG. |

Fonte: Acervo do autor do capítulo.

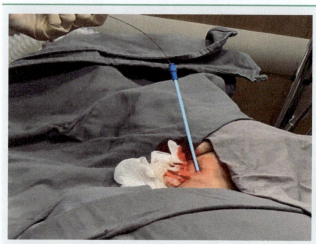

| Figura 58.4 | Após passagem de fio guia, introdução dos dilatadores de tamanhos progressivos. |

Fonte: Acervo do autor do capítulo.

> **DICA**
>
> O ultrassom *point-of-care* (ou ecocardiograma transtorácico ou transesofágico) devem ser utilizados para assegurar que os fios guias estejam corretamente posicionados na veia cava evitando complicações de posicionamento inadequados, ou dano vascular ou cardíaco, concomitante pode ser utilizado escopia ou Rx de Tórax.

Tempo 4: início e ajustes

após a correta inserção das cânulas (Figura 58.4), os tubos são cortados e preenchidos com soro fisiológico e então conectados a elas; evitando a presença de ar (Figura 58.5). Inicia-se a ECMO através da retirada do pinçamento do circuito. O ajuste inicial de fluxo típico é de 50 a 70 mL/Kg/min (4 a 6 L por minuto), ou de 60% do débito cardíaco, sendo então corrigido pelo valor da saturação de oxigênio periféricos, tipicamente em uma relação de 1:1 em relação ao volume de suporte e o fluxo de oxigênio (*sweep* gas).

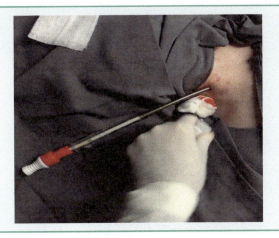

Figura 58.5 — Colocação da cânula em veia jugular interna direita.
Fonte: Acervo do autor do capítulo.

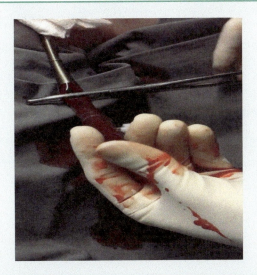

Figura 58.6 — Retirada do mandril e fio guia, deve clampear a cânula com pinça forte.
Fonte: Acervo do autor do capítulo.

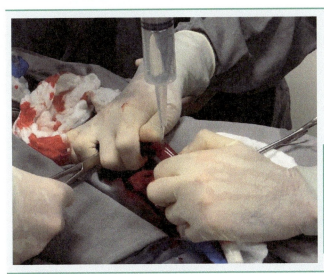

Figura 58.7 — Ao conectar as cânulas, sugerimos fazer com o auxiliar jogando soro fisiológico com uma seringa de bico de 60 ml, não permitindo a entrada de ar.
Fonte: Acervo do autor do capítulo.

Ao final uma radiografia de tórax é realizada a fim de nova confirmação de posicionamento e as cânulas são ajustadas e fixadas com fio multifilamentar e com fixadores (Figura 58.8).

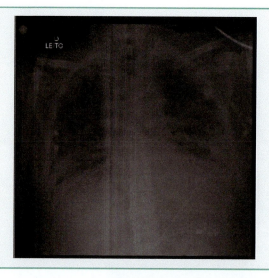

Figura 58.8 Radiografia de controle para correto posicionamento das cânulas.
Fonte: Acervo do autor do capítulo.

DICA: para evitar a recirculação a distância medida na radiografia deve ser de aproximadamente 15 cm. Atentar para a diferença de coloração entre via de retorno e de drenagem.

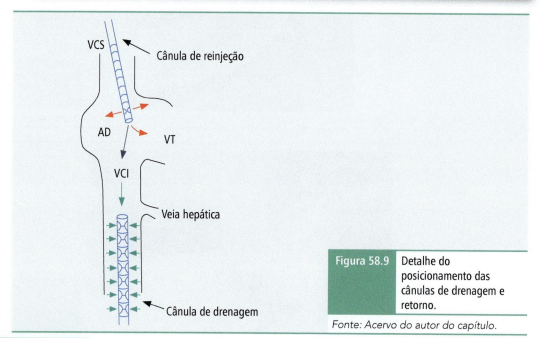

Figura 58.9 Detalhe do posicionamento das cânulas de drenagem e retorno.
Fonte: Acervo do autor do capítulo.

Tempo 5: desmame e decanulação

a retirada do suporte está condicionado à indicação da ECMO (ponte para transplante, suporte trans-operatório ou tratamento da disfunção primária do enxerto) assim, após atingido melhora ventilatória (melhor complacência pulmonar e troca gasosa) o teste de autonomia é realizado pela redução gradual do suporte e diminuição da fração de oxigênio ofertada para a membrana. O tempo estimado é aproximadamente de 40 a 60 minutos, devendo nesse momento ser realizado ajustes do ventilador mecânico.

Para a retirada das cânulas o sistema é fechado por pinças e as cânulas retirada por movimento contínuo seguido da compressão do local de punção e sutura da pele com fio de Nylon e pela realização de curativo oclusivo.

Conclusão

Nos últimos anos a utilização de ECMO aumentou para suporte cardiopulmonar pré-operatório, intra-operatório e pós-operatório, tratamento da disfunção primária do enxerto e como terapia para ponte para transplante com resultados imediatos e a longo prazo favoráveis.

Assim, o uso da ECMO na modalidade veno-venosa proporciona um suporte respiratório adequado durante a cirurgia de transplante pulmonar com grandes vantagens em relação à circulação extracorpórea tradicional permitindo o uso também no pós operatório, mas também, se necessário, permite a mudança para suporte veno-arterial.

REFERÊNCIAS

1. Veith FJ. Lung transplantation. Transplant Proc. 1977;9(1):203-8

2. Bazan VM, Zwischenberger JB. ECMO in Lung Transplantation: A Review. Clin Surg. 2018;3:2016.

3. ELSO Guidelines for Cardiopulmonary Extracorporeal Life Support Extracorporeal Life Support Organization, Version 1.4 August 2017 Ann Arbor, MI, USA – Disponível em: www.elso.org. (Acesso Ago. 2021).

4. Bazan VM, Zwischenberger JB. ECMO in Lung Transplantation: A Review. Clin Surg. 2018;3:2016.

ECMO Veno–Arterial (Periférico e Central)

CAIO CÉSAR BIANCHI DE CASTRO | FLÁVIO POLA DOS REIS | LUIS GUSTAVO ABDALLA

Resumo

A oxigenação por membrana extracorpórea veno-arterial (*Extracorporeal Membrane Oxygenation; ECMO VA*) consiste em uma modalidade terapêutica para suporte cardiocirculatório temporário, associado ou não ao suporte respiratório. Esse circuito é configurado em paralelo à circulação pulmonar com drenagem sanguínea por acesso venoso e infusão por acesso arterial por meio canulação em disposição periférica ou central, as quais podem ser realizadas por métodos percutâneos ou cirúrgicos.[1,2] A bomba centrífuga gera propulsão mecânica do fluxo sanguíneo, que se encontra prejudicado pela disfunção cardíaca refratária às medidas incluindo reposição volêmica, vasopressores/ inotrópicos e/ou balão de contrapulsão aórtica. Desse modo é gerado um fluxo contínuo capaz de promover adequada perfusão tecidual, cujo direcionamento em relação à circulação sistêmica fisiológica pode ser anterógrado, quando em configuração central, ou retrógrado quando em configuração periférica.

Em comparação à ECMO veno-venosa (*ECMO VV*), exige maiores fluxos de sangue para adequada substituição do débito cardíaco nativo, que não necessariamente será nulo e tenderá a se elevar e até mesmo competir com o dispositivo à medida que houver recuperação do órgão, nos casos de fluxo de retorno retrógrado.

Suas principais indicações estão relacionadas à insuficiência cardíaca potencialmente reversível, situações de "ponte" para decisão ou realização de outros procedimentos (implante de dispositivos ventriculares artificiais ou o transplante cardíaco) e ainda em casos selecionados de reanimação cardiopulmonar (*Extracorporeal Cardiopulmonary Ressuscitation; E-CPR*).[1,3]

Assim como a *ECMO VV*, possui como principais complicações: trombose e danos no circuito, embolização arterial, injúria renal, infecções e hemorragias intracranianas. Outras, específicas, incluem a trombose intracardíaca, distensão de câmaras cardíacas, isquemia distal do membro utilizado para acesso arterial periférico e a síndrome de Arlequim - diferença de perfusão entre a parte superior e inferior do corpo pela disputa entro o fluxo retrógrado (sangue oxigenado do circuito periférico) e o fluxo anterógrado do débito cardíaco nativo (sangue desoxigenado).[1,4]

Palavras-chave

Oxigenação por membrana extracorpórea; transplante de pulmão; choque cardiogênico; insuficiência cardíaca; insuficiência respiratória.

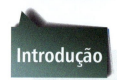

Introdução

A *ECMO VA* é um dispositivo terapêutico importante no manejo de pacientes hemodinamicamente instáveis por quadros de comprometimento cardíaco ao possibilitar uma redução na pré-carga e um fluxo sanguíneo estável no sistema arterial de 3 a 7 L/min, promovendo adequada perfusão tecidual distal.[5] Na configuração central a cânula de drenagem é inserida no átrio direito, enquanto a de infusão arterial normalmente é inserida no segmento da aorta ascendente, para tanto dependendo de acesso cirúrgico torácico, com fechamento parcial do tórax enquanto persistir o dispositivo. Por outro lado, na técnica periférica, realizada em por via percutânea com a técnica de Seldinger ou cirúrgica, é realizada a canulação venosa pelas veias femorais ou jugular interna e canulação arterial das artérias femoral e menos comumente, axilar, subclávia ou carótida comum.[1,6] Independentemente da técnica utilizada, um *checklist* incluindo aspectos técnicos e de materiais deve ser realizado para garantir o sucesso do procedimento.

Tabela 59.1 Checklist de preparo para canulação
Confirmação do paciente e análise dos parâmetros pré procedimento com monitorização adequada (incluindo pressão arterial invasiva, pressão venosa central, eletrocardiografia e oximetria de pulso)
Disponibilidade de concentrados de hemácias
Confirmação dos valores de plaquetas (idealmente > 50.000/mm³)
Definir o método de confirmação do posicionamento das cânulas e sua disponibilidade (radioscopia, ecocardiografia)
Disponibilidade dos materiais cirúrgicos e de proteção individual
Disponibilidade do equipamento e circuito completo da ECMO
Kit de punção e múltiplos dilatadores (para canulação periférica)
Definição dos tamanhos das cânulas a serem utilizadas e sua disposição (venosas de 50 a 70 cm com calibres de 19 a 25 Fr e arteriais de 20 a 40 cm e diâmetros de 17 a 22 Fr)
Preenchimento do circuito (Priming) pelo ECMO team
Planos de backup em caso de falhas ou complicações
Heparina não fracionada para anticoagulação imediatamente antes da canulação (objetivando-se um tempo de coagulação ativada – TCA - de 180 a 220 segundos). Bolus inicial de 5.000 UI intravenoso, seguido de manutenção realizada posteriormente com infusão contínua (20 a 50 UI/kg/h), com ajustes guiados por exames laboratoriais (tempo de tromboplastina ativado e atividade do fator anti-Xa)

Fonte: Desenvolvido pela autoria do capítulo.

Descrição técnica

ECMO VA PERIFÉRICA As técnicas de canulação descritas são diversas, incluindo podendo incluir a técnica totalmente percutânea (Seldinger), aberta com dissecção vascular, híbrida ou ainda aberta com uso de enxertos protéticos na artéria.[6] Neste capítulo discutiremos a técnica de Seldinger e híbrida.

Técnica percutânea

Tempo 1: preparo O paciente é posicionado em decúbito dorsal com exposição e preparo da região inguinal bilateralmente para a conformação mais comum do circuito: femoro-femoral. Idealmente o procedimento é realizado no ambiente do centro cirúrgico, no entanto, a depender das condições do paciente pode ser realizado em unidade de terapia intensiva ou de emergência. Casos excepcionais são eventualmente realizados em ambiente extra-hospitalar no contexto de parada cardiorrespiratória. Independentemente do ambiente, todas as condições de assepsia e antissepsia devem ser garantidas ao longo de todo procedimento.

Tempo 2: preparo do circuito

Uma vez organizado o campo cirúrgico, abre-se de forma estéril o circuito da ECMO, o qual já estava previamente preenchido por solução fisiológica. O circuito é então "aberto" (na ausência de fluxo), separando-se sua porção de drenagem da de infusão. Cada uma das porções é então fixada com auxílio de pinças fortes no campo cirúrgico, impedindo sua contaminação.

Tempo 3: identificação ultrassonográfica

idealmente inicia-se a partir da identificação ultrassonográfica dos vasos alvo, permitindo além de maior segurança na canulação a mensuração do diâmetro do vaso e seleção especialmente da cânula arterial. A canulação somente será iniciada após ser atingido o alvo do TCA (180 a 220 segundos).

Tempo 4: acesso venoso

Contando com uma equipe mínima de duas pessoas em campo, é realizada a punção guiada com ultrassonografia da veia femoral, preferencialmente à direita. Confirmada a punção, prossegue-se com a técnica de Seldinger (passagem de fio-guia, retirada da agulha e dilatação). Um pique com bisturi frio é essencial para permitir a dilatação progressiva do trajeto cutâneo e tecidos moles até a veia. A dilatação progressiva com auxílio do fio-guia é realizada até o diâmetro correspondente a cânula a ser passada em *French* (1 Fr = 0.03 cm), com cuidado de controle do sangramento durante as trocas dos dilatadores. A cânula venosa deve ter diâmetro suficiente para garantir o melhor fluxo de drenagem possível, com introdução em comprimento suficiente para sua localização distal no átrio direito, com estimativa prévia conforme a altura do paciente. Por fim é realizada a canulação venosa até a posição planejada, orientada em seu trajeto pelo fio-guia metálico. Com a ajuda do auxiliar, um deve remover o mandril da cânula juntamente do fio-guia enquanto o outro obstrui o fluxo retrógrado na cânula com uma pinça forte.

Tabela 59.2 Cânulas de ECMO VA periférica disponíveis no mercado				
Fabricante	Tipo	Diâmetro	Comprimento	Gradiente de pressão *
Terumo	Arterial	20 a 24 Fr	24 cm	50 mm Hg
	Venosa (Medtronic)	19 a 29 Fr	76 cm	30 mm Hg
Maquet	Arterial	15 a 29 Fr	38 a 55 cm	32 mm Hg
	Venosa	19 a 29 Fr	55 cm	30 mm Hg
Edwards	Arterial	16 a 24 Fr	24 cm	45 mmHg
	Venosa	18 a 28 Fr	87 cm	45 mm Hg

* com 20Fr a 4L/min

Fonte: adaptado de Pavlushkov et al. Ann Transl Med, 2017.

Tempo 5: conexão do circuito de drenagem

Com o auxílio de uma seringa de 60 ml com bico, injeta-se no circuito ainda aberto solução salina enquanto se realiza a conexão da cânula com o circuito, permitindo assim a retirada de bolhas do circuito. Ao término desta etapa, o fluxo do circuito permanece parado.

Tempo 6: acesso arterial

Assim como o acesso venoso, é realizada a punção guiada da artéria femoral ipsi ou contralateral e sua canulação pela técnica de Seldinger. O diâmetro ideal da cânula arterial pode ser estimado a partir da aferição do diâmetro do vaso e aplicação da fórmula: Diâmetro cânula (Fr) = 3 x Diâmetro do vaso (mm).[6] Normalmente a extremidade distal da cânula é posicionada na região da artéria ilíaca comum. Canulada a artéria, de forma semelhante é realizada a sua conexão ao ramo infusor do circuito. Detalhe importante na *ECMO VA* periférica é o risco de isquemia do membro a jusante da canulação arterial, sendo então indicada por muitos grupos a inserção conjunta de uma cânula de reperfusão retrógrada acoplada à cânula arterial de 5 a 7 Fr na artéria femoral superficial direcionada distalmente para a extremidade, sendo instalada antes mesmo da canulação da artéria femoral esquerda comum.[7] A exceção ocorre nos casos de ECPR, nos quais o uso de cânulas de menor diâmetro (15 Fr) não impõe a necessidade de uma cânula de reperfusão.

> **DICA**
>
> Há disponível no mercado dispositivos percutâneos para facilitação do fechamento da arteriotomia quando for realizada a decanulação da ECMO VA. Normalmente a sutura é aplicada por técnica percutânea antes de completada a canulação arterial, mantendo-se um fio de sutura para síntese posterior.

Tempo 7: entrada em assistência extracorpórea

Garantida a adequação do posicionamento das cânulas, idealmente auxiliada com a fluoroscopia, inicia-se o fluxo pelo circuito extracorpóreo. Ligada a bomba propulsora, desobstrui-se inicialmente o ramo de drenagem, com progressivo preenchimento do circuito e da membrana oxigenadora, sendo seguido de abertura do ramo de infusão, com início efetivo da circulação pelo dispositivo. O fluxo inicial em *ECMO VA* corresponde a 30 mL/kg/min de peso.[1] A exceção ocorre nos casos de instalação de *ECMO* em parada cardiorrespiratória no qual o fluxo é iniciado de forma rápida, a elevação dele é gradual em outras condições clínicas. Em linhas gerais, a ventilação mecânica nesses pacientes é realizada com parâmetros ventilatórios protetores.

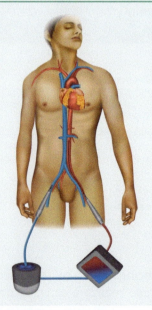
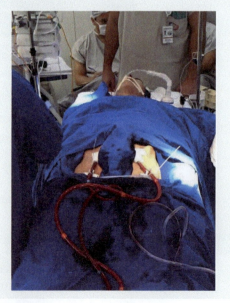

Figura 59.1 Circuito de ECMO VA em sua configuração periférica.

Fonte: Acervo do autor do capítulo.

Tempo 4: fixação Uma vez garantido o adequado posicionamento das cânulas avaliando-se o funcionamento do circuito e seus parâmetros, além de exames auxiliares como fluoroscopia e/ou ecocardiografia, deve-se proceder com a adequada fixação das cânulas. Tal fixação é realizada com sutura tipo cerclagem ("bolsa de tabaco") com fio de poliéster 0-0 no local de entrada da cânula na pele, bem Todo cuidado deve ser tomado para qualquer tipo de manipulação do paciente ou dos componentes do dispositivo, evitando-se tração inadvertida com riscos de complicações. Há disponível no mercado curativos específicos de fixação sem uso de pontos como o *Hollister*.[6] Todas as conexões devem ser reforçadas com o uso de abraçadeira de nylon.

Técnica híbrida

Tempo 1 Uma vez preparadas as regiões inguinais, é realizada uma inguinotomia longitudinal ou transversa. Dissecados os planos superficiais expõem-se os vasos femorais (3 a 4 cm) para permitir sua subsequente canulação.

Tempo 2 Suturas tipo bolsa são realizadas na veia e artéria femoral à direita com polipropileno 4-0. Antes de proceder com a venotomia/ arteriotomia, é essencial a realização de duas incisões longitudinais separadas, distando cada aproximadamente 1 cm do acesso cirúrgico inicial, com o intuito de exteriorização posterior das cânulas por sítio diferente do primário. O tecido subcutâneo entre as duas novas incisões e os vasos femorais deve ser dissecado de forma romba para permitir a futura passagem das cânulas.

Tempo 3 Uma vez garantida o alvo do TCA, a canulação venosa e arterial serão realizadas com técnica híbrida com auxílio do kit percutâneo, com inserção de fio guia e dilatação progressiva. A agulha é introduzida na incisão de exteriorização, com observação sob visão direta da punção dos vasos. A introdução do fio guia e dilatação progressiva e canulação são observados também pelo sítio de inguinotomia inicial.

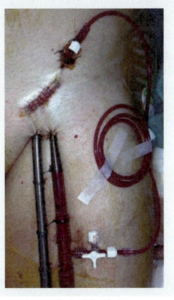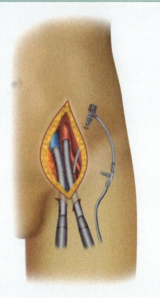

Figura 59.2 Técnica de canulação híbrida.[7]

Fonte: Acervo do autor do capítulo.

Tempo 4 Os princípios de entrada em bomba e opção de cateter de reperfusão retrógrada são os mesmos da técnica percutânea simples. Uma vez fechada por planos a inguinotomia e confirmado o posicionamento das cânulas, é realizada a fixação das cânulas da mesma forma já mencionada na técnica percutânea.

Ecmo VA Periférica: técnica de decanulação

Configuração menos utilizada por ser mais invasiva, normalmente indicada durante procedimentos cirúrgicos cardiotorácicos no contexto de dificuldade de desmame da circulação extracorpórea como no choque pós-cardiotomia e disfunção primária de enxerto cardíaco, ou ainda em situações nas quais se prevê maior tempo para ajuste da função ventricular e circulação pulmonar a exemplo dos pacientes com transplante pulmonar por hipertensão pulmonar primária.[5,6] Suas principais vantagens estão relacionadas na melhor drenagem venosa e um retorno arterial mais confiável em configuração anterógrada, permitindo total controle na descompressão ventricular esquerda com uso de um *vent* arterial, normalmente introduzido via veia pulmonar superior direita.[6]

Tempo 1

A configuração do sistema pode seguir os mesmos princípios da circulação extracorpórea como já explicitado no capítulo 58. Os grandes vasos e câmaras cardíacas podem ser acessados por meio de esternotomia ou toracotomias simples/ combinadas.

> **DICA**
>
> A depender do procedimento e indicação, é possível a realização de uma canulação híbrida, com cânula venosa de inserção periférica pela região inguinal e canulação arterial central pelo ramo ascendente da aorta.

Tempo 2

Se optado pela realização da *ECMO VA* desde o início do procedimento a anticoagulação realizada será menor em relação àquela da circulação extracorpórea (CEC) convencional com alvos de TCA diferenciados (180 a 220 segundos e > 480 segundos, respectivamente). A *ECMO* permite menor heparinização em relação a CEC pois utiliza um circuito com maior biocompatibilidade e revestidos por heparina, além de se tratar de um sistema fechado, ou seja, o sangue não entra em contato ar.

Tempo 3

A canulação arterial é realizada normalmente na aorta ascendente com cânulas de 18 a 24 Fr com sutura em bolsa dupla e auxílio de torniquete para manutenção da fixação da cânula no interior do vaso. A canulação venosa com cânula de 28 a 46 Fr pode ser realizada duplamente com cânulas nas veias cavas inferior e superior, cânulas de único ou múltiplos estágios por inserção no átrio, ou no caso já citado, por cânula longa multiperfurada alocada junto a entrada do átrio direito por meio de acesso periférico femoral direito.[6] Nos casos de conversão da circulação extracorpórea para a *ECMO*, o circuito deve ser trocado, mantendo-se apenas as cânulas. Uma vez ocluídas as cânulas, retirado o circuito da CEC e promovida a deareação permitindo a conexão padrão à *ECMO VA*, inicia-se o suporte.

> **DICA**
>
> Técnicas alternativas como a descrita por Banfi C. et al no Hospital Universitário de Geneva e no Hospital Cardiológico de Lyon, utilizam uma técnica de Seldinger modificada para acesso à aorta ascendente, com exteriozação das cânulas arterial e venosa por contraincisão.[7]

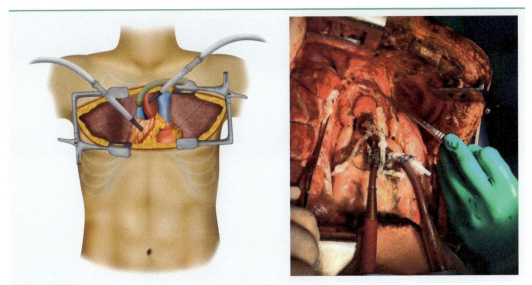

Figura 59.3 Canulação central da ECMO VA. Canulação arterial na aorta ascendente e venosa no átrio direito.
Fonte: Acervo do autor do capítulo.

Tabela 59.3 Cânulas de ECMO VA central disponíveis no mercado				
Fabricante	Tipo	Diâmetro	Comprimento	Gradiente de pressão *
Terumo	Arterial Venosa (duplo estágio)	10 a 26 Fr	15 cm	60 mm Hg
		28 a 36 Fr	39 cm	5 a 10 mm Hg
Medtronic	Arterial Venosa (duplo estágio)	15 a 24 Fr	18 cm	40 mm Hg
		28 a 36 Fr	38 cm	4 a 6 mm Hg
Maquet	Arterial Venosa (duplo estágio)	20 a 24 Fr	23 cm	13 mmHg
		32 a 36 Fr	40 cm	5 mm Hg

* com 20 Fr a 4L/min
Fonte: adaptado de Pavlushkov et al. Ann Transl Med, 2017

Tempo 4 — Ao término do procedimento, o tórax pode permanecer aberto com curativos oclusivos ou fechamento parcial ou pode ser fechado desde que haja tunelização prévia do trajeto dos drenos no tecido subcutâneo e saída por incisões distintas da principal.[6]

Tempo 5 — Assim como na técnica periférica, a fixação adequada das cânulas e fundamental, em especial nestes casos devido a sua inserção direta no coração. Cuidado deve ser tomado para se evitar a angulação das cânulas durante o fechamento provisório do tórax (aproximação parcial do intercosto e fechamento da pele com sutura contínua ou interrompida).

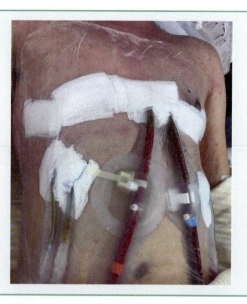

Figura 59.4 Aspecto final da ECMO VA central em paciente com tórax parcialmente fechado após transplante pulmonar bilateral.

Fonte: Acervo do autor do capítulo.

> **DICA**
> Técnicas alternativas de canulação arterial central incluem a interposição de um enxerto protético (Dacron) com anastomose término-lateral com a artéria femoral ou a canulação da artéria subclávia por incisão subclavicular preferencialmente à direita podendo ser realizada diretamente ou com a interposição de enxerto protético e anastomose término-lateral.[7]

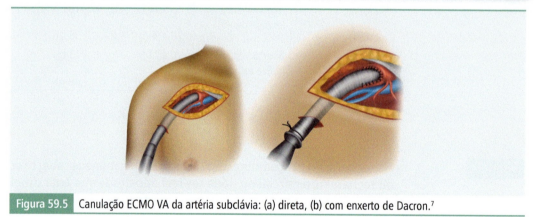

Figura 59.5 Canulação ECMO VA da artéria subclávia: (a) direta, (b) com enxerto de Dacron.[7]

Fonte: Acervo do autor do capítulo.

Decanulação

Uma vez atingidos os critérios de decanulação (Tabela 59.4) e havendo resposta ao teste de autonomia é realizada a decanulação do sistema veno-arterial ou sua conversão para a configuração veno-venosa caso ainda haja persistência de prejuízo da função pulmonar. No caso da ECMO VA central é essencial sua conversão para a modalidade periférica ou decanulação definitiva tão logo possível devido ao seu maior risco de complicações infecciosas e os inconvenientes relacionados à manutenção do esterno/ tórax aberto.

A técnica do desmame do circuito é variável incluindo a redução progressiva do fluxo do circuito de 0.5 a 2 L/min em um período de 24 a 36 horas, com monitorização dos parâmetros hemodinâmicos, perfusionais (lactato) e especialmente ecocardiográficos, com correções da pré e pós carga para melhora do débito cardíaco. Havendo resposta negativa, retorna-se às condições anteriores, caso contrário, prossegue-se com o desmame progressivo.

O procedimento de decanulação pode ser realizado beira-leito, todavia, idealmente é realizado no centro cirúrgico.

Tabela 59.4 Critérios de decanulação da ECMO VA
Recuperação clínica miocárdica
Estabilização dos parâmetros de perfusão (ausência de hiperlactemia e acidose metabólica)
Pressão arterial média > 70 mm Hg
Baixo requerimento de inotrópicos (Escore inotrópico < 10)
Saturação periférica de oxigênio (SpO$_2$) > 95%, Saturação venosa central de oxigênio (SVcO$_2$) > 70%
Parâmetros ecocardiográficos (Fração de ejeção ventrículo esquerdo > 25% a 30%, adequada função ventricular direita e esquerda, avaliação da função valvar – integral velocidade-tempo valvar aórtica (VTI) > 12 cm, ausência de derrame pericárdio, melhora da pressão arterial pulmonar)

Fonte: Adequada radiografia de tórax

ECMO VA Periférica

Tempo 1
Paciente é posicionado em decúbito dorsal com cuidados de assepsia e antissepsia dos locais de canulação.

Tempo 2
São retirados os pontos de fixação da cânula venosa e arterial, com confecção de uma nova sutura tipo bolsa no local de inserção das cânulas.

Tempo 3
A *ECMO VA* tem seu fluxo interrompido com a oclusão primeiramente do ramo arterial, seguido do ramo venoso.

Tempo 4
A cânula venosa é retirada com ajuda de um auxiliar, sendo então realizado o nó na sutura do local de inserção da cânula. Paralelamente o auxiliar realiza compressão logo acima do sítio de inserção mantendo a compressão local por um período mínimo de 5 minutos.

Tempo 5
A cânula arterial é idealmente retirada com visualização direta do vaso por inguinotomia longitudinal com a exposição proximal da bifurcação da artéria femoral, junto ao ligamento inguinal. O controle proximal do vaso é obtido por meio de torniquetes ou *vessel loop*, enquanto o controle distal é obtido próximo à bifurcação femoral ou mais distal. Uma vez realizado o controle vascular, o time de perfusão deve ser avisado que a remoção da cânula é iminente. A cânula arterial é então retirada e o clampe proximal fechado, em seguida a cânula de reperfusão é removida. Sangramento de retorno deve ser permitido antes do clampeamento distal. Mesmo havendo aparente sangramento de retorno suficiente da artéria femoral profunda e da femoral superficial, deve-se realizar a trombectomia com cateter de *Fogarty* 3 a 4 Fr. Procede-se com o um flush de solução heparinizada nas artérias femorais superficial e profunda e o membro distal é inspecionado para avaliação de sua perfusão. Por fim é realizada a rafia arterial transversa com suturas interrompidas de polipropileno 5-0. Havendo comprometimento femoral comum endarterectomia local deve ser realizada e o vaso é ocluído com patch de pericárdio bovino ou Dacron. O fechamento da ferida é realizado por planos. Havendo sinais de isquemia do membro, deve-se considerar a fasciotomia longitudinal ao término do procedimento para profilaxia de síndrome compartimental.[9] Quando utilizado o sistema de fechamento percutâneo o nó pré formado é então apertado e cortado junto ao sítio da arteriotomia prévia assim que retirada a cânula arterial. Alguns grupos ainda realizam a retirada da cânula com compressão mantida do sítio de arteriotomia com a sonda ultrassonográfica, orientando o grau de pressão exercida, visando evitar trombose ou isquemia local.

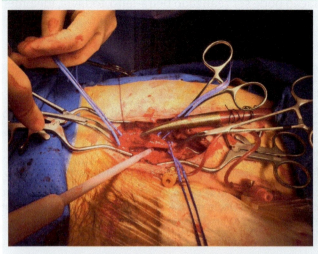

Figura 59.6 | Decanulação do ramo arterial por inguinotomia, com controle vascular proximal e distal à cânula para sua adequada remoção.[9]

Fonte: Acervo do autor do capítulo.

Uma vez fora do suporte, é realizada a correção da coagulação.

ECMO VA Central: técnica de decanulação

Tempo 1 — Em centro cirúrgico o paciente após cuidados de assepsia e antissepsia é submetido à reabertura do acesso torácico.

Tempo 2 — O procedimento ocorre a semelhança da remoção da circulação extracorpórea, com remoção das cânulas e fechamento adequado das bolsas arterial e atrial, com posterior reforço (capítulo 58). Nesse mesmo tempo é realizada a revisão da hemostasia local e remoção de possíveis coágulos retidos na cavidade. O fechamento torácico segue os princípios padrões.

Tempo 3 — Caso seja optada pela conversão para *ECMO VA* periférica ou *ECMO VV*, as canulações são realizadas no mesmo ato cirúrgico, com fechamento torácico preferencialmente realizado somente após o término da nova configuração do sistema.

Conclusão

O suporte de vida extracorpóreo é uma área de crescimento na atenção hospitalar aos pacientes críticos, sendo a modalidade *ECMO VA* uma opção terapêutica efetiva no suporte ao choque cardiogênico refratário às medidas clínicas além da parada cardíaca. Sua configuração periférica por acessos femorais é a técnica de canulação mais comumente empregada. A configuração central normalmente é reservada para o choque cardiogênico pós-cardiotomia ou disfunção primária do enxerto cardíaco, situações nas quais a esternotomia já foi realizada. Cabe ressaltar que a configuração central ainda é uma opção efetiva para descompressão do ventrículo esquerdo em pacientes com *ECMO VA* periférica femoro-femoral que desenvolvem edema pulmonar refratário.[7]

O ponto chave para o sucesso com o uso dessa ferramenta recai sobre a adequada seleção daqueles pacientes que realmente poderão ser beneficiados, justificando assim os eventuais riscos e custos relacionados ao procedimento e manejo da *ECMO*.

REFERÊNCIAS

1. Chaves RC de F, Rabello Filho R, Timenetsky KT, Moreira FT, Vilanova LC da S, Bravim B de A, et al. Oxigenação por membrana extracorpórea: revisão da literatura. Rev Bras Ter intensiva. 2019;31(3):410–24.

2. Reeb J, Olland A, Renaud S, Lejay A, Santelmo N, Massard G, et al. Vascular access for extracorporeal life support: Tips and tricks. J Thorac Dis. 2016;8(I):S353–63.

3. Chen YS, Yu HY, Huang SC, Lin JW, Chi NH, Wang CH, et al. Extracorporeal membrane oxygenation support can extend the duration of cardiopulmonary resuscitation. Crit Care Med. 2008;36(9):2529–35.

4. Makdisi T, Makdisi G. Extra corporeal membrane oxygenation support: Ethical dilemmas. Ann Transl Med. 2017;5(5):1–5.

5. Napp LC, Kühn C, Hoeper MM, Vogel-Claussen J, Haverich A, Schäfer A, et al. Cannulation strategies for percutaneous extracorporeal membrane oxygenation in adults. Clin Res Cardiol. 2016;105(4):283–96.

6. Pavlushko E, Berman M, Valchanov K. Cannulation techniques for extracorporeal life support. Ann Transl Med. 2017;5(4).

7. Banfi C, Pozzi M, Brunner ME, Rigamonti F, Murith N, Mugnai D, et al. Veno-arterial extracorporeal membrane oxygenation: An overview of different cannulation techniques. J Thorac Dis. 2016;8(9):E875–85.

8. Pola-Dos-reis F, Samano MN, Abdalla LG, de Carvalho GVS, Fernandes LM, Gomes-Júnior O, et al. Extracorporeal membrane oxygenation and lung transplantation: Initial experience at a single brazilian center. Clinics. 2020;75:1–5.

9. Prent A, Sallam M, Donati T, Ioannou N, Tricklebank S, Barret N, et al. Surgical technique for safe removal of arterial cannulae following weaning of peripheral veno-arterial extracorporeal membrane oxygenation (VA-ECMO). Conference: EuroELSO. Eur J Heart Failure. 2017;19(2):58-67

Seção 18

Pneumopatias Avançadas

60

Tromboendarterectomia Pulmonar

ORIVAL DE FREITAS FILHO | PAULO M. PÊGO FERNANDES | FÁBIO B. JATENE

Resumo

A hipertensão pulmonar tromboembólica crónica (HPTEC) é incomum e subdiagnosticada. Vários fatores de risco relacionados ao desenvolvimento da hipertensão pulmonar tromboembólica crônica têm sido identificados e muitos não são diretamente relacionados às trombofilias. Os sinais e sintomas apresentados pela (HPTEC) não são específicos. A tromboendarterectomia pulmonar é o tratamento de escolha para os pacientes com (HPTEC).

Palavras-chave

Tromboendarterectomia; hipertensão pulmonar, tromboembolia pulmonar, hipotermia; neuroproteção.

Introdução

A tromboendarterectomia pulmonar é um procedimento cirúrgico indicado na Hipertensão Pulmonar Tromboembólica Crónica (HPTEC).[1,2] A HPTEC é uma doença rara, com patogênese relativamente pouco compreendida e isso dificulta a identificação dos indivíduos com esta doença.[3] A HPTEC é uma forma de hipertensão pulmonar (HP) potencialmente curável com tratamento cirúrgico, onde a tromboendarterectomia pulmonar cumpre seu papel efetivo, na remoção dos trombos organizados no sistema arterial pulmonar e redução da HP.[4] É uma operação complexa, realizada sob circulação extracorpórea com parada circulatória e hipotermia profunda em centros experientes, com equipes multidisciplinares.

A principal indicação para a cirurgia de Tromboendarterectomia Pulmonar: são os pacientes que apresentam hipertensão pulmonar tromboembólica crônica.[4,5]

Tempo 1

O paciente é posicionado em decúbito horizontal. Monitorização inicial (oxímetro de pulso em um dos dedos das mãos, medidor da aferição de PA em um dos membros superiores, eletrodos de 6 derivações cardíaco, placa de desfibrilador externo, passagem da PAI radial), venóclise com Jelco nº 14, e em seguida indução anestésica com intubação orotraqueal e ventilação mecânica.

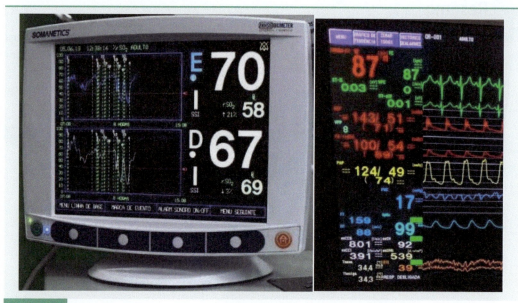

Figura 60.1 Figura (A) representa a Mostra o monitor do IVOS, utilizado para monitorizar a oximetria cerebral durante a hipotermia profunda e a parada circulatória total. e a Figura (B) Exibe um monitor multiparâmetros durante o procedimento cirúrgico.

Fonte: Acervo do autor do capítulo.

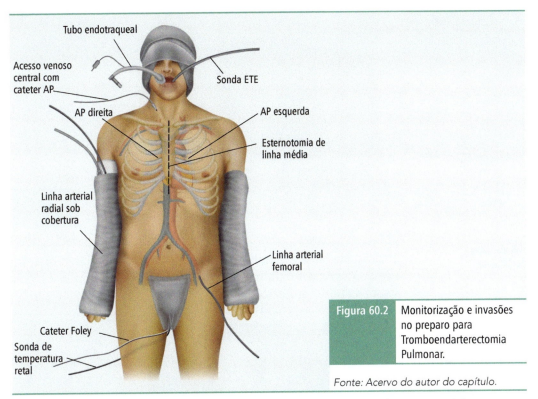

Figura 60.2 — Monitorização e invasões no preparo para Tromboendarterectomia Pulmonar.

Fonte: Acervo do autor do capítulo.

Tempo 2 — Seguindo com a monitorização invasiva após intubação (introdução e posicionamento da sonda do eco-transesofágico, passagem dos cateteres de Swan-Ganz e duplo lúmen venoso, PAi Femoral, sonda vesical com termômetro, termômetros retal e esofágico), instalação dos eletrodos do BIS e IVOS, com colocação de capacete térmico ou bolsas de gelo ao redor da cabeça.

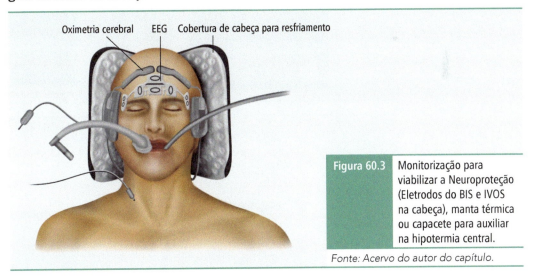

Figura 60.3 — Monitorização para viabilizar a Neuroproteção (Eletrodos do BIS e IVOS na cabeça), manta térmica ou capacete para auxiliar na hipotermia central.

Fonte: Acervo do autor do capítulo.

Video-monitorização

Tempo 3 — Assepsia e antissepsia da face anterior do tronco, estendendo em direção cefálica até o queixo, e em direção caudal até os joelhos. Utilizando os campos cirúrgicos, deixando exposto somente a porção medial do tórax anterior. Realiza o ¨Check List¨ cirúrgico.

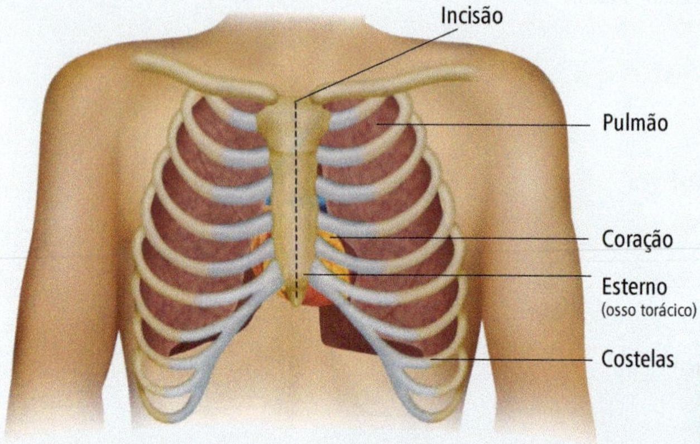

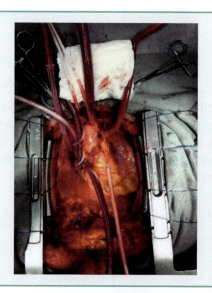

Figura 60.4 Esternotomia mediana para acesso ao mediastino.
Fonte: Acervo do autor do capítulo.

Tempo 4

Incisão mediana e longitudinal da pele e tecido celular subcutâneo sobre o esterno, em seguida esternotomia mediana. Abertura do pericárdio, exposição do miocárdio e os vasos da base cardíaca.

Figura 60.5 Canulação arterial e venosa em CEC. Com drenagem das cavidades esquerdas do miocardio e drenagem do Tronco da Art. Pulmonar.
Fonte: Acervo do autor do capítulo.

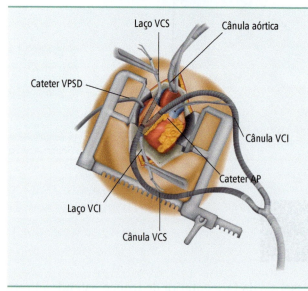

Figura 60.6 Canulação arterial e venosa em CEC. Detalhe da drenagem das cavas de forma cruzada. Canula de drenagem das cavidades esquerdas do miocárdio, introduzida na Veia Pulmonar Superior Direita progredindo pela Cavidade Atrial Esquerda e Ventrículo Esquerdo.
Fonte: Acervo do autor do capítulo.

Tempo 5

Canulação arterial central da Aorta Ascendente, em seguida canulação venosa central cruzada, bolsas na Veia Cava Superior e Veia Cava Inferior. Iniciando a Circulação Extracorpórea, seguindo protocolo de esfriamento corporal.

Protocolo de resfriamento e aquecimento corpóreo: 1 °C a cada 3 minutos até 18° Celsius de temperatura corpórea central do paciente. O aquecimento nos primeiros 5 °C a cada 5 minutos e os demais a cada 4 minutos. Tabela 60.1.

Tabela 60.1 Protocolo de controle da hipotermia profunda durante o esfriamento e aquecimento corpóreo.					
Tromboendarterectomia Pulmonar			Tromboendarterectomia Pulmonar		
Resfriamento			Aquecimento		
°C	Minutos		°C	Minutos	
36	3		15	5	
35	6		16	10	
34	9		17	15	
33	12		18	20	
32	15		19	25	
31	18		20	29	
30	21		21	33	
29	24		22	37	
28	27		23	41	
27	30		24	45	
26	33		25	49	
25	36		26	53	
24	39		27	57	
23	42		28	61	
22	45		29	65	
21	48		30	69	
20	51		31	73	
19	54		32	77	
18	57		33	81	
17	60		34	85	
16	63		35	89	
15	66		36	93	

Tabelas/Figura: Protocolo de controle da hipotermia profunda durante o esfriamento e aquecimento corpóreo. Sendo um ponto importante na Neuroproteção e Cardioproteção.

Fonte: Tabela desenvolvida pelo Perfusionista Bruno Gomes

Tempo 6

Nesta etapa vamos drenar as cavidades cardíacas. Realiza bolsa na Veia Pulmonar Superior Direita, com passagem de sonda de drenagem no átrio esquerdo e ventrículo esquerdo (tipo Atriovent). Na sequência, faz uma bolsa no Tronco da Artéria Pulmonar instalando sonda de drenagem.

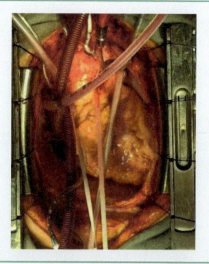

Figura 60.7 Cânula de drenagem das cavidades esquerdas do miocárdio, introduzida na Veia Pulmonar Superior Direita progredindo pela Cavidade Atrial Esquerda e Ventrículo Esquerdo.

Fonte: Acervo do autor do capítulo.

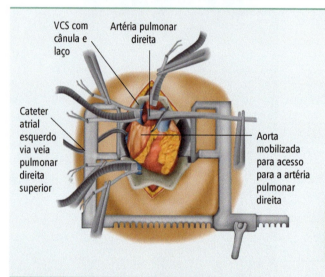

Figura 60.8 Exibe todo sistema de drenagem da veias cavas e a drenagem das cavidades cardíacas esquerdas.

Fonte: Acervo do autor do capítulo.

Tempo 7 — Dissecção dos vasos da base cardíaca com exposição deles. Cardaçamento da aorta ascendente, tronco da artéria pulmonar, e veia cava superior. Desta forma é possível expor o ramo direito da artéria pulmonar entre a aorta ascendente e a veia cava superior. Do lado esquerdo procede a exposição do ramo esquerdo da artéria pulmonar.

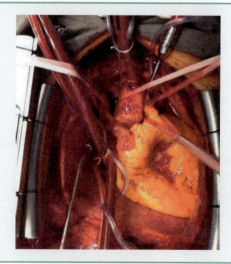

Figura 60.9 Mostra os vasos da base do miocárdio dissecados e cadarçamento da Aorta Ascendente e Tronco da Artéria Pulmonar.

Fonte: Acervo do autor do capítulo.

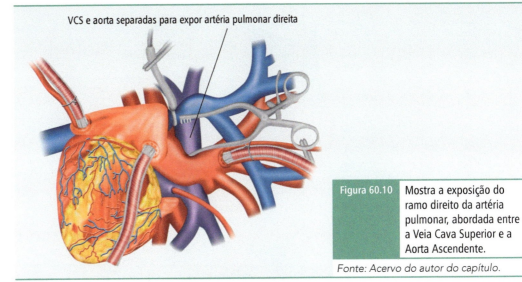

| Figura 60.10 | Mostra a exposição do ramo direito da artéria pulmonar, abordada entre a Veia Cava Superior e a Aorta Ascendente. |

Fonte: Acervo do autor do capítulo.

Tempo 8 — Realiza-se a Arteriotomia do ramo direito da artéria pulmonar, tendo exposição do lúmen da artéria com identificação do trombo crônico. Quando temperatura corpórea central do paciente estiver a 18º Celsius, realiza-se o protocolo de neuroproteção, para dar iniciar a Parada Circulatória Total em Hipotermia Profunda.

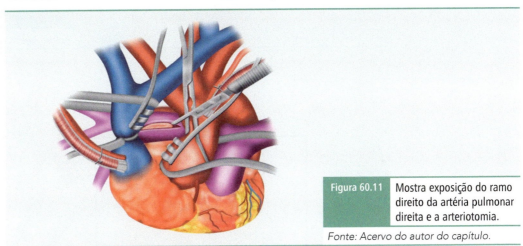

| Figura 60.11 | Mostra exposição do ramo direito da artéria pulmonar direita e a arteriotomia. |

Fonte: Acervo do autor do capítulo.

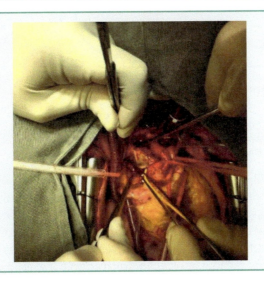

| Figura 60.12 | Exibe o ramo direito da artéria pulmonar, arteriotomia direita e o início da dissecção do Trombo crônico. |

Fonte: Acervo do autor do capítulo.

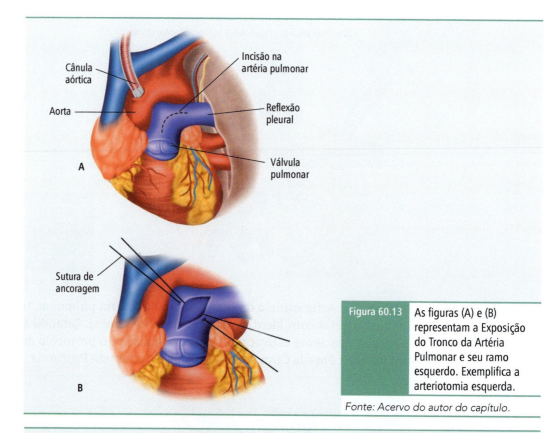

Figura 60.13 As figuras (A) e (B) representam a Exposição do Tronco da Artéria Pulmonar e seu ramo esquerdo. Exemplifica a arteriotomia esquerda.

Fonte: Acervo do autor do capítulo.

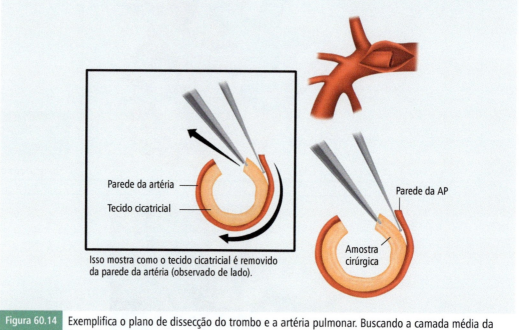

Figura 60.14 Exemplifica o plano de dissecção do trombo e a artéria pulmonar. Buscando a camada média da Art. Pulmonar.

Fonte: Acervo do autor do capítulo.

Tempo 9 — Em Parada circulatória total, aspirar o lúmen do ramo direito da artéria pulmonar com a pinça "Dissector e Aspirador de Jamieson". Identificar e dissecar o trombo crônico no plano na camada média da artéria pulmonar, fazendo o contorno dos vasos chegando nos ramos lobares, segmentares e subsegmentares. Realizando movimentos de tração, contração e aspiração. Retirando o Trombo crônico e desobstruindo a luz a artéria pulmonar.

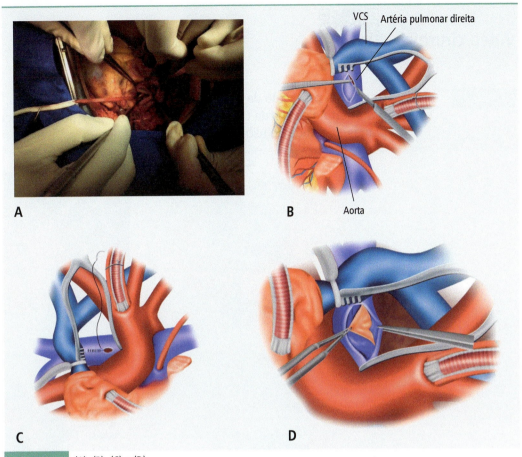

Figura 60.15 (A), (B), (C) e (D)

Fonte: Acervo do autor do capítulo.

Tempo 10

Após a reperfusão de 10 a 15 minutos, procede-se a uma nova Parada circulatória total em hipotermia profunda. Identificar e dissecar o trombo crônico no plano na camada média da artéria pulmonar igual ao do lado contra lateral com movimentos de tração, contração e aspiração. Retirando o trombo crônico e desobstruindo a luz a artéria pulmonar. É necessário lavar e aspirar a luz da artéria pulmonar após as dissecções para retirada de resíduos.

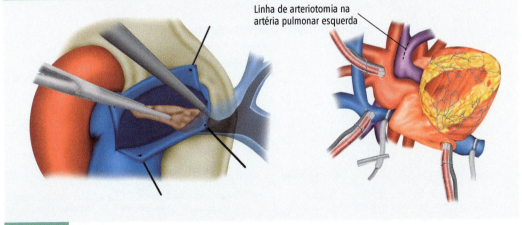

Figura 60.16

Fonte: Acervo do autor do capítulo.

Vídeo-cirurgia

Tempo 11 Inicia-se o protocolo de aquecimento da temperatura corpórea, e arteriorrafia pulmonar direita e esquerda (Fios de Prolene 6-0 ou 7-0). Sutura vascular continua em dois planos, seguindo do uso de cola.

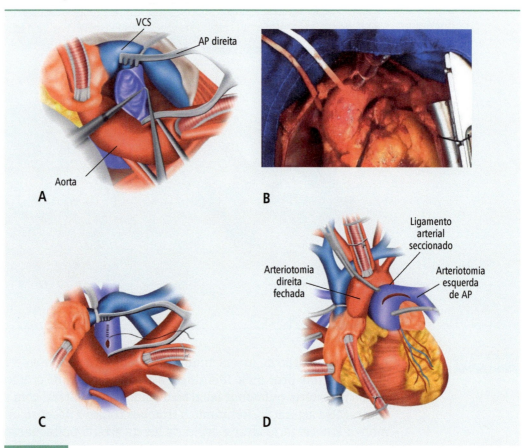

Figura 60.17

Fonte: Acervo do autor do capítulo.

Tempo 12 Cuidados durante o aquecimento

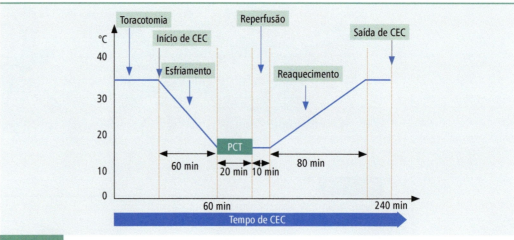

Figura 60.18

Fonte: Figura desenvolvida pela perfusionista Mayara de Freitas.

Tempo 13 — Após estabelecer o Ritmo Sinusal com temperatura corpórea central de 36º Celsius, podemos retirar a drenagem das cavidades cardíacas esquerdas (Atriovent); quando não se obtém ritmo sinusal: realizar tratamento medicamentoso e passagem do marcapasso epicárdico (p. ex.: nos casos de distúrbios do ritmo como Bloqueios Atrioventriculares).

Tempo 14 — Saída de CEC, ter muito cuidado com a reposição. Necessário o auxílio do ecotransesofágico e equipamento de recuperação sanguínea (Cell Saver). O ecotransesofágico visualiza todas as cavidades cardíacas ajudando na reposição volêmica de forma precisa. Quando há volume excedente para reposição, o manuseio de equipamento de recuperação sanguínea (Cell Saver) torna-se necessário, no intuito de garantir uma volemia adequada para o paciente.

Vídeo-cirurgia

Tempo 15 — Revisão da hemostasia minuciosa e padronizada; linhas de suturas dos ramos arteriais pulmonares, bolsas da Aorta ascendente, veia cava superior e inferior, veia pulmonar superior direita. Atenção com as bordas do pericárdio e os vasos tímicos com a gordura tímica. Drenagem pericárdica anterior e posterior

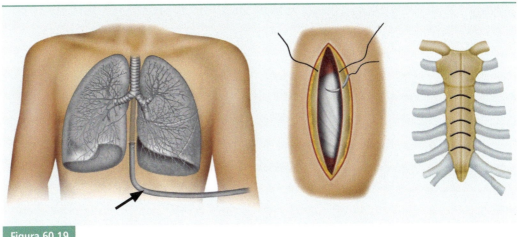

Figura 60.19

Fonte: Acervo do autor do capítulo.

Tempo 16 — Síntese da Parede Torácica: após revisão da hemostasia e colocação de drenos pericárdicos, passa-se a síntese do osso esterno com fios de aço; Sutura da aponeurose distal a esternotomia e do tecido celular subcutâneo; por último, a sutura da pele.

Conclusão

Os resultados do pós-operatório da tromboendarterectomia pulmonar realizados em centros dedicados a HPTEC, mostra uma melhora hemodinâmicas imediata com redução ou normalização da hipertensão pulmonar e resistência vascular pulmonar, levando a um aumento do índice cardíaco. A melhoria das medidas hemodinâmicas se traduzem em benefícios funcionais para os pacientes. Os dados publicados por serviços de referência, demonstraram melhora significativa das distâncias percorridas no teste de caminhada de 6 minutos e na classe funcional dos pacientes submetidos a tromboendarterectomia pulmonar. Tendo um aspecto curativo de longo prazo após o procedimento cirúrgico.

REFERÊNCIAS

1. Moser KM, Spragg RG, Utley J, Daily PO. Chronic thrombotic obstruction of major pulmonary arteries. Results of thromboendarterectomy in 15 patients Ann Intern Med. 1983;99(3):299-304.

2. DAILY PO, DEMBITSKY WP, PETERSON KL, MOSER KM. - Modifications of techniques and early results of pulmonary thromboendarterectomy for chronic pulmonary embolism. J. Thorac. Cardiovasc Surg., 1987;93:221-233.

3. JAMIESON SW, AUGER WR, FEDULLO PF, CHANNICK RN, KRIETT JM, TARAZI RY, et al. - Experience and results with 150 pulmonary thromboendarterectomy operations over a 29-month period. J. Thorac. Cardiovasc. Surg., 1993;106:116-127.

4. Banks DA, Pretorius GVD, Kerr KM, Manecke GR. Pulmonary Endarterectomy: Part I. Pathophysiology, Clinical Manifestations, and Diagnostic Evaluation of Chronic Thromboembolic Pulmonary Hypertension. Seminars in Cardiothoracic and Vascular Anesthesia 2014;18(4):319–330.

5. Madani MM, Surgical Treatment of Chronic Thromboembolic Pulmonary Hypertension: Pulmonary Thromboendarterectomy. Methodist Debakey Cardiovasc J. 2016;12(4):213–218. Capítulo 61

61

Cirurgia Redutora de Volume Pulmonar

LUIS GUSTAVO ABDALLA | JOÃO PAULO SIMÕES DUTRA | PAULO FRANCISCO GUERREIRO CARDOSO
RICARDO BEYRUTI | PAULO MANUEL PÊGO-FERNANDES

Resumo

A Cirurgia Redutora do Volume Pulmonar, consiste em uma reedição moderna por Cooper e colaboradores e com tecnologia corrente, de proposta feita por Brantingan no início dos anos 60. [1-3] para o tratamento do enfisema pulmonar avançado. Baseando-se nos mesmos princípios fisiopatológicos deste último autor, conseguiram eles melhorar significativamente a sintomatologia e os parâmetros ventilatórios de enfisematosos severos, vários deles já em fila de espera para o transplante pulmonar, com baixa morbi-mortalidade operatória. Neste capítulo, abordaremos sistemática e detalhadamente a cirurgia redutora de volume pulmonar, os princípios técnicos e os pontos cirúrgicos críticos na abordagem desses pacientes.

Palavras-chave

Cirurgia redutora de volume pulmonar, enfisema avançado, VATS, redução cirúrgica do volume pulmonar, *National Emphysema Treatment Trial* (NETT).

Introdução

O objetivo da Cirurgia Redutora de Volume Pulmonar (CRVP) é aliviar sintomaticamente a dispneia e melhorar a capacidade de exercício de pacientes com enfisema pulmonar difuso e hiperinsuflados, mediante ressecção de 20 a 30% de parênquima pulmonar, principalmente suas porções mais comprometidas, localizadas geralmente nos lobos superiores. Desta forma, reduz-se o tamanho pulmonar tornando-o mais próximo do normal, com consequente readaptação e remodelação da cavidade pleural (Figura 61.1). Restabelece-se assim a fisiologia respiratória, a dinâmica e a mecânica ventilatórias, além de se normalizar o recolhimento elástico dos pulmões, este abolido pela compreensão decorrente da hiperinsuflação pulmonar (Figura 61.2). Estes pacientes devem ser operados após um curso de reabilitação pulmonar prévia, a operação pode ser realizada unilateral ou bilateral ou mais comumente de forma sequencial, um lado e após recuperação cirúrgica abordamos o outro lado, por videotoracoscopia bilateral ou esternotomia mediana. A ressecção pulmonar deve ser feita com grampeadores que tenham reforço de sua linha de sutura.[4]

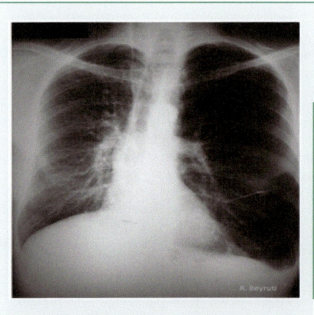

Figura 61.1 — Reconfiguração e readaptação no pós operatório imediato do hemitórax direito, em paciente enfisematoso submetido à transplante pulmonar unilateral direito, sem a esperada ocorrência de complicações pleuro pulmonares pelo implante de pulmão de menor tamanho.

Fonte: Acervo do autor do capítulo.

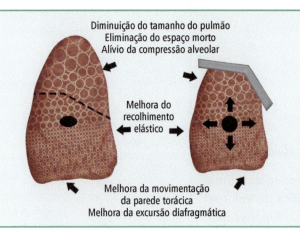

Figura 61.2 — Racional da operação.

Fonte: Acervo do autor do capítulo.

Descrição da técnica por videotoracoscopia bilateral

Tempo 1

Inicia se o procedimento cirúrgico pelo posicionamento adequado do paciente, com intubação orotraqueal seletiva, ficando esse em decúbito horizontal, com colocação de coxinho infraescapular, ilíaco e no eixo longo da coluna vertebral. Os braços devem gentilmente ser estendidos acima da cabeça e presos em um suporte, se necessário, a mesa operatória pode ser lateralizada elevando o lado a ser operado, evitando assim reposicionamento do paciente (Figura 61.3). Essa posição provê acesso suficientemente adequado para a passagem de três portais, sendo esses um portal para ótica, localizado na linha axilar média no 8° ou 9° espaços, um portal auxiliar na linha axilar posterior no 7° ou 8° espaço e um portal de trabalho, na linha axilar anterior no 5° espaço (Figura 61.4).

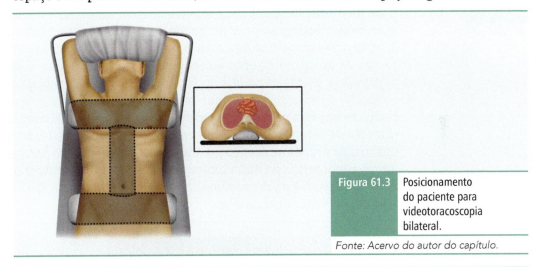

Figura 61.3 Posicionamento do paciente para videotoracoscopia bilateral.
Fonte: Acervo do autor do capítulo.

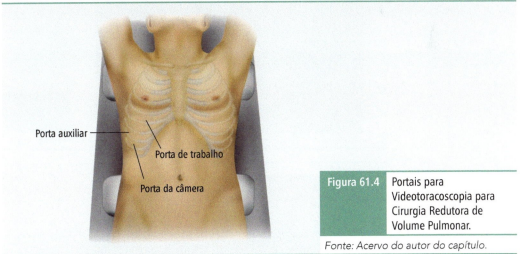

Figura 61.4 Portais para Videotoracoscopia para Cirurgia Redutora de Volume Pulmonar.
Fonte: Acervo do autor do capítulo.

Tempo 2

Realizado então inventário da cavidade torácica, com secção das aderências pleuro pulmonares, as quais, costumam ser frouxas e sem neovascularização. Após mobilização pulmonar é realizado dissecção e liberação do ligamento pulmonar inferior, com intuito de ocupação da cavidade residual, com o pulmão remanescente. Os grampos da carga utilizada, têm geralmente 60 mm ou mais de comprimento e frente a friabilidade do parênquima pulmonar destes pacientes, recomenda-se o uso de reforço de sutura com pericárdio bovino ou similar sintético, cuja espessura deve ser considerada quando da escolha da carga do grampeador (Figura 61.5).

| Figura 61.5 | Endogrampeador com reforço de material sintético. |

Fonte: Acervo do autor do capítulo.

Tempo 3

Após mobilização pulmonar e lise das aderências pleuropulmonares (Figura 61.5), introduz-se o endogrampear no portal acessório com secção ascendente, dirigida em direção anterior da fissura ao ápice pulmonar. Em seguida com nova carga, faz-se a secção do ápice em direção ao aspecto posterior da fissura, sendo geralmente nesta manobra necessária a utilização de três ou mais cargas de 60 mm. O objetivo é a ressecção de 50% a 80% do lobo superior (Figura 61.6). Recomenda se a lavagem da cavidade, seguida da visualização submersa da área grampeada, cujo intuito é a identificação de fístulas, conforme demonstrado no vídeo (Vídeo 61.1). São então passados, um ou dois drenos no espaço pleural sendo o posterior no portal da linha axilar média (ótica) e o anterior na linha axilar anterior (portal de trabalho), drenos esses conectados em sistema de drenagem sob selo d'água (Figura 61.7). O procedimento é então repetido no lado contralateral.

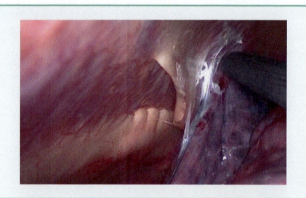

| Figura 61.6 | Lise de aderências pleuropulmonares. |

Fonte: Acervo do autor do capítulo.

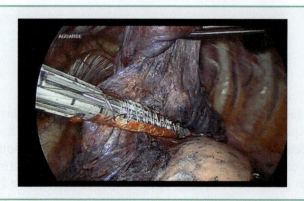

| Figura 61.7 | Grampeamento do ápice pulmonar. |

Fonte: Acervo do autor do capítulo.

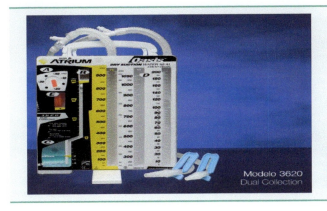

| Figura 61.8 | Sistema Oasis de drenagem. |

Fonte: Acervo do autor do capítulo.

Descrição da técnica por esternotomia

Tempo 1 — Inicia se o procedimento cirúrgico por esternotomia mediana. Após essa, observamos ocupação dos espaços pleurais pelos pulmões hiperinsuflados (Vídeo 61.2). Optado por abordagem inicialmente à esquerda. A seguir, intervenção sobre o pulmão esquerdo e ao final desta, nota-se redução significativa de seu volume em relação ao pulmão direito. Finalmente ao completar-se o procedimento bilateral, ocorre a desocupação do espaço retroesternal e os pulmões assumem posição próxima à fisiológica nas cavidades pleurais Visão do pulmão esquerdo após abertura da pleura mediastinal, expondo-o (Figura 61.9). A linha pontilhada indica o local e a direção aonde será seccionado o lobo superior esquerdo. A pinça de Duval à direita, demarca e traciona o pulmão à altura do aspecto anterior da fissura. incisão de trabalho.

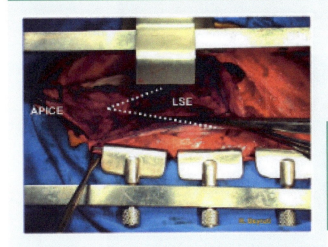

| Figura 61.9 | Visão do pulmão esquerdo após abertura da pleura mediastinal, expondo-o, durante cirurgia redutora do volume pulmonar realizada por esternotomia longitudinal mediana. |

Fonte: Acervo do autor do capítulo.

Tempo 2 — Os grampos da carga utilizada, geralmente com 75 mm ou mais de comprimento, devem ter altura suficiente (2 a 2,5 mm quando fechados), compatível com a espessura do pulmão a ser seccionado e devem suportar com segurança a pressão imposta pela sua expansão. Frente a friabilidade do parênquima pulmonar destes pacientes, mesmo sendo controverso, recomenda-se o uso de reforço de sutura com pericárdio bovino ou similar sintético, cuja espessura deve ser considerada quando da escolha da carga do grampeador (Figura 61.10).

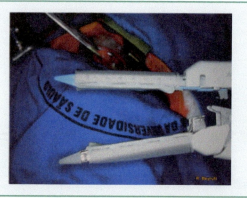

| Figura 61.10 | Os grampos da carga utilizada, geralmente com 60 mm ou mais de comprimento. |

Fonte: Acervo do autor do capítulo.

Tempo 3 — Grampeador posicionado como indicado na Figura 61.11 com o reforço de sutura já aplicado à carga. Inicia-se com secção ascendente, dirigida do aspecto anterior da fissura ao ápice pulmonar. Em seguida com nova carga, faz-se a secção do ápice em direção ao aspecto posterior da fissura, sendo geralmente nesta manobra necessária a utilização de três ou mais cargas de 60 mm. O objetivo é a ressecção de 50% a 80% do lobo superior, com aspecto em "ferradura" ao final da peça ressecada (Figura 61.11).

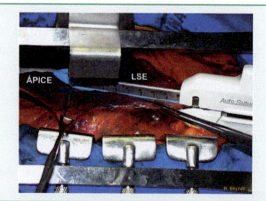

| Figura 61.11 | Posicionamento do grampeador conforme Figura 61.10. |

Fonte: Acervo do autor do capítulo.

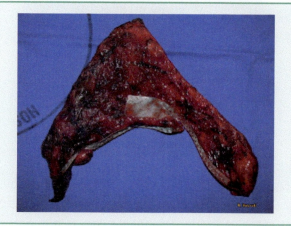

| Figura 61.12 | Aspecto "em ferradura" da porção do lobo superior ressecada. |

Fonte: Acervo do autor do capítulo.

DICA: Estes pacientes devem preferencialmente ser extubados ao final do procedimento, devem também receber analgesia pós-operatória eficaz (peri-dural ou similar), evitando-se o uso de opióides, devem iniciar fisioterapia respiratória e especialmente motora no POI imediato.

O NETT

Após o relato inicial de Cooper em 1995, houve um aumento exponencial no número destas operações com resultados conflitantes e em 1999, o Serviço Público Médico norte-americano (MEDICARE), responsável pelo seu custeio, resolveu suspender o seu pagamento, até a conclusão de sua eficácia, por estudo prospectivo comparando a cirurgia redutora com o tratamento clínico máximo, estudo este conhecido como "NETT Trial" (*National Emphysema Treatment Trial*). Seus objetivos primários eram: a sobrevida e a capacidade ao trabalho pós tratamento.

Tabela 61.1 A dispneia limitante e a hiperinsuflação são os critérios básicos e iniciais para a consideração do tratamento operatório destes pacientes. Os demais itens desta tabela caracterizam o doente ideal para o procedimento

Indicação	Contraindicação
Dispnéia desabilitante	≥ 75 anos
Hiperisuflação pulmonar (CPT ≥ 100% e VR ≥ 150%)	Doença brônquica
Predomínio em lobos superiores (não homogêneo) (Figura 61.8 e 61.9)	Cardiopata
≤ 75 anos	Hipertensão pulmonar
Enfisema difuso (não bolhoso)	VEF1 ≤ 20% + DLCO ≤ 20%
Ex tabagista > 4 meses	Co-morbidades não pulmonares
< 20 mg prednisona/dia	VEF1 ≤ 20% + Enfisema Homogêneo
20% ≥ VEF1 ≤ 45%	
Marcha 6 minutos ≥ 140m após reabilitação	
DLCO ≥ 20%	

(CRVP=cirurgia redutora do volume pulmonar, CPT=capacidade pulmonar total, VR=volume residual, VEF1=Volume expiratório do 1°.segundo, DLCO=Difusão pulmonar para o monóxido de carbono).

Fonte: Desenvolvido pela autoria do capítulo.

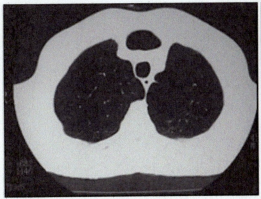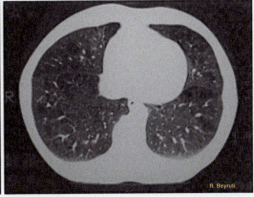

Figura 61.13 Tomografia característica de enfisema pulmonar difuso heterogêneo, com indicação de tratamento pela cirurgia redutora do volume pulmonar. Observa-se o enfisema bem mais acentuado e predominante nos lobos superiores de ambos pulmões.

Fonte: Acervo do autor do capítulo.

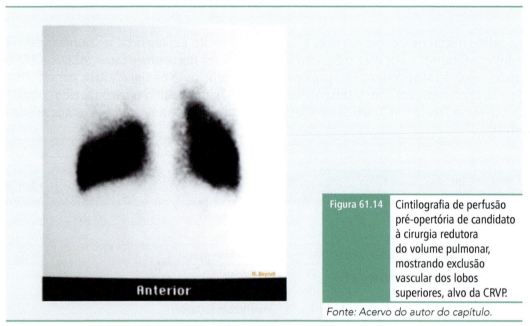

Figura 61.14 Cintilografia de perfusão pré-opertória de candidato à cirurgia redutora do volume pulmonar, mostrando exclusão vascular dos lobos superiores, alvo da CRVP.

Fonte: Acervo do autor do capítulo.

m 2003, foram publicados os resultados do NETT.[5] Os critérios de inclusão estão enumerados à Tabela 61.1. Foram recrutados para o estudo 1218 pacientes (608 CRVP, 618 tratamento clínico). Uma análise interina, detectou excesso de mortalidade e excluiu do estudo 140 pacientes considerados grupo de risco para o tratamento operatório – pacientes com VEF1 ≤ 20% e que apresentassem também DLCO ≤ 20% ou enfisema com padrão radiológico homogêneo. Nos 1078 pacientes restantes submetidos à avaliação final, foram identificados 2 fatores prognósticos: distribuição do enfisema e capacidade ao exercício após reabilitação, compondo-se pela sua combinação, quatro subgrupos para análise (Figura 61.15).

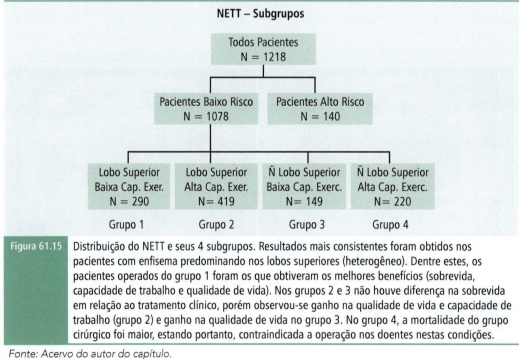

Figura 61.15 Distribuição do NETT e seus 4 subgrupos. Resultados mais consistentes foram obtidos nos pacientes com enfisema predominando nos lobos superiores (heterogêneo). Dentre estes, os pacientes operados do grupo 1 foram os que obtiveram os melhores benefícios (sobrevida, capacidade de trabalho e qualidade de vida). Nos grupos 2 e 3 não houve diferença na sobrevida em relação ao tratamento clínico, porém observou-se ganho na qualidade de vida e capacidade de trabalho (grupo 2) e ganho na qualidade de vida no grupo 3. No grupo 4, a mortalidade do grupo cirúrgico foi maior, estando portanto, contraindicada a operação nos doentes nestas condições.

Fonte: Acervo do autor do capítulo.

Com estes resultados, o procedimento voltou a ser autorizado pelas fontes pagadoras no Estados Unidos, para os grupos 1, 2 e 3, mas somente em centros previamente avaliados e capacitados. Um dos objetivos secundários do NETT era o de comparar a operação por esternotomia com a abordagem videotoracoscópica, não sendo encontradas, no entanto, diferenças significativas entre as duas abordagens.

Quadro 61.1 Principais benefícios associados à CRVP 6,7
Melhora dos fluxos aéreos do pulmão por restabelecimento da retração elástica bronquiolar
Restabelecimento da dinâmica da respiratória por melhora da função do diafragma e dos músculos da parede torácica
Redução da hiperinsuflação dos pulmões por diminuição da capacidade pulmonar total (CPT) e do volume residual (VR)
Melhora do débito cardíaco

Fonte: Desenvolvido pela autoria do capítulo.

Cirurgia Redutora do Volume Pulmonar Unilateral

Em certas condições, a CRVP pode ser realizada unilateralmente. Incluem-se nesta situação, não só os pacientes que apresentam enfisema assimétrico geralmente com presença de grandes formações bolhosas decorrentes de enfisema paraseptal (Figuras 61.15 e 61.16), mas também aqueles com toracotomias prévias, pleurodese, radioterapia ou que por sua condição clínica devam ser submetidos a procedimentos de menor porte. Denominamos em nosso Serviço este procedimento de "Operação para o Remodelamento Pulmonar Unilateral", uma vez que a presença de bolhas maiores que 5 cm os tornam conceitualmente inelegíveis para a CRVP como concebida.

A abordagem mais utilizada nesta operação foi à toracotomia vertical axilar limitada (sempre que possível), visando preservar ao máximo a musculatura da caixa torácica. Embora factível, não tivemos êxito ao tentar realizá-la por videotoracoscopia, pela inexistência de material adequado para esta técnica.

O objetivo deste procedimento é o de ressecar parcialmente as porções bolhosas, reduzindo assim o volume pulmonar. A magnitude da ressecção deve ser cuidadosamente avaliada, a fim de evitar espaço pleural residual e suas complicações. O objetivo, a técnica utilizada e o resultado radiológico estão demonstrados e descritos às Figuras 61.16, 61.17, 61.18, 61.19 e 61.20.

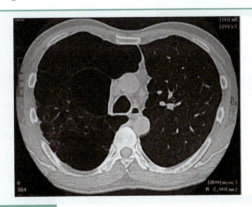
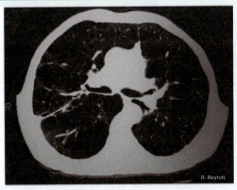

Figura 61.16 Na operação de remodelamento pulmonar unilateral, observa-se geralmente a predominância do enfisema panacinar em um dos pulmões, caracterizando o chamado "pulmão evanescente".

Fonte: Acervo do autor do capítulo.

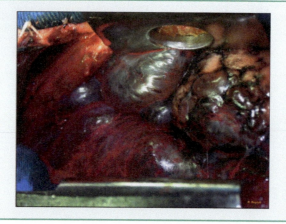

Figura 61.17 No "pulmão evanescente" existem áreas de bolhosas que correspondem ao enfisema panacinar avançado, sobre as quais se deve fazer o remodelamento e porções mais preservadas do pulmão.

Fonte: Acervo do autor do capítulo.

Descrição da técnica de Cirurgia Redutora do Volume Unilateral

Tempo 1 — Inicia se o procedimento cirúrgico por toracotomia póstero-lateral ou toracotomia vertical limitada. Após essa, observamos ocupação do espaço pleural pela bolha, tal qual compressão do lobo remanescente. Perfura-se a bolha maior promovendo seu esvaziamento. Utilizando-se pinça de coprostase ou similar, delimita-se a área a ser reduzida (Figura 61.18).

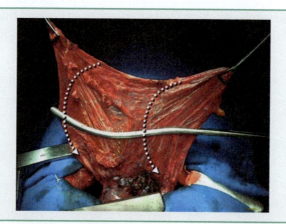

Figura 61.18 Perfura-se a bolha maior promovendo seu esvaziamento. Utilizando-se pinça de coprostase ou similar, delimita-se a área a ser reduzida.

Fonte: Acervo do autor do capítulo.

Tempo 2 — Após delimitação da área a ser reduzida, parte de seu tecido é dobrado sobre si mesmo no sentido das setas da Figura 61.18, conforme demonstrado na Figura 61.19. O objetivo é conferir maior reforço à linha de grampo.

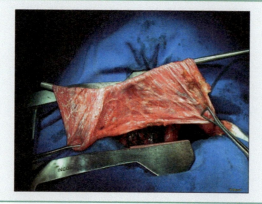

Figura 61.19 Rotação da bolha para grampeamento.

Fonte: Acervo do autor do capítulo.

Tempo 3

É então realizado grampeamento da bolha com grampeador linear 75 mm, o qual pode ou não ser reforçado com material sintético. O objetivo da operação para o remodelamento pulmonar é o de ressecar parcialmente as áreas bolhosas do pulmão (áreas pontilhadas), reduzindo seu volume, adequando-o a caixa torácica, evitando espaço pleural residual e com técnica que minimize a fístula aérea (Figura 61.20). O aspecto radiográfico final encontra se na Figura 61.21.

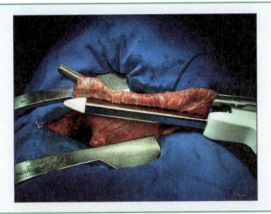

Figura 61.20 Grampeamento da bolha pulmonar.

Fonte: Acervo do autor do capítulo.

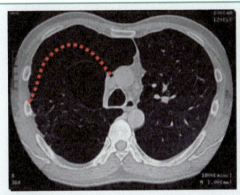 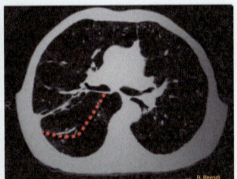

Figura 61.21 O objetivo da operação para o remodelamento pulmonar é o de ressecar parcialmente as áreas bolhosas do pulmão (áreas pontilhadas), reduzindo seu volume, adequando-o a caixa torácica, evitando espaço pleural residual e com técnica que minimize a fístula aérea.

Fonte: Acervo do autor do capítulo.

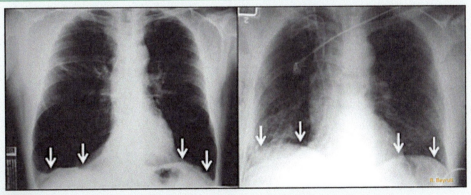

Figura 61.22 Aspecto radiográfico pós-operatório imediato de cirurgia de remodelamento pulmonar à direita (unilateral). Observa-se redução das dimensões do hemitórax operado, e reposicionamento da cúpula diafragmática deste lado. Nota-se também mesmo tipo de repercussão no hemitórax contralateral.

Fonte: Acervo do autor do capítulo.

> **DICA**
>
> O objetivo deste procedimento é o de ressecar parcialmente e de forma segura a bolha, evitando a formação de espaço pleural residual, extubar ao final do procedimento e evitar fisioterapia com pressão positiva, utilizar 2 drenos pleurais (anterior e posterior).

Conclusão

A cirurgia redutora de volume pulmonar tem como proposta a melhora sintomatológica da dispneia e ganho de capacidade de exercício em pacientes bem selecionados, portadores de enfisema pulmonar avançado. A principal complicação relacionada ao procedimento é o escape aéreo persistente, o qual pode ser minimizado pelo uso de reforço sintético nos grampeadores. Além disso, o trauma cirúrgico é minimizado pela adoção de videotoracoscopia bilateral sequencial, tendo o paciente um tempo de internação médio de 9 dias.

REFERÊNCIAS:

1. Brantigan OC, Mueller E, Kress MB. A surgical approach to pulmonary emphysema. Am Rev Respir Dis. 1959;80:194–202.
2. Cooper JD. The History of Surgical Procedures for Emphysema. Ann Thorac Surg. 1997;63:312–9.
3. Cooper JD, Trulock EP, Triantafillou AN et al. Bilateral pneumectomy (volume reduction) for chronic obstructive pulmonary disease. J Thorac Cardiovasc Surg. 1995;109:106-119.
4. Rationale and design of the national emphysema treatment trial (NETT): A prospective randomized trial of lung volume reduction surgery. The National Emphysema Treatment Trial Research Group. J Thorac Cardiovasc Surg. 1999;118:518-528.
5. A Randomized Trial Comparing Lung-Volume–Reduction Surgery with Medical Therapy for Severe Emphysema. N Engl J Med. 2003;348:2059-2073.
6. Long-term outcome of bilateral lung volume reduction in 250 consecutive patients with emphysema. Ciccone AM, Meyers BF, Guthrie TJ, Davis GE, Yusen RD. J Thorac Cardiovasc Surg. 2003;125:513-525.
7. Lung volume reduction surgery for diffuse emphysema. van Agteren JE, Carson KV, Tiong LU, Smith BJ. Cochrane Database Syst Rev. 2016:10.
8. Bryan F Meyers, Parvez Sultan, Tracey J Guthrie, et al. Outcomes after unilateral lung volume surgery. Ann Thorac Surg, 2008.

Traqueia

Seção 19

Traqueostomia

62.1

Traqueostomia no Adulto

HÉLIO MINAMOTO | PEDRO PROSPERI DESENZI CIARALO | BRUNO FERNANDO BINOTTO

Resumo

A traqueostomia é um dos procedimentos cirúrgicos mais antigos já descritos. Consiste na abertura da parede anterior da traqueia, na região cervical, com inserção de uma órtese, permitindo a passagem de ar para os pulmões. A traqueostomia continua sendo um dos procedimentos cirúrgicos mais comumente realizados no cenário de pacientes críticos que necessitam de ventilação mecânica prolongada. Nos dias atuais, a literatura enfoca dois principais aspectos sobre o procedimento: quando ser realizada (precoce versus tardia) e por qual técnica (cirúrgica versus percutânea). A traqueostomia ajuda a prevenir lesões relacionadas a intubação orotraqueal a longo prazo, como a estenose subglote e traqueal, além de facilitar a higiene das vias aéreas, diminuir o risco de pneumonia relacionada a ventilação mecânica, auxílio no desmame de sedativos e no despertar do paciente.

Palavras-chave

Traqueostomia; insuficiência respiratória aguda; ventilação mecânica; unidade de terapia intensiva; intubação orotraqueal.

Introdução

A traqueostomia consiste na realização de uma cervicotomia com abertura da parede anterior da traqueia e colocação de uma órtese. Os principais tempos cirúrgicos são: incisão vertical na pele, ligadura do istmo da tireoide, identificação e abertura vertical entre o segundo e terceiro anel cartilaginoso na parede anterior da traqueia e a sutura da pele-traqueia ao final evitando falso trajeto em caso de decanulação acidental ou no momento de troca da cânula de traqueostomia. As principais indicações são: tempo de intubação prolongado, falha de extubação e dificuldade no desmame de sedativos prejudicando o despertar do paciente.

Descrição da técnica

Tempo 1 Posicionamento adequado do paciente em decúbito dorsal, com uso de coxim subescapular e extensão cervical, facilitando a exposição das estruturas cervicais.

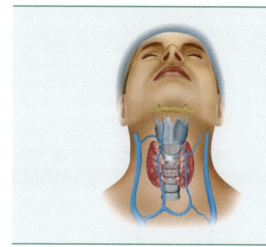

Figura 62.1.1 Paciente em posição de decúbito dorsal, com coxim subescapular, permitindo extensão cervical e melhor apresentação das estruturas cervicais.

Fonte: Acervo do autor do capítulo.

Tempo 2 Identificação e palpação dos principais pontos anatômicos na região cervical, como a fúrcula esternal, cartilagem cricóide e membrana cricotiroidea.

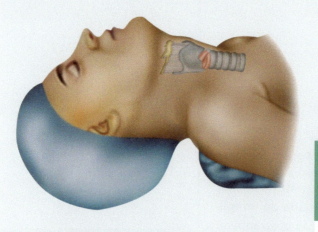

Figura 62.1.2 Identificação dos marcos anatômicos do pescoço, facilmente palpáveis após o posicionamento do paciente.

Fonte: Acervo do autor do capítulo.

> **DICA:** Pode ser realizada anestesia local da pele logo abaixo da cartilagem cricóide até a fúrcula esternal com solução de lidocaína a 2% e adrenalina 1:100.000.

Tempo 3 — Incisão vertical da pele a partir da borda inferior da cartilagem cricóide em direção a fúrcula esternal de 2 a 3 cm.

Vídeo (00:00 – 00:01): Incisão vertical na pele, na borda inferior da cartilagem cricóide.

Tempo 4 — É feita a dissecção da gordura do subcutâneo e abertura do platisma.

Tempo 5 — Identificação da rafe mediana entre a musculatura cervical e dissecção no sentido vertical (plano avascular) até a identificação do istmo da glândula tireoide.

Vídeo (00:02 – 00:03): Dissecção na rafe mediana

Tempo 6 — Dissecção do polo superior e inferior do istmo da glândula tireoide e divisão entre pinças hemostáticas.

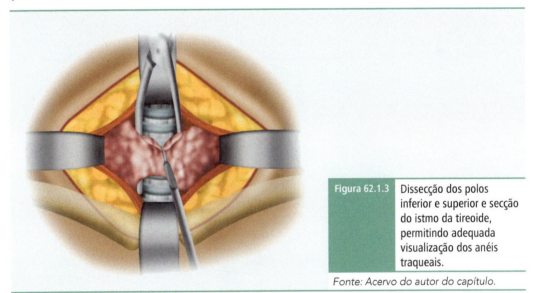

Figura 62.1.3 — Dissecção dos polos inferior e superior e secção do istmo da tireoide, permitindo adequada visualização dos anéis traqueais.
Fonte: Acervo do autor do capítulo.

Vídeo (00:04 – 00:13): Dissecção e secção do istmo da tireoide e secção do istmo da tireoide.

Tempo 7 — Sutura em barra grega seguida de sutura continua com fio absorvível após a divisão do istmo da tireoide para garantir hemostasia e exposição adequada do segundo ao quarto anel traqueal.

Vídeo (00:14 – 01:03): Sutura do istmo da glândula tireoide

> **DICA:** A separação do istmo da tireoide permite a perfeita exposição da traqueia, e identificação com precisão na altura do segundo ao quarto anel traqueal.

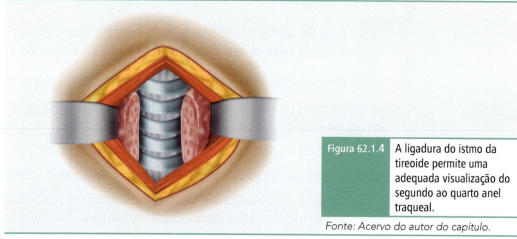

Figura 62.1.4 A ligadura do istmo da tireoide permite uma adequada visualização do segundo ao quarto anel traqueal.

Fonte: Acervo do autor do capítulo.

Tempo 8 Após a divisão do istmo da tireoide é visualizado a fáscia pré-traqueal, que deve ser dissecada até perfeita identificação dos anéis traqueais.

Tempo 9 Identificação da cartilagem cricóide, e incisão vertical na parede anterior da traqueia, entre o segundo e terceiro anéis.

Vídeo (01:04 – 02:37): Incisão vertical entre 2° e 3° anéis traqueais e pontos separados nos 4 quadrantes

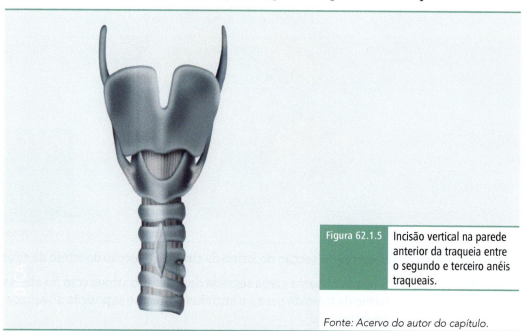

Figura 62.1.5 Incisão vertical na parede anterior da traqueia entre o segundo e terceiro anéis traqueais.

Fonte: Acervo do autor do capítulo.

DICA

Em alguns casos para melhor exposição do segundo e terceiro anel traqueal, pode usar um gancho na cartilagem cricóide fazendo uma leve tração anterossuperior com melhor exposição da área a ser aberta.

| Tempo 10 | Sutura pele-traqueia nos 4 quadrantes da traqueotomia com fio absorvível. |

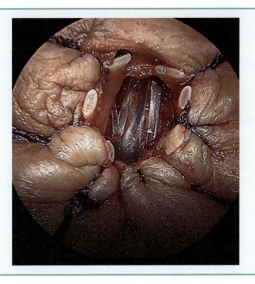

Figura 62.1.6 Aspecto final após sutura pele-traqueia nos 4 quadrantes e visualização adequada do tubo orotraqueal.
Fonte: Acervo do autor do capítulo.

> **DICA**
> Os pontos separados com fio absorvível da traqueia na pele permitem total segurança durante a passagem da cânula da traqueostomia, além de facilitar o reposicionamento da mesma em caso de decanulação acidental precoce.

| Tempo 11 | Sutura pele-traqueia na borda inferior do orifício de traqueostomia com fio absorvível. |

> **DICA**
> ATENÇÃO PARA A BORDA INFERIOR. A sutura pele-traqueia na borda inferior protege de falso-trajeto para o tecido subcutâneo durante a passagem da cânula de traqueostomia ou reposicionamento em caso de decanulação acidental precoce, além de proteger o tronco braquiocefálico, reduzindo o risco de fistula traqueoinominada.

Vídeo (02:38 – 02:51):	Pontos separados com fio absorvível na borda inferior da traqueostomia.
Tempo 12	Revisão da hemostasia.
Tempo 13	Tração do tubo orotraqueal até que a luz da traqueia esteja livre para passagem da cânula de traqueostomia.
Vídeo (02:52 – 03:09):	Tração do tubo orotraqueal e passagem da cânula de traqueostomia.

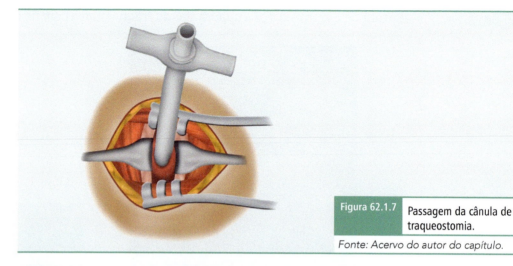

Figura 62.1.7 Passagem da cânula de traqueostomia.
Fonte: Acervo do autor do capítulo.

> **DICA:** No caso de dificuldade durante a passagem da cânula de traqueostomia pelo traqueostoma, pode-se utilizar um tubo orotraqueal mais fino por dentro da cânula de traqueostomia. O tubo orotraqueal por ter um bisel em sua extremidade distal ajuda a direcionar a cânula no trajeto correto, além de permitir que o procedimento seja realizado com ventilação, sem necessidade de apneia por longo período.

Tempo 14 — Conexão do ventilador com a cânula de traqueostomia pelo campo operatório.

> **DICA:** Após a conexão, três indicadores devem ser observados: expansibilidade bilateral da parede torácica, curva de capnografia e saturação de oxigênio.

Tempo 15 — Fixação da cânula de traqueostomia com cordão e curativo.

> **DICA:** O cirurgião só deve soltar a cânula de traqueostomia após a fixação com cordão, para que não a haja decanulação acidental no intra-operatório.

Tempo 16 — Retirada do coxim subescapular e retirada do tubo orotraqueal.

> **DICA:** O tubo orotraqueal só deve ser retirado ao final do procedimento com a retirada do coxim subescapular, e da extensão cervical diminuindo o risco de decanulação acidental precoce.

Conclusão

A traqueostomia é um dos procedimentos mais amplamente realizadas por várias especialidades médicas tais como: cirurgia geral, cirurgia torácica, cirurgia de cabeça e pescoço, otorrinolaringologia e médicos que atuam em unidade intensiva. Por esse motivo a técnica cirúrgica é extremamente heterogenia, sendo que a escolha deve ser aquela à qual o cirurgião está mais habituado e que garanta a segurança do procedimento.

Tão importante quanto a realização, são os cuidados com os pacientes portadores de traqueostomia. Tais pacientes devem ser acompanhados de maneira sistemática até a decanulação.

Na rotina a decanulação deve ser ambulatorial, depois que todos os eventos e patologias que levaram a necessidade de a realização de traqueostomia terem sido resolvidos.

REFERÊNCIAS

1. Freeman B. D. Tracheostomy Update. Critical Care Clinics, 2007;33(2)311–322

2. Taylor CB, Otto RA. Open Tracheostomy Procedure. Atlas Oral Maxillofac Surg Clin North Am. 2015;23(2):117-124.

3. Walts PA, Murthy SC, DeCamp MM. Techniques of surgical tracheostomy; Clin Chest Med, 2003;(24)413–422

4. Scurry WC, McGinn JD. Operative tracheotomy. Operative Techniques in Otolaryngology-Head and Neck Surgery. 2007;18(2)85–89.

5. Durbin CG; Techniques for Performing Tracheostomy; Respir Care. 2005;50(4):488-496

6. Cheung NH, et al. Tracheostomy: Epidemiology, Indications, Timing, Technique and Outcomes; Respiratory Care 2014;59(6)895-919.

7. Muscat K, Bille A, Simo R. A guide to open surgical tracheostomy; Shanghai Chest. 2017;1:4.

62.2

Traqueostomia na Criança

HÉLIO MINAMOTO | PEDRO PROSPERI DESENZI CIARALO | BRUNO FERNANDO BINOTTO

Resumo

A traqueostomia tem sido realizada cada vez mais na população pediátrica. Pode ser feita em crianças de qualquer faixa etária, até em lactentes menores de um ano. O aumento da traqueostomia nessa faixa de idade tem sido atribuído à implantação e evolução da UTI pediátrica e neonatal proporcionando uma maior sobrevida de recém-nascidos prematuros e daqueles que requerem ventilação mecânica prolongada. Entretanto, não há um consenso definido sobre o período em que a criança deve permanecer em intubação orotraqueal antes da indicação de traqueostomia. Nas UTIs pediátricas a traqueostomia é realizada em menos de 3% das crianças submetidas à intubação orotraqueal e ventilação mecânica, ao contrário, dos adultos que na UTI a traqueostomia é um dos procedimentos mais frequentemente realizados nos pacientes críticos com período de intubação prolongada. A traqueostomia na criança, em especial no lactente e no recém-nascido tem sido associado a maior morbidade e mortalidade, quando comparados com os adultos. Deste modo, as crianças com traqueostomia apresentam maior risco de eventos adversos, que são secundários as comorbidades prévias, sendo aquelas relacionadas a traqueostomia potencialmente evitável. A taxa de mortalidade relacionada à traqueostomia em crianças chega a 5,9%, sendo a principal causa a decanulação acidental.

Palavras-chave

Traqueostomia; unidade de terapia intensiva neonatal; unidade de terapia intensiva pediátrica; ventilação mecânica; intubação orotraqueal

Introdução

As indicações para a traqueostomia em crianças e recém-nascidos tiveram um aumento na sua incidência devido aos seguintes fatores: (1) A evolução e desenvolvimento das unidades de terapia intensiva pediátrica e neonatal com o aumento do número e sobrevida de crianças prematuras, (2) o diagnóstico pré-natal durante a gestação das anomalias associadas à obstrução de via aérea, com a traqueostomia realizada na própria sala de parto, e (3) o aumento das lesões adquiridas de laringe e traqueia causadas pelo tubo orotraqueal levando a falhas sequenciais de extubação.

Segundo o Primeiro Consenso Clínico e Recomendações Nacionais em Crianças Traqueostomizadas da Academia Brasileira de Otorrinolaringologia Pediátrica (ABOPe) e Sociedade Brasileira de Pediatria (SBP) afirma que no Brasil observa-se uma enorme dificuldade dos profissionais de saúde de lidar com a criança portadora de traqueostomia, por causa da falta de padronização dos cuidados e a falta de equipe multiprofissional. Como consequência ocorre: (1) falta de disponibilidade nos serviços de atendimento médico e de material necessário para os cuidados com esses pacientes (como por exemplo, cânulas de traqueostomia para troca regular), (2) falta de treinamento das equipes assistenciais, (3) falta de orientação e diretrizes nos cuidados da criança traqueostomizada, (4) não existe código no sistema único de saúde brasileiro que inclua o procedimento de troca de cânula de traqueostomia, (5) não existe um fluxo adequado de encaminhamento e seguimento, como ocorre com outras doenças, e estas crianças acabam evoluindo para situações de emergência, como por exemplo: obstrução da cânula de traqueostomia e consequente internação hospitalar por obstrução de via aérea ou infecção pulmonar.

Técnica de escolha para traqueostomia em crianças: A traqueostomia aberta, deve ser a técnica de escolha na população pediátrica, de preferência realizada em centro cirúrgico na presença de profissionais de saúde habilitados e acostumados com esse tipo de paciente e procedimento.

Exame endoscópico da via aérea: O exame endoscópico da via aérea deve ser realizado na própria sala de operações antes da traqueostomia. Este exame tem como objetivo avaliar a causa da obstrução da via aérea e com base nos achados e na proposta terapêutica futura decidir a melhor localização para a traqueostomia. Este exame endoscópico também deve ser realizado após o procedimento para verificar o posicionamento da extremidade distal da cânula de traqueostomia acima da carina. Caso a avaliação endoscópica da via aérea não seja possível no momento da realização da traqueostomia, deve ser indicada o mais precoce possível e de modo ideal até quinze dias após a traqueostomia. Outras situações em que o exame endoscópico da via aérea tem indicação absoluta são nas crianças internadas em UTI após segunda falha de extubação, na persistência de estridor ou disfonia após 72 horas de extubação e no caso de crianças com histórico de intubação difícil, o exame deve ser realizado antes da extubação eletiva.

Tipos de cânulas de traqueostomia: Os tamanhos das cânulas devem acompanhar a idade e o peso da criança. O uso de cânulas com balonete está indicado em casos com necessidade de ventilação mecânica e para reduzir o impacto da aspiração faringo-esofágica. O balonete deve ter a pressão mensurada e monitorada periodicamente sendo mantida em até 20 cm H2O ou 15 mm Hg. Recomenda-se o uso de cânulas de traqueostomia

biocompatíveis e siliconadas ou de plástico (PVC). Em hipótese alguma se recomenda o uso de cânulas metálicas, devido à baixa biocompatibilidade, ausência de maneabilidade e maior risco de lesão de traqueia. O comprimento da cânula de traqueostomia deve ser observado com atenção, pois existem marcas e fabricantes que apresentam cânulas com comprimento mais longo do que as demais.

Tempos cirúrgicos

Tempo 1 — Posicionamento adequado do paciente em decúbito dorsal com o uso de coxim subescapular e extensão cervical.

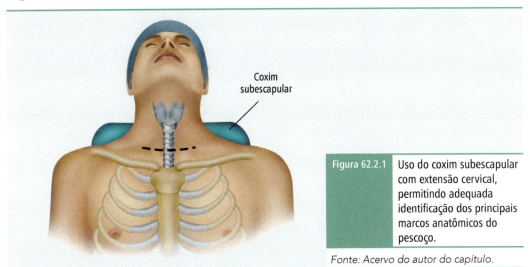

Figura 62.2.1 — Uso do coxim subescapular com extensão cervical, permitindo adequada identificação dos principais marcos anatômicos do pescoço.

Fonte: Acervo do autor do capítulo.

DICA: As crianças apresentam uma perda de calor corpóreo mais acelerado, portanto os cuidados para evitar a hipotermia devem ser utilizados desde o início do procedimento.

Tempo 2 — Identificação e palpação das principais estruturas anatômicas do pescoço, como a fúrcula esternal, membrana cricotireoidea e cartilagem cricóide.

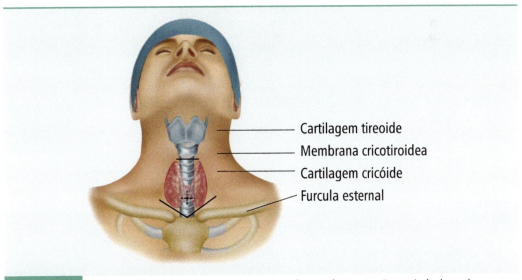

Figura 62.2.2 — Após o posicionamento com o uso de coxim subescapular e extensão cervical adequada, identificação das principais estruturas cervicais.

Fonte: Acervo do autor do capítulo.

Tempo 3 — Anestesia local da pele logo abaixo da cartilagem cricóide até a fúrcula esternal com solução de lidocaína a 2%.

Tempo 4 — Incisão vertical da pele de 2 a 3 cm na borda inferior da cartilagem cricóide.

> **DICA**
> A incisão vertical possibilita uma dissecção adequada da rafe mediana e afastamento da musculatura pré-traqueal, proporcionando uma melhor identificação das estruturas anatômicas do pescoço. Em caso de intercorrências, possibilita a ampliação para o melhor controle local de sangramento ou de perda da via aérea.

Literatura

As publicações de Ruggiero et al, Cheung et al e Song et al na literatura preconizam a incisão vertical como o método mais seguro para a realização de traqueostomia cirúrgica aberta.

Vídeo (00:00 a 00:09) = Incisão vertical da pele, na altura da borda inferior da cartilagem cricoide.

Tempo 5 — Dissecção do tecido subcutâneo e abertura do platisma.

Tempo 6 — Identificação da rafe mediana entre a musculatura cervical e dissecção no sentido vertical (plano avascular) até a identificação do istmo da glândula tireoide.

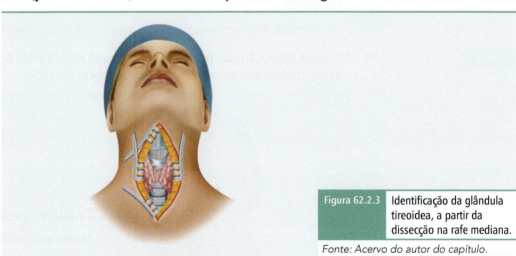

Figura 62.2.3 — Identificação da glândula tireoidea, a partir da dissecção na rafe mediana.
Fonte: Acervo do autor do capítulo.

Tempo 7 — Dissecção da borda superior e inferior do istmo da tireoide e secção entre pinças hemostáticas.

Vídeo (00:09 a 00:26): Dissecção e secção do istmo da tireoide.

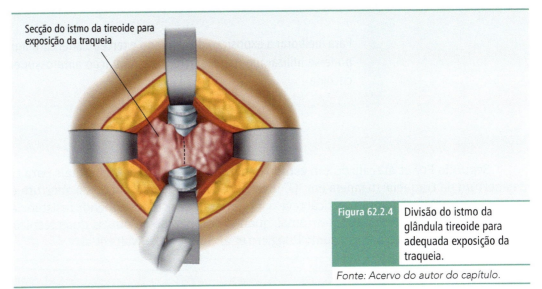

Figura 62.2.4 — Divisão do istmo da glândula tireoide para adequada exposição da traqueia.
Fonte: Acervo do autor do capítulo.

Tempo 8 — Sutura em barra grega seguida de sutura simples e contínua com fio absorvível, após a secção do istmo da tireoide para garantir a hemostasia e exposição da traqueia na altura do segundo e terceiro anel cartilaginoso.

Vídeo (00:26 a 00:35): Sutura do istmo da glândula tireoide.

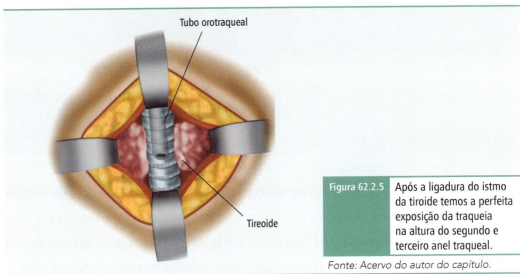

Figura 62.2.5 — Após a ligadura do istmo da tiroide temos a perfeita exposição da traqueia na altura do segundo e terceiro anel traqueal.
Fonte: Acervo do autor do capítulo.

Tempo 9 — Após a secção do istmo da tireoide, a fáscia pré-traqueal deve ser dissecada até a visualização e identificação dos anéis cartilaginosos da traqueia.

Tempo 10 — Palpação da cartilagem cricoide e identificação do local exato da abertura da traqueia no segundo e terceiro anel cartilaginoso.

Tempo 11 — Incisão vertical com lâmina na parede anterior da traqueia no segundo e terceiro anel cartilaginoso, com visualização do tubo endotraqueal.

Vídeo (00:35 a 02:25): Incisão vertical entre segundo e terceiro anéis traqueais e maturação nos vértices superiores.

> **DICA:** Para melhorar a exposição do segundo e terceiro anel cartilaginoso da traqueia, pode-se utilizar um gancho fazendo uma tração anterossuperior na cartilagem cricoide.

Literatura

Segundo Fry et al realizou um estudo experimental em modelos animais para três técnicas diferentes de abertura da traqueia: (1) janela em "U" invertido, (2) incisão vertical ou (3) abertura em forma de "H". Concluiu-se que a técnica incisão vertical teve o menor grau de estenose, menor resistência da via aérea e menor colapso da parede anterior supra-ostomal, quando comparado as outras duas técnicas. Tais achados foram confirmados por outros autores como Ruggiero et al, Song et al e Walts et al.

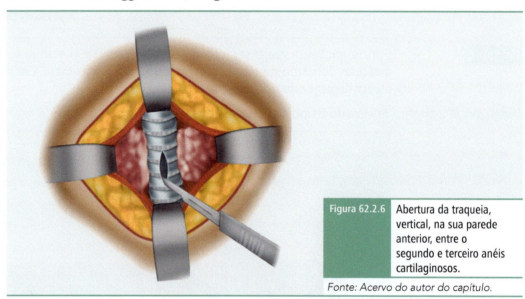

Figura 62.2.6 — Abertura da traqueia, vertical, na sua parede anterior, entre o segundo e terceiro anéis cartilaginosos.

Fonte: Acervo do autor do capítulo.

Tempo 12 — Sutura pele-traqueia com fio absorvível nos 4 vértices do orifício de traqueostomia.

Vídeo (02:25 a 02:36): Ampliação da incisão na traqueia até o tamanho exato para a passagem da cânula.

Tempo 13 — Sutura pele-traqueia na borda inferior do orifício de traqueostomia com fio absorvível.

Vídeo (02:36 a 03:08): Sutura pele-traqueia da borda inferior da traqueostomia.

> **DICA:** A sutura pele-traqueia proporciona segurança durante a passagem da cânula de traqueostomia, além de facilitar o reposicionamento da mesma em caso de decanulação acidental precoce.
>
> A sutura pele-traqueia na borda inferior do orifício de traqueostomia protege contra o falso-trajeto durante a passagem da cânula de traqueostomia, e ainda, evita problemas durante o reposicionamento em caso de decanulação acidental precoce.

Literatura

Colman et al descreveu a técnica de abertura vertical da traqueia com a sutura dos quatro quadrantes com retalho de pele. Pode ser utilizado ainda, os pontos descritos por Burke et al, que consiste na passagem de 2 pontos laterais de reparo ou ancoragem com fio inabsorvível na parede lateral da traqueia.

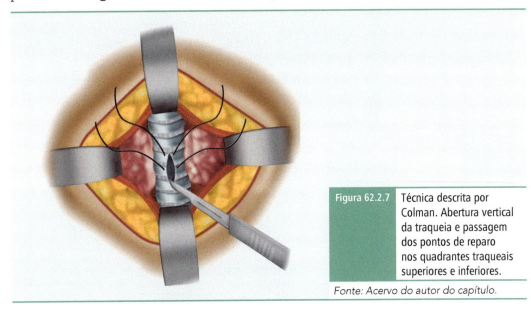

Figura 62.2.7 Técnica descrita por Colman. Abertura vertical da traqueia e passagem dos pontos de reparo nos quadrantes traqueais superiores e inferiores.

Fonte: Acervo do autor do capítulo.

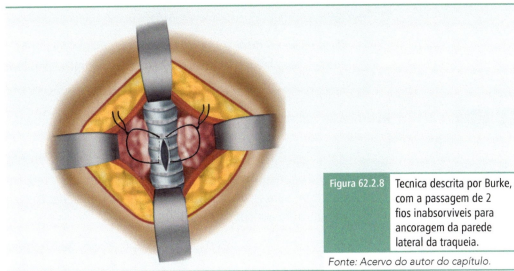

Figura 62.2.8 Tecnica descrita por Burke, com a passagem de 2 fios inabsorviveis para ancoragem da parede lateral da traqueia.

Fonte: Acervo do autor do capítulo.

Tempo 14 Revisão de hemostasia.

DICA: Na população pediátrica, devido ao pescoço curto, a artéria inominada fica mais próxima da área da traqueostomia, e, portanto, a sutura pele-traqueia protege o vaso.

Tempo 15

Após a sutura pele-traqueia e a visualização do tubo orotraqueal é realizada a tração do tubo até que o lúmen traqueal esteja livre para a passagem da cânula de traqueostomia.

> **DICA**
>
> A passagem da cânula de traqueostomia em crianças deve ser realizada utilizando um guia, como por exemplo, um tubo orotraqueal sem balonete mais fino com diâmetro externo menor que o diâmetro interno da cânula. Podendo também o tubo-guia ser utilizado para manter a ventilação durante a passagem da cânula em caso de aumento do tempo de apneia. Essa técnica também pode ser utilizada durante a troca da cânula na população pediátrica.

Vídeo (03:08 a 03:16): Tração do tubo orotraqueal e passagem da cânula de traqueostomia.

Tempo 16

Conexão do ventilador com a cânula de traqueostomia através do campo operatório.

> **DICA**
>
> Após a conexão, três indicadores devem ser observados: (1) expansibilidade bilateral do tórax, (2) curva de capnografia e (3) saturação de oxigênio.

Tempo 17

Fixação da cânula de traqueostomia com cordão e curativo.

> **DICA**
>
> O cirurgião só deve soltar a cânula de traqueostomia após a sua fixação com cordão, para reduzir o risco de decanulação no intra-operatório.

Tempo 18

Retirada do coxim subescapular e retirada do tubo orotraqueal.

> **DICA**
>
> O tubo orotraqueal só deve ser retirado ao final do procedimento com a retirada do coxim subescapular e correção da extensão cervical diminuindo o risco de decanulação acidental precoce.

Conclusão

A traqueostomia na criança possui uma complexidade maior quando comparada com a população adulta. Não apresenta consenso sobre a indicação, com maior morbimortalidade e maior impacto psicossocial para a criança e a família. A principal causa de mortalidade relacionada à traqueostomia na população pediátrica é a decanulação acidental, o que torna fundamental o treinamento e preparo adequado dos profissionais de saúde que lidam com esse nicho de pacientes, uma vez que essa é uma complicação totalmente evitável.

REFERÊNCIAS

1. Watters KF; Tracheostomy in infants and children; Respiratory Care. June 2017;62(6):P799-825

2. Deutsch ES. Tracheostomy: Pediatric Considerations; Respir Care, 2010;55(8):P1082–1090

3. Campisi P. Pediatric tracheostomy; Semin Pediatr Surg, 2016;25(3):191-195.

4. Fraga JC. Pediatric tracheostomy; J Pediatr (Rio J). 2009;85(2):P97-103.

5. Pandian V. Discharge Education and Caregiver Coping of Pediatric Patients with a Tracheostomy: Systematic Review; ORL Head Neck Nurs, 2016;34(1): P17-27

6. Nirmal K. Veeramachaneni, MD; Surgical Repair of Iatrogenic Cervical Tracheal Stenosis; Operative Techniques in Thoracic and Cardiovascular Surgery. March 01, 2008;13(1):P40-52.

7. Ciaglia P. Elective Percutaneous Dilatational Tracheostomy; CHEST, June 1985;87(6):P715-719

8. Avelino MAG. Primeiro Consenso Clínico e Recomendações Nacionais em Crianças Traqueostomizadas da Academia Brasileira de Otorrinolaringologia Pediátrica (ABOPe) e Sociedade Brasileira de Pediatria (SBP),. Braz. j. otorhinolaryngol. 2017;83(5):498-506.

9. Ruggiero, Francis P; Infant Tracheostomy; ARCH Otolaryngol Head Neck Surg. 2008;134(3):P263-267

10. Cheung, Nora H.Tracheostomy: Epidemiology, Indications, Timing, Technique, and Outcomes; Respiratory Care. 2014;59(6)

11. Song J. Pediatric Tracheostomy Revisited: A Nine-Year Experience Using Horizontal Intercartilaginous Incision: Laryngoscope; 2015;125:P485-492.

12. Fry TL et al. Comparisons oh tracheostomy incisions in pediatric model; Ann Otol Rhinol Laryngol; 1985;94:P450-453

13. Burke A. The Advantages of stay sutures with tracheostomy; Annals of the Royal College of Surgeons of England; 1981;63:P426-428

14. Colman KL. Impact of Stoma Maturation on Pediatric Tracheostomy-Related Complications; ARCH Otolaryngol Head Neck Surg; 2010;136(5):P471-474

15. Walts P.A. Techniques of surgical tracheostomy; Clin Chest Med; 2003;24:P413-422

62.3

Traqueostomia Mediastinal Anterior

BENOIT J. BIBAS | EDUARDO DOS SANTOS R. SADEK | ROGÉRIO BORGHI BÜHLER

Resumo

Traqueostomia mediastinal anterior (TMA) é um procedimento de exceção. O progresso da quimioterapia e radioterapia diminuíram de sobremaneira a indicação cirúrgica. A operação consiste na ressecção cirúrgica do manúbrio esternal, primeiro arco costal, porção proximal das clavículas e habitualmente do 2° arco costal. Desta forma, pode-se ressecar a porção mediastinal da traqueia em conjunto com a porção cervical, e construir um traqueostoma definitivo na parede torácica anterior. As principais indicações do procedimento são: (Figura 62.1) Tumor de Laringe com extensão para o mediastino superior, e (Figura 62.2) Recidiva de neoplasia de laringe no estoma traqueal após laringectomia total.

Palavras Chave

Traqueostomia; traqueostomia mediastinal; neoplasia de traqueia; neoplasia de laringe; mediastino.

Introdução

A traqueostomia mediastinal anterior (TMA) envolve a construção de um traqueostoma na parede anterior do tórax, no caso de pacientes em que o comprimento da traquéia remanescente é insuficiente para alcançar a regiao cervical anterior para um estoma supraesternal convencional.

O procedimento é complexo e deve ser discutido em reunião multidisciplinar para que se assegure que é a melhor opção terapêutica. O comprimento da traqueia deve ser estudado previamente, para garantir que haja traqueia remanescente suficiente para construção do traqueostoma definitivo. Isto deve ser feito por broncoscopia e por tomografia de Pescoço e Tórax. A endoscopia digestiva deve ser realizada em caso de suspeita de acometimento do esôfago.

Descrição Técnica

Tempo 1 — O paciente é posicionado em decúbito dorsal com extensão cervical.

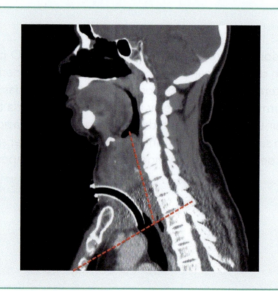

Figura 62.3.1 Neoplasia de Laringe com extensão para o mediastino superior

Fonte: Acervo do autor do capítulo.

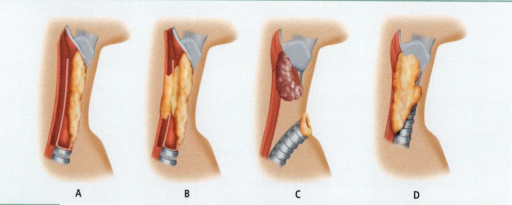

Figura 62.3.2 Indicações de Traqueostomia Mediastinal Anterior. A) Carcinoma laríngeo que envolve a traqueia; B) Carcinoma laríngeo que envolve a traqueia proximal; C) Recorrência de carcinoma em traqueostoma definitivo; D) Carcinoma de tireoide com envolvimento de laringe e traqueia.

Fonte: Desenvolvido pelo autor do capítulo.

Carcinoma laríngeo que envolve a traqueia

a) Carcinoma laríngeo que envolve a traqueia proximal

b) Recorrência de carcinoma em traqueostoma definitivo

c) Carcinoma de tireóide com envolvimento de laringe e traqueia

Tempo 2

As incisões usadas para TMA são a incisão cervical em colar estendida (Figura 62.3.3a). e incisão bipediculada. (Figura 62.3b). Quando a traqueostomia for realizada por recorrência no local da traqueostomia, a pele peristomal deve ser ressecada e é necessário um retalho peitoral rotacional (Figura 62.3c). Usando a incisão cervical em colar são criados retalhos subcutâneos bilaterais de platisma com exposição da musculatura cervical.

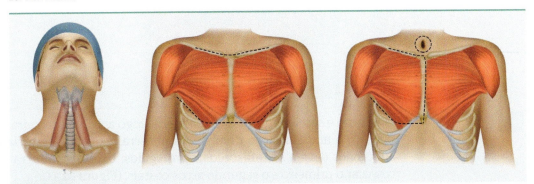

Figura 62.3.3 — As imagens (A) e (B) representam as incisões utilizadas para a TMA.

Fonte: Desenvolvido pelo autor do capítulo.

Tempo 3

As bainhas carótidas, esterno e osso hióide são expostos. O músculo esternocleidomastóideo e as bainhas carótidas são deslocados lateralmente. A parede da traquéia anterior, traquéia posterior e fáscia pré-vertebral são expostos preservando o suprimento vascular da traqueia em sua porção lateral. (Figura 62.3.4)

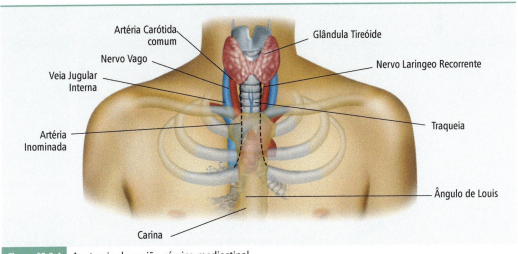

Figura 62.3.4 — Anatomia da região cérvico-mediastinal.

Fonte: Desenvolvido pelo autor do capítulo.

Tempo 4

As inserções musculares são divididas para expor o esterno, a clavícula e as costelas. Primeiro, as veias e a artéria mamárias são identificadas no nível da 2ª costela, e depois isoladas.

Tempo 5 — O músculo peitoral é dissecado e elevado bilateralmente, expondo o arcabouço esternal. (Figura 62.3.5)

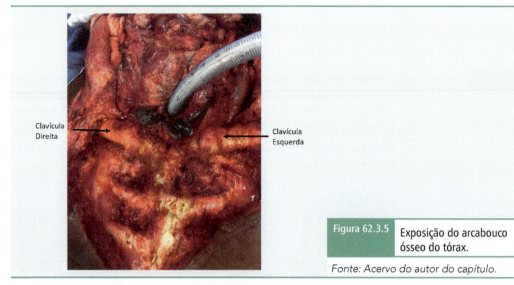

Figura 62.3.5 — Exposição do arcabouco ósseo do tórax.

Fonte: Acervo do autor do capítulo.

Tempo 6 — O esterno é seccionado transversalmente logo acima da terceira costela. O esterno superior e o manúbrio são divididos com serra. As veias e artéria mamária, e os vasos subclávios devem ser afastados e protegidos. Utiliza-se a serra de Gigli para cercar e ressecar o primeiro e o segundo arcos costais. (Figura 62.3.6)

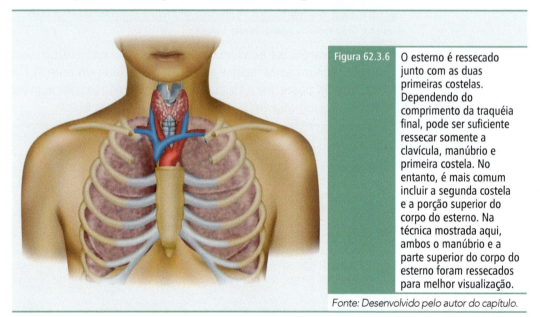

Figura 62.3.6 — O esterno é ressecado junto com as duas primeiras costelas. Dependendo do comprimento da traquéia final, pode ser suficiente ressecar somente a clavícula, manúbrio e primeira costela. No entanto, é mais comum incluir a segunda costela e a porção superior do corpo do esterno. Na técnica mostrada aqui, ambos o manúbrio e a parte superior do corpo do esterno foram ressecados para melhor visualização.

Fonte: Desenvolvido pelo autor do capítulo.

DICA

A secção da primeira costela é um ponto crítico do procedimento e deve-se ter cuidado para evitar lesão dos vasos subclávios durante a dissecção. Recomenda-se palpação digital dos vasos subclávios e proteção destes com haste metálica maleável. Outra opção é colocar é proteger os vasos subclávios com uma fita vascular ou elástico.

Tempo 7

Após a remoção do esterno, deve-se ressecar a traqueia. O nível de divisão traqueal é determinado pelas margens, e se o objetivo da cirurgia específica é paliativo ou curativo. A traqueia é dividida de modo obliquo (em bisel) na margem inferior. (Figura 62.3.7 e Figura 62.3.8).

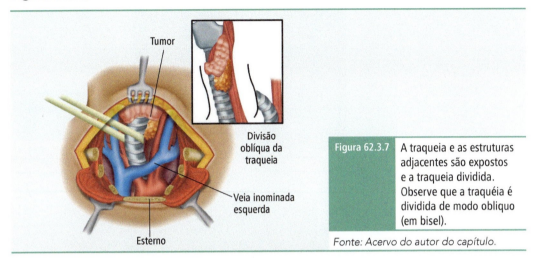

Figura 62.3.7 — A traqueia e as estruturas adjacentes são expostos e a traqueia dividida. Observe que a traquéia é dividida de modo obliquo (em bisel).

Fonte: Acervo do autor do capítulo.

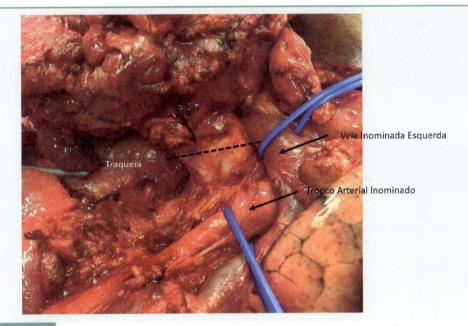

Figura 62.3.8 Demonstração da linha de ressecção na traqueia, com preservação da parede posterior.

Fonte: Acervo do autor do capítulo.

> **DICA**
> É importante, preservar ao máximo a parede posterior da traqueia. Isso facilita a sutura traqueocutânea, de modo que a traqueia remanescente possa ser fixada sem tensão na pele.

Tempo 8

Após a divisão da traqueia, o paciente é reintubado com tubo estéril através do campo cirúrgico. (Figura 62.9). Disseca-se o plano avascular posterior à traquéia e anterior ao esôfago, evitando-se dissecção lateral da via aérea para preservar o suprimento sanguineo (Figura 62.3.10).

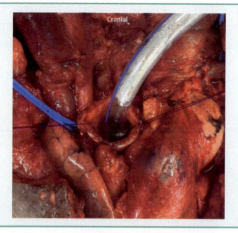

Figura 62.3.9 — Intubação e ventilação através do campo operatório.
Fonte: Acervo do autor do capítulo.

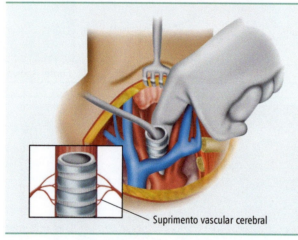

Suprimento vascular cerebral

Figura 62.3.10 — Dissecção do plano avascular entra a traqueia e o esôfago para liberação completa da via aérea.
Fonte: Desenvolvido pelo autor do capítulo.

Tempo 9

O traqueostoma definitivo na TMA padrão fica interposto entre o tronco braquiocefálico e artéria carótida esquerda (Figura 62.3.11A). Uma opção em caso de tensão excessiva é o posicionamento do estoma por baixo do tronco braquiocefálico, entre as veias braquicefálicas (Figura 62.11B). Em último caso, e não é recomendado, está descrita a divisão do troncobraquiocefálico. (Figura 62.3.12) Para tal, deve-se realizar um EEG intraoperatório com a artéria comprimida por 10 minutos. Após a transposição, a via aérea deve ser recoberta com tecido viável. O tecido disponível é o timo, todavia outros tecidos podem ser utilizados.

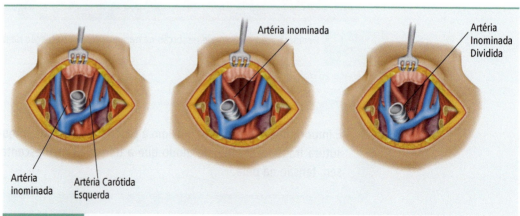

Figura 62.3.11 — (A): Posicionamento padrão da TMA; (B): Posicionamento alternativo em caso de tensão excessiva na opção A; (C): Posicionamento após ligadura do tronco braquiocefálico.
Fonte: Desenvolvido pelo autor do capítulo.

> **DICA**
> A eficácia de mobilização traqueal e maleabilidade da traqueia remanescente são fatores determinantes do sucesso da cirurgia. A maior parte dos cirurgiões sugere que a distância ideal da traqueia remanescente deve ser superior a 4-5 cm da carina principal. Para isso é fundamental preservar ao máximo a traqueia, sem comprometer a margem cirúrgica.

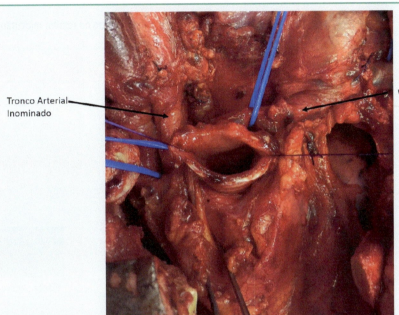

Figura 62.3.12 Traqueia remanescente posicionada abaixo da veia inominada esquerda.

Fonte: Acervo do autor do capítulo.

> **DICA**
> Outra opção de posicionamento do traqueostoma definitivo é abaixo da veia inominada esquerda, como demonstrada na foto cirúrgica. O objetivo é conseguir que a traqueia remanescente atinja a pele com o mínimo de tensão na sutura com a pele. Isto evita isquemia, necrose e deiscência da sutura traqueocutânea. Deve-se interpor um retalho muscular entre a veia e a traqueia, com intuito de evitar escarificação e sangramento na via aérea.

Tempo 10

A Traqueia deve ser protegida com tecido viável. A musculatura deve ser fechada com pontos separados de fio absorvível. O defeito torácico é recoberto com retalho miocutâneo. O traqueostoma deve ser posicionado na porção central do retalho para evitar isquemia. A traqueia deve ser suturada ao retalho com pontos separados (Figura 62.13A/B, e Figura 62.3.14).

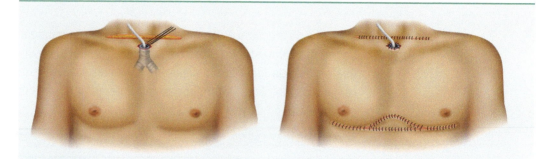

Figura 62.3.13 (A/B): O traqueostoma definitivo é confeccionado no retalho miocutâneo com pontos separados. Atenção para isquemia de mucosa.

Fonte: Desenvolvido pelo autor do capítulo.

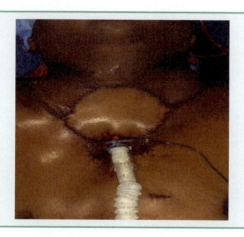

Figura 62.3.14 Aspecto final da Traqueostomia Mediastinal.

Fonte: Acervo do autor do capítulo.

REFERÊNCIAS

4. Grillo HC, Mathisen DJ. Cervical exenteration. Ann Thorac Surg. 1990;499(3):401–409.
5. Orringer MB. Anterior mediastinal tracheostomy. Chest Surg Clin N Am. 1996;6(4):701–724.
6. Waddell WR, Cannon B. A technic for subtotal excision of the trachea and establishment of a sternal tracheostomy. Ann Surg. 1959;149:1–8.
7. Nesbitt J, Wind G, Orringer M. Thoracic surgical oncology: exposures and techniques. In: Nesbitt JC, Wind GG, eds. Mediastinal Tracheostomy. Philadelphia, PA: Lippincott Williams & Wilkins; 2003:237–252.
8. Nicastri DG, Yun J, Swanson SJ. Mediastinal Tracheostomy. In: Sugarbaker DG et al. Adult Chest Surgery. New York-NY: McGrawHill; 2015:518-526
9. Wurtz A, De Wolf J. Anterior Mediastinal Tracheostomy: Past, Present, and Future. Thorac Surg Clin. 2018;28(3):277-284. doi: 10.1016/j.thorsurg.2018.03.002.

Seção 20

Ressecções Traqueais e Laringo–Traqueais

63

Acessos Cirúrgicos para Traqueia Cervical e Torácica

PAULO F.G. CARDOSO | BENOIT JACQUES BIBAS | MARIANA RODRIGUES CREMONESE

Resumo

Os acessos para a traqueia cervical, cérvico-mediastinal e torácica estão consolidados e bem padronizados ao longo da evolução do tratamento cirúrgico das doenças e lesões traqueais. A escolha do acesso cirúrgico é crucial no contexto da técnica de ressecção e reconstrução da via aérea a serem empregadas. Para a definição correta do acesso, deve-se considerar as medidas de extensão da lesão a ser ressecada na tomografia computadorizada, os respectivos limites cranial e caudal, assim como o posicionamento da lesão em relação às estruturas anatômicas adjacentes. A confecção do acesso possui peculiaridades inerentes aos compartimentos a serem abordados, bem como nos cuidados peri e pós-operatórios e no manuseio das eventuais complicações.

Palavras-chave

Estenose traqueal; cirurgia; cervicotomia.

Introdução

A cirurgia de ressecção e anastomose traqueal, assim como a ressecção subglótica e laringofissura com interposição de enxerto de cartilagem, pode ser realizada através de acesso único ou de acessos combinados. Isto dependerá da natureza, extensão e localização da lesão alvo na traqueia. No planejamento, há necessidade de demarcação dos limites cranial e caudal da lesão, assim como posicionamento da lesão em relação às estruturas anatômicas adjacentes. A decisão do acesso pode ser feita com o auxílio da tomografia computadorizada de pescoço e tórax com reconstruções (axial, sagital e coronal), e com os dados obtidos na avaliação endoscópica da lesão. Os acessos combinados mais frequentes são a cervicoesternotomia e a esternotoracotomia.

Planejamento do acesso

As lesões situadas acima do estreito mediastinal superior, ou seja, acima da linha traçada na reconstrução sagital da tomografia que vai da borda superior de T1 e a extremidade superior do manúbrio esternal, que envolvam ou não a laringe, são abordadas através de cervicotomia transversa em colar de Kocher. As afecções situadas na transição cervico-mediastinal, ou seja, adjacentes ao limite anatômico do estreito mediastinal superior, requerem acesso através de cervico-esternotomia parcial ou esternotomia total, na dependência da extensão da lesão a ser ressecada (Figura 63.1).

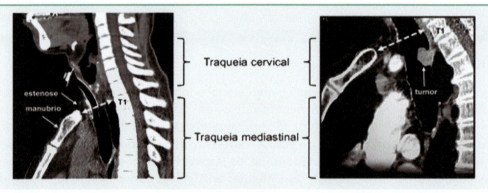

Figura 63.1 (Esquerda) estenose em "fundo-cego" situada acima do estreito mediastinal superior (seta tracejada). Acesso planejado: Cervicotomia transversa à Kocher; (Direita) carcinoma epidermóide situado abaixo do estreito mediastinal superior (seta tracejada). Acesso planejado: cervico-esternotomia parcial (manubriotomia) ou esternotomia total.

Fonte: Acervo do autor do capítulo.

As lesões situadas caudalmente ao estreito mediastinal superior, seja na traqueia intratorácica ou na carina traqueal, são melhor abordadas por toracotomia direita, videotoracoscopia direita ou através de uma esternotomia mediana (Figuras 63.2 e 63.3). A síntese dos diferentes acessos cirúrgicos segue os preceitos básicos de síntese e drenagem, à exceção da cervicotomia ou cervico-esternotomia parcial (manubriotomia) onde a drenagem é opcional, enquanto que na esternotomia total e toracotomia direita a drenagem é realizada de rotina.

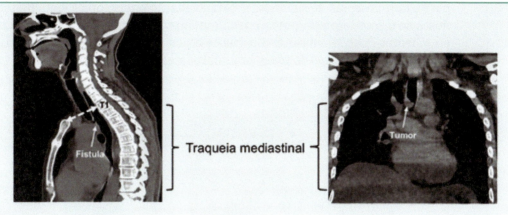

Figura 63.2 (Esquerda) fístula traqueo-esofágica; (Direita) neoplasia primária (tumor carcinóide). Ambas as lesões situadas abaixo do estreito mediastinal superior (linha tracejada). Acesso planejado: Toracotomia direita.

Fonte: Acervo do autor do capítulo.

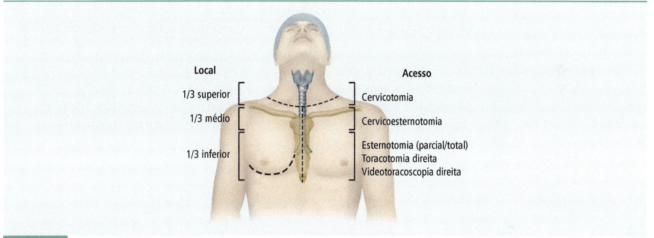

Figura 63.3 Representação esquemática do local da afecção traqueal a ser abordada (Local), e os respectivos acessos (Acesso).

Fonte: Acervo do autor do capítulo.

Descrição da técnica
Intubação, posicionamento e preparação

Tempo 1 A obtenção de via aérea para ventilação deve ser planejada antecipadamente com o anestesista. No paciente traqueostomizado, a substituição da cânula de traqueostomia por uma com balonete, ou por um tubo orotraqueal passado pelo traqueostoma, são suficientes para a indução anestésica e ventilação. Já no paciente com lesão obstrutiva que requer dilatação previamente à intubação, esta poderá ser feita no mesmo ato anestésico com auxílio de broncoscopia rígida ou de laringoscopia de suspensão.[1] Uma vez permeada a área de obstrução, procede-se com a intubação orotraqueal ou nasotraqueal, preferencialmente orientada pela endoscopia rígida ou flexível.

Tempo 2 Passagem de sonda nasogástrica calibrosa (20 Fr).

Tempo 3 Para cervicotomia e cervicoesternotomia o paciente é posicionado em decúbito dorsal horizontal. Coloca-se um coxim transverso escapular, no sentido de promover-se discreta extensão da cabeça e exposição do pescoço (Figura 63.4). A adição de um coxim occipital pode ser utilizada para o caso de necessidade de endoscopia rígida (broncoscopia ou laringoscopia de suspensão) para avaliação endoscópica e/ou dilatação de estenoses no mesmo ato anestésico, imediatamente antes da intubação. Para a toracotomia ou videotoracoscopia direita, o paciente é posicionado em decúbito lateral esquerdo com coxins de proteção do plexo braquial e laterais para estabilização.

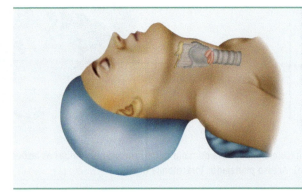

Figura 63.4 Posicionamento da cabeça com coxim escapular para cervicotomia e cervicoesternotomia.

Fonte: Acervo do autor do capítulo.

Tempo 4 Assepsia e antissepsia da pele na região a ser abordada. Colocação dos campos cirúrgicos estéreis e preparo para o circuito de ventilação através do campo operatório (conexão e tubo orotraqueal estéril). Preparação do circuito de aspirador e eletrocautério.

> **DICA**
> A presença da sonda nasogástrica no esôfago facilita a sua localização, particularmente no momento da dissecção da traqueia cervical, da face lateral da traqueia, do sulco traqueoesofágico onde situam-se os nervos laríngeos recorrentes, e da face posterior da traqueia.

Cervicotomia

Tempo 1 Incisão cervical transversa, distando cerca de 2 centímetros acima do manúbrio, e estendendo-se lateralmente até a borda medial do músculo estenocleidomastóideo bilateralmente. A dissecção por planos com a formação de um retalho de pele, subcutâneo e músculo platisma, acima e abaixo da incisão, expondo-se os músculos pré-tireóideos (esternotireóideo e esternohióideo). Segue-se com a fixação das bordas da incisão aos campos estéreis para facilitar exposição (Figura 63.5).

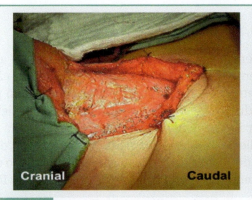
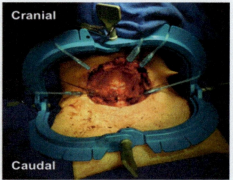

Figura 63.5 Cervicotomia para ressecção com a fixação das bordas da incisão para facilitar a exposição: (Esquerda) Bordas fixadas com pontos; (Direita) Bordas fixadas por dispositivo descartável com ganchos (cortesia Prof. W. Klepetko – Universidade Médica de Viena, Austria).

Fonte: Acervo do autor do capítulo.

Tempo 2 Dissecção da face anterior da cartilagem tireóide e traqueia na linha média. Os demais tempos serão discutidos nos capítulos 66, 67 e 68.

> **DICA**
> Em pacientes traqueostomizados, a cervicotomia deve passar ao largo do traqueostoma com uma incisão elíptica na pele, de forma a separar o trajeto do traqueostoma do restante da incisão. As bordas de pele e o trajeto podem ser tracionados por dois pontos de reparo passados na pele das bordas laterais da elipse, auxiliando assim na tração da traqueia durante a sua dissecção. Esta manobra pode ser utilizada na presença do tubo traqueal pelo traqueostoma.

Cervicoesternotomia

Tempo 1 A incisão cervical transversa é realizada conforme a descrição da cervicotomia (Tempo 1).

Tempo 2 Na adição da esternotomia parcial, esta pode estender-se ao manúbrio ou ao corpo esternal inframanubrial, na dependência da localização e extensão da lesão traqueal a ser tratada. Para as lesões na transição cervicomediastinal ou nos primeiros 2 a 3 centímetros abaixo do estreito mediastinal superior da traqueia mediastinal, a manubriotomia mediana é suficiente. As demais lesões que excedam este limite, requerem uma extensão da esternotomva além do manúbrio. Em ambas as situações, será necessária uma extensão vertical da incisão na pele no sentido caudal, a partir da linha média da cervicotomia (Figuras 63.3 e 63.6) até 2 centímetros abaixo do ângulo de Louis (junção manúbrio-esternal). À exposição da face anterior do manúbrio (Figura 63.6), segue-se uma dissecção digital parcial da face posterior, procedendo-se com a manubriotomia mediana, que pode ser ampliada para uma esternotomva parcial do corpo esternal. Isto pode ser realizado com serra motorizada ou faca de Lebsche, protegendo-se as estruturas vasculares subjacentes através de tração.

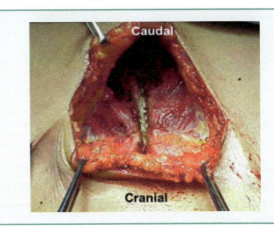

Figura 63.6 Cervicotomia transversa e esternotomia parcial (manubriotomia mediana).

Fonte: Acervo do autor do capítulo.

Tempo 3 Completada a manubriotomia/esternotomia parcial, procede-se com o afastamento das bordas com auxílio de afastador autostático Finochietto ou similar.

Tempo 4 A dissecção, enlaçamento e tração cranial da veia inominada, enlaçamento e tração lateral ou caudal da artéria inominada, criando um campo em forma de quadrilátero de exposição da traqueia (Figura 63.7). O pericárdio posterior é aberto de forma a expor a traqueia.

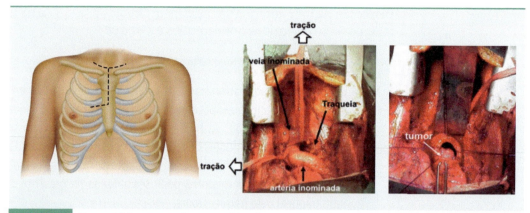

Figura 63.7 (Esquerda) Representação esquemática da cervicoesternotomia parcial; (Centro) Dissecção dos vasos e exposição da traqueia mediastinal; (Direita) Traqueotomia e exposição da lesão tumoral (carcinoma escamoso).

Fonte: Acervo do autor do capítulo.

> **DICA**
> A manubriotomia fornece acesso limitado a traqueia média e distal, sendo portanto mais adequada para lesões da transição cervicomediastinal. Em face a dificuldades no acesso a lesão traqueal, a extensão para uma esternotomia mediana total assegura um campo amplo até a traqueia distal.

Esternotomia mediana

Tempo 1 Incisão mediana (Figura 63.8) com exposição habitual do mediastino.

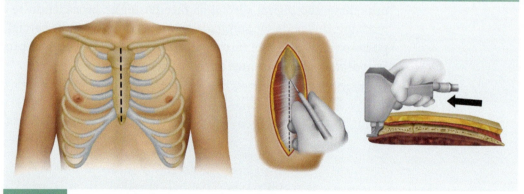

Figura 63.8 Etapas da confecção da esternotomia mediana.

Fonte: Acervo do autor do capítulo.

Tempo 2 A dissecção traqueal é realizada conforme descrito no Tempo 3 da cervicoesternotomia. A abertura das pleuras é opcional. Usualmente, para a abordagem da carina traqueal por este acesso, há necessidade de exposição e tração da região subcarinal, e manobras de liberação do hilo direito.

Tempo 3 Abertura longitudinal ou transversa do pericárdio posterior, de forma a expor a traqueia distal justa-carinal. A retração lateral direita da veia cava superior, retração lateral esquerda da aorta ascendente, e retração caudal da artéria pulmonar direita juntamente com o a borda do pericárdio aberto completa o quadrilátero de exposição da traqueia mediastinal (Figura 63.9).

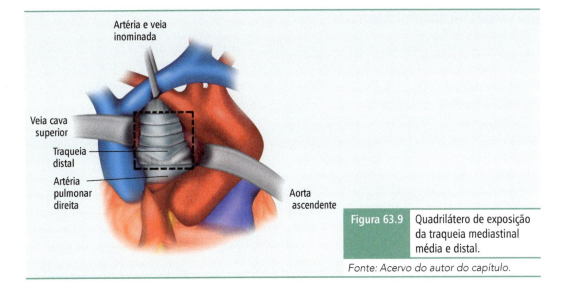

Figura 63.9 Quadrilátero de exposição da traqueia mediastinal média e distal.

Fonte: Acervo do autor do capítulo.

> **DICA**
>
> Em pacientes idosos, a tração excessiva da artéria inominada deve ser evitada, pois pode causar fragmentação e deslocamento de placas de ateroma que podem causar acidente cerebrovascular isquêmico. Nestes pacientes, é preferível o afastamento dos vasos com auxílio de espátulas ou afastadores (p. ex.: Richardson), ao invés da tração com fitas vasculares (Figura 63.7).

Toracotomia direita / Videotoracoscopia direita

Tempo 1 — Ventilação monopulmonar esquerda com tubo seletivo. Toracotomia póstero-lateral direita no 4º espaço intercostal com preservação do músculo grande dorsal, ou videotoracoscopia com 3 a 4 portes.

Tempo 2 — Dissecção da pleura mediastinal, ligadura da veia ázigos, dissecção do esôfago torácico e sua tração posterior, expondo a região subcarinal. A dissecção e tração da traqueia distal, brônquio principal direito e esquerdo, completando-se assim a exposição da traqueia mediastinal (Figura 63.10).

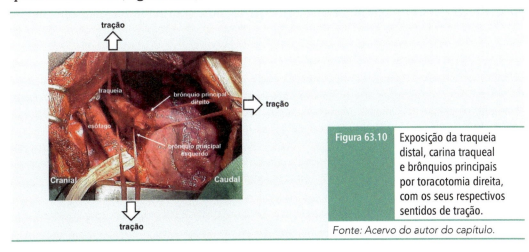

Figura 63.10 Exposição da traqueia distal, carina traqueal e brônquios principais por toracotomia direita, com os seus respectivos sentidos de tração.

Fonte: Acervo do autor do capítulo.

Cervicoesternotoracotomia

As incisões combinadas para o acesso simultâneo do mediastino e cavidade pleural direita são de uso infrequente, e usualmente restrito às lesões neoplásicas. A cervicoesternotoracotomia antero-lateral direita, com entrada na cavidade pleural no 4º espaço intercostal direito (Figura 63.10). Esta incisão combinada tem aplicação restrita para as neoplasias pulmonares com comprometimento da traqueia distal.

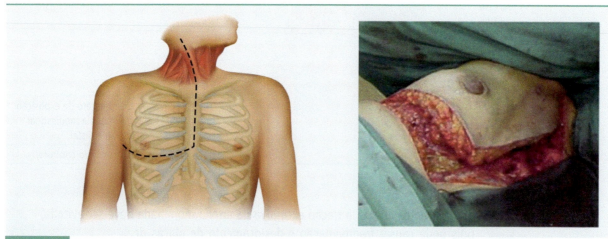

Figura 63.11 (Esquerda) Representação esquemática da cervicoesternotoracotomia direita; (Direita) Incisão realizada.
Fonte: Acervo do autor do capítulo.

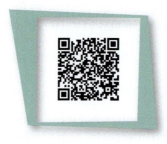

Conclusão

A escolha do acesso para as ressecções traqueais irá depender da localização, extensão e da natureza da lesão a ser tratada. O planejamento do acesso fundamenta-se nos dados da tomografia de pescoço e tórax com reconstruções e na avaliação endoscópica. O acesso cirúrgico adequado resulta em uma ressecção segura, completa, além de facilitar a reconstrução da via aérea. O cirurgião deve estar treinado e familiarizado com todos os acessos aqui abordados pois, não raro, há necessidade de extensão do acesso planejado inicialmente.

REFERÊNCIA

1. Santos AO Jr, Minamoto H, Cardoso PF, Nadai TR, Mota RT, Jatene FB. Suspension laryngoscopy for the thoracic surgeon: when and how to use it. J Bras Pneumol. 2011;37(2):238-41.

64

Ressecção Traqueal com Anastomose Traqueo–Traqueal

PAULO F. G. CARDOSO | BENOIT JACQUES BIBAS | HÉLIO MINAMOTO | RAFAEL RIBEIRO BARCELOS

Resumo

A ressecção e anastomose traqueo-traqueal é o tratamento cirúrgico de escolha para as lesões do segmento cervical e intratorácico da traqueia. A técnica cirúrgica está padronizada desde o estabelecimento das bases para o tratamento cirúrgico nos anos 1960.[1-4] As modificações técnicas introduzidas nas últimas décadas, juntamente com a padronização da anestesia e a introdução de fios cirúrgicos absorvíveis, cunharam as bases atuais para as ressecções e reconstruções traqueais.

Palavras-chave

Traqueia; cirurgia; ressecção; técnica cirúrgica.

Introdução

O tratamento cirúrgico da estenose traqueal com ressecção e anastomose traqueo-traqueal requer um planejamento cuidadoso, reavaliação tomográfica e endoscópica da lesão e das condições da mucosa na área no local. Esta última é fundamental na estenose traqueal pós-intubação, pois a realização de anastomose sobre tecido inflamatório pode resultar em reestenose, cujo manejo é complexo, requer o uso de próteses, possui impacto negativo na qualidade de vida dos pacientes além de implicar em custos para a instituição.[5-7] A ressecção realizada criteriosamente em paciente selecionado adequadamente leva a bons resultados funcionais em 90% dos casos.[8] As complicações pós-operatórias podem ocorrer em até 45% dos casos, sendo que na metade dos casos está relacionada a anastomose. Os preditores de complicações pós-operatórias incluem a presença de comorbidades, ressecções acima de 4 centímetros de extensão e a ressecções realizadas após recidiva pós-operatória da estenose.[9] Outro fator a ser controlado antes da ressecção é o refluxo gastro-esofágico, cuja detecção e o tratamento com fundoplicatura relacionam-se aos melhores resultados após da ressecção traqueal.[10]

Via cervicotomia

Descrição da técnica

Intubação, posicionamento e preparação

(Conforme descrito na Seção 20, Capítulo 62).

Tempo 1
O paciente em decúbito dorsal horizontal com coxim transversal sob os ombros. O pescoço é posicionado em extensão para permitir que fique em um plano horizontal em linha com o esterno (Figura 64.1).

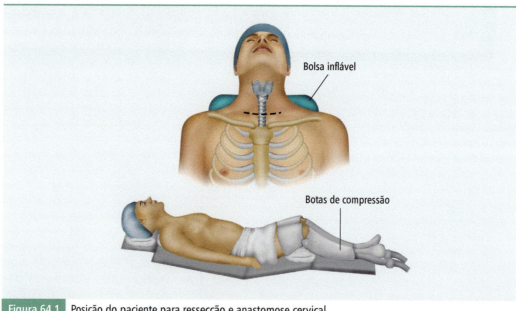

Figura 64.1 Posição do paciente para ressecção e anastomose cervical.

Fonte: Acervo do autor do capítulo.

Tempo 2

Incisão cervical transversa, distando cerca de 2 centímetros acima do manúbrio, e estendendo-se lateralmente até a borda medial do músculo esternocleidomastóideo bilateralmente.

Tempo 3

A exposição da traqueia cervical e afastamento da musculatura cervical são realizadas conforme descrito na Seção 20 - Ressecções Traqueais e Laringo-Traqueais, Capítulo 64 - Acessos cirúrgicos para traqueia cervical e torácica, Cervicotomia.

Tempo 4

Descolamento digital do plano entre a fascia pré-traqueal em seu aspecto anterolateral, até a carina traqueal.

Tempo 5

Colocação de ponto de tração com fio inabsorvível (p. ex.: algodão 0) na face anterior da traqueia cerca de 3 a 4 centímetros abaixo do manúbrio esternal. Este ponto será utilizado para a tração da face anterior da traqueia durante a confecção da anastomose.

Tempo 6

A localização da área da lesão traqueal (estenose, tumor), é seguida de dissecção lateral da traqueia acima e abaixo da lesão, sempre junto à parede traqueal para evitar a manipulação direta ou lesão dos nervos laríngeos recorrentes. A dissecção posterior pode ser realizada com tesoura Metzembaum com ponta romba, auxiliada por dissecção bidigital (polegar e indicador) para isolamento do esôfago cervical da parede posterior da traqueia.

> **DICA**
>
> A dissecção da parede lateral deve ser feita preferencialmente sem a tentativa de visualização dos nervos laríngeos recorrentes. Isto é particularmente importante nas lesões benignas inflamatórias (estenoses), uma vez que a fibrose local causada pela perivescerite pode dificultar sua identificação, ensejando assim a possibilidade de lesão do(s) nervo(s). A dissecção da parede posterior é facilitada pela presença de uma sonda nasogástrica calibrosa na luz esofágica, particularmente durante a manobra de palpação bidigital.

Tempo 7

A traqueotomia transversa é realizada na extremidade distal, abaixo do limite inferior da lesão, em área livre de fibrose ou inflamação macroscopicamente visível. Nas neoplasias, em particular no carcinoma adenocístico, há necessidade de margens de ressecção mais amplas, uma vez que seus limites de infiltração submucosa excedem as margens macroscópicamente visíveis. Antes da confecção da anastomose, é necessário averiguar a integridade da parede esofágica através da insuflação de ar pela sonda nasogástrica previamente tracionada até o esôfago, seguida de instilação de soro fisiológico na ferida operatória (manobra do borracheiro). A traqueotomia transversa na porção proximal é realizada inicialmente junto ao limite superior da lesão a ser ressecada, permitindo novas secções em sentido cranial para ajustar-se a extensão da ressecção.

Tempo 8

Pontos de tração (Vicryl® 3-0 ou PDS® 3-0) são passados na transição da cartilagem e traqueia membranosa bilateralmente e em ambas as extremidades da traqueia (proximal e distal). Neste momento procede-se com a manobra de tração para o "encontro" das extremidades da traqueia a serem anastomosadas de forma a aferir-se o grau de tensão. Caso haja tensão excessiva nesta manobra, a parede membranosa pode ser liberada da parede anterior do esôfago, através da tração da extremidade distal da traqueia em sentido anterior e cranial, inicialmente com tesoura romba, completando-se com dissecção digital respeitando a transição da traqueia cartilaginosa e membranosa, onde situam-se os nervos laríngeos recorrentes. Esta manobra, se somada a dissecção digital da fascia pré-traqueal (Tempo 4) e a flexão cervical, usualmente são suficientes para a confecção de uma anastomose sem tensão. Na eventualidade da tensão permanecer no momento da anastomose, a manobra de liberação supra hióidea está indicada (vide Seção 20: Ressecções Traqueais e Laringo-Traqueais, Capítulo 69 - Procedimentos para liberação da laringe).

> **DICA**
>
> A ventilação através do campo pode ser feita através de sonda traqueal convencional estéril #7.0 ou #7.5 preferencialmente aramada, pois esta tende a ser mais elástica e manter-se permeável durante as manobras de mobilização para a confecção da anastomose (Figura 64.2). Na presença intubação orotraqueal onde o tubo foi tracionado cranialmente no início da ressecção, este pode ser avançado e reposicionado na traqueia distal abaixo da anastomose, após o término da confecção e amarramento dos fios da parede posterior. Nos pacientes traqueostomizados, a sonda traqueal #7.0 ou #7.5 é passada por via retrógrada através da extremidade cranial da traqueotomia transversa no Tempo 7, avançada até a laringe, através das pregas vocais. Neste momento é tracionada pelo anestesista através da boca do paciente, e posicionada na traqueia distal como descrito acima.

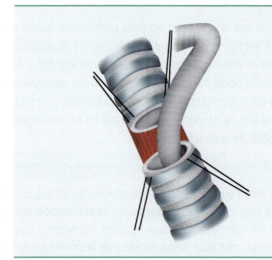

Figura 64.2 Ventilação através do campo com sonda traqueal aramada estéril #7.0 ou #7.5.

Fonte: Acervo do autor do capítulo.

Tempo 9

A anastomose é realizada com fio absorvível monofilamentar (PDS® 3-0), iniciando-se pela parede posterior (membranosa). Isto é feito a partir da tração (com ou sem amarramento) dos pontos de tração das laterais para reduzir a tensão na linha de sutura. Esta sutura pode ser contínua ou em pontos separados (Figura 64.3). Uma vez terminada a parede posterior, segue-se com a parede anterolateral cartilaginosa. Esta é facilitada com a passagem da primeira sutura no ponto médio da face anterior da traqueia no segmento cranial e no segmento caudal da traqueotomia. Desta forma, divide-se a confecção da face anterior da anastomose em duas metades (direita e esquerda). Nossa preferência é pela confecção da parede anterolateral da anastomose em pontos separados (PDS® 3-0). O alinhamento dos pontos em cada metade é facilitado através de tração pelo auxiliar do ponto de tração da extremidade lateral e do ponto da parede anterior. A redução da tensão é obtida através da tração cranial do ponto passado na parede anterior da traqueia mediastinal (Tempo 5), a qual permanecerá até o final da anastomose e flexão da cabeça, para reduzir-se assim a tensão na amarração dos pontos da anastomose, sendo seccionado logo após.

RESSECÇÃO TRAQUEAL COM ANASTOMOSE TRAQUEO-TRAQUEAL

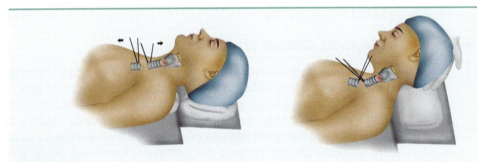

Figura 64.3 Início da anastomose término-terminal iniciando-se com a sutura contínua na parede posterior (membranosa).

Fonte: Acervo do autor do capítulo.

Tempo 10

Com a cabeça já fletida (Figura 64.4), procede-se com a revisão da hemostasia e síntese por planos. Neste momento, libera-se parcialmente os músculos esternotireóideos bilateralmente e fixa-se a borda medial do 1/3 inferior do músculo com ponto de Vicryl® 3-0 na parede anterior externa da traqueia, cerca de 1 a 2 cm abaixo da anastomose. O objetivo é reduzir a tensão na anastomose e, sobretudo, isolar a anastomose cervical do compartimento anterior do mediastino. Não se utiliza drenagem da ferida operatória ou ponto "guardião" mento-esternal de rotina. O ponto "guardião" fica reservado para as ressecções extensas (≥ 40 mm) cuja anastomose ainda possui algum grau de tensão, a despeito das manobras de liberação (Figura 64.5). Para o ponto utiliza-se fio monofilamentar grosso inabsorvível (Prolene® 0 ou 1), o qual permanece entre 5 e 7 dias de pós-operatório, sendo supreendentemente bem tolerado pelos pacientes.

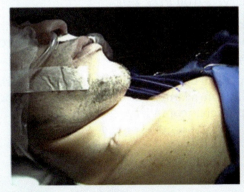

Figura 64.4 Manobra de flexão da cabeça para redução da tensão na anastomose.

Fonte: Acervo do autor do capítulo.

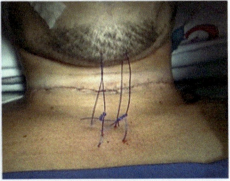

Figura 64.5 Ponto "guardião" mento-esternal com fio inabsorvível (Prolene® 0) utilizado nas ressecções extensas quando a anastomose ainda possui algum grau de tensão, mesmo após as manobras de liberação.

Fonte: Acervo do autor do capítulo.

> **DICA**
>
> Na ressecção e anastomose traqueal em pacientes jovens sem comorbidades maiores (p. ex.: DPOC e/ou cardiovascular), sobretudo em anastomoses de baixo risco (p. ex.: resseção < 40 mm), a extubação pode ser realizada na sala cirúrgica. Não realizamos como rotina a avaliação endoscópica pós-operatória imediata para a visualização da anastomose e mobilidade das pregas vocais após a extubação em sala cirúrgica. A realimentação é gradual após 12 a 18 horas de pós-operatório, iniciando-se com alimentos pastosos, progredindo para sólidos e sob supervisão devido ao risco potencial de aspiração.

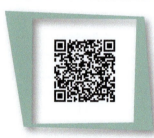

Via esternotomia mediana (parcial ou total)

Descrição da técnica

Intubação, posicionamento e preparação

(Conforme descrito na Seção 20, Capítulo 62).

Tempo 1 — Após a esternotomia mediana (parcial ou total), procede-se com a seguinte sequência: dissecção e tração cranial da veia inominada; dissecção da artéria inominada com tração caudal; dissecção da parede medial da veia cava superior com retração lateral direita e retração caudal do tronco da artéria pulmonar. Após a abertura do pericárdio posterior e afastamento das estruturas vasculares completa-se a obtenção do quadrilátero de exposição da traqueia mediastinal (Figura 64.8, Seção 20: Ressecções Traqueais e Laringo-Traqueais, Capítulo 64 - Acessos cirúrgicos para traqueia cervical e torácica).

Tempo 2 — A traqueia mediastinal é dissecada acima e abaixo da área da lesão a ser tratada, a lesão é ressecada e os pontos de reparo laterais são posicionados nos côtos proximal e distal com fio absorvível (Vicryl® 2-0 ou PDS® 2-0).

Tempo 3 — A anastomose é realizada seguindo técnica similar a descrita no item Cervicotomia (Tempo 9). A proteção da anastomose pode ser feita com um retalho pediculado de gordura mediastinal anterior ou de pericárdio.

Tempo 4 — Após a revisão da aerostasia da anastomose, hemostasia e drenagem mediastinal com dreno #32 Fr, procede-se com a síntese da esternotomia com pontos separados de fio de aço 4, e dos planos superficiais com Vicryl® 3-0 e 4-0.

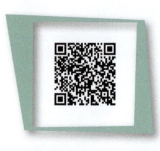

Via toracotomia ou videotoracoscopia direita

Descrição da técnica

Intubação, posicionamento e preparação

(Conforme descrito na Seção 20, Capítulo 65 - Acessos cirúrgicos para traqueia cervical e torácica).

Tempo 1 — Toracotomia póstero-lateral direita no 4º ou 5º espaço intercostal com preservação do músculo grande dorsal, ou videotoracoscopia com 3 a 4 portes. Preparo do retalho intercostal pediculado e proteção com compressa úmida aquecida.

Tempo 2 — Dissecção da pleura mediastinal, ligadura da veia ázigos e secção do ligamento pulmonar inferior direito até a veia pulmonar inferior, proporcionando assim uma exposição da traqueia desde a carina traqueal até o limite inferior do estreito mediastinal superior.

Tempo 3 — Dissecção do esôfago torácico e sua tração em sentido posterior, seguida da dissecção, reparo com fita ou dreno para tração anterolateral da traqueia acima e abaixo da lesão.

Tempo 4 — Nas ressecções com extensão acima de 25 a 30 mm é recomendável a secção circunferencial do pericárdio para a liberação do hilo direito.

Tempo 5 — Secção da traqueia acima e abaixo da lesão, tração cranial do tubo traqueal, colocação de pontos de tração nas laterais dos côtos. Neste momento inicia-se a ventilação pelo campo cirúrgico, direcionando a sonda traqueal para o brônquio principal esquerdo.

Tempo 6 — Anastomose término-terminal em sutura contínua ou pontos separados na parede posterior (membranosa), e pontos separados na parede anterolateral (PDS® 3-0).

Tempo 7 — Remoção da ventilação pelo campo cirúrgico, tração caudal do tubo endotraqueal com seu reposicionamento com o balonete situado abaixo da linha de anastomose. Amarramento sequencial dos pontos, iniciando-se pela parede posterior. Teste de aerostasia da anastomose com a instilação de soro fisiológico e ventilação manual pelo tubo endotraqueal com o balonete desinsuflado.

Tempo 8 — Mobilização do retalho pediculado de músculo intercostal previamente preparado, fixando-o entre a anastomose traqueal e o esôfago com fio absorvível.

> **DICA**
> Durante a confecção da anastomose intratorácica, a colocação de compressas úmidas dobradas entre a face diafragmática do lobo inferior direito e o diafragma eleva o pulmão direito atelectasiado, facilitando assim o pareamento e estabilização dos côtos cranial e caudal da traqueia durante a anastomose.

Tempo 9 — Drenagem pleural intercostal (1 ou 2 drenos #28 Fr ou #32 Fr), revisão da hemostasia e síntese da toracotomia ou portes da videotoracoscopia por planos.

Conclusão

A ressecção e anastomose da traqueia cervical é um procedimento que requer apuro técnico em todas as etapas de sua realização, principalmente, na confecção da anastomose término-terminal. A construção da anastomose livre de tensão excessiva é essencial para o bom resultado desta cirurgia. Neste sentido, o conhecimento e uso das manobras de liberação descritas na Seção 20: Ressecções Traqueais e Laringo-Traqueais, Capítulo 69. Do contrário, as complicações advindas de uma anastomose mal confeccionada, tensa e pouco vascularizada, podem resultar em e estenose ulterior da anastomose. Esta última irá demandar outros procedimentos, tais como a colocação de próteses e dispositivos traqueais, que impactam negativamente na qualidade de vida do paciente. As complicações maiores, tais como deiscência e sangramento, são infrequentes desde que haja um planejamento, preparo pré-operatório e técnica operatória adequados.[11]

REFERÊNCIAS

1. Grillo HC, Dignan EF, Miura T. Extensive Resection and Reconstruction of Mediastinal Trachea without Prosthesis or Graft: An Anatomical Study in Man. J Thorac Cardiovasc Surg. 1964;48:741-9.

2. Grillo HC. The history of tracheal surgery. Chest Surg Clin N Am. 2003;13(2):175-89.

3. Grillo HC. Development of tracheal surgery: a historical review. Part 2: Treatment of tracheal diseases. Ann Thorac Surg. 2003;75(3):1039-47.

4. Grillo HC. Development of tracheal surgery: a historical review. Part 1: Techniques of tracheal surgery. Ann Thorac Surg. 2003;75(2):610-9.

5. Bibas BJ, Cardoso PFG, Salati M, Minamoto H, Luiz Tamagno MF, Terra RM, et al. Health-related quality of life evaluation in patients with non-surgical benign tracheal stenosis. J Thorac Dis. 2018;10(8):4782-8.

6. Bibas BJ, Cardoso PFG, Minamoto H, Pego-Fernandes PM. Quality-of-life evaluation in patients with laryngotracheal diseases. Transl Cancer Res. 2020;9(3):2099-101.

7. Bibas BJ, Cardoso PFG, Hoetzenecker K. The burden of tracheal stenosis and tracheal diseases health-care costs in the 21st century. Transl Cancer Res. 2020;9(3):2095-6.

8. Grillo HC, Mathisen DJ, Wain JC. Laryngotracheal resection and reconstruction for subglottic stenosis. Ann Thorac Surg. 1992;53(1):54-63.

9. Bibas BJ, Terra RM, Oliveira Junior AL, Tamagno MF, Minamoto H, Cardoso PF, et al. Predictors for postoperative complications after tracheal resection. Ann Thorac Surg. 2014;98(1):277-82.

10. Bianchi ET, Guerreiro Cardoso PF, Minamoto H, Bibas BJ, Salati M, Pego-Fernandes PM, et al. Impact of fundoplication for gastroesophageal reflux in the outcome of benign tracheal stenosis. J Thorac Cardiovasc Surg. 2019;158:1698-706.

11. Cardoso PFG, Bibas BJ, Minamoto H, Pego-Fernandes PM. Prophylaxis and Treatment of Complications After Tracheal Resection. Thorac Surg Clin. 2018;28(2):227-41.

65

Ressecção Subglótica com Anastomose Tireo–Traqueal

BENOIT JACQUES BIBAS │ HÉLIO MINAMOTO │ PAULO F. G. CARDOSO │ MARIANA RODRIGUES CREMONESE

Resumo

A estenose pós-intubação e a estenose idiopática frequentemente envolvem a subglote. Tumores e doenças reumatológicas também podem atingir a subglote, como o carcinoma adenocístico, a granulomatose de Wegener e a policondrite recidivante, causando dispneia e estridor. O tratamento cirúrgico das lesões da subglote que poupam o segmento laringotraqueal, podem ser ressecadas através da ressecção da lâmina anterolateral da cartilagem cricóide e anastomose tireo-traqueal, poupando-se os nervos laríngeos recorrentes proposta por Pearson em 1975.[1,2]. A técnica deste tipo de ressecção é delicada, requer uma indicação precisa e realização adequada para obter-se um bom resultado funcional.

Palavras-chave

estenose traqueal; ressecção subglótica; intubação orotraqueal prolongada; tumores traqueais.

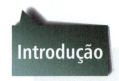

Introdução

A região subglótica compreende a distância da margem inferior das cordas vocais até a borda inferior da cartilagem cricóide. As doenças que acometem o local em mais frequentemente são a estenose (pós-intubação e estenose idiopática), doenças infecciosas (paracoccidioidomicose e tuberculose), doenças reumatológicas (granulomatose de Wegener, policondrite recidivante), doenças de depósito (amiloidose), e neoplasias (carcinoma adenocístico). A ressecção subglótica requer planejamento pré-operatório minucioso, pois as lesões podem comprometer a laringe, necessitando de avaliação anatômica e funcional das pregas vocais e da glote. Quando há estenose laríngea concomitante, a ressecção deverá ser associada ou substituída por laringofissura com interposição de cartilagem (Seção 20: Ressecções Traqueais e Laringo-Traqueais, Capítulo 68 - Laringofissura anterior e posterior com enxerto de cartilagem costal). A ressecção subglótica requer refinamento técnico na confecção da anastomose, pois trata-se de área de transição laringotraqueal com diâmetro reduzido e próxima aos nervos laríngeos recorrentes onde, a redução de calibre da anastomose pode comprometer o resultado pós-operatório, gerando transtornos ao paciente.

Descrição da técnica

Intubação, posicionamento e preparação

(Conforme descrito na Seção 20, Capítulo 63).

Tempo 1 — O paciente em decúbito dorsal horizontal com coxim transversal sob os ombros. O pescoço é posicionado em extensão para permitir que fique em um plano horizontal em linha com o esterno.

Tempo 2 — Incisão cervical transversa, distando cerca de 2 centímetros acima do manúbrio, e estendendo-se lateralmente até a borda medial do músculo esternocleidomastóideo bilateralmente.

Tempo 3 — A exposição da traqueia cervical e afastamento da musculatura cervical são realizadas conforme descrito na Seção 20 - Ressecções Traqueais e Laringo-Traqueais, Capítulo 65 - Acessos cirúrgicos para traqueia cervical e torácica (Cervicotomia).

Tempo 4 — Descolamento digital do plano entre a fascia pré-traqueal na face anterolateral até a carina traqueal.

Tempo 5 — Colocação de ponto de tração com fio inabsorvível (p. ex.: algodão 0) na face anterior da traqueia mediastinal, cerca de 3 a 4 centímetros abaixo do manúbrio esternal. Este ponto será utilizado para a tração da face anterior da traqueia durante a confecção da anastomose.

Tempo 6 — A localização da área da lesão traqueal (estenose, tumor), é seguida de dissecção lateral da traqueia acima e abaixo da lesão, sempre junto à parede traqueal para evitar a manipulação direta ou lesão dos nervos laríngeos recorrentes. A dissecção posterior pode ser realizada com tesoura Metzembaum com ponta romba, auxiliada por dissecção bidigital (polegar e indicador) para isolamento do esôfago cervical da parede posterior da traqueia.

Tempo 7

Exposição da parede anterior da cartilagem cricóide; Secção transversal do pericôndrio por sobre o arco anterior da cartilagem com bisturi lâmina #11 ou #15 até a metade anterior do seu arco lateral; Descolamento do pericôndrio, expondo a cartilagem cricóide em toda a sua face anterior, estendendo-se até a metade anterior do seu arco lateral. A metade posterior do arco lateral deve ser evitada devido à proximidade com os nervos laríngeos recorrentes no local; após o descolamento subpericondral da cartilagem procede-se com a cricoidectomia até a face lateral anterior com pinça saca-bocado delicada (Figura 65.1).

> **DICA**
>
> O descolamento da cartilagem cricóide após a secção transversal do pericôndrio é em muito facilitada com a utilização de um descolador de dura-mater de ponta arredondada e fina. Os movimentos com este instrumento devem ser latero-laterais na face anterior, avançando ao redor da cartilagem. Isto facilitará a dissecção da cartilagem, ao mesmo tempo que assegura um invólucro pericondral firme, que será utilizado para a anastomose nos tempos seguintes.

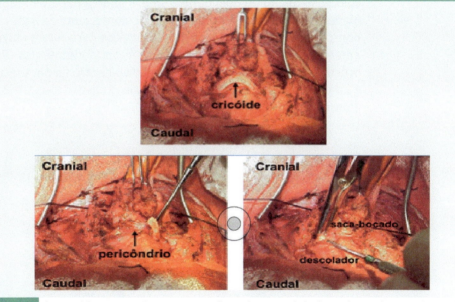

Figura 65.1 (Esquerda) Exposição do arco anterior da cartilagem cricóide; (Centro) Descolamento do pericôndrio com auxílio de descolador de dura-mater; (Direita) Cricoidectomia na face anterior e lateral anterior com pinça saca-bocado.

Fonte: Acervo do autor do capítulo.

Tempo 8

Procede-se com a traqueotomia transversa na face anterior e lateral da subglote, imediatamente abaixo do pericôndrio da área de ressecção da cartilagem cricóide, até encontrar-se uma área de traqueia normal. A linha de secção deve ser discretamente biselada em sentido posterior, de maneira a produzir-se um côto distal com a parede anterior um pouco maior que a posterior (Figura 65.2).

Tempo 9

A traqueotomia transversa no côto proximal (acima da estenose) é feita inicialmente acima da área de ressecção da cricóide, em pequenas fatias no sentido cranial, até encontrar-se uma área de subglote normal. Na eventualidade de toda a subglote ser estenótica, a área de ressecção deverá se prosseguir até a membrana cricotireóidea (Figura 65.2).

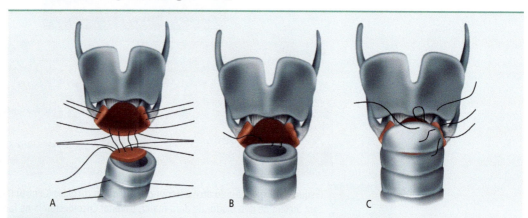

Figura 65.2 (A) (B) Linhas de ressecção no côto distal e proximal em vista frontal e lateral, respectivamente; (C) (D) Côtos distal e proximal após a ressecção da estenose em vista frontal e lateral, respectivamente com preservação do tecido adventicial contendo os nervos laríngeos recorrentes.

Fonte: Acervo do autor do capítulo.

Tempo 10

Em virtude da disparidade entre os diâmetros da traqueia e da região subglótica, a anastomose requer um reajuste da parede posterior da traqueia. Isto é feito através da colocação de um ou dois pontos, imbricando a parede membranosa com fio mono filamentar PDS-3-0. A anastomose é então confeccionada a partir da parede posterior, com pontos separados invertidos (nós cirúrgicos para fora da luz). A anastomose da parede anterolateral pode ser realizada com fio monofilamentar (PDS 2-0 ou 3-0), seguindo a ordem a partir das laterais, em direção ao centro na parede anterior. Os pontos laterais e o da parede anterior da traqueia mediastinal são tracionados para reduzir a tensão no amarramento dos pontos (Figura 65.3).

Figura 65.3 (A) Passagem dos pontos na parede posterior; (B) Confecção da anastomose da parede posterior; (C) Confecção da anastomose da parede anterior.

Fonte: Acervo do autor do capítulo.

Tempo 11

Com a cabeça já fletida, procede-se com a revisão da hemostasia e síntese por planos. Neste momento, libera-se parcialmente os músculos esternotireóideos bilateralmente e fixa-se a borda medial do 1/3 inferior do músculo com ponto de Vicryl® 3-0 na parede anterior externa da traqueia, cerca de 1 a 2 cm abaixo da anastomose. O objetivo é reduzir a tensão na anastomose e isolar a anastomose cervical do compartimento anterior do mediastino. Não utilizamos drenagem da ferida ou ponto "guardião" mento-esternal de rotina, o qual fica reservado para as ressecções extensas (≥ 4 cm) cuja anastomose possui algum grau de tensão, a despeito das manobras de liberação (Figura 65.4).

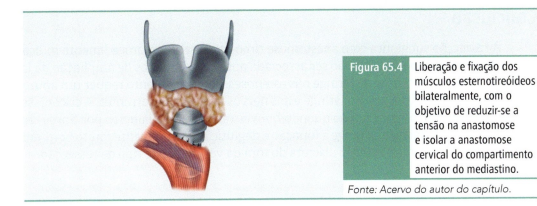

Figura 65.4 Liberação e fixação dos músculos esternotireóideos bilateralmente, com o objetivo de reduzir-se a tensão na anastomose e isolar a anastomose cervical do compartimento anterior do mediastino.

Fonte: Acervo do autor do capítulo.

DICA

A intubação e ventilação através do campo segue o descrito na Seção 20: Ressecções Traqueais e Laringo-Traqueais, Capítulo 66: Ressecção traqueal com anastomose traqueo-traqueal. Nossa rotina é extubação em sala cirúrgica. No entanto, de acordo com o julgamento do cirurgião, na dúvida. Quanto ao edema e permeabilidade imediatos da anastomose no transoperatório, a manutenção da intubação por 8 a 12 horas no pós-operatório é justificável. Não utilizamos tubo T de silicone transglótico após estas ressecções. As manobras de liberação laríngea seguem as indicações e técnicas descritas na Seção 20: Ressecções Traqueais e Laringo-Traqueais, Capítulo 69. Procedimentos para liberação da laringe.

Cricoplastia

Este procedimento deve ser realizado antes da confecção da anastomose quando houver uma redução da luz que possa comprometer o calibre da anastomose após a cricoidectomia anterolateral. Nestes casos pode-se ampliar o diâmetro através da ressecção da metade interna das bordas laterais da cartilagem cricóide, preservando-se a lâmina posterior no sentido de assegurar-se a sustentação posterior da via aérea no local. O procedimento é realizado pela face luminal, no intuito de evitar-se a lesão dos nervos laríngeos recorrentes. Inicia-se pelo descolamento da mucosa subjacente da laringe da lâmina lateral da cricóide, expondo-se face interna da cricóide. Esta é removida parcialmente, de forma simétrica nas laterais, poupando a lâmina posterior. Segue-se a fixação com pontos da borda de mucosa para cobrir-se a extremidade exposta da cartilagem cricóide bilateralmente (Figura 65.5).

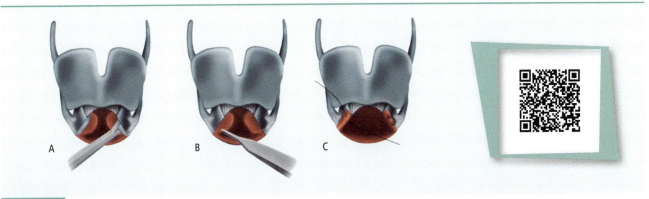

Figura 65.5 Cricoplastia: (A) Ressecção subpericondral da lâmina lateral da cricóide bilateralmente; (B) Reposicionamento da mucosa para cobertura da área exposta da cricóide; (C) Fixação da mucosa nas bordas laterais expostas da cricoplastia.

Fonte: Acervo do autor do capítulo.

Conclusão

A ressecção subglótica com anastomose tireo-traqueal é um procedimento indicado nas estenoses e tumores da subglote, podendo ou não ser associada aos procedimentos de ampliação da laringe, como a laringofissura, quando há extensão da laringe nas estenoses. O procedimento requer um apuro técnico na sua execução, uma vez que se situa junto à laringe e aos nervos laríngeos recorrentes. A cricoplastia é um procedimento que pode ser associado à ressecção quando houver restrição no diâmetro por fibrose na área da anastomose. O resultado funcional no que tange à fonação e deglutição é usualmente muito bom, embora alguns pacientes possam apresentar uma alteração discreta do tom da voz após este tipo de ressecção.

REFERÊNCIAS

1. Pearson FG, Brito-Filomeno L, Cooper JD. Experience with partial cricoid resection and thyrotracheal anastomosis. Ann Otology Rhinol Laryngol. 1986;95(6 Pt 1):582-5.

2. Pearson FG, Cooper JD, Nelems JM, Van Nostrand AW. Primary tracheal anastomosis after resection of the cricoid cartilage with preservation of recurrent laryngeal nerves. J Thorac Cardiovasc Surg. 1975;70(5):806-16.

66

Laringofissura Anterior e Posterior com Enxerto de Cartilagem Costal

PAULO F. G. CARDOSO | BENOIT JACQUES BIBAS | HÉLIO MINAMOTO

Resumo

A estenose laringotraqueal é causa importante de obstrução de vias aéreas após intubação orotraqueal. Quando a estenose está próxima (menos de 5 mm) ou envolve as pregas vocais (estenose subglótica alta ou glótica / subglótica), o tratamento cirúrgico se torna complexo. Neste contexto, é fundamental abordar cirurgicamente a laringe, com o objetivo de ressecar a área de estenose de traqueia subglótica e ampliar o lúmen da laringe.

O tratamento cirúrgico para esta lesão é a operação que se denomina laringofissura anterior e posterior com enxerto de cartilagem costal e molde intra-laríngeo. Nesse procedimento, a parede anterior da cartilagem tireóide é aberta. Na sequência, a parede posterior da cartilagem cricóide é dividida e separada para inteposição de um enxerto de cartilagem costal, com objetivo de ampliar o lúmen laringo-traqueal e posicionamento de um molde laringe de silicone transfixado com fio. Após a traqueostomia cervical, a parede anterior da cartilagem tireóide é fechada de forma primária ou com outro enxerto de cartilagem.

Com esta técnica de correção cirúrgica foi alcançada uma taxa de decanulação de 80% após 2-3 anos de tratamento.[1]

Palavras Chave

Laringe; estenose de laringe;
estenose laringo-traqueal;
laringofissura; traqueostomia.

Introdução

A laringofissura anterior e posterior com enxerto de cartilagem costal e molde intra-laringeo representa o tratamento cirúrgico da forma mais complexa da estenose laringo-traqueal. A decisão de realizar a laringofissura ou a ressecção subglótica deve ser baseada em critérios anatômicos, radiológicos, endoscópicos e no aspecto intra-operatório. Todavia, esta decisão pode ser difícil, pois as formas de acometimento laringo-traqueal podem estar sobrepostos.

A laringofissura deve ser realizada quando a lesão compromete a cartilagem cricoide posterior e anterior nas seguintes situações (Figura 66.1)

1 – Estenose laringo-traqueal alta localizada a menos de 5 mm das pregas vocais;

2 – Estenose laríngea com abaulamento látero-lateral da luz glótica;

3 – Estenose que compromete a parede posterior da cartilagem cricóide.

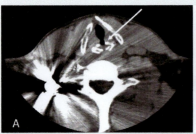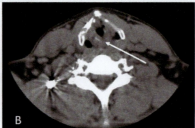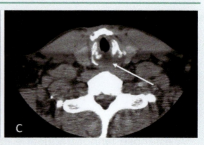

Figura 66.1 (A) e (B): Redução concêntrica da luz laríngea associada a importante espessamento da parte posterior da cartilagem cricóide. (setas). (C): Espessamento e perda da estrutura cartilaginosa na porção posterior da cartilagem cricóide (seta).

Fonte: Acervo do autor do capítulo.

Descrição Técnica

Tempo 1: posicionamento

O paciente é posicionado em decúbito dorsal com extensão cervical.

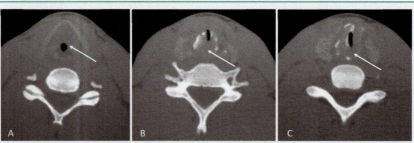

Figura 66.2 (A): Redução concêntrica da luz laríngea; (B): Estenose de laringe com abaulamento látero-lateral da via aérea (asterisco) e importante espessamento da parte posterior da cartilagem cricóide (seta); (C): Deformidade quase total da cartilagem cricóide, com espessamento posterior e abaulamento látero-lateral da luz laríngea.

Fonte: Acervo do autor do capítulo.

Tempo 2: incisão

A incisão utilizada para abordagem da laringe é a incisão cervical em colar, como demonstrado no capítulo 61.

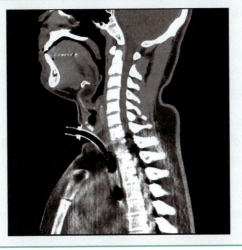

Figura 66.3 — Corte sagital de tomografia de pescoço. Estenose laríngea Myer-Cotton 4 ao nível da cartilagem cricóide e com extensão de 4 cm. Paciente submetido a Laringofissura anterior e posterior com enxerto de cartilagem costal + ressecção traqueal.

Fonte: Acervo do autor do capítulo.

Tempo 3

Dissecção e exposição da Traqueia e Laringe

A exposição da laringe e Traqueia é realizada de acordo como demonstrado nos capítulos 65 e 66.

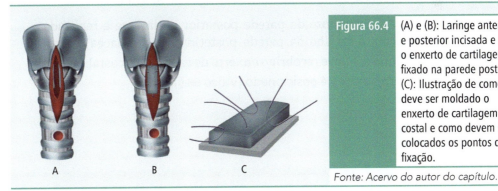

Figura 66.4 — (A) e (B): Laringe anterior e posterior incisada e com o enxerto de cartilagem fixado na parede posterior. (C): Ilustração de como deve ser moldado o enxerto de cartilagem costal e como devem ser colocados os pontos de fixação.

Fonte: Acervo do autor do capítulo.

Tempo 4

Laringofissura Anterior (abertura da parede anterior da cartilagem tireóide)

A cartilagem tireóide e a membrana cricotireóidea são identificadas. Com bisturi lâmina 11 e auxílio de ganchos, a cartilagem tireóide é aberta verticalmente. A incisão se estende inferiormente para a porção anterior da cartilagem cricóide, que pode ser ressecada (Vídeo 66.2).

DICA: A cartilagem tireóide deve ser aberta com o uso de afastadores tipo gancho e aspirador. A incisão deve estar na linha média, para evitar lesão de pregas vocais.

Tempo 5

Laringofissura Posterior (divisão e separação da parede posterior da cartilagem cricoide)

Este é o passo mais crítico e importante da operação.

Abertura da cartilagem tireóide com afastador autostático. A porção posterior da cartilagem cricóide é incisada com bisturi lâmina 11. Com auxílio de uma pinça tipo Kelly e aspirador, a cartilagem é dividida ao meio, e o plano correto é identificado. A seguir, utilizar uma pinça tipo ângulo reto para dissecção do plano com o esôfago e abertura da cartilagem ate o plano do músculo cricofaringeo e o cuidado para não lesar a parede anterior do esôfago (Vídeo 66.3).

> **DICA**
> Este tempo da cirurgia deve ser feito com visão direta do plano de dissecção. A lesão esofageana alta é de difícil tratamento e traz alta morbidade para o procedimento.

Tempo 6 — Colocação de enxerto de cartilagem na abertura da laringe posterior.

Retirar a cartilagem do 2º ou 3º arco costal. O enxerto é moldado para encaixar na laringe posterior e é fixado com pontos separados de PDS 4-0 (Vídeo 66.4).

Tempo 7 — Colocação do Molde Intra-Laríngeo de Silicone

A anastomose da parede posterior da laringe é realizada com o retalho da parede posterior membranacea da traqueia, e deve recobrir o enxerto de cartilagem costal. O molde laríngeo é posicionado (Vídeo 66.5).

> **DICA**
> Para obtenção do retalho da parede posterior da traqueia pode ser necessário a ressecção de 1 ou 2 cartilagens do coto distal da traqueia.

Tempo 8 — Fixação do Molde Laríngeo

O molde laríngeo é fixado com 2 fios de prolene 2 com agulha longa (7 cm) com um ponto transfixante a partir da pele, traqueia ou laringe e molde intra-laríngeo ate sair na pele contra-lateral (Vídeos 66.6 e 66.7).

Tempo 9 — Traqueostomia

Traqueostomia abaixo da linha da anastomose da via aérea e a traqueostomia deve ser feita em uma nova incisão, e não na mesma incisão prévia.

Colocado uma canula de traqueostomia numero 9 ou 10 com balonete e ventilação atraves do campo operatório.

> **DICA:** Deve ser realizada a sutura pele-traqueia do novo orifício de traqueotomia, por causa da necessidade de troca precoce desta canula durante o pós-operatório imediato por uma cânula de traqueostomia de modelo ambulatorial (sem balonete e com cânula interna).

Tempo 10 — Fechamento da Laringe Anterior

A laringe anterior pode ser fechada com pontos separados, se não houver tensão na sutura. Todavia, pode ser fechada com um segundo enxerto de cartilagem costal. (Figura 66.5).

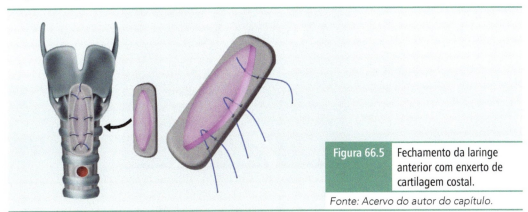

Figura 66.5 Fechamento da laringe anterior com enxerto de cartilagem costal.

Fonte: Acervo do autor do capítulo.

> **DICA:** No final apos síntese dos planos, os 2 fios prolene 2 transfixantes para fixação do molde intra-laríngeo devem ser amarrados mantendo uma folga, por causa do edema das estruturas cervicais envolvidas.

Seguimento Pós Operatório

O paciente permanece com o molde intra-laríngeo e a cânula de traqueostomia por um período de 6 a 10 semanas. (Figura 66.6).

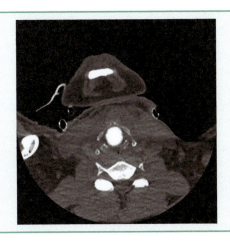

Figura 66.6 Molde Laríngeo em posição após Laringofissura Anterior e Posterior (mesmo caso da Figura 66.3)

Fonte: Acervo do autor do capítulo.

Após este período, o molde intra-laríngeo é retirado por via endoscópica (laringoscopia de suspensão) sob anestesia geral. (Vídeo 66.8). Neste momento, coloca-se um Tubo T de silicone transglótico (Figura 66.7).

A retirada da prótese é avaliada semestralmente, a cada troca do Tubo T, ate a recuperação da mucosa da laringe e traqueia.

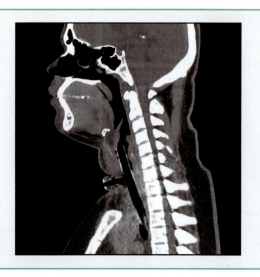

Figura 66.7 Tubo T de Silicone em posição supraglótica após retirada do molde laríngeo (mesmo caso das Figuras 66.3 e 66.6).

Fonte: Acervo do autor do capítulo.

REFERÊNCIAS

1. Terra RM, Minamoto H, Carneiro F, Pego-Fernandes PM, Jatene FB. Laryngeal split and rib cartilage interpositional grafting: treatment option for glottic/subglottic stenosis in adults. J Thorac Cardiovasc Surg. 2009;137(4):818-23. doi: 10.1016/j.jtcvs.2008.08.035.

2. Bibas BJ, Terra RM, Oliveira Junior AL, Tamagno MF, Minamoto H, Cardoso PF, et al. Predictors for postoperative complications after tracheal resection. Ann Thorac Surg. 2014;98(1):277-82. doi: 10.1016/j.athoracsur.2014.03.019.

3. Cardoso PFG, Bibas BJ, Minamoto H, Pêgo-Fernandes PM. Prophylaxis and treatment of complications after tracheal resection. Thorac Surg Clin. 2018;28(2):227-241. doi: 10.1016/j.thorsurg.2018.01.008.

4. Menezes AQ, Cardoso PFG, Nagao CK, Minamoto H, Bibas BJ, de Faria SRI, et al. Posterior laryngofissure using a surgical contact diode laser: an experimental feasibility study. Lasers Med Sci. 2019;34(7):1441-1448. doi: 10.1007/s10103-019-02729-0.

5. George M, Jaquet Y, Ikonomidis C, Monnier P. Management of severe pediatric subglottic stenosis with glottic involvement. J Thorac Cardiovasc Surg. 2010;139(2):411-7. doi: 10.1016/j.jtcvs.2009.05.010.

6. Hoetzenecker K, Schweiger T, Roesner I, Leonhard M, Marta G, Denk-Linnert DM, et al. A modified technique of laryngotracheal reconstruction without the need for prolonged postoperative stenting. J Thorac Cardiovasc Surg. 2016;152(4):1008-17. doi: 10.1016/j.jtcvs.2016.01.061

67

Procedimentos para Liberação da Laringe

PAULO F. G. CARDOSO | RAFAEL RIBEIRO BARCELOS | BRUNO FERNANDO BINOTTO

Resumo

A estenoses traqueais tratáveis com cirurgia de ressecção e anastomose possuem um limite de extensão longitudinal da área ressecada de cerca de 50% nos adultos e 30% nas crianças. Além deste limite, a restauração da continuidade da via aérea torna-se impossível devido ao excesso de tensão na anastomose. Para ressecções longas que se aproximem destes limites, há necessidade de realizar manobras de liberação da laringe e traqueia com o objetivo de reduzir-se a tensão na anastomose e, por conseguinte o risco de complicações. Além da flexão cervical e liberação da fáscia pré-traqueal, as manobras de liberação da laringe são as mais frequentemente utilizadas nas ressecções da traqueia cervical e da transição cérvico-mediastinal, permitindo a mobilização adicional da traqueia em 2 a 3 centímetros.

Palavras-chave

Estenose traqueal; cirurgia; técnica.

Introdução

Nas ressecções do segmento cervical e cérvico-mediastinal da traqueia, as manobras de liberação (flexão cervical, liberação da fáscia pré-traqueal e as manobras de liberação supra-hióidea), somadas produzem a liberação entre 6 a 8 centímetros. A liberação anatômica da laringe deve ser realizada nas ressecções traqueais longas (> 4 cm de extensão) na dependência do resultado obtido após as demais manobras de liberação anteriormente citadas. A avaliação transoperatória da tensão na anastomose faz-se através da tração da extremidade distal em sentido cranial, até encontrar-se com a extremidade proximal da traqueia ressecada. Embora subjetiva, a impressão de tensão excessiva é percebida claramente com esta manobra. Na percepção de tensão excessiva, procede-se com a manobra de liberação da laringe antes da anastomose. Esta pode ser realizada preemptivamente, caso o planejamento pré-operatório antecipe a sua necessidade, seja a partir da extensão da estenose ou da limitação de uma das manobras usuais, tais como, a redução da flexão da cabeça ou a impossibilidade de liberação da facia pré-traqueal por cirurgia prévia.

Descrição da técnica

Os métodos disponíveis para a liberação da laringe são a mobilização tireo-hióidea proposta por Dedo e Fishman,[1] e liberação supra-hióidea desenvolvida por Montgomery.[2] A liberação supra-hióidea é a mais utilizada, pois é a que produz a menor incidência de disfunção da deglutição no pós-operatório. A utilidade da liberação supra-hióidea está bem estabelecida nas ressecções longas da traqueia superior e média, ao passo que seu benefício em ressecções da traqueia distal é contestável.

Intubação, posicionamento e preparação

(Conforme descrito na Seção 20, Capítulo 63).

Tempo 1 — O paciente em decúbito dorsal horizontal com coxim sob os ombros. O pescoço é posicionado em extensão para permitir que fique em um plano horizontal em linha com o esterno.

Tempo 2 — Cervicotomia transversa de aproximadamente 5 centímetros por sobre o osso hióide, localizado previamente por palpação. A dissecção é realizada através da gordura do tecido celular subcutâneo e do músculo platisma por sobre a borda superior do osso hióide (Figura 67.1).

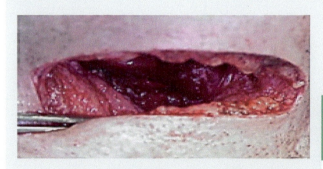

Figura 67.1 Cervicotomia transversa de 5 cm por sobre o osso hióide para liberação supra-hióidea.

Fonte: Acervo do autor do capítulo.

Tempo 3 — Dissecção dos planos cervicais com identificação e exposição da face anterior do corpo do osso hióide.

Tempo 4 A alça fibrosa do tendão do músculo digástrico é preservada bilateralmente e os músculos milohióide, geniohióide e genioglosso inseridos na borda superior do corpo do osso hióide medialmente ao tendão do digástrico, são incisados transversalmente.

Tempo 5 ecção vertical do corno menor do osso hióide bilateralmente e medialmente às inserções do músculo digástrico e lateral ao corno menor, separando o corpo do hióide do corno maior (Figura 67.2).

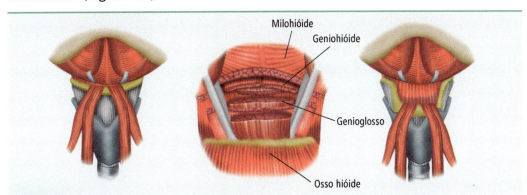

Figura 67.2 Etapas da liberação supra-hióidea: (Esquerda) Incisão arciforme supra-hióidea; (Centro) Exposição e miotomia transversa dos músculos milohióide, geniohióide, genioglosso, seguida da secção longitudinal bilateral do osso hióide medialmente a alça do tendão do músculo digástrico; (Direita) Rebaixamento supra-hióideo concluído.

Fonte: Acervo do autor do capítulo.

Tempo 6 Hemostasia local e síntese do tecido celular subcutâneo com fio absorvível 3-0 e sutura intradérmica com fio absorvível 4-0, sem necessidade de drenagem. Este tempo de fechamento deve ser realizado antes de concluir a ressecção e reconstrução traqueal, pois essa área não estará acessível após a flexão do pescoço.

> **DICA**
> A marcação da pele no local da incisão cutânea com caneta dermográfica auxilia na realização de uma incisão mais precisa na pele usualmente mais flácida neste local. A cervicotomia para a liberação deve ser realizada em separado da cervicotomia para a ressecção traqueal para evitar-se a contaminação da área de liberação no caso de fístula salivar ou infecção na ferida operatória da traqueoplastia. A secção do plano muscular profundo (músculos geniohióide e genioglosso) deve ser realizada com cautela a fim de evitar-se a abertura da mucosa da faringe, evitando-se assim formação de fístula salivar no pós-operatório.

Conclusão

A liberação laríngea é um procedimento útil, embora não seja necessária rotineiramente na reconstrução traqueal. Ela deve fazer parte do planejamento pré-operatório de ressecções longas da traqueia cervical e cervicomediastinal. Sua realização pode associar-se a complicações pós-operatórias relacionadas a deglutição e aspiração, particularmente em pacientes idosos.

REFERÊNCIAS

1. Dedo HH, Fishman NH. Laryngeal release and sleeve resection for tracheal stenosis. Ann Otol Rhinol Laryngol. 1969;78(2):285-96.

2. Montgomery WW. Suprahyoid release for tracheal anastomosis. Arch Otolaryngol. 1974;99(4):255-60.

68

Ressecção de Carina Traqueal

HÉLIO MINAMOTO | FABIO EITI NISHIBE MINAMOTO | MARIANA RODRIGUES CREMONESE

Resumo

A carinectomia é um dos procedimentos mais desafiadores da reconstrução de via aérea e não existe uma única técnica ideal para reconstrução, sendo que as diferentes técnicas de ressecção e reconstrução mudam com a localização e extensão da lesão. A indicação mais comum é o Carcinoma de Pulmão Não Pequenas Células envolvendo a carina na ausência de envolvimento mediastinal. Outras indicações incluem tumores primários da via aérea e outras condições raras benignas ou malignas. É necessário avaliar se a lesão (tumor ou processo inflamatório) é passível de ressecção e reconstrução primária. As contraindicações a carinectomia são: (1) história de uso crônico de corticoide (fator mais fortemente associado com complicações no pós-operatório); (2) probabilidade de ventilação mecânica prolongada no pós-operatório; (3) presença de envolvimento linfonodal mediastinal; (4) necessidade de ressecar segmento traqueal longo (maior que 4 cm) quando se planeja anastomose da traqueia com o BPE; e (5) história prévia de radioterapia mediastinal.

A reconstrução da carina é tecnicamente difícil e muda com a localização e o tipo histológico da lesão. Tem potenciais complicadores como desvascularização, deiscência e estenose; a ventilação no intra-operatório pode apresentar dificuldades em casos complexos.

Palavras-chave

Carinectomia; carina; câncer de pulmão não pequenas células; traqueia; estenose.

Introdução

A carinectomia é uma cirurgia complexa devido a necessidade um planejamento preciso tanto para estabelecer com precisão os limites da ressecção como planejar uma reconstrução adequada da via aérea. É indicada em tumores de pulmão com invasão do brônquio distando 1 cm ou menos da carina, além de tumores da via aérea acometendo esta estrutura. A principal via de acesso é a toracotomia direita, mas algumas lesões são melhor abordadas pela esternotomia mediana e mais raramente por bitoracotomia com esternotomia transversa (Clamshell). O acesso por toracotomia esquerda é bastante incomum devido à posição do arco aórtico sobre o hilo pulmonar, além do fato do acometimento carinal por neoplasias pulmonares operáveis ser bastante infrequente devido à anatomia mais longa do brônquio esquerdo.

A seguir a descrição da carinectomia por toracotomia direita e separadamente as diferentes modalidades de reconstrução a depender da localização da lesão extensão da ressecção.

Descrição técnica

Carinectomia

Preparo e posicionamento (Decúbito Lateral Esquerdo):

- Tubo orotraqueal duplo lúmen em brônquio principal esquerdo;
- Sonda esofágica;
- Decúbito lateral esquerdo;
- Coxim infra-axilar;
- Membro superior direito apoiado;
- Fixação do quadril à mesa cirúrgica.

Via de acesso:

- Toracotomia póstero-lateral direita;
- Intercostotomia no 3 ou 4º espaço intercostal.

Tática:

- Ventilação monopulmonar esquerda por tubo orotraqueal de duplo lúmen;
- Liberação do ligamento pulmonar direito;
- Tração anterior do pulmão direito;
- Palpação da pleura, pulmão e brônquio para avaliar extensão do tumor, sobretudo na veia cava superior;
- Abertura da pleura mediastinal posterior;
- Identificação do brônquio principal direito abaixo da desembocadura da veia ázigos na veia cava superior;
- Ligadura da veia ázigos com fio ;

- Linfadenectomia paratraqueal e subcarinal;
- Dissecção e reparos individuais do esôfago, traqueia e brônquios com fitas vasculares ou elásticos (Vídeo 68.1) - a dissecção do brônquio principal esquerdo deve ser cuidadosa devido à proximidade com o arco aórtico e o nervo laríngeo recorrente esquerdo;
- Secção com margem do brônquio principal esquerdo; (Vídeo 68.2)
- Intubação do brônquio principal esquerdo pelo campo operatório;
- Secção da traqueia e do brônquio principal direito; (Vídeo 68.3)
- Liberação da carina das estruturas mediastinais e carinectomia. (Vídeo 68.4)

DICA

A liberação da laringe não leva ao relaxamento para reconstrução da traqueia inferior, portanto é feita raramente. O plano pré-traqueal é dissecado de forma romba em direção cranial para o istmo da tireoide, permitindo um ganho de até 2 cm na mobilidade

A dissecção da traqueia distal deve ser feita de maneira cuidadosa, se possível restrita à parede anterior para preservar ao máximo o fluxo sanguíneo lateral. Nesta manobra, a tração do esôfago com fita ou sonda auxilia na exposição das estruturas e secção.

Se a mobilização hilar intrapericárdica é necessária, é mais facilmente realizada antes da secção da via aérea. A mobilização é feita com incisão do pericárdio em forma de U abaixo da veia pulmonar inferior. (Figura 68.1)

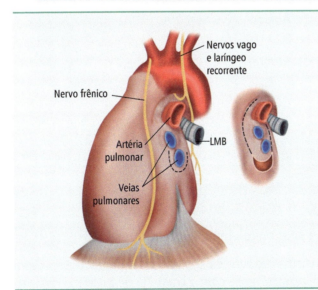

Figura 68.1 Liberação hilar intrapericárdica. Incisão em U (linha pontilhada) é feita ao redor da veia pulmonar inferior.

Fonte: Acervo do autor do capítulo.

> **DICA**
> Cobrir as anastomoses com uma segunda camada de tecido pediculado, como a gordura pericárdica, para interpor tecido entre vasos pulmonares e linhas de sutura traquebronquica, diminuindo a possibilidade de fístula broncovascular. Em casos de radioterapia mediastinal prévia é preferível utilizar omento.

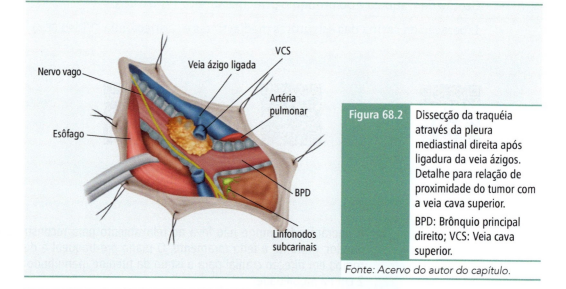

Figura 68.2 Dissecção da traquéia através da pleura mediastinal direita após ligadura da veia ázigos. Detalhe para relação de proximidade do tumor com a veia cava superior.

BPD: Brônquio principal direito; VCS: Veia cava superior.

Fonte: Acervo do autor do capítulo.

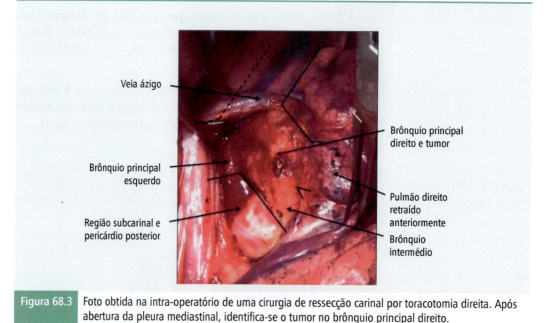

Figura 68.3 Foto obtida na intra-operatório de uma cirugia de ressecção carinal por toracotomia direita. Após abertura da pleura mediastinal, identifica-se o tumor no brônquio principal direito.

Fonte: Acervo do autor do capítulo.

Reconstrução

Técnica 1: lesão limitada a carina e sem envolvimento da traqueia

Pode ser construída uma "neocarina" através da sutura direta entre as paredes mediais dos brônquios direito e esquerdo e, posteriormente, a anastomose com a traqueia distal, entretanto é uma sutura de tensão devido a restrição imposta ao brônquio esquerdo pelo arco aórtico necessitando de mobilidade da traqueia. Este tipo de reconstrução pode ser feito para tumores pequenos, sem acometimento da traqueia distal.

Pontos de tração são feitos nas paredes laterais da traqueia e dos brônquios.

As paredes mediais dos brônquios direito e esquerdo são suturados com pontos separados de vicryl 4-0, formando uma nova carina. (Figura 68.4B)

Todos os pontos são passados e depois amarrados, com os nós para fora do lúmen.

Após a neocarina estar completa é feita a anastomose entre a traqueia distal e a nova circunferência brônquica. Existe uma discrepância entre a circunferência brônquica e traqueal.

Na via de acesso posterior por toracotomia direita: a sutura da parede anterior cartilaginosa deve ser feita primeiro, iniciando-se com o ponto entre a parede anterior da traqueia na confluência com os dois brônquios. Esta anastomose anterior é feita a partir da linha média em direção aos pontos de tração laterais nos dois brônquios (Figura 68.4C). A seguir é feita a sutura da parede posterior membranosa; o primeiro ponto também é feito na confluência entre os brônquios e a traqueia distal e segue em direção aos pontos de reparo laterais.

Na via de acesso anterior por esternotomia mediana: a sutura da parede posterior membranosa é feita primeiro. A seguir é feita a anastomose da parede anterior e os pontos da anastomose são amarrados a partir dos pontos de reparo laterais em sentido a linha média (isso diminui qualquer tensão residual).

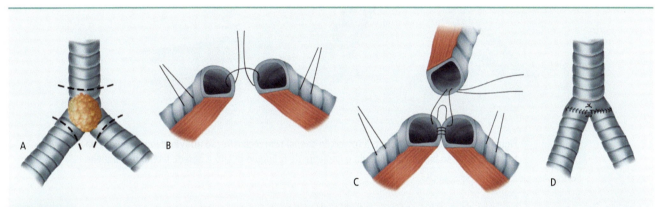

Figura 68.4 Figuras (A), (B) e (C) representam a ressecção carinal e reconstrução com anastomose direta da carina aos brônquios principais.

Fonte: Acervo do autor do capítulo.

Técnica 2: lesão de carina com envolvimento da traqueia

Neste caso é indicada a anastomose termino-terminal do brônquio esquerdo com a traqueia e implante término-lateral do brônquio direito na parede lateral da traqueia, após liberação intrapericárdica do hilo direito. Em adultos, a anastomose entre a traqueia e brônquio esquerdo deve ser feita se a distância não for maior que 4 cm, para evitar tensão da anastomose.

Os pontos de tração lateral são feitos primeiro e em seguida os pontos da anastomose entre a traqueia e o brônquio esquerdo;

- A anastomose é feita com Vicryl 4-0 com pontos separados;
- O tubo endotraqueal é avançado abaixo da anastomose de modo a não superseletivar nos brônquios lobares;
- Uma abertura lateral em forma de elipse é feita na parede lateral direita da traqueia, aproximadamente 1 cm cranial à anastomose traqueia--brônquio esquerdo (esta distância mantém o suprimento sanguíneo deste segmento de traqueia). A abertura deve ficar toda na parede lateral cartilaginosa, garantindo a patência;
- Pontos separados de vicryl 4-0 são passados da parede anterior do brônquio direito para a margem anterior da abertura lateral de modo que os nós fiquem para fora do lúmen;

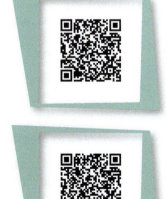

- Pontos laterais de tração são passados nas paredes laterais do brônquio direito e nas margens superior e inferior da abertura lateral da traqueia. Os pontos da anastomose são iniciados próximo ao ponto de tração da margem inferior e segue em sentido anterior até a margem superior do brônquio direito e em seguida são feitos os pontos da parede posterior;
- Um retalho é colocado entre as anastomoses e a artéria pulmonar, sendo a primeira opção gordura pericárdica;
- O tubo endotraqueal é posicionado acima da anastomose proximal e as anastomoses são verificadas para escape aéreo; o pulmão direito deve ser re-expandido antes de fechar o tórax.

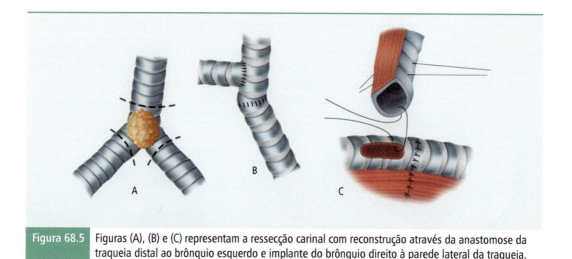

Figura 68.5 Figuras (A), (B) e (C) representam a ressecção carinal com reconstrução através da anastomose da traqueia distal ao brônquio esquerdo e implante do brônquio direito à parede lateral da traqueia.

Fonte: Acervo do autor do capítulo.

Técnica 3: ressecção carinal com pneumonectomia direita

É o tipo de carinectomia realizada em pacientes com câncer de pulmão, sendo indicada para tumores que acometem a carina e o brônquio intermédio. O limitante para reconstrução é a distância entre os cotos da traqueia distal e BPE.

- A avaliação invasiva dos linfonodos do mediastino é fundamental antes de proceder com a ressecção cirúrgica;
- Antes da realização de qualquer passo irreversível, deve-se avaliar se a invasão das estruturas mediastinais permite uma ressecção radical;
- Para uma anastomose livre de tensão, preconiza-se que a distância entre a linha ressecção traqueal e do brônquio esquerdo não seja maior que 4 cm;
- Ligadura da artéria pulmonar direita e das veias na origem extrapericárdica;
- São passados fios de tração nas paredes laterais da traqueia e do brônquio esquerdo;
- Inicia-se com a secção do brônquio esquerdo para intubação seletiva sob visão direta;
- Secção da traqueia e liberação da carina das estruturas mediastinais e pneumonectomia direita;
- A anastomose término-terminal entre a traqueia distal e o brônquio

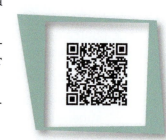

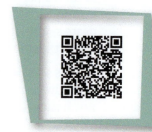

esquerdo se inicia no ponto de tração na parede lateral esquerda com pontos separados iniciando pela parede posterior (Vídeo 68.9).

- Sequencialmente é realizada a anastomose na parede anterior, também se iniciando na parede lateral esquerda e termina na parede direita (Vídeo 68.10)
- Cobertura da anastomose com retalho de pericárdio. (Figura 68.7)

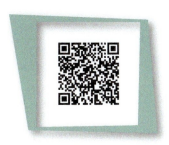

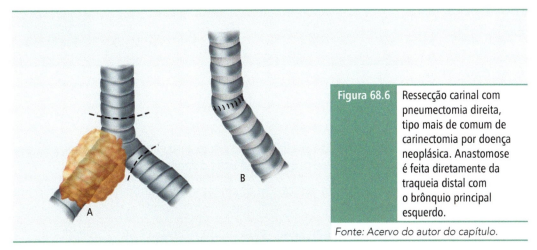

Figura 68.6 Ressecção carinal com pneumectomia direita, tipo mais de comum de carinectomia por doença neoplásica. Anastomose é feita diretamente da traqueia distal com o brônquio principal esquerdo.

Fonte: Acervo do autor do capítulo.

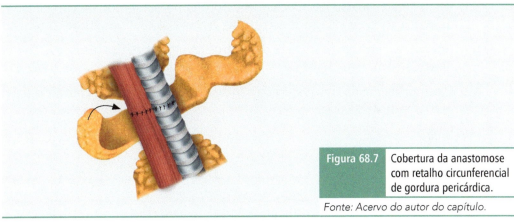

Figura 68.7 Cobertura da anastomose com retalho circunferencial de gordura pericárdica.

Fonte: Acervo do autor do capítulo.

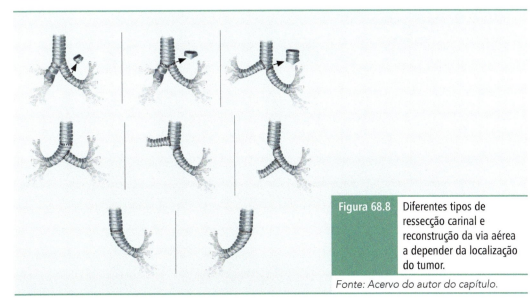

Figura 68.8 Diferentes tipos de ressecção carinal e reconstrução da via aérea a depender da localização do tumor.

Fonte: Acervo do autor do capítulo.

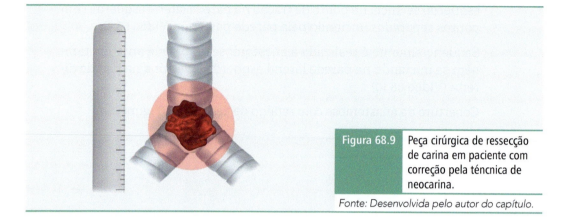

Figura 68.9 Peça cirúrgica de ressecção de carina em paciente com correção pela téncnica de neocarina.

Fonte: Desenvolvida pelo autor do capítulo.

Conclusão

A ressecção carinal é uma cirurgia de grande porte com elevada morbidade e deve ser indicada em casos selecionados, em que se confirmou a presença de uma doença localizada.

A complicação mais grave é a deiscência da anastomose sendo que a mortalidade associada a esta complicação é extremamente alta.

Alguns princípios devem ser seguidos para diminuir índices de complicação:

1. Evitar dissecção extensa da traqueia e brônquio, sobretudo da parede lateral para diminuir áreas desvascularizadas e lesão de estruturas vasculares e nervosas que correm adjacente à via aérea;
2. Adaptar a disparidade entre os diâmetros no momento da sutura, evitando ampliar as margens de ressecção com esta finalidade;
3. O comprimento da área ressecada não deve exceder 4 cm, caso contrário, a tensão será alta e aumenta o risco de deiscência.

REFERÊNCIAS

1. Grillo H. Surgery of the trachea and bronchi. Hamilton [u.a.]: Decker; 2004.
2. Pearson F, Patterson G. Pearson's thoracic & esophageal surgery. Philadelphia: Churchill Livingstone/Elsevier; 2008.
3. Sugarbaker D, Bueno R, Colson Y, Jaklitsch M, Krasna M, Mentzer S. Adult chest surgery. New York, N.Y.: McGraw Hill Medical; 2015.
4. Terra R, Salati M. Carinal resection. Shanghai Chest. 2017;1:17-17.

69

Correção de Fístula Traqueo–Esofágica

BENOIT JACQUES BIBAS | HÉLIO MINAMOTO | PAULO F.G. CARDOSO | BRUNO FERNANDO BINOTTO

Resumo

A fístula traqueoesofágica (FTE) benigna adquirida que deriva de lesão traqueal pós-intubação está localizada no terço superior e médio da traqueia.[1] A FTE deteriora intensamente a saúde, o estado nutricional e a qualidade de vida do paciente devido às dificuldades de deglutição e pneumonias aspirativas recorrentes. A FTE pode estar associada à estenose de traquéia, que altera a estratégia de tratamento com a necessidade de traqueostomia e uso de próteses traqueais.[1-3] O preparo para o procedimento cirúrgico pode levar semanas ou até meses e deve incluir os seguintes requisitos: (1) desmame da ventilação mecânica com a resolução de infecções pulmonares associadas; (2) correção do estado nutricional por meio de nutrição enteral, (3) melhora das condições locais da lesão de esô-fago com a diminuição da reação inflamatória local.[3] O tratamento cirúrgico é complexo e requer se-paração e fechamento do esôfago e da traquéia associado com técnicas de reconstrução da via aérea e interposição de retalho muscular. Em centros de alto volume, a mortalidade operatória pode chegar a 3% e a recorrência da FTE a 11%.[1]

Palavras-chave

cirurgia torácica; traqueia; fístula traqueoesofágica; intubação endotraqueal; estenose traqueal.

Introdução

A FTE benigna na maioria dos pacientes é de causa iatrogênica, provocada por processo de isquemia e necrose da traquéia e esôfago, que culmina com a formação de um trajeto que comunica a traquéia e o esôfago. (Figura 69.1).[1,5,6] A incidência de FTE em pacientes em ventilação mecânica é de 0,3% a 3%. Os principais fatores de risco são: estado nutricional precário, uso de corticosteroides, diabetes e infecção em atividade.[5,6] A presença de sonda nasoenteral é outro fator importante na gênese da FTE. Etiologias mais raras incluem cirurgias prévias (esofagianas principalmente), corpos estranhos, trauma, ingestão cáustica, mediastinite e esofagites virais.[5-10]

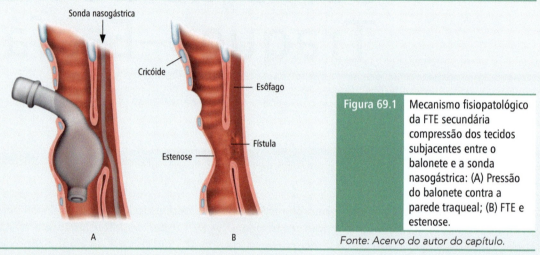

Figura 69.1 Mecanismo fisiopatológico da FTE secundária compressão dos tecidos subjacentes entre o balonete e a sonda nasogástrica: (A) Pressão do balonete contra a parede traqueal; (B) FTE e estenose.

Fonte: Acervo do autor do capítulo.

Avaliação diagnostica inclui broncoscopia e esofagoscopia. A tomografia computadorizada fornece informações de localização da FTE e a relação com estruturas adjacentes para o planejamento cirúrgico. A realização de gastrostomia é necessária para interromper o processo catabólico, reduzir a aspiração de secreções e corrigir o estado nutricional no pré-operatorio.[5,6] Próteses traqueais podem ser utilizadas como medida paliativa temporária, até a correção cirúrgica definitiva. Deve-se evitar o uso de próteses metálicas autoexpansíveis no esôfago e na traqueia.[6,7] Para a correção cirúrgica definitiva, o paciente deve estar fora de ventilação mecânica, com o estado nutricional adequado e o local da FTE em condições adequadas para sutura e fechamento.[5,6,8]

Descrição da técnica

A FTE cervical e cérvico-torácica são abordadas através de incisão cervical transversa em colar. A FTE de localização intra-torácica é abordada por esternotomia ou toracotomia direita.[5,7,9]

Serão descritas neste capítulo as seguintes abordagens: 1) cervical com ressecção e anastomose traqueal; 2) cervical sem ressecção traqueal; 3) acesso por toracotomia ou videotoracoscopia direita; 4) cervical lateral sem ressecção traqueal.

Técnica 1: Abordagem Cervical com ressecção e anastomose traqueal associada.

No paciente com FTE cervical associada à estenose de traqueia é realizada a correção da FTE em conjunto com a ressecção traqueal.

Intubação, posicionamento e preparação.

(Conforme descrito na Seção 20, Capítulo 65).

Tempo 1 Acesso conforme descrito na Seção 20, Capítulo 65.

> **DICA**
> A intubação deve ser guiada por endoscopia (laringoscopia de suspensão ou a broncoscopia), no intuito de certificar que o balonete do tubo orotraqueal permaneça abaixo da FTE, e que o tubo não seja direcionado para o esôfago através do trajeto da FTE.
>
> Sonda naso ou orogástrica para auxiliar na dissecção do esôfago.

Tempo 2 Secção traqueal para exposição esofágica.

A traqueia é seccionada na altura da FTE e o tubo endotraqueal com balonete é introduzido na traqueia distal para manutenção da ventilação pelo campo operatório (Figura 69.2).

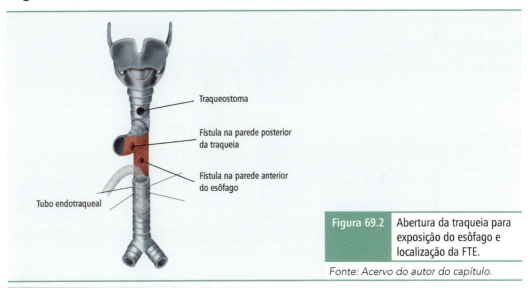

Figura 69.2 — Abertura da traqueia para exposição do esôfago e localização da FTE.

Fonte: Acervo do autor do capítulo.

> **DICA**
> A intubação localização da FTE durante o procedimento cirúrgico é realizada com a utilização de endoscopia respiratória ou esofagoscopia, que auxiliam na localização através da transiluminação pela luz do aparelho de endoscopia.
> Sistema de ventilação através do campo operatório

Tempo 3 Ressecção Traqueal

A FTE é exposta através de abertura transversa da traquéia, sendo separado o esôfago e a traqueia. A traqueia proximal é seccionada no nível da FTE de modo a incorporar na porção ressecada a FTE junto com a estenose de traquéia. A ressecção deve ser menor que 4 cm para não aumentar a tensão na anastomose.

Na maioria dos pacientes a FTE, a estenose de traquéia e o orifício de traqueostomia tem uma localização próxima, o que permite a ressecção em conjunto destas 3 estruturas. Esta geometria das estruturas deve ser considerada no planejamento da reconstrução da via aérea.

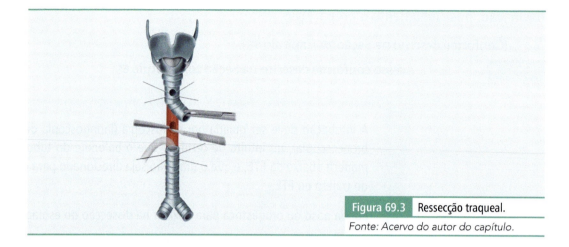

Figura 69.3 — Ressecção traqueal.
Fonte: Acervo do autor do capítulo.

Tempo 4 — Fechamento do esôfago

O esôfago é reparado e suturado em 2 planos sobre a sonda naso ou orogástrica. O defeito da mucosa é fechado com pontos separados de fio absorvível e a muscular suturada com pontos separados de fio inabsorvível (Figura 69.4).

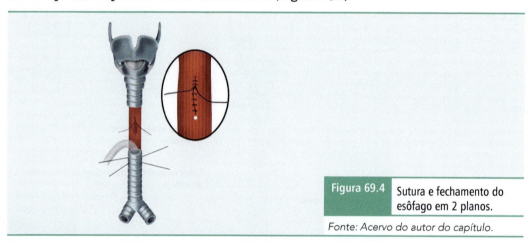

Figura 69.4 — Sutura e fechamento do esôfago em 2 planos.
Fonte: Acervo do autor do capítulo.

Tempo 5 — Interposição e fixação de retalho muscular

A proteção da sutura esofágica com interposição de um retalho muscular tem como objetivo evitar a recorrência da FTE. Isto é feito através de retalho muscular de músculo esternocleidomastóideo ou esternohióideo, fixando sobre o reparo esofágico (Figura 69.5).

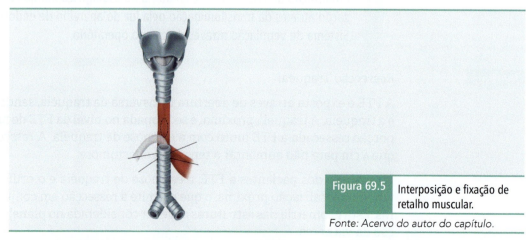

Figura 69.5 — Interposição e fixação de retalho muscular.
Fonte: Acervo do autor do capítulo.

Tempo 6

Anastomose Traqueal

São posicionados dois pontos de tração e ancoragem nas laterais nos cotos proximal e distal. A anastomose é iniciada pela parede posterior (porção membranácea) com sutura contínua de fio absorvível (barra grega e eversão externa das bordas). Em seguida o tubo orotraqueal de ventilação pelo campo é removido, e substituído por outro tubo endotraqueal cuja extremidade distal com o balonete é posicionada abaixo da linha de anastomose. A anastomose é completada na porção cartilaginosa com pontos separados de fio absorvível.

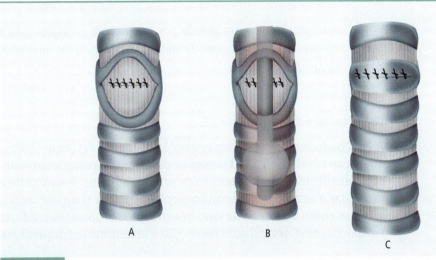

Figura 69.6 (A) Sutura da parede posterior; (B) Posicionamento do tubo traqueal com balonete abaixo da anastomose; (C) Sutura da parede traqueal anterior.

Fonte: Acervo do autor do capítulo.

DICA

Ao final da anastomose traqueal, esta é submersa em solução salina, e a ventilação com pressão positiva é aplicada com o balonete desinsuflado para teste de vazamento de ar (manobra do borracheiro).

Tempo 7

Proteção da linha de sutura anterior da traqueia

A porção anterior da anastomose é protegida, com aproximação das bordas do istmo da tireóide na linha média. Liberação parcial dos músculos esternotireóideos bilateralmente, fixando a borda medial na parede anterior da traqueia abaixo da linha de anastomose. Esta manobra tem o objetivo de isolar a anastomose cervical do compartimento anterior do mediastino, reduzindo o risco de fístula arterial traqueo-inominada.

Tempo 8

Revisão da hemostasia e síntese por planos.

Fistula Traqueoesofágica Cervicotomia.

Técnica 2: Abordagem Cervical sem ressecção traqueal.

Para pacientes com FTE na ausência de estenose traqueal associada.

Intubação, posicionamento e preparação.

(Conforme descrito na Seção 20, Capítulo 65).

Tempo 1 — Acesso conforme descrito na Seção 20, Capítulo 63.

> **DICA:** A intubação deve ser guiada por endoscopia (laringoscopia de suspensão ou a broncoscopia). Passagem de sonda nasogástrica ou orogástrica para auxiliar na dissecção do esôfago.

Tempo 2 — Localização e dissecção da FTE

A FTE pode ser fechada sem ressecção traqueal. A traqueotomia transversa anterior é aberta ao nível da FTE. A traqueia e esôfago são completamente separados e as bordas são identificadas, sem ressecção de anéis traqueais. A sutura do esôfago, a interposição muscular e anastomose término-terminal após a traqueotomia (sem ressecção traqueal), bem como a síntese da cervicotomia são realizadas conforme descrito na Técnica 1 - Abordagem Cervical com ressecção e anastomose traqueal associada (Figura 69.7).

> **DICA:** A localização da FTE durante o procedimento cirúrgico é realizada com a utilização de endoscopia respiratória ou esofagoscopia, que auxiliam na localização através da transiluminação pela luz do aparelho de endoscopia. Sistema de ventilação através do campo operatório

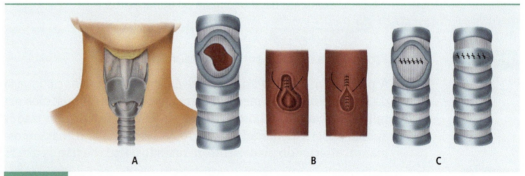

Figura 69.7 (A) Incisão transversa da traqueia para localização e dissecção da FTE; (B) Detalhe da sutura em 2 planos da parede esofágica; (C) Anastomose traqueal término-terminal.

Fonte: Acervo do autor do capítulo.

Tempo 3 — Revisão da hemostasia e síntese por planos.

Técnica 3 – Abordagem por toracotomia ou videotoracoscopia direita.

No paciente com FTE de localização intra-torácica.

Intubação, posicionamento e preparação

A intubação seletiva é indispensável para que se obtenha a parada da expansão pulmonar à direita, para alcançar a exposição das estruturas mediastinais e o fechamento do esôfago e da traqueia. O uso de tubo seletivo convencional deve ser guiado por endoscópio de intubação, devido ao risco de esgarçamento do trajeto da FTE durante a intubação. Outra modalidade segura é o uso de tubo orotraqueal simples convencional guiado por endoscopia de intubação e a colocação de bloqueador brônquico à direita. O paciente é posicionado em decúbito lateral-esquerdo para toracotomia/videotoracoscopia direita, assepsia, antissepsia e colocação de campos estéreis.

> **DICA**
> Passagem de sonda nasogástrica ou orogástrica para auxiliar na dissecção do esôfago.

Tempo 1 — Toracotomia póstero-lateral direita no 4º ou 5º espaço intercostal com preservação do músculo grande dorsal, ou videotoracoscopia com 3 a 4 portes.

Tempo 2 — Ligadura da veia ázigos e dissecção da pleura mediastinal proporcionam uma exposição adequada para a identificação das estruturas necessárias à correção da FTE. Prossegue com a dissecção do esôfago torácico e a tração com fita vascular em sentido posterior, e em seguida a dissecção e tração da traqueia, acima e abaixo da área da FTE.

Tempo 3 — Localização e dissecção da FTE

Dissecção e isolamento da FTE entre a traqueia e o esôfago com identificação do trajeto da FTE (Figura 69.8)

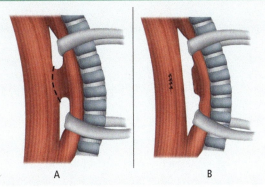

Figura 69.8 (A) Identificação e dissecção da FTE e (B) sutura esofágica e traqueal.

Fonte: Acervo do autor do capítulo.

> **DICA**
> A localização da FTE durante o procedimento cirúrgico é realizada com a utilização de endoscopia respiratória ou esofagoscopia, que auxiliam na localização através da transiluminação pela luz do aparelho de endoscopia. Sistema de ventilação através do campo operatório quando necessário.

Tempo 4 — Abertura da FTE e separação do esôfago e traqueia.

É realizada uma incisão sobre a FTE para separação das bordas traqueal e esofágica do trajeto.

> **DICA**
> O reparo com fitas do esôfago e traqueia e a tração em sentidos opostos auxiliam na exposição e sutura para fechamento da FTE.

Tempo 5 — Sutura e fechamento do esôfago.

O fechamento do esôfago é realizado conforme descrito na Técnica 1.

Tempo 6 — utura da traqueia.

O defeito da parede posterior da traqueia é fechado com pontos simples de fio absorvível.

Tempo 7 — Interposição e fixação de retalho muscular.

A proteção com retalho muscular das suturas do esôfago e da traqueia visa evitar a recorrência da FTE. É utilizado o músculo intercostal e o retalho de intercostal é retirado a partir da musculatura da própria intercostotomia para proteção das suturas do esôfago e da traqueia.

Tempo 8 — Revisão da hemostasia, drenagem pleural e síntese por planos.

> **DICA**
> Na toracotomia com preservação muscular, o retalho intercostal deve ser preparado antes da colocação do afastador (Finochietto ou similar) para evitar o esmagamento do feixe vásculo-nervoso intercostal que pode prejudicar o suprimento sanguíneo do retalho.

Fistula Traqueoesofágica Toracotomia.

Técnica 4: Abordagem Cervical sem ressecção traqueal por cervicotomia lateral.

Em pacientes com FTE no segmento cervical alto sem estenose traqueal associada, o acesso por cervicotomia lateral pode ser uma alternativa de abordagem em casos selecionados (Figura 69.9).

Intubação, posicionamento e preparação

(Conforme descrito na Seção 20, Capítulo 65).

> **DICA**
> A intubação deve ser guiada por endoscopia (laringoscopia de suspensão ou a broncoscopia). Sonda nasogástrica ou orogástrica para auxiliar na dissecção do esôfago.

Tempo 1 Acesso por cervicotomia lateral direita ou esquerda, com dissecção do esôfago e traqueia no sulco traqueo-esofágico, expondo a FTE através de tração lateral do esôfago e medial da traqueia cervical, com atenção para evitar a lesão do nervo laríngeo recorrente ipsilateral (Figura 69.9).

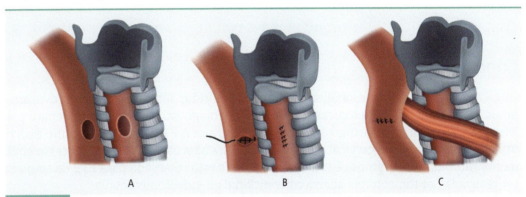

Figura 69.9 (A) FTE aberta após dissecção; (B) Sutura do esôfago e traqueia; (C) Interposição muscular.

Fonte: Acervo do autor do capítulo.

Tempo 2 Secção da FTE é realizada a partir da extremidade caudal para a cranial.

Tempo 3 Sutura da parede esofágica em 2 planos, com pontos separados de fio absorvível. Sutura contínua ou em pontos separados da parede posterior da traqueia com fio absorvível (Figura 69.10).

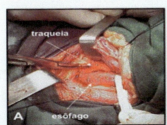 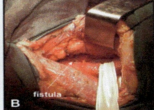 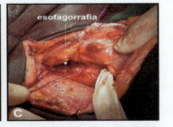

Figura 69.10 (A) Dissecção do esôfago cervical por cervicotomia lateral direita; (B) Tração lateral do esôfago e medial da traqueia expondo a FTE; (C) Sutura do esôfago e da traquéia.

Fonte: Acervo do autor do capítulo.

Tempo 4 Interposição de retalho de músculo esterno tireóideo ou esternohióideo a partir da secção da inserção caudal do músculo, mantendo a cranial. O retalho muscular é inserido entre a traqueia e o esôfago e fixada a parede anterior do esôfago (Figura 69.11).

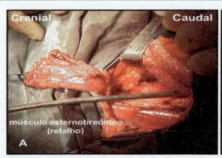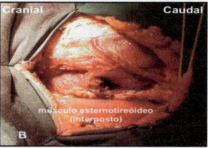

Figura 69.11 (A)Retalho pediculado de músculo esternotireóideo com base cranial; (B) Retalho muscular interposto entre a sutura do esôfago e da traqueia.

Fonte: Acervo do autor do capítulo.

Tempo 5 Revisão da hemostasia e síntese por planos.

> **DICA**
> A secção da FTE a partir da porção caudal em sentido cranial facilita a visualização da área de secção na medida em que a tração do esôfago e da traqueia mantem o trajeto da FTE aberto.

Conclusões

As fístulas traqueo-esofágicas benignas adquiridas são raras, porém provocam complicações graves e fatais. É fundamental para o sucesso terapêutico o diagnostico precoce e o preparo pré-operatório adequado. Neste cenário a correção cirúrgica é a solução definitiva. A FTE cervical no adulto é corrigida de maneira eficaz utilizando a abordagem cervical transtraqueal. Esta abordagem permite o acesso circunferencial à FTE com menor morbidade operatória. A toracotomia direita está reservada para FTE da traqueia intra-torácica, e pode ser realizada por toracotomia aberta convencional ou videotoracoscopia.

REFERÊNCIAS

1. Muniappan A, Wain JC, Wright CD, et al. Surgical treatment of nonmalignant tracheoesophageal fistula: a thirty-five year experience. Ann Thorac Surg 2013;95:1141–6.
2. Mathisen DJ, Grillo HC, Wain JC, Hilgenberg AD. Management of acquired nonmalignant tracheoesophageal fistula. Ann Thorac Surg 1991;52:759–65.
3. Couraud L, Ballester MJ, Delaisement C. Acquired tracheoesophageal fistula and its management. Semin Thorac Cardiovasc Surg 1996;8:392–9.
4. Altorjay A, Mucs M, Rull M, et al. Recurrent, nonmalignant e tracheoesophageal fistulas and the need for surgical improvisation. Ann Thorac Surg 2010;89:1789–96.
5. Santosham R. Management of acquired benign tracheoesophageal fistulae. Thorac Surg Clin 2018;28:385–392.
6. Bibas BJ, Cardoso PFG, Minamoto H, et al: Surgery for intrathoracic tracheoesophageal and bronchoesophageal fistula. Ann Transl Med 2018;6:210.
7. Bibas BJ, Guerreiro Cardoso PF, Minamoto H, et al: Surgical management of benign acquired tracheoesophageal fistulas: A ten-year experience. Ann Thorac Surg 2016;102:1081–1087.
8. Shen KR, Allen MS, Cassivi SD, et al: Surgical management of acquired nonmalignant tracheoesophageal and bronchoesophageal fistulae. Ann Thorac Surg 2010;90:914–919.
9. Muniappan A, Wain JC, Wright CD, et al: Surgical treatment of nonmalignant tracheoesophageal fistula: A thirty-five year experience. Ann Thorac Surg 2013;95:1141–1146.
10. Grillo HC, Moncure AC, McEnany MT: Repair of inflammatory tracheoesophageal fistula. Ann Thorac Surg 1976;22:112–119.

70

Traqueoplastia em Estenose Congênita

HÉLIO MINAMOTO | FABIO EITI NISHIBE MINAMOTO | PEDRO PROSPERI DESENZI CIARALO

Resumo

A estenose congênita de traqueia é uma malformação rara que se caracteriza pela presença de anéis cartilaginosos completos ("O-ring") na via aérea central podendo acometer traqueia, carina e brônquios. De modo geral cursa com redução da luz traqueal em graus variados, sendo esta medida de diâmetro da traqueia determinante na sintomatologia. A apresentação clínica é heterogênea devido a frequente associação com malformações cardiovasculares que muitas vezes podem cursar com sintomas respiratórios. A malformação associada mais frequente é o *"sling"* de artéria pulmonar. O diagnóstico é desafiador e por vezes ocorre de maneira incidental durante a intubação para cirurgia cardíaca ou quando a criança apresenta falha de extubação. Ademais uma pequena parcela dos pacientes chega à vida adulta sem o diagnóstico. O exame diagnóstico é a avaliação endoscópica da via aérea que constata a presença de anéis traqueais completos e define a localização, o comprimento e a gravidade da estenose congênita. A tomografia computadorizada de pescoço e tórax com contraste além da localização e tamanho da lesão, é fundamental para o planejamento terapêutico, pois define a anatomia da malformação traqueobrônquica, e a relação com estruturas adjacentes, além disso identifica outras malformações associadas, que numa situação ideal devem ser corrigidas no mesmo ato operatório. A correção cirúrgica é o tratamento de escolha para os casos sintomáticos, a técnica de reconstrução da via aérea mais utilizada é a técnica em bisel ou deslizamento (*"slide"*). Recentemente, com o advento da ECMO os resultados vêm se tornando cada vez melhores.

Palavras-chave

Estenose traqueal; cirurgia; técnica.

Introdução

A reconstrução traqueal por técnica em bisel ou deslizamento ("slide") é bem estabelecida na literatura como o tratamento cirúrgico de escolha para os casos de estenose congênita de traqueia. O princípio técnico se baseia na ampliação do lúmen traqueal sem a ressecção do segmento e utilizando a traqueia nativa. A traqueia mal formada com anéis cartilaginosos completos ("O-ring") (Figura 70.1) é identificada e o comprimento total de traqueia malformada é dividido no ponto médio, criando o segmento proximal e distal com estenose, a seguir nos 2 cotos é realizada uma abertura vertical em paredes opostas (anterior e posterior) e por fim, os segmentos são tracionados para deslizar uma sobre a outra ("slide") para reconstruir a parede ânteroposterior da traqueia. (Figura 70.2). Deste modo, a traqueia é encurtada para metade, a circunferência dobrada e a secção transversal do lúmen é quadruplicada. Embora a via aérea resultante não seja de diâmetro normal, o aumento de quatro vezes da área de secção transversal do lúmen diminui a resistência ao fluxo de ar e parece ser adequado para um alívio sintomático e quase completo.

Tem como vantagem a maior estabilidade da parede da traqueia (menor índice de colapso no pós-operatória) e permite a correção nos casos com acometimento brônquico associado, bem como de brônquio traqueal ("*pig bronchus*").

A cirurgia pode ser realizada com ventilação intermitente através próprio campo operatório, no entanto o uso da ECMO tem se estabelecido como o melhor método de suporte, pois além do suporte durante o intraoperatório, pode ser instalada no pré-operatório em alguns casos para compensação do paciente para cirurgia ou necessidade de transporte para centros de referência. E ainda, a ECMO pode ser mantida no pós-operatório da cirurgia.

Estratégia no Diagnóstico

Para o diagnóstico da estenose congênita de traqueia é necessário um alto grau de suspeita sobre os recém nascidos e crianças com problemas respiratórios. O quadro clínico pode se apresentar de diferentes maneiras. Estridor inspiratório e/ou expiratório pode estar presente, sendo acompanhado por tosse recorrente e intolerância a exercícios ou esforços. Não é incomum a história de dificuldade respiratória desde o nascimento, ou pouco tempo depois do parto, bem como infecções respiratórias de repetição e de difícil tratamento. Pode ocorrer cianose e episódios de apneia. Nos casos graves de estenose congênita de traqueia as crianças e recém nascidos se apresentam com quadro de insuficiência respiratória que evoluem com estridor e óbito em poucas horas ou dias. Por outro lado, as crianças com sintomas menos exuberantes crescem e se desenvolvem normalmente, mesmo com um certo grau de obstrução de via aérea e apresentam estridor apenas aos exercícios, quando a necessidade de ventilação aumenta. Em alguns casos, o diâmetro do anel cartilaginoso completo e circular ("O-ring") pode aumentar com o crescimento mesmo na ausência de uma parede membranácea posterior da traqueia.

A broncoscopia flexível constata a presença de anéis traqueais completos e define a localização, o comprimento e a gravidade da estenose congênita.

A tomografia computadorizada de pescoço e tórax com reconstrução sagital, coronal e 3D com contraste (angiotomografia) estabelece a informação precisa sobre a localização e tamanho, calcula a área de secção transversal e comprimento da lesão, sendo fundamental para o planejamento terapêutico, pois define a anatomia da malformação traqueobrônquica, e a relação com estruturas adjacentes. Procedimentos para dilatação endoscópica da via aérea não são recomendados pelo risco de laceração da parede traqueal.

TRAQUEOPLASTIA EM ESTENOSE CONGÊNITA

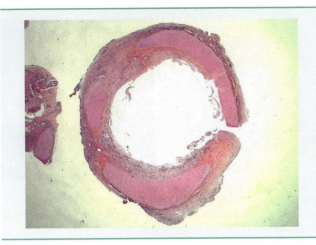

Figura 70.1 | Anatomia patológica do anel traqueal cartilaginoso completo.

Fonte: Acervo do autor do capítulo.

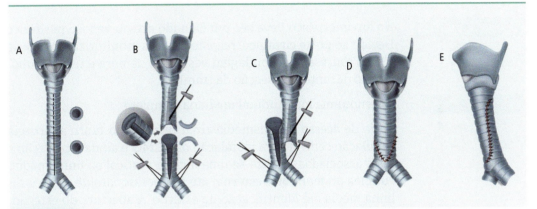

Figura 70.2 | Sequência da reconstrução traqueal por técnica em bisel ou deslizamento ("slide") descrita por Tsang e Goldstraw, modificado por Grillo.

Fonte: Acervo do autor do capítulo.

Tempo 1 — Paciente é posicionado decúbito dorsal horizontal utilizando-se coxim escapular e extensão adequada do pescoço para delimitação dos principais marcos anatômicos. Membros superiores ao longo do corpo.

Tempo 2 — Realizar exame endoscópico no mesmo ato anestésico antes do procedimento de correção para confirmar o diagnóstico, avaliar o planejamento do local da abertura para a técnica de reconstrução da traqueia e realizar a intubação guiada por vídeo. (Figura 70.3)

A broncoscopia ou endoscopia respiratória realizada na sala cirúrgica, deve ser executado com o aparelho rígido pediátrico com ótica telescópica e acoplada ao ventilador, para o controle da ventilação e intubação orotraqueal vídeo-assistida utilizando tubo endotraqueal de 2 ou 3 mm.

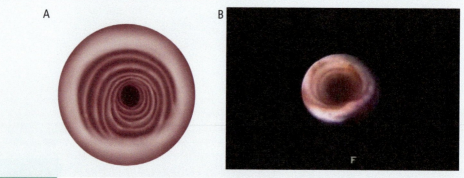

Figura 70.3 Endoscopia respiratória pré-operatória com identificação dos anéis traqueais completos. (A) "Initial bronchoscopy" = Endoscopia respiratória pré-operatória. (B) Foto da broncoscopia com anéis completos.

Fonte: Acervo do autor do capítulo.

Tempo 3: preparo

No ato anestésico deve ser puncionado acesso venoso periférico para iniciar indução. Devido ao porte cirúrgico, recomenda-se a monitorização arterial invasiva, quantificação da diurese com sondagem vesical de demora e uso de tubo esôfago-gástrica para auxílio durante a dissecção da traqueia.

Tempo 4: acesso

esternotomia longitudinal mediana completa

A via de acesso é transmediastinal permitindo tanto a cirurgia da via aérea como a canulação central para instalação da ECMO e ainda a correção de cardiopatias congênitas associadas. Realiza-se uma incisão vertical na linha média, da altura da projeção cutânea do manúbrio esternal até o processo xifoide. Feita a dissecção por planos na linha média até identificação do esterno. A abertura do esterno é feita com auxílio de serra de osso. Após abertura e hemostasia da cortical com eletrocautério e da medula com cera de osso. Posicionamento do afastador de esterno. (Figura 70.4)

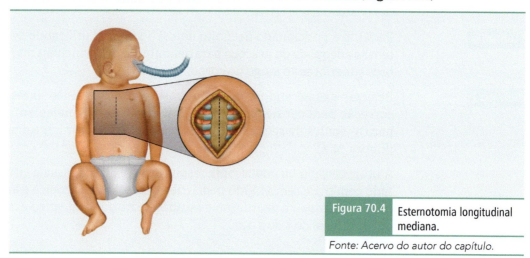

Figura 70.4 Esternotomia longitudinal mediana.

Fonte: Acervo do autor do capítulo.

Dissecção da gordura pré-pericárdica, deve-se atentar para identificação e dissecção da veia inominada permitindo maior flexibilidade das estruturas mediastinais.

Identificação dos limites do timo, e se necessário, ligadura dos vasos provenientes da circulação subclávia e ressecção do timo. (Figura 70.5)

O timo, a gordura pericárdica e o pericárdio podem ser necessários durante a reconstrução da via aérea.

TRAQUEOPLASTIA EM ESTENOSE CONGÊNITA

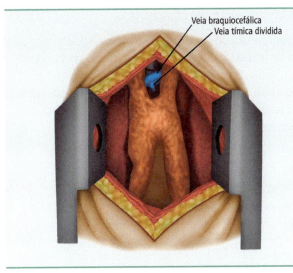

Figura 70.5 | Identificação do timo e ligadura da veia tímica ("Brachiocephalic vein" = Veia inominada; "Timic vein dividided" = Ligadura da veia tímica).

Fonte: Acervo do autor do capítulo.

Abertura do pericárdio anterior e identificação dos principais vasos mediastinais, seguida de abertura do acesso entre a veia cava superior e a aorta ascendente para exposição do campo cirúrgico. As estruturas são reparadas com fita vascular para permitir mobilização durante o ato operatório. Abertura do pericárdio posterior lateralmente à aorta ascendente e exposição do plano pré-traqueal. (Figura 70.6)

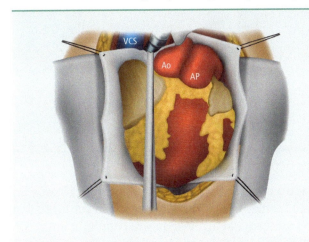

Figura 70.6 | Identificação dos principais vasos da base após a abertura do pericárdio (Ao: aorta; PA: artéria pulmonar; SVC: veia cava superior).

Fonte: Acervo do autor do capítulo.

Tempo 5 Instalação da ECMO:

Dissecção dos vasos da base e canulação para ECMO (Extracorporeal Membrane Oxygen) Veno-Arterial Central no átrio direito e na aorta (vide seção 17, capítulo 61 - ECMO veno-arterial, na seção de ECMO central). (Figura 70.7)

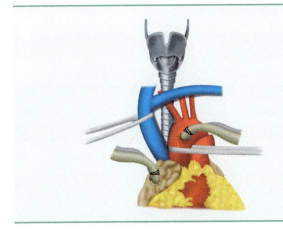

Figura 70.7 | Dissecção dos vasos base e canulação do átrio direito e na aorta ascendente para instalação da ECMO.

Fonte: Acervo do autor do capítulo.

Tempo 6 — Preparo da traqueia com estenose congênita:

Liberação da traqueia em toda a extensão com a utilização de eletrocautério bipolar para evitar o risco de lesão térmica do nervo laríngeo recorrente. A mobilização de toda a extensão da traquéia e brônquios com malformação em anel cartilaginoso completo ("O-ring") deve ser feita até a identificação de segmento normal de traqueia, ou seja, com a presença de parede posterior membranácea, tanto na porção proximal (cranial) quanto distal (caudal).

Tempo 7 — A transecção no sentido transversal da traquéia no ponto médio da estenose, deve ser realizado com precisão considerando todo o comprimento da traqueia com malformação. Deste modo, a traqueia é dividida em segmento distal (caudal) e segmento proximal (cranial) (Figura 70.8).

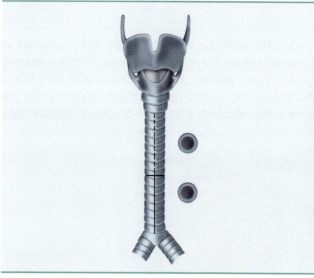

Figura 70.8 Secção da traqueia para o preparo da anastomose. Realizada transecção horizontal no ponto médio da estenose, a seguir é realizada a abertura longitudinal da parede anterior do coto distal e a abertura longitudinal da parede posterior do coto proximal.

Fonte: Acervo do autor do capítulo.

Tempo 8 — Nos casos em que não utiliza a ECMO:

Deve ser preparado a instalação do sistema de ventilação intermitente através do campo operatório pelo segmento distal da traqueia. Em conjunto com o anestesiologista, é passado um tubo orotraqueal através da esternotomia até o coto distal da traqueia e conectado ao aparelho de ventilação artificial.

Tempo 9 — Preparo do coto distal:

O segmento distal (caudal) da traqueia com estenose congênita é aberta no sentido vertical na parede anterior até o final da estenose. Este irá compor a parede posterior da traqueia reconstruída (Figura 70.9).

Um tubo endotraqueal é colocado na porção distal da traquéia normal ou no brônquio esquerdo para manter a ventilação intermitente. Este tubo é removido durante a sutura de modo intermitente.

Tempo 10 — Preparo do coto proximal:

O segmento proximal (cranial) da traqueia com estenose congênita é aberta no sentido vertical na parede posterior até o final dos anéis completos. Este irá compor as paredes anterior da traqueia reconstruída.

As extremidades dos cotos são arredondadas para uma sutura sem irregularidades.

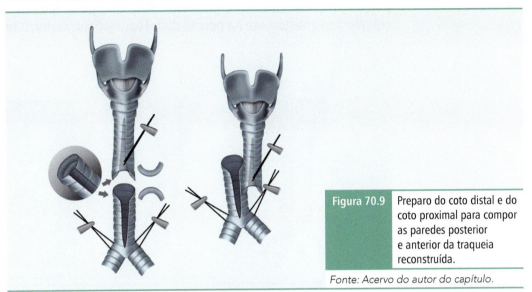

Figura 70.9 — Preparo do coto distal e do coto proximal para compor as paredes posterior e anterior da traqueia reconstruída.

Fonte: Acervo do autor do capítulo.

Tempo 11

Anastomose obliqua e reconstrução da parede ânteroposterior pela a técnica em bisel ("*slide*") com sutura contínua com fio absorvível (PDS 6-0):

Com a tração dos pontos de ancoragem os segmentos distal e proximal são deslizados uma sobre a outra ("*slide*") até se manterem juntos. (Figura 70.10)

Os pontos são iniciados pelo vértice da abertura do coto proximal (cranial) e a extremidade do coto distal (caudal), reconstruindo a parede posterior.

A anastomose obliqua é executada através de uma sutura continua com 2 fios absorvíveis uma a direita e a outra a esquerda descendo pela porção lateral.

E termina na extremidade do coto proximal (cranial) com o vértice da abertura do coto distal (caudal), reconstruindo a parede anterior e junto da carina.

Antes do término da anastomose oblíqua, é posicionado um tubo endotraqueal sob visão direta acima da carina ou até o brônquio esquerdo para continuar a ventilação, seguido de aspiração de toda secreção e coágulos presentes na via aérea distal.

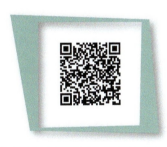

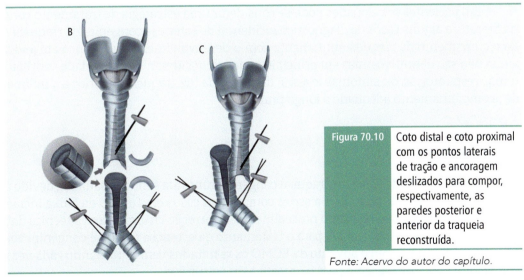

Figura 70.10 — Coto distal e coto proximal com os pontos laterais de tração e ancoragem deslizados para compor, respectivamente, as paredes posterior e anterior da traqueia reconstruída.

Fonte: Acervo do autor do capítulo.

Deste modo, no acesso por esternotomia, a sutura da anastomose oblíqua começa na porção proximal (cranial) e posterior, descendo pelas laterais direita e esquerda até completar a anastomose na porção distal (caudal) e anterior. (Figura 70.11)

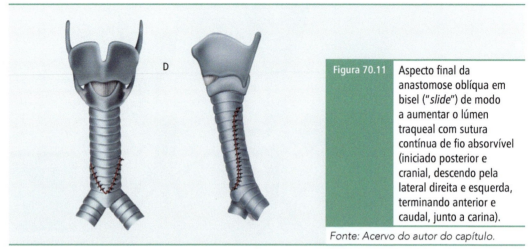

Figura 70.11 — Aspecto final da anastomose oblíqua em bisel ("*slide*") de modo a aumentar o lúmen traqueal com sutura contínua de fio absorvível (iniciado posterior e cranial, descendo pela lateral direita e esquerda, terminando anterior e caudal, junto a carina).

Fonte: Acervo do autor do capítulo.

Tempo 12 — Após o término da anastomose oblíqua, o tubo endotraqueal é tracionado proximal e o balonete insuflado para verificar a ventilação pulmonar bilateral.

Tempo 13 — Teste para fuga aérea com soro fisiológico sobre a anastomose traqueal, observando a ausência de borbulhamento.

Tempo 14 — Revisão da hemostasia.

Tempo 15 — Posicionamento e fixação de dreno tubular mediano

Tempo 16 — Fechamento da parede torácica.

Sutura do esterno com pontos separados.

Sutura por planos até a pele.

Tempo 17 — Após o procedimento é realizada nova endoscopia respiratória para avaliar aspecto final da anastomose e diâmetro traqueal. (VÍDEO 70.5)

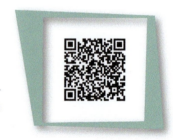

Opção de tratamento conservador

Em pacientes selecionados pode-se considerar uma estratégia de tratamento conservador. São descritos na literatura alguns casos de diagnóstico incidental de estenose congênita de traqueia na fase adulta, inferindo o crescimento da traqueia juntamente com o desenvolvimento da criança até a vida adulta. Tais critérios ainda não são definitivos, mas em princípio pode-se considerar: 1) estabilidade ventilatória; 2) ausência de sintomas respiratórios, ou sintomas leves; 3) diâmetro da luz traqueal superior a 4 milímetros; e 4) possibilidade de acompanhamento adequado a longo prazo.

Conclusão

O tratamento da estenose traqueal congênita continua sendo desafiador, devido à alta morbidade e alta complexidade. Essa situação leva a séries com poucos casos em função da baixa incidência e poucos centros de referência capazes de realizar o procedimento. A correção cirúrgica com a técnica da reconstrução traqueal em bisel ou deslizamento ("slide") para o tratamento da estenose traqueal congênita vem se mostrando eficaz ao longo do tempo, e com o advento da ECMO os resultados vem se tornando cada vez melhores, com melhor condicionamento do paciente para o procedimento cirúrgico.

REFERÊNCIAS

1. Tsang V, Murday A, Gillbe C, Goldstraw P. Slide Tracheoplasty for Congenital Funnel-Shaped Tracheal Stenosis; Ann Thorac Surg, 1989;48:632-5.

2. Grillo HC. Slide Tracheoplasty for Long-Segment Congenital Tracheal Stenosis; Ann Thorac Surg, 1994;58:613-21.

3. Manning PB. Slide Tracheoplasty for Congenital Tracheal Stenosis; Operative Techniques in Thoracic and Cardiovascular Surgery, 2007;12(3)184-193.

4. Backer CL, Holinger LD. and Constantine Mavroudis, MD; Congenital Tracheal Stenosis: Tracheal Autograft Technique; Operative Techniques in Thoracic and Cardiovascular Surgery, 2007;12(3)178-183.

5. Su Ryeun Chung, Ji-Hyuk Yang, Tae-Gook Jun, Wook Sung Kim, Yong Han Kim, I-Seok Kang, et al. Clinical outcomes of slide tracheoplasty in congenital tracheal stenosis, European Journal of Cardio-Thoracic Surgery, 2015;47(3)537–542.

6. Beierlein W, Elliott MJ, FRCS; Variations in the Technique of Slide Tracheoplasty to Repair Complex Forms of Long-Segment Congenital Tracheal Stenosis, Ann Thorac Surg; 2006;82:1540-2.

7. Kunisaki SM, Fauza DO, Craig N, Russell W. Jennings; Extracorporeal membrane oxygenation as a bridge to definitive tracheal reconstruction in neonates; Journal of Pediatric Surgery, 2008;43(5)800-804.

8. Louis JDS, Plunkett MD. Extracorporeal Cardiopulmonary Resuscitation (ECPR): Initiation and Surgical Technique in the Pediatric Population; Operative Techniques in Thoracic and Cardiovascular Surgery, 2019;24(3)176-186.

9. Mason DP. Radical Transsternal Thymectomy; Operative Techniques in Thoracic and Cardiovascular Surgery, 2005;10(3)231-243.

10. Elliott M, Hartley BE, Wallis C, Roebuck D. Slide tracheoplasty. Curr Opin Otolaryngol Head Neck Surg. 2008;16(1):75-82.

11. Terra R, Minamoto H, Mariano L, Fernandez A, Otoch J, Jatene F. Tratamento cirúrgico das estenoses traqueais congênitas. Jornal Brasileiro de Pneumologia; 2009;35(6):515-520.

Seção 21

Procedimentos de Endoscopia Respiratória Cirúrgica

Colocação de Prótese Traqueal de Silicone
(Endoprótese e Tubo T)

BENOIT JACQUES BIBAS | HÉLIO MINAMOTO | PAULO F. GUERREIRO CARDOSO | PEDRO P. DESENZI CIARALO

Resumo

As estenoses traqueobrônquicas são caracterizadas pela redução da luz da via área, podendo levar a sintomas incapacitantes, tais como a dispneia e o estridor, que podem determinar impacto negativo na função laboral e na qualidade de vida dos pacientes. A estenose de traqueia pode ser congênita, idiopática, traumática, resultante de doenças inflamatórias, infecciosas ou autoimunes e neoplasias. A causa mais frequente é a pós-intubação que decorrente de complicações inerentes a intubação orotraqueal prolongada, particularmente em pacientes jovens vítimas de trauma. A excessiva pressão na laringe é causada pela presença do tubo orotraqueal e a lesão na traqueia causada pelo balonete do tubo orotraqual leva a necrose isquêmica local da cartilagem traqueal e excessiva proliferação de tecido de granulação. Os objetivos do tratamento da estenose são, em ordem de prioridade: obter uma via aérea patente; preservar a função de deglutição; manter uma qualidade da voz. O tratamento de escolha para a estenose traqueal é a ressecção do segmento acometido com anastomose término-terminal, com altas taxas de sucesso e excelentes resultados, especialmente a longo prazo. Entretanto, existem contraindicações para o procedimento, como por exemplo as estenoses longas (acima de 4 cm), por estar associado a maiores índices de complicações, dupla estenose, estenoses com processo inflamatório ativo, condições clínicas inadequadas e a recusa do paciente. Para estas situações de contraindicações, existem técnicas endoscópicas como dilatação e colocação de próteses traqueais (tubo T e endopróteses) que mantem a permeabilidade da via aérea.

Palavras-chave

Estenose traqueal; próteses traqueais; endopróteses de silicone; tubo t; intubação orotraqueal prolongada traqueal.

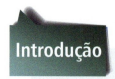

Introdução

As próteses traqueais de silicone (endoprotese e tubo T), tem a aplicação nos pacientes com contraindicação para a cirurgia de ressecção e anastomose. Nesses pacientes, a permeabilidade da via aérea é mantida com a colocação de dispositivos, tais como o tubo T e as endopróteses de silicone, as próteses metálicas auto expansíveis ou revestidas. Esse procedimento pode servir como "ponte" até o tratamento cirúrgico. E como tratamento definitivo em cerca de 27,5% dos pacientes após 5 anos. Utiliza como critérios para decanulação definitiva nesses pacientes: ausência de sintomas clínicos, luz traqueal de no mínimo 10 mm de diâmetro, parede traqueal estável, ausência de sangramento e tecido de granulação (processo inflamatório ativo).

Descrição da técnica

Preparação e avaliação inicial

Tempo 1 Preparação e conferencia dos materiais para o manejo da via aérea: máscara facial, mascara laríngea, tubo orotraqueal (número 5.5 e 6.0), cânula de Guedel, laringoscópio de suspensão, aspirador, capnógrafo, oxímetro de pulso, pinças de preensão cirúrgica e endoscópica e régua para medição.

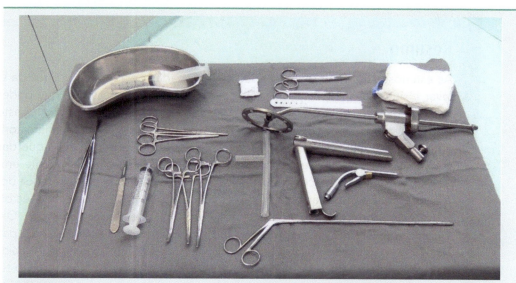

Figura 71.1 Material utilizado para a laringoscopia de suspensão e colocação de prótese.
Fonte: Acervo do autor do capítulo.

DICA

A colocação da prótese traqueal pode ser realizada por laringoscopia de suspensão ou pela broncoscopia rígida. Nesse capítulo o procedimento é realizado por laringoscopia de suspensão com ótica de 5 mm e 30°, que permite o acesso seguro e controle da via aérea durante o procedimento e possibilita o exame das estruturas laríngeas e traqueobrônquicas com maior detalhe anatômico com a imagem ampliada do vídeo. O uso do vídeo acrescenta facilidade no ensino da técnica operatória.

Tempo 2 — Posicionamento adequado do paciente em decúbito dorsal, com uso de coxim subescapular e occipital para o alinhamento adequado da via aérea.

Tempo 3 — Pré-oxigenação por no mínimo 5 minutos, garantindo tempo adequado para o posicionamento do laringoscópio de suspensão sem dessaturação do paciente.

> **DICA:** Em pacientes traqueostomizados ou com tubo T, a oxigenação pode ser realizada através destes dispositivos de forma mais segura e eficaz.

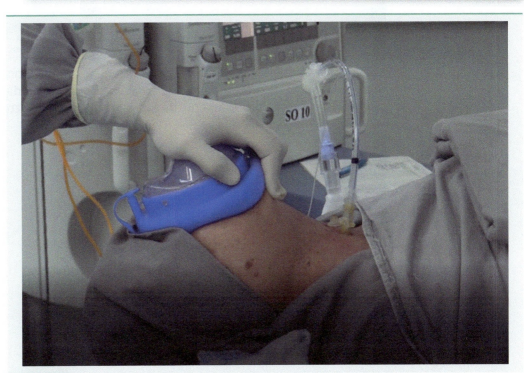

Figura 71.2 Pré-oxigenação realizada através do ramo lateral do tubo T, utilizando um tubo orotraqueal número 5.5, além da oclusão do nariz e boca com máscara facial para evitar o escape de ar.

Fonte: Acervo do autor do capítulo.

Tempo 4 — Passagem do laringoscópio de suspensão para visualização da região glótica através de uma ótica de 5 mm e 30°.

Vídeo 00:00 – 00:04: Passagem do laringoscópio de suspensão no QRcode ao lado.

Tempo 5 — Avaliação da laringe: aritenoide direita e esquerda, comissura anterior e posterior, pregas vocais e região subglótica.

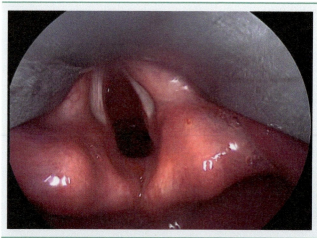

Figura 71.3 — Avaliação da laringe após introdução do laringoscópio de suspensão.

Fonte: Acervo do autor do capítulo.

Tempo 6 — Avaliação da traqueia, e medição de alguns segmentos relacionados a estenose que incluem a distância da estenose até as pregas vocais, distância da estenose até a carina traqueal e a extensão propriamente dita da estenose e o diâmetro da via aérea no local.

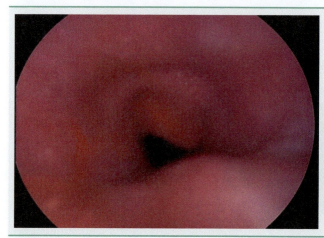

Figura 71.4 — Avaliação da estenose traqueal após a retirada do tubo T, evidenciando a redução do diâmetro no local e a presença de tecido de granulação na parede traqueal.

Fonte: Acervo do autor do capítulo.

DICA

As medições precisas são importantes, uma vez que determinam o comprimento dos ramos proximal e distal do Tubo T ou a extensão da endoprótese.

Em pacientes com prótese traqueal, após remoção deve-se avaliar os critérios de decanulação: parede traqueal estável no local da estenose; presença de mucosa lisa sem sinais de inflamação ativa no local (hiperemia, sangramento e/ou tecido de granulação) no local: diâmetro adequado no local (igual ou superior a 12 mm em adultos).

Tempo 7 — Nos casos de estenose traqueal com diâmetro inferior a 10 mm, deve-se realizar a dilatação da estenose antes da colocação da prótese no intuito de obter um adequado posicionamento e fixação da prótese.

Vídeo — Dilatação da estenose com olivas metálicas no QRcode ao lado.

0Retirada do tubo T

Tempo 1 — Sob visualização através da ótica rígida pelo laringoscópio de suspensão, entrada de uma pinça de preensão pelo orifício de traqueostomia e captura do tubo T.

Tempo 2 — Segunda pinça de preensão no ramo lateral.

Tempo 3 — Movimento de rotação de ambas as pinças com tração para retirada do tubo T.

Tempo 4 — Avaliação da via aérea, para definição de conduta (decanulação, tratamento cirúrgico ou colocação de novo tubo T).

Vídeo 00:04 – 00:22: Retirada do tubo T e passagem de um tubo orotraqueal pelo orifício de traqueostomia para ventilação do paciente.

Colocação do tubo T

Tempo 1 — Após as medições, passagem de uma fita cardíaca pelo orifício de traqueostomia, e captura do mesmo com pinça rígida através do laringoscópio de suspensão.

Vídeo 00:22 – 00:32: Passagem da fita cardíaca para retificação da via aérea.

Tempo 2 — Passagem da fita cardíaca pelo ramo proximal do tubo T (laringe) e saída pelo ramo lateral (traqueostomia). Mantendo livre o ramo distal do tubo T (carina).

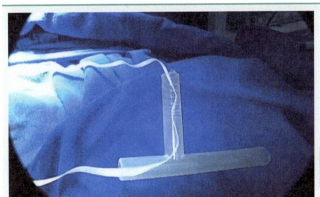

Figura 71.5 Preparo do tubo T com passagem da fita cardíaca.

Fonte: Acervo do autor do capítulo.

Vídeo 00:32 – 00:45: Preparação do tubo T para introdução na via aérea.

Tempo 3 — Introdução do ramo distal do tubo T pelo orifício de traqueostomia com pinça de preensão voltada para região cefálica do paciente, e rotação de 180° após visualização do tubo T pelo vídeo.

Tempo 4 — Retirada da pinça do ramo distal, ajuste dos ramos proximal e lateral com pinça de preensão e introdução até visualização do ramo proximal na luz traqueal pelo vídeo.

Tempo 5 — Retirada da pinça do ramo proximal e tração do ramo lateral. A seguir, tração da fita cardíaca pelo laringoscópio até retificação do ramo proximal.

Vídeo 00:45 – 02:03: Passagem do tubo T.

Tempo 6 — Verificação da posição do tubo T com a ótica e vídeo.

Tempo 7 — Posicionamento do tubo orotraqueal (número 5.5 ou 6.0) por dentro do tubo T, através do laringoscópio de suspensão e guiado pela ótica para ventilação do paciente até o término da anestesia e recuperação do paciente.

Vídeo 02:03 – 02:18: Intubação do ramo proximal do tubo T

> **DICA:** Em casos selecionados, pode ser realizada a colocação do tubo T por broncoscopia flexível de forma semelhante.

Vídeo — Colocação do tubo T por broncoscopia flexível o QRcode ao lado.

Colocação da Endoprótese de Silicone

Tempo 1 — A prótese é guiada por dentro do laringoscópio de suspensão, com o auxílio de uma pinça endoscópica de preensão locada na porção distal até ultrapassar estenose

Vídeo 02:18 – 02:34: Introdução da endoprótese pelo laringoscópio de suspensão

Tempo 2 — Uma segunda pinça endoscópica de preensão é introduzida e locada na porção proximal da prótese para fixar a prótese na posição adequada durante a liberação da porção distal da prótese e retirada da pinça.

Vídeo 02:34 – 02:45: Uso da pinça endoscópica na porção proximal da prótese, mantendo a posição.

Tempo 3 — Verificação da posição da endoprótese com o vídeo.

Vídeo 02:45 – 02:54: Checagem do posicionamento da prótese.

Fixação da endoprótese

Tempo 1 — Duas incisões verticais de 0.5 cm na região cervical, sob técnica asséptica

Tempo 2 — Punção transcutanea com 2 cateteres intravenosos (jelco ou similar 14 G), sendo o primeiro no terço superior e o segundo no terço inferior transfixando a parede anterior da prótese sob visualização direta pelo vídeo.

Tempo 3 — Passagem de fio de polipropileno (prolene 2.0) pelos cateteres e captura destes com auxílio de pinça endoscópica introduzida pelo laringoscópio. E exteriorização dos dois fios de polipropileno.

Vídeo 02:54 – 03:38: Punções proximal e distal, passagem do fio de polipropileno 2.0 e captura com pinça endoscópica.

Tempo 4 — Os dois fios de polipropileno 2.0 exteriorizados pelo laringoscópio de suspensão são unidos com nó cirúrgico.

Tempo 5 — Tração do fio de polipropileno do cateter proximal até a passagem do nó cirúrgico para o local da punção cervical proximal e retirada do cateter. Deste modo permanece apenas um fio de polipropileno continuo sem o nó com a retirada do segundo do cateter distal.

Vídeo 03:38 – 04:12: Passagem do nó cirúrgico pelo cateter proximal e aspecto final da fixação.

Tempo 6 — Criação de um túnel entre a incisão cervical proximal e distal com o uso da agulha do jelco. Passagem do fio exteriorizado na região cervical através da ponta da agulha do jelco e a sua retirada, de modo a unir as duas extremidades do fio na incisão proximal com um nó cirúrgico no subcutâneo.

Conclusão

O tratamento da estenose traqueal é um desafio para o cirurgião torácico. Nos pacientes que não são candidatos para o procedimento cirúrgico de ressecção e anastomose, a colocação de próteses traqueais pode ser realizada para manutenção da patência da via aérea, resolução da dispneia, recuperação da capacidade laboral e a melhora da qualidade de vida.

REFERÊNCIAS

1. Bibas BJ, Cardoso PFG, Salati M, Minamoto H, Tamagno MFL, Terra RM, et al. Health-related quality of life evaluation in patients with non-surgical benign tracheal stenosis. J Thorac Dis. 2018;10:4782-8

2. Wright CD, Grillo HC, Wain JC, et al. Anastomotic complications after tracheal resection: prognostic factors and management. J Thorac Cardiovasc Surg 2004;128:731–9.

3. Wood DE. Tracheal and bronchial stenting. In: Grillo HC, ed. Surgery of the Trachea and Bronchi. Hamilton, Ontario: BC Decker; 2004:763–90

4. Minamoto H, Terra RM, Cardoso PFG. Benign airway stenosis: endoscopic treatment; Pulmão RJ 2011;20(2):48-53

5. Terra RM, Bibas BJ, Minamoto H, Waisberg DR, Tamagno MFL, Tedde ML, et al. Decannulation in Tracheal Stenosis Deemed Inoperable Is Possible After Long-Term Airway Stenting; Ann Thorac Surg 2013;95:440–4

6. Wu CY, Liu YH, Hsieh MJ, Wu YC, Lu MS, Ko PJ, et al. Airway stents in management of tracheal stenosis: Have we improved? ANZ J Surg 2007;77(1-2):27–32.

7. Bibas BJ, Terra RM, Oliveira Junior AL, Tamagno MFL, Minamoto H, Cardoso PFG, et al. Predictors for postoperative complications after tracheal resection. Ann Thorac Surg. 2014;98:277-82.

8. Carretta A, Casiraghi M, Melloni G, et al. Montgomery T-tube placement in the treatment of benign tracheal lesions. Eur J Cardiothorac Surg 2009;36:352– 6.

9. Cooper JD, Pearson FG, Patterson GA, et al. Use of silicone stents in the management of airway problems. Ann Thorac Surg 1989;47:371– 8.

10. Gaissert HA, Grillo HC, Mathisen DJ, Wain JC. Temporary and permanent restoration of airway continuity with the tracheal T-tube. J Thorac Cardiovasc Surg 1994;107:6006.

11. Dos Santos AO, Minamoto H, Cardoso PF, de Nadai TR, Mota RT, Jatene FB. Suspension laryngoscopy for the thoracic surgeon: When and how to use it. J Bras Pneumol 2011;37:238–41.

72

Desobstrução de Estenose em Fundo Cego

PAULO F. G. CARDOSO | HÉLIO MINAMOTO | BENOIT JACQUES BIBAS | RAFAEL RIBEIRO BARCELOS

Resumo

Na estenose em fundo cego há uma obliteração completa da luz traqueal na área estenótica. A causa mais frequente é a estenose pós-intubação. Clinicamente, caracteriza-se pela ablação fonatória completa e dependência da traqueostomia para respiração resultando em um impacto negativo na qualidade de vida do paciente. A desobstrução com a colocação de prótese traqueal (tubo T de silicone) visa restabelecer a ventilação pela via aérea natural e a restauração da fonação. Está indicada em pacientes adultos, sem uma perspectiva a curto prazo (< 6 meses) de realização da ressecção e anastomose, ou quando houver uma contraindicação definitiva para ressecção traqueal, onde a colocação do tubo T é a opção terapêutica.

Palavras-chave

Estenose traqueal; intubação; próteses traqueais; tubo t; desobstrução.

Introdução

A estenose em fundo cego, conhecida como estenose grau IV na classificação de Myer-Cotton,[1] é uma condição extrema da resposta tecidual a injúria local, onde há uma obstrução completa da luz traqueal. Isto ocorre em pacientes traqueostomizados, nos quais o diagnóstico clínico é feito pela observação de ablação fonatória completa associada a inexistência de fluxo aéreo cranial quando realiza-se a oclusão digital da traqueostomia. Embora não se saiba ao certo as razões que levam ao desenvolvimento deste tipo de estenose, acredita-se que decorra de múltiplos fatores, dentre os quais a intubação orotraqueal prolongada sem os cuidados adequados a sua manutenção, a traqueostomia realizada acima do 2º anel traqueal, a cricotireoideostomia transformada em traqueostomia sem a devida conversão para traqueostomia convencional, a presença de refluxo gastro-esofágico e os doenças infecciosas no local.[2] Dentre as doenças menos frequentes, estão o trauma local, doenças granulomatosas, doenças infecciosas e as doenças autoimunes que acometem via aérea central. A tomografia computadorizada da laringe e traqueia com reconstrução coronal e sagital é o exame de eleição para o diagnóstico e planejamento da desobstrução. Segue-se a avaliação endoscópica, a qual pode ser realizada no momento do procedimento cirúrgico. A desobstrução da estenose em fundo cego com colocação de tubo T de silicone está indicada nos pacientes não elegíveis temporária ou definitivamente, para a cirurgia de ressecção traqueal. A desobstrução com colocação de tubo T é realizada por técnica híbrida (endoscópica e cirúrgica simultâneas), após a qual é possível restabelecer-se a respiração pela via aérea natural e a fonação, reintegrando o paciente às funções de convívio social e laborativas, melhorando a sua qualidade de vida. O objetivo principal da desobstrução é o de servir como ponte para o tratamento definitivo (ressecção e anastomose traqueal), permitindo a sua realização em uma condição clínica mais favorável para o paciente. Nos pacientes não ressecáveis, a desobstrução com a inserção da prótese será o tratamento definitivo, evitando-se assim a manutenção da cânula de traqueostomia e a ablação fonatória permanente,[3-5] uma vez que a permanência da traqueostomia impõe impacto negativo na qualidade de vida destes pacientes.[6]

Descrição da técnica

Preparação e avaliação inicial

Preparação

O procedimento é realizado por duas equipes simultâneas: uma na laringoscopia de suspensão e endoscopia, e a outra na região cervical na traqueostomia (material e campo estéril). O material utilizado para endoscopia é um laringoscópio de suspensão com ótica de 30º e 5 mm de diâmetro, uma pinça de preensão para endoscopia rígida e dilatadores endoscópicos metálicos de 8 a 14 mm de diâmetro (p. ex.: dilatadores tipo Eder-Puestow ou similares), dilatadores flexíveis de 8 Fr a 30 Fr (p. ex.: dilatadores de PVC para nefrostomia tipo Amplatz® ou similares). Para a desobstrução, utiliza-se uma caixa de material cirúrgico para traqueostomia ou para tireoidectomia. O material cirúrgico adicional e imprescindível são as pinças do tipo "saca-cálcio" utilizadas em ortopedia, com pontas retas e anguladas para a direita e esquerda. O monitor do *rack* de vídeo deve ser direcionado de forma a permitir a visão endoscópica para ambas as equipes simultaneamente. É importante dispor-se de 2 aspiradores no procedimento (um para o procedimento endoscópico e outro para o time cirúrgico estéril), uma vez que há necessidade de aspiração eficiente e simultânea para ambas as equipes.

Tempo 1 — Posicionamento adequado do paciente em decúbito dorsal, com uso de coxim subescapular e occipital para o alinhamento adequado da via aérea e ventilação pela traqueostomia. Colocação de campos estéreis e assepsia e antissepsia da região cervical, troca da cânula de traqueostomia por sonda de intubação #6.5 ou #7.0.

> **DICA**
>
> A utilização de sondas de intubação de diâmetro maior (#8.0 ou #8.5) ocupa espaço no campo cervical e dificultam o procedimento. Nossa preferência é pela utilização de sonda de intubação aramada pela traqueostomia #6.5, evitando-se assim a obstrução da ventilação durante as manobras de mobilização da sonda durante o procedimento de desobstrução.

Tempo 2 — Passagem e posicionamento do laringoscópio de suspensão e avaliação endoscópica com ótica de 5 mm e 30° posicionada imediatamente abaixo das pregas vocais.

Tempo 3 — Cervicotomia mediana longitudinal, em sentido cranial a partir da borda superior da traqueostomia (às 12 horas), com aproximadamente 10 mm de extensão. A incisão é realizada na pele e subcutâneo, com o objetivo de permitir a punção em direção cranial para a localização do trajeto.

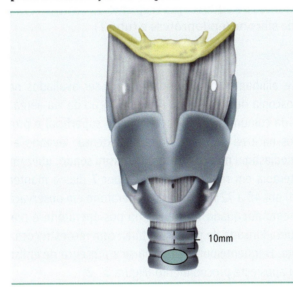

Figura 72.1 — Cervicotomia mediana longitudinal à partir da borda superior da traqueostomia (às 12 horas) com 10 mm de extensão em direção cranial.

Fonte: Acervo do autor do capítulo.

Tempo 4 — Afasta-se inferiormente o tubo traqueal e realiza-se a punção com a agulha metálica de um Jelco #14 G, introduzido na borda superior da cervicotomia longitudinal em sentido cranial, em ângulo de 45° com a pele. Neste momento, a introdução é orientada pela equipe endoscópica utilizando-se da visualização pela laringoscopia de suspensão com a ótica de vídeo. O local ideal de exteriorização da extremidade da agulha corresponde à linha media da metade superior da área estenótica na visão endoscópica.

Tempo 5 — Após a realização da punção, a equipe na cervicotomia fará uma incisão vertical com um bisturi lâmina #11 introduzido ao lado da agulha de punção, perfurando o trajeto em direção cranial.

Tempo 6 — Introdução de um aspirador endoscópico rígido pela laringoscopia, posicionando-o no local da incisão realizada com bisturi, após a qual remove-se a agulha e lâmina de bisturi. Neste momento, introduz-se uma pinça hemostática (Kelly) através da incisão recém realizada pelo bisturi #11, ampliando o trajeto sempre sob visão endoscópica. Prossegue-se com a dilatação do trajeto utilizando os dilatadores de PVC flexíveis de 8Fr a 30Fr introduzidos pelo laringoscópio ou por via retrógrada através do pertuito criado através da traqueostomia.

> **DICA**
>
> A dilatação tanto por via anterógrada (via laringoscópio) quanto retrógrada (via traqueostomia) é muito facilitada com o uso de dilatadores de PVC. Entretanto, na medida que se progride nos diâmetros dos dilatadores pela via endoscópica, após 26 Fr a visualização com ótica endoscópica fica mais difícil devido a competição por espaço pelo próprio dilatador. Por esta razão utilizamos a via retrógrada de dilatação (pela traqueostomia orientada pela visão endoscópica) a partir de dilatadores 26 Fr, 28 Fr e 30 Fr.

Tempo 7 — Terminada a dilatação, a equipe situada na traqueostomia inicia o debridamento posterior e lateral do trajeto dilatado com o auxílio das pinças saca-cálcio, sempre orientado pela visão endoscópica. O debridamento deve cessar quando a traqueia abaixo do traqueostoma (infraestomal) estiver na linha de visão endoscópica e o diâmetro comportar um tubo T de 12 mm de diâmetro externo.

Tempo 8 — Após tomadas as medidas (traqueostoma-pregas vocais; traqueostoma-início e fim da estenose), prepara-se o tubo T que será colocado seguindo a técnica demonstrada na Seção 21: Procedimentos de endoscopia respiratória cirúrgica; Capítulo 71: Colocação de prótese traqueal de silicone (endoprótese e tubo T).

> **DICA**
>
> A posição e alinhamento do tubo T devem ser avaliados no trans-operatório pela laringoscopia de suspensão. A manipulação da via aérea e da região cervical através da comunicação da facia cervical superficial e profunda nos tecidos manipulados na área da desobstrução é extensa, levando a risco de infecção cervical e mediastinal no pós-operatório. Assim sendo, utilizamos rotineiramente antibioticoterapia em regime terapêutico por 7 dias e mantemos o(a) paciente internado(a) por 48 a 72 horas no pós-operatório em observação. A avaliação do posicionamento adequado do tubo T no pós-operatório é realizada com tomografia computadorizada de pescoço e tórax com reconstruções no pós-operatório antes da alta. Frequentemente observa-se a presença de enfisema subcutâneo e mediastinal após este procedimento (Figura 72.2).

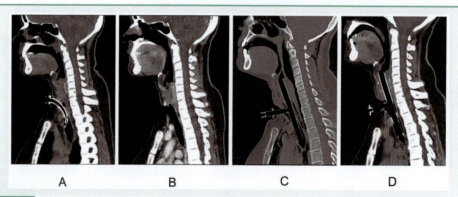

Figura 72.2 — Reconstrução sagital da tomografia computadorizada de pescoço e tórax em paciente com estenose idiopática em fundo cego longa (40 mm): (A) Antes da desobstrução com cânula de traqueostomia; (B) sem cânula de traqueostomia; (C) Segundo dia de pós-operatório da desobstrução por técnica híbrida e colocação de tubo T de silicone; (D) 30º dia de pós-operatório.

Fonte: Acervo do autor do capítulo.

Vídeo Desobstrução e tubo T (FINAL).

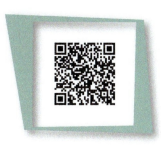

Conclusão

A desobstrução da estenose em fundo cego com colocação de tubo T de silicone é uma alternativa para a restauração da fonação e ventilação pela via aérea natural em pacientes que não são elegíveis, temporária ou definitivamente, para a cirurgia de ressecção traqueal. O procedimento vem sendo realizado em nosso serviço, está em fase de padronização da técnica dos equipamentos utilizados e análise dos resultados.

REFERÊNCIAS

1. Myer CM, O'Connor DM, Cotton RT. Proposed grading system for subglottic stenosis based on endotracheal tube sizes. Ann Otol Rhinol Laryngol. 1994;103(4 Pt 1):319-23.

2. Bianchi ET, Guerreiro Cardoso PF, Minamoto H, Bibas BJ, Salati M, Pego-Fernandes PM, et al. Impact of fundoplication for gastroesophageal reflux in the outcome of benign tracheal stenosis. J Thorac Cardiovasc Surg. 2019;158:1698-706.

3. Bibas BJ, Terra RM, Oliveira Junior AL, Tamagno MF, Minamoto H, Cardoso PF, et al. Predictors for postoperative complications after tracheal resection. Ann Thorac Surg. 2014;98(1):277-82.

4. Terra RM, Bibas BJ, Minamoto H, Waisberg DR, Tamagno MF, Tedde ML, et al. Decannulation in tracheal stenosis deemed inoperable is possible after long-term airway stenting. Ann Thorac Surg. 2013;95(2):440-4.

5. Cardoso PFG, Bibas BJ, Minamoto H, Pego-Fernandes PM. Prophylaxis and Treatment of Complications After Tracheal Resection. Thorac Surg Clin. 2018;28(2):227-41.

6. Bibas BJ, Cardoso PFG, Salati M, Minamoto H, Luiz Tamagno MF, Terra RM, et al. Health-related quality of life evaluation in patients with non-surgical benign tracheal stenosis. J Thorac Dis. 2018;10(8):4782-8.